Ayurveda

A Ciência da Longa Vida

Dr. Edson D'Angelo
Janner Rangel Côrtes

Ayurveda
A Ciência da Longa Vida

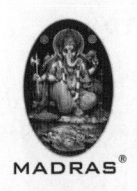

© 2018, Madras Editora Ltda.

Editor:
Wagner Veneziani Costa

Produção e Capa:
Equipe Técnica Madras

Desenhos/Fotografias:
Janner Rangel Côrtes

Revisão:
Sérgio Scuotto
Vera Lúcia Quintanilha
Wilson Rijoji Imoto
Amanda Maria de Carvalho

Dados Internacionais de Catalogação na Publicação (CIP)
(Câmara Brasileira do Livro, SP, Brasil)

Côrtes, Janner Rangel
Ayurveda: a ciência da longa vida/Janner Rangel Côrtes, Edson D'Angelo.
São Paulo: Madras, 2018.
Bibliografia
ISBN 978-85-370-0402-9
1. Medicina alternativa 2. Medicina ayurveda 3. Medicina – Índia
I. D'Angelo, Edson.
II. Título.
08-06827 CDD-615.53

Índices para catálogo sistemático:
1. Medicina ayurvedica : Medicina alternativa 615.53
2. Medicina védica : Medicina alternativa 615.53

Proibida a reprodução total ou parcial desta obra, de qualquer forma ou por qualquer meio eletrônico, mecânico, inclusive por meio de processos xerográficos, incluindo ainda o uso da internet, sem a permissão expressa da Madras Editora, na pessoa de seu editor (Lei nº 9.610, de 19.2.98).

Todos os direitos desta edição reservados pela

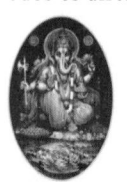

MADRAS EDITORA LTDA.
Rua Paulo Gonçalves, 88 — Santana
CEP: 02403-020 — São Paulo/SP
Caixa Postal: 12183 — CEP: 02013-970
Tel.: (11) 2281-5555 — Fax: (11) 2959-3090
www.madras.com.br

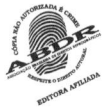

Agradecimentos

Agradeço à inspiração divina, aos grandes seres que me intuíram e estimularam a prosseguir, quando o objetivo parecia tão distante e cheio de barreiras de difícil transposição.

À minha família, pelo apoio material, apesar de ela não entender o significado do meu objetivo.

Ao meu amigo Paulo Hiroshi Yazawa, que me despertou para a valorização do ser humano, acima do seu desempenho e eficiência técnica.

À minha amiga Cinira Palotta, que me indicou o caminho para o conhecimento do Yoga e da Ayurveda.

Às queridas amigas Maria Lucia Garcia Márquez de Andrade e Maria Conceição Dias, que sempre acreditaram no meu potencial, me estimulando e auxiliando pela senda ióguica.

Às minhas amigas Aparecida de Carvalho e Helena Maria de Paula, pela orientação espiritual, indicando os caminhos mais adequados.

Ao meu sobrinho Rodrigo Côrtes Ribeiro, pelo auxílio na realização das fotos ilustrativas.

Ao meu amigo Silvio Roberto Tavares, pelo auxílio no desenvolvimento e adequação técnica funcional dos equipamentos ayurvédicos.

À querida companheira de todos os momentos, Lucélia Carlos Ramos, que me auxiliou na revisão dos textos, nas montagens fotográficas, amparando-me e estimulando-me quando tudo parecia tão difícil, iluminando-me com o seu amor e carinho.

Janner Rangel Côrtes

Dedicatória

À minha esposa Rosely e aos meus filhos Lucas e Gabriel.

Dr. Edson D'Angelo

Índice

Capítulo I – Anatomofisiologia Ayurvédica 15
   A Ciência Sintética do Absoluto 17
      Os Princípios Fundamentais dos Vedas 17
      Os Textos Védicos 17
      A Terapia Ayurvédica 18
      Estudo do Processo Ayurvédico 19
      Conceituação de Saúde 19
      A Evolução da Ayurveda 20
      Histórico da Evolução da Ayurveda 20
   A Cosmogênese 21
      O Intervalo entre as Criações (Estado de Imanifestação) 21
      A Manifestação 22
      A Fecundação 22
      O Surgimento da Estrutura Atômica Primordial 22
      O Surgimento do Movimento Vibratório 23
      A Polarização da Matéria 23
      Os Atributos da Matéria 24
      A Criação dos Campos de Força Primordial 24
      A Evolução da Matéria 25
      Os sete Planos da Matéria Universal 26
      A Formação do Sistema Solar 27
      A Manifestação do Universo 27
      As Etapas na Manifestação da Vida 28
      A Capacitação das Formas de Vida 29
   O Aparecimento do Homem 29
      A Real Constituição Humana 30
      A Personalidade 31
      O Egocentrismo 31
      A Tríplice Sansara 32
      O Carma 32
      A Morte 32
   O Homem e seus Corpos 34
      O Corpo Físico 34
      O Corpo Astral (Kamomaya Kosha) 36
      A Criação de Seres Astrais 36
      O Desenvolvimento do Corpo Emocional 37
      O Corpo Mental Concreto ou Inferior (Manomaya Kosha) 37
      O Corpo Mental Abstrato ou Superior (Vijnamaya Kosha) 38
      O Corpo Buddhico (Anandamaya Kosha) 39

Sistema Sankhya Karika 39
   O Homem como Microcosmos 39
   As Trigunas 39
   Os Mahabhutas 42
   Atuação dos Mahabhutas 42
   A Tipologia Constitucional Humana (Dosha) 43
   Os Doshas e as Doenças 43
   Características e Qualidades dos Doshas 43
   Estudo dos Doshas 44
   Estudos sobre os Subdoshas 55
   Correspondência de Atuação dos Trisubdoshas 65
   Formas Sutis dos Trisubdoshas 66
   Os 20 Atributos dos Doshas 67
   Estudo sobre as Estruturas do Corpo (Dhatus) 69
   Estudo sobre as Membranas que Revestem e Delimitam os Tecidos (Kalas) 79
   Uma Visão Geral do Processo da Digestão 81
   Estudo sobre o processo de formação das toxinas – Ama 86
   Estudo sobre o processo de formação das excreções – Malas 86
   Estudo dos Principais Produtos de Excreção – Malas 88
   Estudo sobre os Srotas 93
   Os 14 Sistemas de Canais – Srotas 95
   Os Marmas 108
Mecanismo de Manifestação das Doenças 129
   Influência Energética Durante o Dia 130
   Influência Energética Ambiental 132
   Influência Energética das Gunas 133
   Características dos Doshas sob a Influência das Gunas 133
   Movimentação Energética dos Doshas no Organismo 135
   Fatores que Tendem a Agravar os Doshas 140
   Mecanismo de Identificação do Acúmulo dos Doshas 140
   Os Doshas e o Processo Digestivo 141
   Característica do Agravamento dos Doshas 141
   Estudo sobre as Toxinas (Ama) 142
   Fases das Doenças 145
   Tratamento nas Diversas Fases da Doença 148
Capítulo II – Diagnóstico Ayurvédico 151
  Técnica do Diagnóstico Ayurvédico 153
   Grau de Intensidade do Desequilíbrio 154
   Métodos para Diagnosticar 154
  Constituição Energética ou Tipologia Original (Prakritti Pariksha) 156
   Definição do Tipo Constitucional 156
  Análise da Doença sob o Enfoque Ayurvédico (Vrikritti Pariksha) 189
   Sinais e Sintomas dos Doshas Agravados (Vrikritti Pariksha) 189
Capítulo III – Procedimentos Ayurvédicos 209
  Abordagem Terapêutica da Ayurveda 211
   O Sistema Digestivo como Mantenedor da Saúde Orgânica 211
   O Fluxo Orgânico 212
   Organograma dos Princípios Terapêuticos da Ayurveda 214
   Redução (Langhana) 214

Processos de Redução 215
    I – Pacificação ou Suavização (Shamana) 215
    Processos de Pacificação ou Suavização (Shamana) para os Doshas 218
    II – Eliminação ou Purificação (Shodana) 226
    Oleação Interna (Snehana) 227
    Oleação Externa 239
Sudação 299
Panchakarma 302
    Evolução 302
    Finalidade 303
    Sequência Funcional 304
    Principais Procedimentos 304
    Outros Tipos de Basti 320
    Uttara Karma 335
    Samsarajana Karma 335
    Dynacharya 335
    Tonificação (Brimhana) 335
Outros Procedimentos 336
    Aromaterapia 336
    Gematerapia 364
    Geoterapia 370
    Hidroterapia 385
    Cromoterapia 395
    Manual de orientação para Terapias Ayurvédicas 399
Capítulo IV – Dietética Ayurvédica 409
    Dravya Guna Rasa Vipaka Yipyadi Siddhanta 411
    Dietas Ayurvédicas 420
    Dietas Desintoxicantes 420
    Monodietas 422
    Jejum 422
    Dieta de Manutenção 423
    Dieta para Equilíbrio dos Doshas 423
    Temperos e Especiarias 440
    Suplementos 450
Capítulo V – Herbologia Ayurvédica 455
    Herbologia 457
    Modelos de Atuação das Ervas 457
    Modelo Bioquímico 457
    Modelo Bioenergético 458
    Modelo Bioespiritual 458
    Manuseio de Plantas Medicinais 459
    Metodologia para Preparação de Medicamentos 461
    Utilização de Veículos (Anupana) 469
    Estudo de Algumas Ervas Ayurvédicas com Similares Nacionais ... 470
    Estudo de Algumas Ervas Ayurvédicas Importantes 504
    Alguns Compostos Ayurvédicos 512
    Atuação de Medicamentos Ayurvédicos em Alguns tipos de Doenças ... 514
    Outras Ervas Medicinais 536
    Compostos de Ervas 558
    Pomadas e cremes à base de ghee 571

Estética Natural 573
Relação de Plantas Medicinais 595
Capítulo VI – Rotinas Diárias – Dynacharya 609
  Rotinas Diárias – Dynacharya 611
    Períodos Energéticos do Dia 611
    Execução das Rotinas Diárias – Dynacharya 612
    Outras Considerações Importantes na Rotina Diária 615
  O Yoga 618
    Objetivos da Vida (Purushartas) 618
    Asthanga Yoga 619
    Hatha Yoga 621
    Ásanas 622
    Montagem de aulas terapêuticas 630
  Pranayamas 632
    Prana 633
    Agni (o fogo metabólico) 633
    Ojas (vitalidade) 633
    Nadis (canais energéticos) 634
    O Fluxo Energético pelo Corpo 638
    Pranayamas Terapêuticos 639
    Tipos de Pranayamas Terapêuticos 640
    Pranayamas Aquecedores 642
    Pranayamas Resfriadores 642
    Pranayamas para Estimular os Cinco Pranas 643
    Automassagem 646
    Sat Kriyas 650
    Antar Dhauti 650
    Danta Dhauti 652
    Hrid Dhauti 652
    Karna Dhauti 652
    Kapaladandra Dhauti 652
    Mula Sodhana 653
    Basti 653
    Netti 653
    Nauti 653
    Tratak 653
    Kapalabati 654
    Ekadasi 654
Capítulo VII – A Concepção Ayurvédica do Funcionamento da Mente 655
  O Funcionamento da Mente 657
    A Atuação dos Humores na Mente 657
    A Atuação das Essências Vitais na Mente 659
    A Atuação das Gunas na Mente 659
    O Equilíbrio da Mente 661
    Os cinco Elementos (Mahabhutas) 662
  A Mente 662
    As Características da Mente 662
    As Divisões da Mente 663
    A Natureza da Mente 665
    O Mecanismo de Atuação da Mente 665

O Campo de Atuação dos Sentidos 666
A Influência Emocional na Mente 666
A Influência Dualista da Mente 666
A Percepção da Mente 667
Os Níveis de Percepção da Mente 667
O Desenvolvimento da Mente 667
A Criação do Universo Mental 668
A Manutenção de Estados Mentais 668
A Consciência 668
A Consciência Cósmica 668
A Consciência Humana (Chitta) 668
A Constituição da Consciência Humana 669
Os Mecanismos de Manifestação da Consciência Humana 669
A Superconsciência 671
O Desenvolvimento da Consciência Humana 671
Atmosfera Psíquica 671
A Inteligência 671
A Inteligência Cósmica 671
A Inteligência Individual (Buddhi) 671
A Formação do Intelecto 672
Atuação da Inteligência 672
O Mecanismo de Atuação da Inteligência 673
Funções da Inteligência 673
Desenvolvimento Superior 674
O Ego (Ahamkara) 674
Funções do Ego 675
A Alma 675
O Eu Superior 675
Terapêutica Psicológica na Ayurvédica 675
Desenvolvimento da Saúde Mental 676
Desequilíbrios Mentais e Emocionais nos Doshas 676
Processo de Nutrição Mental 680
A Nutrição mental 680
A Digestão Mental 680
A Absorção Mental 681
A Desintoxicação Mental 681
O Impacto Sensorial na Mente 682
O Tratamento dos Desequilíbrios da Mente por meio dos Opostos (Pratipaksha-Bhavana) 683
As Impressões Naturais 683
As Práticas Interiores 683
O Afastamento da Influência dos Sentidos (Pratyahara) 684
Tipos de Técnicas do Pratyahara 684
Concentração (Dharana) 685
A Meditação (Dhyana) 686
Resultados Gerais da Meditação 686
Etapas da Meditação 687
Dificuldades na Realização da Meditação 687
Principais Bloqueios para a Meditação 688
Preparação para Meditação 688
Construção do Estado Interno de Paz 689

Formas de Meditação 690
Resultados da Prática da Meditação 692
Percepção do Despertar Espiritual 693
Criação de um Campo Mental 693
A Absorção na Experiência (Samadhi) 693
Objetivos Terapêuticos das Expansões de Consciência (Samadhis) 695
Procedimentos para Tratamento e Equilíbrio da Mente 696
I – Atuação no Corpo Físico 696
II – Atuação no Corpo Sutil 701
III – Atuação no Campo Mental 704
O Mantra 705
Atributos de um mantra 705
Os Sons nas Tradições Religiosas 706
Os Experimentos Envolvendo os Sons 706
Captação de sons 707
Vibraturgia ou Mantrologia 707
A Característica Vibratória da Matéria 707
A Característica Vibratória das Emoções 708
A Natureza Energética dos Mantras 708
Os Sons Sementes (bijas-mantras) 709
O Pranava OM 711
Como Entoar Corretamente o Pranava OM 711
As Repetições dos Mantras 712
Critérios para Utilização de Mantras 712
Principais Utilizações dos Mantras 712
Os Mantras para o Atendimento Terapêutico 712
Os Mantras para Alterar as Funções da Mente 713
Os Mantras para Estimular os Tecidos (dhatus) 713
Os Mantras para Aumentar o Prana 713
Os Mantras para Energizar os Chacras 714
Os Mantras e a Meditação 715
Os Mantras para Transformar o Carma 716
O Mantra Individual (Ekakshara) 718
Mantras para Ajudar Pessoas 718
IV – Atuação no Corpo Espiritual 719
Trabalhando as Emoções 723
Aspectos Gerados pelo Egocentrismo 723
I – O Medo (Maya) 723
II – A Depressão 729
Estresse – O Medo Elaborado 744
Bibliografia 753

Capítulo I

Anatomofisiologia Ayurvédica

A Ciência Sintética do Absoluto

O Yoga Brahma Vidya (Ciência Sintética do Absoluto) é definido como a sabedoria universal que se perpetua através do tempo, transmitindo um conhecimento que não se desgasta com a evolução tecnológica e científica, não se tornando obsoleto nem ultrapassado.

Apresenta duas divisões básicas que direcionam para a harmonização do ser:

a) **O Yoga:*** foi desenvolvido como instrumento para o crescimento da consciência, mediante as modificações da mente, utilizando o silêncio para conduzir o ser à plenitude.

b) **A Ayurveda:**** foi criada pelos sábios para dar qualidade e tempo de vida ao ser para que desenvolva a consciência e alcance a plenitude.

Os Princípios Fundamentais dos Vedas

Os Vedas são o resultado das experiências adquiridas pelos sábios da Antiguidade, por meio da meditação, sendo que esse conhecimento se mantém com a mesma origem e essência do passado, pois reflete a realidade. Possuem várias partes divididas em textos complementares, conhecidos como Upa Vedas, sendo a Ayurveda um deles.

Segundo a Ayurveda, os processos de manutenção e criação da saúde só são possíveis com a mente em silêncio, o que favorece a erradicação do sofrimento, criando condições favoráveis para a percepção da verdade.

Os Textos Védicos

Os antigos textos sagrados são divididos em quatro livros:

a) **Rig Veda:** é o texto mais antigo do mundo, sendo a base dos outros. Trata de vários aspectos do conhecimento, sendo composto de hinos e cantos referentes à cosmologia, etc.

b) **Sama Veda:** trata dos aspectos devocionais, relacionando o ser e a sua mente emocional com a consciência cósmica.

---

* N.E.: Sugerimos a leitura de *Yoga – A Revolução Silenciosa* e *Yoga – Mente, Corpo, Emoção*, de Suely Firmino, ambos publicados pela Madras Editora.
** N.E.: Sugerimos a leitura de *Ayurveda e a Terapia Marma*, de Dr. Avinash Lele, Dr. David Frawley e Dr. Subhash Ranade, Madras Editora.

c) **Yajur Veda:** trata da ação para harmonização do ser por meio de rituais que evidenciam o aspecto sagrado da vida, mediante a utilização de elementos, como a água, o fogo, etc.

d) **Atharva Veda:** trata da síntese desenvolvida por intermédio do conhecimento, da devoção e da ação, estando a Ayurveda inserida neste Veda.

Quando não se faz uma ação completa, em uma experiência de vida, é gerada a necessidade de se refazê-la através do Carma. Quando completa, tem-se a sensação de liberdade.

Os Vedas são divididos em três partes:

a) **Vedanga:** ciências acessórias, como o Jyotish (Astrologia Védica).

b) **Upanishads:** essência dos conhecimentos.

c) **Samskaras ou Aranyaka:** rituais e práticas.

Três textos de grande importância que se baseiam nos Vedas:

a) **Bhagavad Gita:** retrata o homem entre as suas dúvidas, estando a mente dominada pelo apego.

b) **Upanishads:** essência dos conhecimentos, existindo 108, sendo 12 os de maior importância.

c) **Yoga Sutras:** o caminho para se alcançar o Yoga.

A Terapia Ayurvédica

A Ayurveda significa a ciência (Veda) da longevidade (Ayur), que se utiliza da harmonia para alcançar a felicidade. Também pode ser considerada como a ciência que traz a verdade para a vida, sendo também o sistema terapêutico mais antigo do mundo que se mantém atualizado por se basear em textos sagrados, concebidos por meio da expansão de consciência.

Estudo do Processo Ayurvédico

Nos estudos dos processos ayurvédicos, são considerados os seguintes aspectos:

a) Anatomia e fisiologia do ponto de vista ayurvédico;

b) Patologias;

c) Diagnóstico;

d) Farmacologia, evidenciando os aspectos terapêuticos e energéticos das plantas;

e) Tratamento dos desequilíbrios energéticos manifestados por meio das patologias.

Conceituação de Saúde*

O Yoga apresenta um aspecto vitalista, pois reconhece um princípio vital inteligente que mantém o funcionamento do corpo e da mente.

A saúde é caracterizada como uma sensação de bem-estar físico, mental e social, desenvolvendo no ser a capacidade para enfrentar as dificuldades e os obstáculos presentes na experiência humana. Para que exista saúde, é necessária a harmonia ou sintonia dos cinco componentes que atuam sobre o ser:

a) **Atma:** consciência pura

b) **Manas:** mente

c) **Indriyas:** sentidos ordinários

d) **Corpo:** veículos de manifestação da alma

e) **Prana:** vitalidade

A doença é toda e qualquer expressão do desequilíbrio da tipologia constitucional (dosha), podendo se expressar física, psicológica e socialmente pela infelicidade no convívio social.

---

* N.E.: Sugerimos a leitura de *Sua Saúde na Nova Era,* de Dr. Camillo Marassi Leijoto, Madras Editora.

A Evolução da Ayurveda

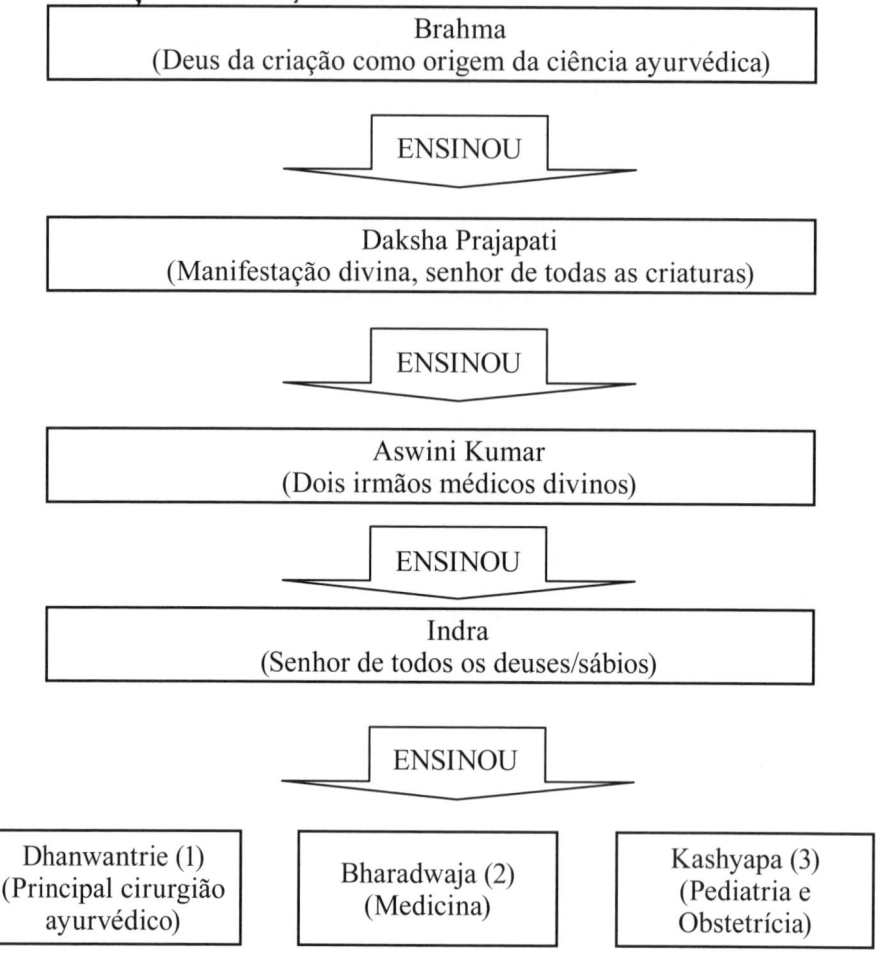

```
Brahma
(Deus da criação como origem da ciência ayurvédica)
         │ ENSINOU
         ▼
Daksha Prajapati
(Manifestação divina, senhor de todas as criaturas)
         │ ENSINOU
         ▼
Aswini Kumar
(Dois irmãos médicos divinos)
         │ ENSINOU
         ▼
Indra
(Senhor de todos os deuses/sábios)
         │ ENSINOU
         ▼
```

| Dhanwantrie (1) (Principal cirurgião ayurvédico) | Bharadwaja (2) (Medicina) | Kashyapa (3) (Pediatria e Obstetrícia) |

Histórico da Evolução da Ayurveda

A evolução da Ayurveda é dividida em quatro períodos:

a) **Período antigo:** compreendido de 12000 a.C. a 500 a.C.

1) Dhanwantrie: utilizou o Sushruta Samhita como principal texto da ayurvédica, dando ênfase à cirurgia. Utilizou Divodasa para disseminar esse conhecimento entre os homens.

2) Bharadwaja: utilizou o Charaka Samhita como texto inicial divulgando patogenias, ervas e doenças. Quando esse texto foi evoluindo, chegou-se ao Astanga Hridaya, que é a reorganização do texto básico. Utilizou Atreya Punarvasu para disseminar o conhecimento entre os homens.

3) **Kashyapa:** utilizou o Kashyapa Samhita como texto para divulgar os conhecimentos relativos à pediatria e obstetrícia. Utilizou Vasista Bhrigu para propagar esse saber entre os homens.

b) **Período clássico:** de 500 a.C até 1000 d.C.

Época de Buda,* quando os textos anteriores já eram utilizados e conhecidos. Buda, por meio de seu discípulo Nagarjuna, difundiu a Ayurveda pela Ásia Central e Oriente.

Nagarjuna é o responsável pelas manipulações alquímicas dos metais com ervas, provocando as transmutações.

c) **Período Medieval:** de 1000 até 1900.

Período das invasões muçulmanas, responsáveis pela desestruturação da cultura ayurvédica com destruição de escolas e hospitais, ficando o conhecimento limitado ao ensinamento direto do mestre para os discípulos.

Com a invasão inglesa a partir de 1750, proibiram-se os tratamentos ayurvédicos, direcionando as escolas médicas para os padrões ocidentais, ficando a prática formal ayurvédica vetada em clínicas e hospitais até o início do século passado.

d) **Período Moderno:** de 1920 até 1947.

Período da independência da Índia, já contava em seu território com mais de cem escolas que formavam médicos ayurvédicos, a partir da formação básica na área biológica. Hoje existem também cursos paralelos entre Medicina ayurvédica e ocidental titulando como médico, o que traz um empobrecimento da cultura adquirida ao longos de milênios.

A Cosmogênese

Apresentamos uma síntese do conceito de Caio Miranda, expresso sobre cosmogênese e antropogênese em seu livro *A Libertação pelo Yoga*, editado pela Gráfica Editora Nap S.A.

O Intervalo entre as Criações (Estado de Imanifestação)

São os intervalos entre os estados de manifestação ou período passivo, denominado Pralaya, quando o Criador (Para-Brahm) permanece em repouso, exercendo seus atributos de absoluto, imutável e eterno.

Nesse período, a energia (Fohat) e a substância ou espaço puro (Koilon) se encontram em seu estado original, mantendo-se desassociadas, em transcendente harmonia (Suddha Sattwa) e passividade, até o início de um novo processo de manifestação.

"E Deus criou o mundo em seis dias e no sétimo descansou." – Gênesis

---

* N.E.: Sugerimos a leitura de *Buda – O Mito e a Realidade*, de Heródoto Barbeiro, Madras Editora.

A Manifestação

O Universo é a manifestação divina. Na infinita sucessão de universos finitos realiza-se a eternidade de Deus.

No processo de manifestação, ou período ativo, o Criador recebe a denominação de Brahm, quando abandona o seu estado de imanifestação ou repouso (Pralaya) e, motivado por um desejo intenso, inicia o movimento criativo. Polariza-se em dois reflexos antagônicos de si mesmo: uma energia criadora (Fohat) de natureza ativa, dotada de movimento, e uma substância ou espaço puro (Koilon) de natureza passiva, que permite a existência desse movimento.

"No princípio era o verbo (possibilidade de ação contida em Deus) e o espírito de Deus (Fohat), pairava sobre as águas (Koilon)" – Gênesis.

A Fecundação

Por ação do Terceiro Logos (modo de agir do Criador), a substância ou o espaço puro (Koilon) apresenta-se inicialmente contínuo e único, necessitando da atuação da energia (Fohat) para promover sua descontinuidade. Quando a energia criadora (Fohat) começa a movimentar-se na substância ou no espaço puro (Koilon), inicia-se o processo da fecundação, trazendo como resultado o surgimento dos átomos primordiais que constituirão a matéria-prima com a qual serão moldadas todas as espécies de matéria (Prakriti) que constituirão os respectivos planos do Universo em formação.

Para que ocorra essa diferenciação na matéria que comporá os diversos planos do Universo, é necessário que a energia (Fohat) se diferencie em sete raios. Dessa maneira, a substância ou o espaço puro (Koilon) toma uma natureza atômica diferenciada conforme a atuação de cada raio específico, gerando a matéria (Prakriti) primordial para cada plano constituída de maneira peculiar, diferenciando sua missão no conjunto evolutivo do Universo.

"E Deus disse: faça-se a luz. E a luz se fez" – Gênesis. O Espírito Santo (Fohat) fecunda o ventre imaculado (Koilon), de onde se originarão todas as formas e todos os mundos.

O Surgimento da Estrutura Atômica Primordial

A matéria (Prakriti) manifestada apresenta uma estrutura atômica primordial quando um elétron inicia seu vertiginoso giro, produzindo uma força centrífuga que induz a formação de uma partícula central, denominada próton, que realiza o equilíbrio elétrico do sistema. Para que não ocorra a desarticulação da estrutura atômica, uma força neutralizante, denominada nêutron, realiza o equilíbrio mecânico impedindo que o elétron, impulsionado pela força centrífuga, afaste-se do seu núcleo. Para cada novo elétron que surge no interior do átomo, um ou mais nêutrons equilibrantes aparecem em sua estrutura atômica, como é o caso do Urânio 238 que possui 92 elétrons e 146 nêutrons.

O Surgimento do Movimento Vibratório

O elétron realiza um movimento orbitário elíptico em torno de seu próton, existindo um nêutron entre eles durante o deslocamento.

Influenciado pela órbita elíptica, a ação do elétron sobre o próton atua com intensidade variável, criando um relativo desequilíbrio no sistema, que é compensado com o deslocamento do próton e do nêutron com um movimento vibratório, conhecido como Tanmatra (a vibração sutil do éter cósmico ou a divina medida). Esse movimento vibratório do átomo, influenciado pelo influxo de prana, que é o aprimoramento da energia (Fohat), mantém a matéria constituída mediante seus elementos componentes (Mahabhutas), estimulando-a para uma evolução constante, obrigando o próton a descrever no espaço uma vibração diferenciada, caracterizada por um movimento com forma geométrica distinta, denominado Tattwa.

É por intermédio da vibração (Tanmatra) e de seu movimento descrito no espaço (Tattwa) que ocorre a integração e a desintegração de toda matéria. A matéria, interpenetrando os espaços por meio de seu movimento vibratório, produz um ritmo peculiar que facilitará a percepção humana, por meio de seus cinco sentidos ordinários (tato, paladar, audição, visão e olfato), podendo favorecer a percepção pelos seres mais sensíveis de aspectos como sons nas cores, perfume nos sons, etc.

Característica da matéria				
Estado físico	Vibração (Tan-Matra)	Movimento vibratório (Tattwa)	Forma geométrica do movimento vibratório	Meio de percepção
Atômico	Ady	Ady	Losango	Supraconsciência
Subatômico	Anupadaka	Anupadaka	Meia lua vertical à direita	Intuição
Superetéreo	Akasha	Akasha	Meia lua vertical à esquerda	Audição
Gasoso	Vayu	Vayu	Hexágono	Tato
Etéreo	Tejas	Tejas	Triângulo	Visão
Líquido	Apas	Apas	Meia lua horizontal	Gustação
Sólido	Pritivi	Pritivi	Quadrado	Olfação

A Polarização da Matéria

O aparecimento da matéria (Prakriti), que teve um princípio, é mutável mediante seus movimentos evolutivos constantes; exige para poder manter sua existência um aspecto eterno e imutável auferido pelo seu criador, denominado espírito (Purusha ou Atma). Na polarização é concretizada a eterna dualidade universal entre a matéria (Prakriti) e o espírito (Purusha ou Atma), passando a matéria a receber uma parcela da consciência do seu criador.

Esse espírito fica unido ao átomo primordial como o espírito que o anima, transmitindo-lhe uma ação indutora na sua estrutura, criando uma consciência rudimentar. À medida que esse átomo evolui formando organismos mais complexos, o espírito estará presente em cada átomo individualizado, como em todo o organismo. Com o surgimento do Universo, esse espírito (Purusha ou Atma) estará presente em cada planeta, como em todas as suas partes constitutivas.

Nesta união se realiza a onipresença divina, com um espírito (Purusha ou Atma) equilibrando o lado oposto da matéria e múltiplos espíritos compondo todas as partes constitutivas (átomos), de natureza única, apesar de as estruturas mais simples lhe restringirem e condicionarem sua manifestação. Embora todos os espíritos (Purusha ou Atma) possuam a mesma natureza, estão restritos a exprimir-se segundo as possibilidades apresentadas pelos organismos por eles animados.

É o espírito (Purusha ou Atma) que organiza todos os tipos de manifestações da matéria, direcionando-as para a perfeição, complexidade e plenitude, revelando a imagem e semelhança de seu criador (Brahm).

Os Atributos da Matéria

Para que haja o surgimento e desenvolvimento da matéria, é necessária uma redução do equilíbrio (Sattwa), enquanto o movimento (Rajas) vai aumentando de intensidade. Quando o movimento (Rajas) reduz sua intensidade, prevalece a inércia (Tamas), apresentando no Universo como aspecto máximo de densificação.

Saindo do equilíbrio (Sattwa) gerado pelos mundos superiores, a matéria (Prakriti) cria um movimento (Rajas) nos mundos intermediários, apresentando formas de pouca consistência, que não podem ser percebidas. Com a densificação ou inércia (Tamas), apresenta formas mais consistentes, como as mostradas nos planos inferiores, transmitindo a impressão de rigidez e impenetrabilidade.

Na desdensificação da matéria, ocorre o sentido inverso, passando do aspecto mais denso e consistente (Tamas) para o seu equilíbrio perfeito (Sattwa).

No equilíbrio perfeito (Sattwa), está a onipresença divina na matéria, sendo a única que não deixa de existir quando o Universo deixa de manifestar. No estado de imanifestação, as três forças anulam-se uma às outras, em uma resultante nula, o que não ocorre com o estado de manifestação, que necessita da preponderância de uma sobre a outra, do movimento (Rajas) sobre a inércia (Tamas), que corresponde ao ponto máximo da densificação, gerando a matéria (Prakriti), que se modifica e evolui constantemente.

A Criação dos Campos de Força Primordial

Na formação dos Universos, os átomos primários da manifestação criam campos de força constituídos unicamente de ritmo e vibração, sem apresentar peso ou densidade e quase nenhum movimento (Rajas) e inércia (Tamas).

À medida que a matéria sutil vai se densificando, os campos de força apresentam maior potencial, estando influenciados por mais movimento do que ritmo, apresentando algum peso ou densidade. O potencial energético dessa matéria cria um campo energético impenetrável que impede a interferência de energias de menor grandeza em vista da existência de alguma inércia que pode favorecer a apresentação de formas evanescentes.

Nos mundos intermediários, como o astral e o mental, a matéria apresenta-se com muita movimentação (Rajas) em sua estrutura, o que faz sua forma variar constantemente.

Nos mundos inferiores, como o físico, a matéria apresenta forma física, sendo incapaz de mudar sua figura graças à inércia (Tamas).

A Evolução da Matéria

O átomo primordial é constituído de vida e energia, possuindo em seu núcleo central um próton com energia negativa (induzida) e um elétron de energia positiva (indutora) gravitando em sua órbita, equilibrando o sistema.

Com o aparecimento de Prana, uma modificação energética interferirá nesse átomo primordial, trazendo consciência e instinto evolutivo, e em consequência uma geração maior de energia durante seu movimento. Aumentando a carga energética do elétron, sua velocidade aumentará, gerando seu afastamento do próton e um novo elétron será necessário para equilibrar o sistema até a quantidade de sete elétrons que deverá percorrer uma mesma trajetória. Com o aumento das cargas dos elétrons, novos prótons são criados equilibrando o sistema, evitando o distanciamento da sua órbita.

No longo caminho evolutivo do átomo, sua estrutura molecular manifesta-se primeiro no estado etéreo, passando ao gasoso, líquido e sólido, no qual apresentará as primeiras espécies minerais.

Atingindo maior velocidade orbitária, ocorre um afastamento do elétron até o limite que mantém articulado o sistema. Por conta da descarga do potencial energético sobre o próton ocorre a geração de um novo elétron, que atua equilibrando o sistema com sua energia adicional, exigindo a dobra do potencial energético do próton.

O campo energético gerado pelos átomos de uma matéria sólida capacita-os a vencer e a penetrar os campos de força criados pelos átomos de uma matéria líquida ou gasosa, dependendo do afastamento de suas moléculas. Essa densidade atômica está relacionada com a energia gerada pelo campo de força da matéria. Um corpo sólido poderá penetrar em outro corpo sólido somente quando o potencial energético de um for superior ao do outro.

As moléculas são formadas de átomos que geram os campos de força que constituem a matéria, que nada mais é que um aglomerado de forças atômicas e moleculares, transmitindo aos nossos sentidos aparência de solidez. Essa percepção de solidez aparente é uma das justificativas do estado de alucinação e ilusão o qual vive o homem, graças à sua incapacidade de percepção de que tudo é energia em movimento.

Os átomos de elementos radiativos, como o tório, o rádio e o urânio, tornam-se mais densos e pesados graças ao seu número de elétrons e à velocidade orbitária. Extrapolando o limite energético capaz de ser contido por um átomo físico, é lançada para o exterior a energia adicional oriunda de Prana, sendo este processo conhecido como radioatividade. Esse processo de dispersão de energia corresponde à segunda fase da manifestação universal, ou seja, sua desdensificação ou desintegração, retornando a matéria ao seu estado original.

Os sete Planos da Matéria Universal

Os sete raios de Fohat, penetrando o espaço (Koilon), dão origem aos sete planos da matéria universal, mediante os átomos primordiais que formarão cada plano diferenciado, por meio de sua forma peculiar de expressão, partindo do mais sutil para o mais denso, conforme a tabela abaixo:

Raios de fohat	Planos da matéria
1º Raio	Maha-Para-Nirvânico
2º Raio	Para-Nirvânico
3º Raio	Nirvânico
4º Raio	Buddhico
5º Raio	Mental
6º Raio	Astral
7º Raio	Físico

Os planos da matéria coexistem e interpenetram-se, dependendo do seu grau de sutileza, isto é, o mais sutil penetra no mais denso, existindo nos intervalos de sua estrutura atômica átomos representantes de cada plano, formando subplanos, conforme a especificação apresentada a seguir.

O plano Maha-Para-Nirvânico, que corresponde ao estado físico atômico, apresenta uma vibração estimulada exclusivamente pelo Tanmatra Ady.

O plano Para-Nirvânico, que corresponde ao estado físico subatômico, apresenta a vibração estimulada por uma parte do Tanmatra Ady e por outras seis do Anupadaka.

O plano Nirvânico, que corresponde ao estado físico superetéreo, apresenta uma vibração estimulada por uma parte do Tanmatra Ady e outra do Anupadaka e outras cinco do Akasha.

O plano Buddhico, que corresponde ao estado físico gasoso, apresenta uma vibração estimulada por uma parte do Tanmatra Ady e outras duas do Anupadaka e Akasha e outras quatro do Tejas.

O plano Mental, que corresponde ao estado físico etéreo, apresenta uma vibração estimulada por uma parte do Tanmatra Ady e outras três do Anupadaka, Akasha e Tejas e outras três do Vayu.

O plano Astral, que corresponde ao estado físico líquido, apresenta uma vibração estimulada por uma parte do Tanmatra Ady e outras quatro do Anupadaka, Akasha, Tejas e Vayu e outras duas do Apas.

O plano Físico, que corresponde ao estado físico sólido, apresenta uma vibração estimulada por uma parte de cada Tanmatra, ou seja, de Ady, Anupadaka, Akasha, Tejas, Vayu, Apas e Pritivi.

O homem utiliza apenas até o quinto plano para sua evolução. O plano Para-Nirvânico e o Maha-Para-Nirvânico estão reservados apenas para os seres mais evoluídos.

A Formação do Sistema Solar

Plano da matéria	Espaço ocupado na matéria (Loka)	Governante através do som (Sapta Rishis)	Tanmatra (vibração)	Elementos
Físico	Terra (Bhu)	Devapi	Pritivi	Terra
Astral	Astral (Bhuvah)	Subramanya	Apas	Água
Mental	Mental Inferior (Swar-Céu)	Kaladeva	Tejas	Fogo
	Mental Superior (Mahar)	Chandabhanu		
Buddhico	Janah	Kasyapa	Vayu	Ar
Nirvânico	Tapas (Luz divina)	Vamadeva	Akasha	Éter
	Satya (Verdade)	Narada		

Por ação do Segundo Logos, ocorre a formação dos sistemas solares e de todos os seres que nele habitam, recebendo a energia de um ser poderoso, denominado de Logos Solar, que corresponde ao Sol, o espírito (Purusha) que anima nossa galáxia através de linhas eletromagnéticas. O Logos Solar é regido pelo senhor governador dos mundos (Narayana), dirigente dos espíritos (Purushas) planetários.

No desencadeamento do processo evolutivo de um determinado planeta, a entidade superior (Narayana) é auxiliada por seres angelicais, responsáveis pela organização e desenvolvimento material de todos os planos, incluindo os elementais ou espíritos da natureza, que regem a matéria sólida (gnomos), a líquida (náides ou ondinas) e a etérea (salamandras), etc. Outros têm como missão a fundação e desenvolvimento das diversas raças, como as já extintas: adâmica, hiperbórea, lemuriana e atlante, e a nossa atual, a ariana. Também seres humanos, preparados espiritualmente (adeptos), agindo em conjunto, formando a grande fraternidade branca, poderão trabalhar desempenhando papéis na liderança evolutiva dos seres humanos. E assim sucessivamente.

A Manifestação do Universo

Com a ação do Segundo Logos se dá a formação dos Logos Solares, onde o Universo manifestado é dividido em sete grandes regiões cósmicas, cada uma delas dirigida por um Logos Planetário, sendo a nossa galáxia governada pelo Logos Solar.

O Logos Solar formador de um sistema demarca sua área esférica de ação, obedecendo ao plano divino, iniciando como uma nebulosa constituída por átomos primordiais e abrangendo os limites orbitários de cada planeta a ser formado no sistema, impregnando-a de movimento rotativo e translativo.

O Logos Solar infunde nessa nebulosa ou esfera o influxo de energia (Prana), que, animada pelo Ady Tanmatra, faz vibrar o Ady Tattwa, iniciando a formação do primeiro plano: o Maha-Para-Nirvânico. Essa vibração estimula uma vivacidade adicional que lhe transmite certa sensibilidade, estabelecendo inter-relação na evolução do mais alto plano do sistema solar em formação, sendo organizada sua forma e estrutura por meio dos seres encarregados da evolução de todo o sistema. A partir daí, durante incontáveis períodos de tempo cósmico, o Logos Solar estimula a evolução do primeiro plano a ser constituído no Universo. Em sequência, o Logos Solar faz vibrar o segundo tattwa (Anupadaka) e todos os tattwas, até o mais denso que é Pritivi.

Nesse processo, vão sendo formados os seres sutis (nirvânicos, mentais e astrais), até os mais grosseiros, como os dotados de corpo físico.

Na formação da matéria em estado gasoso, líquido e sólido, está concretizado o sistema, atingindo seu grau máximo de condensação.

As Etapas na Manifestação da Vida

No terceiro aspecto da criação (Logos) ocorre a formação dos átomos primordiais ou sementes do Universo, apresentando vida-energia sem consciência de si mesmo e do meio em que vivem.

A atuação do prana no átomo, no segundo aspecto da criação (Logos), promove uma vibração (tanmatra) que determina uma forma geométrica específica (tattwa), estimulando sua evolução e modificação estrutural, induzindo-o ao agrupamento, formando estruturas atômicas mais complexas que apresentam as primeiras manifestações de consciência. Nesse período é caracterizado o primeiro plano da matéria do Universo em formação, o plano Maha-Para-Nirvânico, esboçando os que virão a seguir: Para-Nirvânico, Nirvânico e Buddhico, visto que os seres criados nesses planos não apresentam forma, graças à sutileza de sua matéria constitucional.

Quando o prana atua sobre o plano mental, os seres criados passam a possuir forma, influenciados pela matéria manásica, constituindo o primeiro reino elemental. Ao atuar no plano astral, influenciados pela matéria astral, constituem o segundo reino elemental.

O plano físico, o último a ser criado, contém parcelas da matéria nos estados atômico, subatômico, superetéreo, etéreo, gasoso, líquido e sólido. Quando o prana penetra no subplano etéreo, são criados os seres do terceiro reino elemental. No subplano gasoso inicia a formação do hidrogênio, o primeiro mineral a ser gerado, evoluindo posteriormente para formas líquidas e sólidas. No subplano sólido ocorre o ponto máximo da condensação da matéria. Quando os átomos dessa matéria passam a desprender energia, por meio da radioatividade, inicia-se o processo de descondensação.

A Capacitação das Formas de Vida

Com a evolução influenciada pela forma geométrica específica descrita na órbita atômica (Tattwa), os seres do reino mineral evoluem até o reino vegetal, quando adquirem a capacidade de nutrição e conservação. Com estrutura corporal mais sutil é constituída uma rudimentar atuação sensorial e mental, que permite experimentar os planos astral e mental, favorecendo a aquisição de corpos relativos a este plano, ou seja, os corpos kamásicos e manásicos. Ao atingir o limite evolutivo para a espécie, passarão para o reino animal, anexando as experiências adquiridas nos reinos anteriores.

No reino animal adquire a capacidade de locomoção, competição e maior integração com o meio, possuindo apenas consciência instintiva.

Os seres do reino mineral, vegetal e animal, em decorrência da incapacidade de reencarnação individual, quando morrem, guardam suas experiências em um repositório global da espécie, denominado alma-grupo.

Ao alcançar o reino animal, atingem totalmente os subplanos da matéria do mental inferior, favorecendo o desenvolvimento da intelectualidade e da sensibilidade.

O Aparecimento do Homem

Com a manifestação de uma energia interna oriunda do Kundalini, este ser é impulsionado a uma evolução para uma vida interior, conectando com a matéria dos planos átmico, buddhico e mental superior, quando é formado o seu corpo causal, facultando-lhe a capacidade de reencarnar como homem, apresentando um aspecto individualizado.

Sofrendo um aperfeiçoamento estrutural e orgânico, mediante transformações sucessivas, o homem atinge o aspecto em que se encontra atualmente, expressando a imagem e semelhança divinas.

Trazendo experiências adquiridas na vida mineral, vegetal e animal, nos respectivos reinos que evoluíram até alcançar a complexidade orgânica, o homem revela a grandeza organizacional comparada à do cosmos, isto é, um microcosmos inserido no macrocosmos, revelando a centelha divina de um deus reencarnante (Jivatma). Na sua estrutura orgânica e psicológica, traz o metabolismo inserido no comportamento mineral; no sistema neuro-vegetativo traz o comportamento vegetal e as características animais fixadas durante o desenvolvimento do processo evolutivo humano.

A Real Constituição Humana

O purusha (Jivatma) utiliza sete veículos de expressão ou manifestação, cada qual formado pela matéria do plano do Universo que o constitui, objetivando a experiência e a ação humana nesses planos.

Corpos de expressão humana				
Planos do Universo	*A	*B	**Corpos de Expressão**	
Nirvânico ou átmico	Espírito	Corpo causal (Espírito)	Tríade Superior	Átmico (Atma)
Buddhico	Espírito	Corpo causal (Espírito)	Tríade Superior	Buddhico (Anandamaya Kosha)
Mental	Espírito / Perispírito	Alma	Corpo emocional (Alma)	Mental abstrato ou superior (Vijnamaya Kosha)
Mental	Perispírito	Alma	Corpo emocional (Alma)	Mental concreto ou inferior (Manomaya Kosha)
Astral	Perispírito	Alma	Corpo emocional (Alma) / Quaternário Inferior	Astral (Kamomaya Kosha)
Físico	Corpo	Corpo	Corpo físico (Corpo) / Quaternário Inferior	Físico etéreo ou vital (Pranamaya Kosha)
Físico	Corpo	Corpo	Corpo físico (Corpo)	Físico denso (Annamaya Kosha)
*A: Concepção espírita			*B: Concepção católica	
Os planos Maha-Para-Nirvânico (Ady) ou Para-Nirvânico (Anupadaka) são destinados a seres extremamente evoluídos.				

Os sete Princípios Constitucionais Humanos		
Aspectos	**Corpos de expressão**	**Constituição**
Eu Espírito	Atma	Espírito puro
Eu Espírito	Buddhi	Mente espiritual
Eu Alma	Manas	Mente superior
Eu Físico	Kama	Mente instintiva
Eu Físico	Prana	Energia vital
Eu Físico	Corpo etéreo	Aura
Eu Físico	Corpo denso	Corpo físico

A Personalidade

A personalidade é o principal obstáculo para a realização do ser humano, apesar de termos em estado latente em nosso interior todas as potencialidades inerentes aos grandes seres.

A personalidade se divide em três aspectos:

a) **Eu Físico:** é a forma de expressão pela personalidade (Ahamkara), composta pelos três corpos inferiores, constituídos pelos corpos físico, emocional e mental inferior, de aspecto transitório e temporal. É influenciado pelas experiências absorvidas pela alma, em seus diversos ciclos reencarnatórios (Sansara), sendo estimulada pela busca do prazer com repúdio à dor.

b) **Eu Alma:** é a forma de expressão que apresenta a individualidade para manifestar as qualidades e potencialidades do espírito, sendo formada no corpo mental superior. É de natureza eterna nunca se fundindo com o espírito.

c) **Eu Espiritual (Atma):** é a forma de expressão manifestada pela chama divina que habita todos os corações humanos, como o espírito puro da consciência divina em seu aspecto eterno.

O Egocentrismo

É o principal obstáculo para compreensão das manifestações do espírito, estando diretamente relacionado com o princípio da individualidade (Ahamkara), gerando no homem os atributos negativos especificados abaixo:

a) **Desejo (Kama):** é um aspecto incompatível com a lei divina (Dharma), necessitando ser controlado por intermédio do discernimento.

b) **Ódio, raiva (Kodha):** é um aspecto mantido em nossa personalidade mediante o medo nas suas diversas formas de manifestação.

c) **Ambição (Lobha):** é um aspecto proveniente do desejo de manter a vida por meio do acúmulo de bens, acompanhado pelo medo da perda.

d) **Apego (Moha):** é um aspecto que promove o aprisionamento a um objeto, hábito ou a outro ser, como as dependências alimentares, de drogas físicas e emocionais, etc.

e) **Orgulho e soberba (Mada):** são aspectos utilizados para a demonstração do poder e altivez, manifestados nas esferas espiritual, social, intelectual, apresentando-se muitas vezes disfarçado de humildade para conseguir seus intentos.

f) **Malevolência, ciúme e inveja (Matsarya):** são aspectos nefastos, causadores de grandes transtornos para a evolução do ser que os cultiva.

A Tríplice Sansara

O ciclo de reencarnações sucessivas ou roda dos nascimentos engloba as vivências nos planos físico, astral e mental inferior. Após a morte, as experiências criadas e vividas pelo corpo físico são revividas nos planos sutis, propiciando a evolução do ser, o que define tendências para as próximas reencarnações.

As assimilações de conhecimentos e experiências durante as vidas pretéritas poderão ser usadas na preparação para a próxima reencarnação, estando os pensamentos mais edificantes e elevados criados pelo ser armazenados no plano mental inferior, onde serão vivenciados após a morte física. Atingindo o plano mental superior é quebrado o ciclo reencarnatório, conectando-se com o Ser (Eu observador) e com o conhecimento puro ou a verdade que liberta, armazenada nos registros akáshicos.

O Carma

É o resultado de uma lei de responsabilidades na qual toda ação física, emocional ou mental gerará um efeito, por intermédio de uma cadeia de causalidades ligadas diretamente ao seu fato gerador (lei de causa-efeito), como o resultado merecido ou necessário para a evolução do ser ou de um grupo, conforme preconizam os preceitos evolutivos que regem o Universo.

O carma pode manifestar-se como consequência de uma ação ou opção feita individualmente ou pelo coletivo (família, nação, raça, etc.) respeitados os critérios do livre-arbítrio, gerando acontecimentos envoltos em sofrimentos sem que sejam detectadas causas justificáveis naquele momento da experiência terrena.

Em todas as ações e opções da nossa vida, quer individualmente ou coletivamente, está sendo gerado um carma correspondente, que, adicionado aos criados nas experiências passadas em outras vidas, dará o contexto à atual experiência humana.

A Morte

A morte é o mais natural, misterioso, temido e inevitável fenômeno a que estão sujeitos todos os seres vivos, sendo influenciados por um contexto de temor geral criado e mantido pela maioria das doutrinas religiosas.* Segundo a maioria dos contextos religiosos, o resultado alcançado após a morte é consequência dos atos praticados durante a vida, variando da absolvição com a permanência no espaço celestial à condenação ao fogo do inferno.

A morte somente é consumada com o consentimento do Jivatma, isto é, quando é detectado que o seu veículo de expressão (corpo físico) não apresenta mais condições para ser utilizado com eficiência, exceção aplicada às mortes violentas, geralmente causadas por consequências cármicas.

---

* N.E. Sugerimos a leitura de *O Guia Completo das Religiões do Mundo*, de Brandon Toroporv e Padre Luke Buckles, Madras Editora.

Em um momento que antecede a morte natural ou acidental, é vivenciada em frações infinitesimais de tempo uma retrospectiva da vida já cumprida e avaliada nos seus aspectos positivos e negativos, tornando quem passa pela experiência o juiz de si mesmo.

A consumação da morte não se apresenta como quadro doloroso, pois ocorre um entorpecimento da consciência física, mantendo a consciência global nos demais corpos, causando no morto uma sensação de continuidade de vida do corpo físico.

A morte brusca, gerada intencionalmente, apresenta resultados semelhantes aos da loucura, em virtude do ingresso, de modo despreparado, no plano astral, onde é mantida a percepção de continuidade de vida. O acompanhamento aos resultados causados ao corpo físico, que se apresenta inerte e em decomposição, gera um grande desespero para o morto, durando esse processo o tempo correspondente à vida que deveria ser cumprida no plano físico.

Já quem ingressa no plano astral proveniente de uma morte natural ou finaliza o período que deveria cumprir no plano físico, abreviado pelo suicídio, passa pela fase da sonolência ou descanso semelhante ao processo de gestação, que permite a reestruturação energética dos corpos, preparando o morto para a nova experiência que se inicia em um plano diferente, com potencialidades e características totalmente desconhecidas.

Atingida sua reestruturação energética, o morto vai gradualmente despertando para uma nova consciência que se apresenta bem mais ampla que a física. O ingresso nesse processo poderá ser retardado pelas lamúrias e desespero dos parentes na ocasião da morte, gerando fortes vibrações emocionais no corpo astral do morto, causando confusão, desespero e retardo no desenvolvimento sequencial do processo natural a que deverá passar.

Totalmente desperto e hábil para atuar sobre o novo plano, modelando a matéria astral conforme seus desejos e concepções, o morto inicia uma nova jornada na vida, denominada de "o grande engano". A qualidade e o conteúdo mental e emocional depositado de forma constante no plano astral, durante a existência do corpo físico, fornecerão os átomos primordiais necessários para a construção da matéria em que o morto atuará durante certo período. A característica dessa construção receberá a denominação de céu ou inferno, direito de quem se manteve conforme os preceitos ditados pela maioria das religiões.

Estando o morto com um padrão de comportamento semelhante a quando tinha um corpo físico, quando era necessário o trabalho para a manutenção desse corpo, inicia o desenvolvimento de suas atividades a que era familiarizado. Com a facilidade para plasmar a matéria astral, o morto começa a construção de um mundo similar ao conhecido no plano físico, com suas cidades, casas, fábricas, hospitais, etc., o que é constantemente relatado em depoimentos colhidos pela doutrina espírita.

Depois de certo período de tempo que pode se estender a milênios, todo o carma gerado na vida física começa a ser sentido nas suas consequências. O morto passa a perceber o sutil mecanismo que determinou as características das situações astrais vividas, sendo esse período denominado de realidade astral. Percebe o tempo perdido inutilmente enquanto convive com seres que permanecem imersos no grande engano criados por eles mesmos durante suas experiências físicas, até que encontrem o verdadeiro sentido da vida no plano astral.

Muitas vezes, o morto que já consegue perceber a realidade astral pode auxiliar os homens que passam por experiências no corpo físico, atuando como mentores espirituais de modo a esclarecer e evitar transtornos, preparando-os para o momento da passagem e vivência no plano astral.

Quando o Jivatma percebe que o carma já foi todo resgatado, abandona esse envoltório astral, passando por uma segunda morte, manifestando-se exclusivamente por meio do plano causal, onde permanece em estado abstrato até poder se manifestar como novo indivíduo por meio de uma nova reencarnação, levando todas as tendências e experiências adquiridas durante suas múltiplas vidas.

O Homem e seus Corpos

O Corpo Físico

O plano físico divide-se em dois aspectos:

a) **O corpo físico denso (Annamaya Kosha):** é o veículo perecível para a manifestação da alma por meio dos órgãos da ação (Karme Indriyas), utilizando os seguintes recursos: a fala (vag), o pegar ou segurar (hasta), a movimentação (pada), a emissão (upastha) e a eliminação (payu).

O corpo físico denso é constituído pelo alimento que constrói suas estruturas utilizando as matérias no estado físico sólido (mais denso), líquido e gasoso. Sua percepção é favorecida pelos sentidos ordinários (Gnane Indriyas) por meio dos órgãos especificados na tabela abaixo:

Para o desenvolvimento do corpo físico, é necessária a potencialização da energia vital mediante a adequação dos seguintes aspectos:

a) Alimentação mais natural possível, proporcionando boa assimilação de nutrientes com baixa geração de toxinas (ama) e eficiente eliminação orgânica.

Órgãos de percepção através dos sentidos (Gnane Indriyas)		
Sentidos	**Órgãos**	**Elemento de propagação**
Audição (Sabda)	Ouvidos (Shrotra)	Éter (Akasha)
Tato (Sparsha)	Pele (Twak)	Terra (Prithivi)
Visão (Rupa)	Olhos (Chakshu)	Fogo (Tejas)
Paladar (Rasa)	Língua (Jivha)	Ar (Vayu) e Água (Apa)
Olfato (Gandha)	Nariz (Ghrana)	Ar (Vayu) e Água (Apa)

b) Respiração adequada, com eficiente oxigenação pulmonar e celular e uma consequente vitalização orgânica proveniente do prana.

c) Exercícios físicos e descanso adequados, com práticas regulares de Yoga, visando atuar sobre as seguintes estruturas:

- Ósteo-muscular: atuando sobre a coluna, articulações, músculos e ossos;

- Estrutura funcional: atuando sobre os órgãos internos, estimulando a eficiência respiratória, hormonal, digestiva, excretória, etc.

- Estrutura psicológica: estimulando a introspecção, a expansão de consciência e a ampliação do fluxo energético.

d) Descanso adequado, realizado por meio de práticas de relaxamento, utilizando pranayamas e bandhas, podendo estar associados a exercícios de natação, alongamentos, caminhadas, etc. Também estão incluídas a qualidade do sono e os sonhos que funcionam como válvula de escape para as emoções e tensões acumuladas no organismo.

e) **O corpo físico etéreo (Pranamaya Kosha):** é o corpo constituído de energia vital (Prana), estando seu grau de vitalização orgânica relacionado com a intensidade do brilho áurico. É responsável pela vitalização do corpo físico, por meio dos canais e meridianos que se encontram interligados com os chacras, que são os centros de energia atuantes no corpo.

É nesse corpo que se encontra uma duplicata do corpo físico, conhecida como duplo etéreo, local onde se delinearão as doenças que se manifestarão no corpo físico futuramente. Esse corpo se mantém intacto quando uma parte do corpo físico é amputada, sendo facilmente constatada sua existência por meio de sensações de formigamento em membros que não existem mais fisicamente.

Sua durabilidade depende da vitalidade presente no corpo físico no momento da ruptura dos laços carnais e como esta ocorreu, de forma natural ou acidental.

O principal canal energético do corpo é o Sushumna, que capta a energia prânica e a energia primária do kundalini, distribuindo-as em pequenas parcelas por todos os chacras do corpo. A energia solar penetra pelo chacra coronário (Sahashara) através da porta de Brahma (Brahmahandra), circulando na parte alta da cabeça. A energia de aspecto positivo (solar) penetra pela narina direita pelo meridiano (Nadi) Pingala. A energia de aspecto negativo (lunar) penetra pela narina esquerda através do meridiano (Nadi) Ida. Quando essas duas energias são unidas à energia proveniente de kundalini é experimentado o êxtase.

O Tantra Yoga verdadeiro é realizado mediante a meditação nos centros energéticos do corpo (chacras), que guardam os mistérios maiores (Anahata e Sahashara) e menores (Anahata e Muladhara).

TABELA DOS CHACRAS								
Nome	Muladhara	Svadhisthana	Manipura	Anahata	Vishuddha	Ajna	Sahashara	
Significa	Centro raiz	Morada do ser	Cidade das gemas	Som inaudível	Muito puro	Comando	Lótus de mil pétalas	
Localização	Base terra	Sexo	Umbigo	Coração	Garganta/ éter	Terceiro olho	Topo da cabeça	
Pétalas	4	6	10	12	16	2	1.000	
Bija Mantra	LAM	VAM	RAM	YAM	HAM	KSHAM	OM	
Elementos	Terra	Água	Fogo	Ar	Éter	Espaço Mental	Espaço da Consciência	
Órgão do sentido	Nariz	Língua	Olhos	Pele	Ouvido	Mente	Consciência	
Órgãos motores	Excretor	Urino-genital	Pés	Mãos	Órgãos vocais	Mente	Consciência	
Tanmatra	Olfato	Paladar	Visão	Tato	Som	Pensamento	Consciência	
Cor	Vermelho carmim	Vermelho	Azul escuro	Vermelho profundo	Cinza fumaça	Prata	Sem cor	
Nadi	Alambusha	Kuhu	Vishvo-dhara	Varuna	Sarasvati	Ida e Pingala	Sushumna	
Dosha	Kapha	Kapha	Pitta	Vatta	Vatta	—	—	
Prana	Apana	Apana	Samana	Vyana	Udana	—	—	

O Corpo Astral (Kamomaya Kosha)

É o corpo responsável pela transmissão e manipulação das emoções, desejos e sentimentos, sofrendo alterações e influências conforme sua natureza.

O plano astral é constituído de sete subníveis, dividido em três partes distintas:

- **O plano astral inferior:** constituído dos três primeiros níveis inferiores; caracterizado pelas religiões como o inferno.

- **O plano astral intermediário:** constituído pelo quarto nível, ligando o astral inferior ao superior.

- **O plano astral superior:** constituído dos três níveis superiores; caracterizado pelas religiões como céu.

A Criação de Seres Astrais

As emoções e os sentimentos de natureza inferior, como raiva, vingança, medo, sensualidade, avareza, etc., e os de natureza superior, como amor, admiração, gratidão, etc., criam no plano astral a sua correspondência em forma, som e traços de caráter. Com a repetição das mesmas emoções e sentimentos ocorre um fortalecimento da estrutura astral formada, passando a forma-desejo (kama-rupa) a ter uma espécie de consciência própria que a impele de manter sua existência. A forma-desejo criada passa a constituir um aspecto do seu criador, atuando como obsessor ou estimulador, gravitando ao redor do seu corpo emocional, estimulando vibrações análogas àquelas que lhe deram vida com o objetivo de se alimentar e manter sua existência.

O Desenvolvimento do Corpo Emocional

As emoções, os desejos e os sentimentos têm uma profunda influência sobre o corpo emocional do homem, necessitando disciplina e percepção para o seu desenvolvimento, o que ocorre de forma gradual, demandando tempo para ser alcançado, mediante os seguintes cuidados básicos:

- Compreensão e direcionamento das emoções, evitando as emoções negativas.
- Alimentação do corpo astral com emoções puras e de natureza elevada com a seleção das mensagens acessadas por meio dos cinco sentidos (visão, tato, paladar, olfato, audição).

O Corpo Mental Concreto ou Inferior (Manomaya Kosha)

O corpo mental concreto ou inferior é dividido em dois aspectos:

1) **A mente emocional (Manas):** é onde está situado o princípio do egocentrismo, responsável pela sensação de separatividade da unidade. O ego estimula a experiência, em que é considerada apenas a satisfação dos desejos, e não para a manifestação dos atributos do espírito. O princípio da individualidade (Ahamkara) é o grande obstáculo para o entendimento das manifestações espirituais.

Na busca da satisfação dos desejos, o homem comum vive entre os extremos da dor e do prazer, responsáveis pelo conflito entre a vida animal e a divina. Na mente emocional estão os seis obstáculos que impedem a percepção da natureza divina no homem: a ignorância, o egoísmo, o estímulo da dor e do prazer, o forte desejo de viver, o apego e a aversão.

Quando a mente humana (Manas) penetra na mente instintiva (Kamas) ocorre a humanização do instinto. O que é instinto passa a ser emoção; o que é emoção passa a ser desejo e o que é desejo passa a ser frustração.

2) **A mente instintiva (Kamas):** é o aspecto animal presente no homem, estando relacionada com a necessidade de preservação, conservação e reprodução da espécie.

- **Preservação:** é a manutenção da existência física, caracterizada pelo medo da morte, que tem suas raízes na falsa noção do Eu, gerando a violência conforme sua intensidade.

- **Conservação:** é caracterizada pelo desejo de possuir, motivado pelo medo da perda de bens considerados necessários para a efetivação da experiência humana, como alimentos, propriedades, veículos, vestuário, etc. O desejo de possuir gera a ambição e o egoísmo, criando uma sociedade violenta e injusta. A ambição, por sua vez, gera a inveja, o ciúme, a possessividade e a insegurança.

- **Reprodução:** é caracterizada pela presença da sexualidade, identificadas pelos diversos tipos de manifestação de amor, especificadas abaixo:

a) **Amor animal:** é manifestação essencialmente orgânica, relacionada com o instinto de procriação, consumando-se com a satisfação imediata do desejo, quando cessa o interesse. No homem se manifesta com o enchimento da próstata, alertando o cérebro para a necessidade de relações sexuais.

b) **Amor humano:** é manifestação não circunscrita à esfera sexual, caracterizada pela existência de amizade, afeto e compreensão.

c) **Amor santo:** é manifestação circunscrita à esfera devocional, caracterizada pelo amor aos mestres e seres divinos, podendo manifestar-se em uma causa ou ideal nobre.

d) **Amor divino:** é manifestação de nível superior, expressada exclusivamente pela fonte divina mediante amor cósmico a todos os seres.

O desenvolvimento e a estruturação do corpo mental inferior se dão por meio de pensamentos claros e raciocínios corretos, manifestados na apreciação de várias formas de arte elevada, como a música, o canto, a pintura, a escultura, etc. Quando cultuamos a alma e a mente em seu aspecto superior caminhamos para o amor, para a iluminação e para uma vida plena.

O Corpo Mental Abstrato ou Superior (Vijnamaya Kosha)

É o corpo mental alcançado pelo homem quando finda a necessidade de manter os ciclos reencarnatórios, estando em contato direto com sua alma. É responsável pela formação de ideias e pensamentos abstratos, envoltos ou não em uma genialidade criativa, que, uma vez emitidos, criam a possibilidade de manifestação no mundo concreto.

O Corpo Buddhico (Anandamaya Kosha)

É o corpo responsável pelas expressões e manifestações de sentimentos nobres e elevados, como o amor incondicional e os aspectos devocionais, promovendo a manifestação artística pura, como as grandes obras de música clássica, literárias, grandes descobertas e invenções. O ingresso desse plano permite uma absorção instantânea e atemporal de todo o conhecimento global.

Sistema Sankhya Karika

Toda a literatura ayurvédica baseia-se na filosofia da criação segundo o sistema Sankhya Karika, que em sânscrito significa o conhecimento da verdade.

Esse conhecimento foi descoberto e codificado pelo sábio Kapila, por meio de expansão da consciência, durante a realização de práticas meditativas e religiosas. Nesse sistema o Universo é dual, sendo formado por um aspecto espiritual (Purusha), no qual está a consciência pura, a verdade imutável, e por um aspecto material em que se encontra a forma, de caráter transitório e mutável.

O Homem como Microcosmos

A cosmogênese tem similaridade com a antropogênese, visto que todo o funcionamento obedece a uma lei cósmica (Dharma).

O homem, ao optar, gera uma ação, sendo este o princípio da lei de causa e efeito (Satyakaryavada). As doenças são ocasionadas pela ação dos agentes externos como umidade, temperatura do ambiente, alimentação, cansaço, etc. Os fatores internos estão relacionados com a genética, com os aspectos cármicos e com os reflexos dos estilos de vida: pensamentos, emoções, alimentação, etc.

As Trigunas

As trigunas, atuando nos planos mental e astral, fornecem a base para a distinção do temperamento humano e as diferenciações individuais, gerando as disposições psicológicas e morais peculiares a cada ser.

Sua influência também está presente no plano físico, por meio da alimentação. Uma feijoada, por exemplo, tem os efeitos iniciais de rajas, excitando o corpo, e finais de tamas, causando torpeza e dificuldades digestivas. O mesmo acontece com a bebida alcoólica, que tem efeitos iniciais de rajas, excitando o corpo, e finais de tamas, manifestado por intermédio da ressaca e mal-estar.

	Sattwa
Características	Estabilidade, harmonia, luz, leveza e felicidade.
Atributos	• Morno; • Levemente umedecido; • Leve (Laghu); • Sutil (Sukshma); • Móvel (Chala); • Penetrante (Tikshana); • Suave (Mridu); • Macio (Slakshana); • Claro (Vishada).
Característica principal	Sabedoria.
Movimento	Para dentro e para fora (Teigei).
Geração	Órgãos dos sentidos (Gnane Indrias), que são sutis e complexos em seu funcionamento.

	Rajas
Características	Turbulência (desarmonia) e atividade (automotivação).
Atributos	• Quente (Ushana); • Moderadamente úmido (Snigdha); • Moderadamente pesado (Guru); • Grosseiro (Sthula); • Móvel (Chala); • Penetrante (Tikshna); • Intenso; • Áspero (Khara); • Moderadamente turvo (Picchila).
Característica principal	Energia.
Movimento	Para fora (força explosiva – centrífuga).
Considerações	Na natureza existe a predominância da automotivação. No homem a automotivação leva à dor e ao sofrimento, causando a desarmonia. Quando a automotivação atua em excesso no homem, estimula o egocentrismo, graças à atuação na mente (manas) e na personalidade (Ahamkara).
Geração	Órgãos de ação (Karme Indrias).

	Tamas
Características	Dureza, obstrução, pesado, escuridão e inércia.
Atributos	• Frio (Shita); • Úmido (Snigdha); • Pesado (Guru); • Grosseiro (Sukshma); • Denso (Sandra); • Estático (Sthira); • Resistente (Manda); • Intenso; • Áspero (Khara); • Turvo (Picchila).
Característica principal	Materialidade.
Movimento	Para baixo.
Considerações	No aspecto físico gera a degeneração e a morte. No aspecto psicológico cria a desilusão e a depressão.
Geração	Mahabhutas (cinco elementos).

Influência das trigunas na mente (Manas)	
Gunas	Influência
Rajas	Ansiedade, agitação, irritabilidade, paixões.
Tamas	Depressão, tristeza, melancolia, sentido separativista.
Sattwa	Felicidade e paz, geradores de saúde.
Nota	A influência das gunas na mente é mais intensa que no corpo. Influenciam também os aspectos alimentação, vitalidade, estado mental, clima, etc.

As Trigunas e as Doenças	
Gunas	Característica
Rajas	Doenças por perda ou mau aproveitamento energético, ocasionando redução da vitalidade. São características das pessoas que consomem pimenta, álcool e carne, alimentos que excitam e trazem a fadiga crônica. Incluindo também as pessoas que têm excesso de atividades e preocupações.
Tamas	Doenças causadas pela inércia, gerando a decadência e a morte.
Sattwa	Equilíbrio gerado pela alimentação natural, lactovegetariana, com yoga e meditação.
Nota	O terapeuta é antes de tudo um professor do modo de vida, favorecendo o despertar das forças autocurativas do corpo.

Os Mahabhutas

Os Mahabhutas são formados inicialmente a partir de uma forma sutil até a mais densa. O Éter (Akasha) transforma em ar a décima parte da sua estrutura, mantendo o restante inalterado. Essa décima parte é mantida como uma constante de transformação para todos os níveis do processo, conservando o restante em seu estado original, inalterado. O ar (Vayu), através do atrito, transforma-se em fogo. O fogo (Tejas), pela fusão, transforma-se em água. A água (Apa), por meio da densificação, transforma-se em terra, contendo no seu âmago o conceito da vida.

Mahabhutas	Sede dos Mahabhutas no corpo		
	Atuação		
	Doshas	Parte do corpo	Atuação
Prithivi (Terra)	Kapha	Pés ao joelho.	Promove e governa a estabilidade física.
Apa (Água)	Kapha	Abdome inferior, pelve e coxas (do joelho ao umbigo).	Controla a reprodução, o metabolismo e a eliminação da água.
Tejas (Fogo)	Pitta	Médio abdome (em torno do umbigo).	Controla o sistema digestivo.
Vayu (Ar)	Vatta	Coração, pulmões e braços.	Sistema circulatório e respiratório.
Akasha (Espaço)	Vatta	Mente, sentidos e sistema nervoso.	Sistema nervoso e cérebro.

Atuação dos Mahabhutas

Atuação nos órgãos dos sentidos (Gnane Indrias)		
Mahabhutas	Sentido	Órgão do sentido
Prithivi (Terra)	Olfato	Nariz
Apa (Água)	Paladar	Língua
Tejas (Fogo)	Visão	Olhos
Vayu (Ar)	Tato	Pele
Akasha (Espaço)	Audição	Ouvido

Atuação nos órgãos de ação (Karme Indrias)		
Mahabhutas	Ação	Órgão da ação
Prithivi (Terra)	Eliminação	Ânus
Apa (Água)	Emissão	Urogenitais
Tejas (Fogo)	Movimentação	Pés
Vayu (Ar)	Pegar	Mãos
Akasha (Espaço)	Fala	Órgãos vocais

A Tipologia Constitucional Humana (Dosha)

O homem recebe duas influências que dirigirão sua vida desde a concepção até a morte. Uma influência genética e outra energética por um código energético denominado Prakrutti.

A influência energética estrutura o ser, abrangendo corpo, mente e caráter; atuando sobre os doshas e em seus pontos de influência no corpo, denominados subdoshas.

Essa estrutura energética recebe a influência dos Mahabhutas (cinco elementos) em proporção pessoal e singular definida pelas influências cármicas. Existem sete tipos de influências energéticas que criarão a constituição energética básica (tipologia original) e imutável dos seres: Kapha, Pitta, Vatta, Kapha-Pitta, Kapha-Vatta, Pitta-Vatta, Kapha-Pitta-Vatta.

Os Doshas e as Doenças

Para a Ayurveda, a saúde é a condição natural do ser humano, promovendo um estado interno de paz, equilíbrio físico e emocional.

O processo de doença começa com o desequilíbrio do dosha, influenciado por fatores externos e internos, podendo revelar-se no corpo por intermédio de uma simples gripe até um câncer. No aspecto psicológico, manifesta-se da ansiedade até processos mais graves como a psicose, contrariando o silêncio que a mente precisa ter para alcançar a consciência pura (verdade). No aspecto social, a doença manifesta-se por intermédio da infelicidade gerada nos relacionamentos sociais.

Os fatores que provocam o desequilíbrio energético do dosha (Vikritti) são alimentação, clima, história pessoal relacionada com o estilo de vida, ambiente e ocupação, sendo o trabalho um fator muito grave de desarmonia, pois gera infelicidade e doença.

O tratamento para esses distúrbios energéticos dos doshas utiliza as ervas medicinais por meio de seu aspecto terapêutico e energético, correção alimentar e técnicas de desintoxicação que mobilizam e eliminam as toxinas corporais, por meio dos cinco procedimentos ou atos, denominados de Panchakarma. Por ser um processo de âmbito holístico, após os procedimentos iniciais, são incluídas as práticas de yogaterapia, meditação, mantralização, cromoterapia, terapias de gemas e as rotinas diárias.

Características e Qualidades dos Doshas

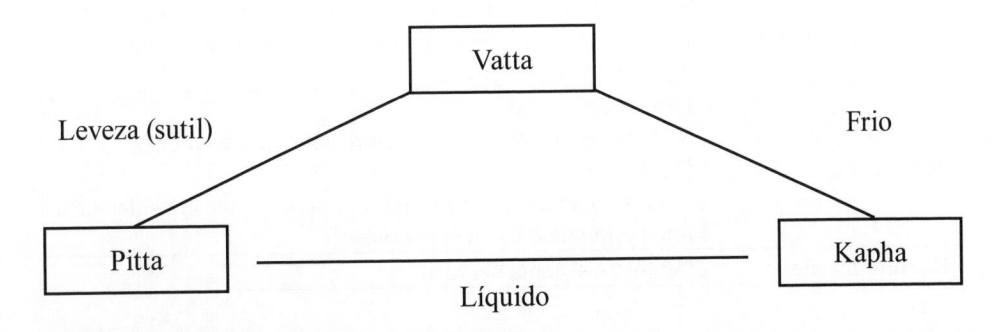

```
                    ┌─────────┐
                    │  Vatta  │
                    └─────────┘
     Leveza (sutil)              Frio

┌────────┐                          ┌────────┐
│  Pitta │──────────────────────────│  Kapha │
└────────┘         Líquido          └────────┘
```

Leveza e sutileza perceptiva	
Doshas	**Características e atributos**
Vatta	Percepção desenvolvida. Movimento com passos curtos e rápidos.
Pitta	Percepção desenvolvida. Movimentos com passos decididos, em marcha.

Frio	
Doshas	**Características e atributos**
Vatta	Não retém calor no corpo, graças à influência do ar. Tem uma tendência natural à dispersão. Quando em desequilíbrio, tem dificuldade para memorização de fatos recentes.
Kapha	Não retém calor no corpo, em virtude da influência da água. Possui muita água no corpo e pouco calor.

Líquido	
Doshas	**Características e atributos**
Kapha	Possui pele úmida, excessiva produção de saliva, secreção vaginal, cera nos ouvidos, muco no nariz e líquido seminal.
Pitta	Possui líquidos nos ácidos digestivos, sucos gástricos, pancreáticos, duodenais e saliva.

Estudo dos Doshas

Vatta

Dados sobre o dosha	
Significado	Aquilo que move as coisas.
Similaridade	Vento.
Elementos	Ar e éter (Akasha).
Elemento Primário	Ar.
Elemento Secundário	Éter (Akasha), caracterizado pelos espaços vazios do corpo: intestino grosso, poros, ossos, canais do sistema nervoso e espaços vazios do pulmão.
Natureza	Promove a vitalidade. Manutenção da relação sutil entre a mente e os órgãos físicos-mentais. Coordenação mental, sensorial e motora, sendo considerada a força primária do sistema nervoso.
Harmonização	Cérebro e sistema nervoso.

Anatomofisiologia Ayurvédica

Atributos	• Seco (Ruksha); • Leve (Laghu); • Frio (Shita); • Áspero (Khara); • Sutil (Sukshma); • Móvel ou agitado (Chala); • Penetrante (Tikshana); • Duro (Kathina); • Claro (Vishada).
Função	Mover os outros doshas. No estado natural sustenta o esforço, a inspiração e a expiração, o movimento e o controle de impulsos físicos e mentais, o equilíbrio dos tecidos e a coordenação dos sentidos.
Horário de influência	14h às 18h e 2h às 6h.
Fase da vida	Influência no catabolismo, manifestando-se na velhice.

Características orgânicas	
Governa	Movimento, respiração, transformação dos tecidos, função motora, funções sensoriais e secreções.
Estrutura esquelética	Ossos finos. Juntas e extremidades ósseas salientes.
Estrutura muscular	Constituição leve, corpo magro, estrutura mediana. Peito chato. Tendões musculares e veias visíveis.
Humores	Pouca cera, saliva, linfa e líquido sinovial.
Sede primária de desequilíbrio	Intestino grosso e cavidade pélvica.
Sede secundária de desequilíbrio	Coxas, quadril, ouvidos, ossos, órgãos de audição e tato, região pélvica, lombar e articulações do sacro e ilíaco.
Capacidade intelectual	Compreensão mental ágil, com memória curta, graças à tendência a dispersão. Raciocínio fraco.
Alimentação	Doce, ácida e salgada.
Fezes	Secas, duras e escassas.
Urina	Produção pequena.
Peso	Baixo.
Sede	Variável.
Sono	Atribulado, dorme pouco e interrompido.
Transpiração	Menos que os outros tipos.

Características pessoais	
Cabelo	Crespo e escasso.
Dentes	Saltados, grandes e tortos. Gengivas magras.
Fala	Falam rapidamente.
Lábios	Fino e seco.
Nariz	Curvado e protuberante.
Olhos	Olhos encavados, pequenos, secos, ativos. Conjuntiva seca. Opacos com sobrancelhas finas. Coloração castanha ou preta.
Pele	Parda, negra. Fria, enrugada, seca e estriada. Usualmente apresenta verrugas escuras.
Unhas	Ásperas e quebradiças.
Atividade física	Dão mais importância ao intelecto do que ao corpo físico. Por serem muito ativos cansam com facilidade, em razão da perda de energia.
Movimentação	Movimenta-se com leveza e rapidez.
Cores de roupas/ ambientes	Tons pastéis, que acalmam e aquecem.
Características emocionais	
Temperamento	Tímido, inseguro e imprevisível. Pouca força de vontade. Tendência à instabilidade mental. Pouca tolerância, confiança e audácia. Rígido no parecer ou crítica. Não guarda rancor ou mágoa, esquece rápido o que se passou. Sutil nas críticas e agressões verbais.
Aspectos psicológicos	Anseios naturais, criatividade, vigilância, desapego, medo, solidão.
Desequilíbrios emocionais	Agitação, ansiedade, medo e nervosismo.
Fé	Instável.
Característica dos sonhos	Terríveis, fugidios, sobressaltantes e rápidos.
Particularidades	Conseguem ganhar dinheiro rapidamente e gastá-lo, permanecendo pobres.

Característica das doenças	
Desequilíbrios causadores de distúrbios orgânicos	Emagrecimento, debilidade, falta de entusiasmo, tremores, tiques nervosos, bruxismo, distensão abdominal causado por gases, constipação, insônia, desorientação sensorial, fala incoerente (rápida e entrecortada nas frases), síndrome do pânico, gagueira, confusão mental, depressão por esgotamento e hipotensão.

Propensões	• Má lubrificação articular, graças à redução do líquido sinovial.
	• Rigidez muscular, sujeito à artrite e artrose após os 50 anos.
	• Escoliose em virtude da postura corporal de autoproteção (ombros levantados e costas arqueadas).
	• Perda energética, causando ansiedade e desgaste físico.
	• Circulação periférica deficiente, apresentando:
	  ▪ dedos arroxeados e formigamentos nas pontas dos dedos.
	  ▪ pés e mãos frias, pois não tem retenção de calor.
	• Lábios secos ou rachados, característica de desequilíbrio.
	• Olheiras e perda de apetite.

Marmas para estimulação primária de Vatta	
Marma	**Atuação**
Adhipati	Mente, nervos e epilepsia.
Basti	Sistema urinário e cólon.
Guda	Estimulação do chacra Muladhara.
Nabhi	Ponto de controle de todas as veias e nervos.
Sthapani	Marma mais importante de Vatta. Mente, nervos e hipotálamo.

Marmas para estimulação secundária de Vatta	
Marma	**Atuação**
Indrabasti	Cólon e pulmões.
Janu	Pulmões.
Katikataruna	Obstipação.
Krikatika	Obstipação.
Kukundara	Obstipação, sistema reprodutivo e urinário.
Kurpara	Pulmões.
Lohitaksha	Obstipação e sistema reprodutivo.
Nitamba	Obstipação e prolapso do cólon.
Shankha	Cólon e consciência.

Marma	Atuação
Urvi	Obstipação e flatulência.
Utkshepa	Cólon.
Vidhura	Estimulação da audição.
Vitapa	Impotência.

Pitta	
Dados sobre o dosha	
Significado	Transformar, quente e cozinha (Tap).
Similaridade	Fogo.
Elementos	Fogo e água.
Elemento primário	Fogo.
Elemento secundário	Água, presente nos ácidos digestivos, nos sucos gástricos, pancreáticos, duodenais e na saliva.
Natureza	Poder de transformação do alimento em energia por intermédio do metabolismo.
Harmonização	Intestino delgado e fígado.
Atributos	<ul><li>Moderadamente úmido/oleoso (Sneha);</li><li>Penetrante (Tikshna);</li><li>Quente (Ushna);</li><li>Leve (Laghu);</li><li>Odor desagradável (Visrama) – odor ácido ou de carne gordurosa;</li><li>Móvel (Sara) – mas não agitado;</li><li>Líquido (Drava);</li><li>Claro (Vishada);</li><li>Fluente (Drava);</li><li>Sutil (Sukshama);</li><li>Moderadamente suave (Mridu);</li><li>Macio (Slakshana).</li></ul>
Função	<ul><li>Governa todos os aspectos da luz, do calor no corpo e na mente.</li><li>Responsável pela coloração dos olhos e pela suavidade e coloração da pele.</li><li>Influência no brilho pessoal (carisma) e na constituição física.</li><li>Transformações metabólicas e químicas, por meio da quebra das proteínas em aminoácidos para absorção do organismo.</li><li>Digestão mental de fatos e acontecimentos, facilitando sua compreensão e entendimento.</li></ul>

Função	• Regula o processo da percepção pela agudeza mental. • Promove a coragem.
Particularidades	Bom apetite, bebendo e comendo muito. Temperatura do corpo ligeiramente elevada. Pés e mãos quentes. Não toleram raios solares e calor ou trabalho pesado. Correspondência ao humor, bile do fígado.
Horário de influência	10h às 14h e 22h às 2h
Fase da vida	Influência no metabolismo, manifestando-se na fase adulta.

Características orgânicas	
Governa	Temperatura corporal, digestão, fome e sede.
Estrutura esquelética	Ossos não tão proeminentes.
Estrutura muscular	Estatura mediana com formas esbeltas. Musculatura com flexibilidade mais desenvolvida. Peito não tão achatado. Saliência média das veias e tendões musculares.
Característica da pele	Quente e avermelhada.
Sistema circulatório	Circulação eficiente, com boa irrigação nas extremidades. Pés, mãos e cabeça quentes.
Sede primária de desequilíbrio	Intestino delgado e fígado.
Sede secundária de desequilíbrio	Estômago, suor, glândulas sebáceas, sangue, linfa e órgãos da visão.
Capacidade intelectual	Boa compreensão. Inteligência, perspicácia e boa oratória.
Alimentação	Aprecia sabores doces, amargos e bebidas frias.
Fezes	Amareladas, líquidas, moles e abundantes.
Urina	Grande volume.
Peso	Moderado.
Sede	Excessiva.
Sono	Duração média, ininterrupto e profundo.
Transpiração	Tendência para transpiração excessiva.

Características pessoais	
Cabelo	Fino, sedoso, ruivo ou castanho. Tendência ao embranquecimento precoce e à calvície.
Dentes	Tamanho moderado. Gengivas macias e amareladas.

Fala	Inteligente, direto e objetivo.
Lábios	Vermelhos.
Nariz	Pontiagudo com extremidade geralmente avermelhada.
Olhos	Olhos vivos e penetrantes. Coloração acinzentada, verde ou castanho-acobreado. Olhos medianamente salientes. Conjuntiva úmida e avermelhada.
Pele	Varia na coloração acobreada, amarelada, avermelhada ou clara. Pele macia, quente e menos enrugada que o Vatta. Apresenta muitas verrugas ou sardas, nas colorações azuladas ou marrom-avermelhadas.
Unhas	Macias, rosadas e delicadas.
Atividade física	Moderada, dando mais ênfase ao aspecto técnico do que espiritual do Yoga.
Movimentação	Passos firmes e cadência na marcha.
Cores de roupas/ambientes	Cores frias, azul e verde.

Características emocionais

Temperamento	Agressivo, irritadiço e ciumento. Trabalhador exaustivo, não desfrutando dos prazeres da vida. São ambiciosos e gostam de liderar. Apreciam a prosperidade material, tendendo à ostentação.
Aspectos psicológicos	Percepção, compreensão, inteligência, agressividade e competitividade.
Desequilíbrios emocionais	Impaciência, raiva, ódio e ciúme.
Fé	Fanático.
Característica dos sonhos	Ardentes, irritantes, violentos e combativos.

Característica das doenças

Desequilíbrios causadores de distúrbios orgânicos	Cor amarelada nas fezes, na urina e na pele, reações com raiva, sensação de queimação (sola dos pés, pernas, estômago, pele), dificuldade de dormir, olhos amarelados, inflamação de qualquer natureza e hipertensão.
Propensões	Tendência a lesões nas articulações quando força nas posturas do Yoga. Tendência a acidentes vasculares e hipertensão. Bolhas e úlceras de herpes, características de desequilíbrios.

Marmas para estimulação primária de Pitta	
Marma	**Atuação**
Sthapani	Mente.
Nila e Manya	Sangue.
Hridaya	Marma mais importante de Pitta. Sistema circulatório, fígado, baço e pele.
Basti	Sistema urinário.

Marmas para estimulação secundária de Pitta	
Marma	**Atuação**
Ani	Intestino delgado.
Amsaphalaka	Intestino delgado.
Apanga	Visão.
Apastambha	Circulação sanguínea na região torácica. Dificuldades respiratórias em virtude da tosse e asma.
Avarta	Visão.
Brihati	Temperatura sanguínea excessiva.
Indrabasti	Fogo digestivo (agni), esôfago, estômago e intestino delgado.
Janu	Fígado e baço.
Kakshadhara	Deficiências no sistema reprodutivo.
Katikataruna	Palidez, graças à redução do fluxo sanguíneo.
Kshipra	Visão.
Kurpara	Fígado e baço.
Lohitaksha	Sangue.
Shiramatrika	Sistema circulatório.
Parshawasandhi	Circulação sanguínea na região abdominal.
Stanamula	Intestino delgado e sangue.
Stanarohita	Intestino delgado e sangue.
Urvi	Sangue.
Vitapa	Deficiências no sistema reprodutivo.

Kapha	
Dados sobre o dosha	
Significado	Promove a adesão, mantendo a união.
Similaridade	Fleuma (catarro).
Elementos	Água e Terra.
Elemento Primário	Água.
Elemento Secundário	Terra. Só tem finalidade quando diluída em água, estando presente no plasma sanguíneo e na linfa.

Natureza	Dá suporte material à vida, sustentando Vatta e Pitta.
Harmonização	Rins (metabolismo da água) e sistema produtivo (reprodução), energia de reserva armazenada como gordura ou glicose no fígado.
Atributos	• Úmido (Snigdha) – untuoso ou oleoso; • Frio (Shita); • Pesado (Guru); • Lento (Manda); • Pegajoso (Slakshana) – gelatinoso; • Suave (Mritsna); • Rígido (Sthira) – firme ou preso; • Grosseiro (Sthula); • Denso (Sandra); • Estático (Sthira); • Resistente (Manda); • Macio (Slakshana); • Turvo (Picchila).
Função	Estruturação e suporte do corpo por meio do tecido conjuntivo, plasma e volume dos tecidos.
Particularidades	Dá estabilidade ao corpo e à mente. Governa as emoções positivas como o amor e a compaixão, a modéstia, a paciência e o poder.
Horário de influência	6h às 10h e 18h às 22h.
Fase da vida	Influência no anabolismo, manifestando-se na fase de crescimento da criança.

Características orgânicas	
Governa	• Lubrificação e oleosidade das juntas e articulações. • Cicatrização de ferimentos. • Digestão fraca com metabolismo lento. • Preenche os espaços vazios no corpo. • Dá força, vigor e estabilidade orgânica. • Mantém a retenção da memória. • Mantém a retenção de energia no coração e nos pulmões. • Sistema imunológico. • Regulariza o apetite.
Estrutura esquelética	Ossos volumosos e largos. Sem ossos salientes.

Estrutura muscular	Corpo bem desenvolvido, geralmente com excesso de peso. Peito desenvolvido e largo. Bom desenvolvimento muscular, sem veias, tendões e músculos salientes.
Humores	Excessiva produção de saliva, secreção vaginal, cera nos ouvidos, muco no nariz e líquido seminal.
Sede primária do desequilíbrio	Estômago.
Sede secundária do desequilíbrio	Garganta, peito, cabeça, seios da face, pâncreas, laterais do corpo, linfa, gordura, boca, articulações, nariz e língua.
Capacidade intelectual	Compreensão lenta. Memória ampla e consistente.
Alimentação	Aprecia alimentos ácidos e amargos.
Fezes	Claras, não moles, com evacuações lentas.
Peso	Robusto, com tendência à obesidade.
Sede	Escassa.
Sono	Pesado e prolongado.
Transpiração	Moderada.

Características pessoais	
Cabelo	Finos, escuros, sedosos e ondulados.
Dentes	Fortes e brancos.
Fala	Lenta e monótona.
Lábios	Grossos e oleosos.
Olhos	Profundos, grandes e atraentes. Na coloração escura ou azulada. Sobrancelhas grossas. A conjuntiva é excepcionalmente alva.
Pele	Úmida e oleosa. Tez agradável, clara e radiante. Fria e pálida.
Unhas	Grossas, forte e oleosas.
Atividade física	Letárgico. Não gostam de exercícios físicos. No Yoga evitar posturas sentadas para não causar sono e cansaço.
Movimentação	Lenta e vagarosa.
Cores de roupas/ ambientes	Cores fortes e vibrantes, vermelho e estampados.

Características emocionais	
Temperamento	Calmo, ambicioso, apegado.
Aspectos psicológicos	Estabilidade, energia, perdão, cobiça, acumulação, domínio, possessividade, amorosidade, força, vitalidade, felicidade, saúde, tolerância, compreensão e pacificidade. Paciente com pele grossa e muito peluda, tem tendência a ser extremamente apegado, ciumento, rancoroso, controlador (medo da perda), sujeito a depressões e melancolia.
Desequilíbrios emocionais	Sonolência e autoestima baixa, causada pela obesidade.
Fé	Constante.
Característica dos sonhos	Românticos e sentimentais.

Característica das doenças	
Desequilíbrios causadores de distúrbios orgânicos	Redução do fogo digestivo, náuseas, letargia, sensação de peso, palidez, calafrios, arrepios, fraqueza dos membros, tosse, dificuldade de respirar, sono excessivo, obesidade.
Propensões	<ul><li>Obstruções nas vias circulatórias, em artérias, veias e acidentes cardiovasculares.</li><li>Hipercolesterolemia (alto nível de colesterol).</li><li>Excesso de água corporal.</li><li>Obesidade, causada por digestão fraca e metabolismo lento.</li><li>Coluna arqueada para a frente, em vista do deslocamento do centro de gravidade causado pela obesidade.</li><li>Perda de flexibilidade muscular em razão do excesso de líquido nas articulações.</li><li>Artrose em virtude do excesso de água corporal.</li><li>Formação de cistos, miomas e esporões.</li></ul>

Marmas para estimulação primária de Kapha	
Marma	Atuação
Adhipati	Estado de vigília.
Basti	Marma principal de Kapha. Condições de Kapha.

Marmas para estimulação secundária de Kapha	
Marma	Atuação
Urvi	Metabolismo de água e pâncreas.
Ani	Edema de braço e coxa.
Talahridaya	Pulmões.
Kshipra	Pulmões.

Estudos sobre os Subdoshas

Subdoshas de Vatta	
Significado	Por intermédio de Vatta a energia cósmica ou universal (Prana) penetra no corpo e se direciona para todas as partes. É considerado o principal subdosha de Vatta.
Conhecido	Cinco ventos ou vayus.
Definição	Tem a raiz AN, que significa respirar ou energizar.
Divisão	• Prana. • Udana. • Vyana. • Samana. • Apana.

Prana	
Significado	A força ou energia primária. Movimento para a frente, expansão.
Correspondência	No corpo físico está relacionado à energia do sistema nervoso.
Penetração	A energia penetra no corpo pela respiração e pelos órgãos dos sentidos, direcionando-se para o cérebro. Após impregná-lo, a energia desce para a garganta estabelecendo no pulmão.
Movimentação	A energia se direciona de fora (cosmos) para dentro do corpo.
Governa	• A inspiração, a deglutição (entrada das impressões sensoriais, do ar, do alimento e da água), o espirro, o escarro e o arroto; • Governa os cinco sentidos, captando as impressões mais sutis; • Em nível interno governa a mente, o coração e a consciência, promovendo a energia, a coordenação, a adaptabilidade e o equilíbrio mental; • Faz a conexão do corpo e da mente com o nosso Eu Superior (Antakarana); • Quando o Prana é suficiente nenhuma doença pode nos afetar, é o regulador geral do organismo.
Tratamento	• Prana Pranayamas e aromaterapia; • Locais com plantações de pinus e eucalipto são os mais vitalizados com prana.

Udana	
Significado	Aquilo que move a energia vital para cima.
Penetração	A energia penetra no corpo com a respiração e pelos órgãos dos sentidos, direcionando-se para o cérebro. Após impregná-lo, a energia desce para a garganta estabelecendo-se no pulmão. Dos pulmões a energia sobe e se estabelece na garganta. O Prana capta e o Udana expressa a energia.
Movimentação	A energia se direciona para cima.
Governa	<ul><li>A expiração;</li><li>Em nível interno é responsável pela memória, resistência física e mental, pela determinação e pelo esforço;</li><li>Atua na expressão humana, por meio da fala e do pensamento;</li><li>Determina aspirações e anseios para progressão material e espiritual na vida (energia ascendente).</li></ul>
Desequilíbrio	Tosse, arroto e vômito.
Tratamento	<ul><li>Udana Pranayama;</li><li>Nas práticas do Yoga está diretamente relacionada com o desenvolvimento espiritual nas suas manifestações mais sutis, como a premonição, a clarividência, etc.</li></ul>

Vyana	
Significado	Separado ou difuso.
Penetração	A energia penetra no corpo com respiração e pelos órgãos dos sentidos, direcionando-se para o cérebro. Após impregná-lo, a energia desce para a garganta estabelecendo-se no pulmão, sendo direcionada para todo o corpo, por meio da corrente sanguínea.
Movimentação	A energia se expande para fora, direcionando-se para os braços e as pernas. É a energia que mais sofre perdas na movimentação, graças à facilidade de dispersão e dificuldade para fixação ao corpo.
Governa	A movimentação do sistema músculo-esquelético.
Desequilíbrio	<ul><li>Durante a prática da massagem ou contato pessoal de toque se perde muito esta energia;</li><li>Descoordenação motora, principalmente para caminhar;</li><li>Problemas ósteo-musculares como artrite, etc.</li></ul>
Tratamento	<ul><li>Vyana Pranayama e ásanas.</li></ul>

Samana

Significado	Equilíbrio. É a inteligência que comanda o processo digestivo, o peristaltismo intestinal, a liberação de enzimas, etc.
Localização	Localiza-se geralmente na região do intestino delgado em torno do umbigo.
Movimentação	É o Vatta principal no controle dos órgãos internos, fazendo a conexão energética entre a parte inferior e a superior do corpo, isto é, entre a assimilação e a excreção. A energia produzida pelo metabolismo, após ser acumulada no intestino, é direcionada para o cérebro por meio de Samana.
Governa	• Digestão e a assimilação dos alimentos; • Regularização do fogo digestivo (agni); • Movimentação peristáltica dos intestinos.
Desequilíbrio	• O primeiro sintoma de desequilíbrio neste subdosha é a falta de apetite; • Indigestão de natureza nervosa, manifestada por intermédio de náuseas.
Tratamento	• Samana Pranayama; • Posturas invertidas do Yoga, que facilitam a movimentação energética em direção ao cérebro.

Apana

Significado	Para baixo.
Localização	Intestino grosso (cólon).
Movimentação	Movimenta a energia para baixo.
Governa	• Sustenta e controla os outros pranas; • Controla o movimento descendente de eliminação: fezes, urina, menstruação, parto, ovulação e espermatogênese; • Absorção de água; • Estágio final da digestão das impressões sensoriais, dos alimentos, da água e das emoções; • Nutrição do feto; • Atua na eliminação das toxinas, dando suporte ao sistema imunológico.
Desequilíbrio	• O desequilíbrio de Apana é a base para muitas doenças que estão intimamente relacionadas com o acúmulo de toxinas (ama) nos intestinos. Também favorece a dispersão da energia para fora do corpo, principalmente por meio da diarreia e do sexo compulsivo; • Diarreia e obstipação. • Promove a limitação da consciência.

Desequilíbrio	• Em excesso leva à decadência e à morte graças ao acúmulo de toxinas. • Traz problemas de afrouxamento da musculatura perineal, aparecimento de miomas, etc.
Tratamento	O tratamento das doenças de Vatta começa pelo tratamento de Apana, sede das toxinas (ama), utilizando o enema (Basti) para nutrir e limpar o organismo.

Subdoshas de Pitta	
Significado	Por meio de Pitta, todo o metabolismo é processado no organismo. É considerado, também, o fogo que direciona a iluminação.
Conhecido	Cinco Agnis.
Divisão	• Sadhaka. • Alochaka. • Pachaka. • Bhrajaka. • Ranjaka.

Sadhaka	
Significado	Deriva de Sat – verdade. O que realiza a verdade.
Localização	Cérebro e coração.
Funcionamento	Por meio do sistema nervoso e dos sentidos.
Atuação	• Em nível inferior: dá o prazer e a busca do prestígio. • Em nível superior: dá o desejo de libertação.
Governa	• Determina a compreensão da verdade, pela digestão da realidade, atuando em nível mental e espiritual. • Determina os objetivos do intelecto, da inteligência e da personalidade (Ego).
Desequilíbrios	Perda da clareza mental, confusão, desilusão e dificuldade para distinguir a fantasia da realidade.

Alochaka	
Significado	Governa a percepção visual.
Localização	Olhos.
Funcionamento	É percebido pelo brilho dos olhos, refletindo em uma conjuntiva branca alva e sadia.
Atuação	A clareza dos olhos e a inteligência profunda são determinadas pelo bom funcionamento digestivo.

Governa	• Percepção e compreensão, por meio da digestão da luz do mundo externo. • Visão clara da vida. • Em movimento ascendente estimula a visão espiritual e a clareza do entendimento.
Desequilíbrios	• Distúrbios visuais e doenças dos olhos. • Através dos olhos se veêm as condições do fígado, que indica distúrbios por conta de sua opacidade (pouco brilho).

Pachaka	
Significado	Aquilo que digere as coisas.
Localização	Intestino delgado. É o primeiro a ser considerado no reequilíbrio de Pitta.
Funcionamento	A energia movimenta de dentro para fora.
Atuação	O fogo digestivo é estimulado na Ayurveda com a inclusão de ervas nas massalas que funcionam como estimulantes, sendo ingeridas com a alimentação.
Governa	• A capacidade digestiva, utilizando o consórcio de sais biliares e ácidos digestivos que separam o que é alimento para a nutrição do que é dejeto a ser eliminado. • Regula a temperatura e ajuda a manter o poder da circulação sanguínea no aquecimento corporal. • Está relacionado com Samana Vayu, que induz aos movimentos peristálticos.

Desequilíbrios	• O aumento de Pachaka Pitta causa indigestão, provocando a hiperacidez e lesões no trato digestivo (ulcerações).
	• A redução de Pachaka Pitta causa má absorção, esfriamento do corpo e baixo fogo digestivo.
	• Utilização de massalas para harmonização do fogo digestivo (agni):
	  ▪ Para baixo fogo digestivo: gengibre, camomila, coentro.
	  ▪ Para alto fogo digestivo: gengibre.

Estimulação do fogo digestivo e limpeza interna	Este procedimento poderá ser feito semestralmente para limpeza interna: • Tomar durante cinco dias, em jejum, ghee medicado com erva-doce, podendo ser incluídos gengibre e açafrão na proporção progressiva de uma colher de chá no primeiro dia, finalizando com cinco colheres no último dia. • Durante o dia tomar chá de gengibre e pimenta-do-reino moída.

	• Alimentar-se de comida mais leve neste período. • No sexto dia em diante, durante sete dias, tomar toda noite uma colher de chá de óleo de rícino em água quente com algumas gotas de limão.
Nota	• A utilização de comidas e bebidas geladas e sorvetes inibe o funcionamento do Pachaka Pitta, reduzindo o fogo digestivo, favorecendo o aumento de muco graças à estimulação do Kledaka Kapha. • O fígado é o órgão que faz o processo de assimilação por meio da transformação dos nutrientes em energia e eliminação do que não é adequado, neutralizando seu efeito tóxico. A utilização do enema (Basti) evita que a capacidade terapêutica seja minimizada ou neutralizada por intervenção do fígado.

Bhrajaka	
Significado	Governa a luminosidade da pessoa.
Localização	Na pele, ajudando a manter a compleição e a coloração da pele.
Funcionamento	A energia movimenta para fora (da pele para fora).
Atuação	• Digestão da luz solar pela pele, funcionando conjuntamente com Vyana Vayu.
Governa	Luminosidade da pessoa, manifestada por meio da coloração da pele.

Desequilíbrios	• Manchas avermelhadas de cunho alérgico, psoríases.
	• Deficiências e desequilíbrios do fogo digestivo (agni):
	  ▪ Fogo digestivo baixo, apresenta descoloração da pele e vitiligo.
	  ▪ Fogo digestivo alto, apresenta urticária.

Ranjaka	
Significado	Que promove a cor.
Localização	Fígado, baço, estômago e intestino delgado.
Funcionamento	A energia movimenta para baixo, estando intimamente ligada à função do fígado.
Atuação	• Atua na coloração da hemoglobina sanguínea, da bile (remoção de hemoglobina velha eliminada pelo fígado – eliminação das toxinas sanguíneas) e das fezes (coloração marrom). • Quando está muito intenso, provoca a sudorese.

Governa	- A temperatura sanguínea; - Eliminação das toxinas pela urina e pelas fezes, por meio do Apana Vayu.
Desequilíbrios	- Pode promover toxinas se está em desequilíbrio, principalmente na corrente sanguínea e no cólon. - Para correção dos distúrbios do fígado, utilizar ervas amargas. - Nos distúrbios circulatórios que apresentam trombose, sangramentos, falta de plaquetas e colesterol.

Subdoshas de Kapha	
Significado	Por meio de Kapha, se dá estrutura ao corpo.
Conhecido	Cinco formas de secreções, mucosidades e/ou lubrificações.
Divisão	- Tarpaka; - Bodhaka; - Kledaka; - Sleshaka; - Avalambaka.

Tarpaka	
Significado	Vem da raiz sânscrita Tripti, que significa contentamento. É a água (secreção e/ou lubrificação) que promove o contentamento.
Localização	Cérebro e coração.
Funcionamento	A energia se movimenta de fora para dentro.
Atuação	- Promove o suporte do líquido cérebro-espinhal (liquor), controlando a formação da camada isolante da bainha de mielina, fortalecendo, nutrindo e lubrificando os nervos; - Internamente atua no aspecto emocional, promovendo a calma, a estabilidade, a felicidade e a memória. - Promove o contentamento do ser consigo próprio a partir de um sentimento de bem-estar íntimo. - Na meditação, quando são homogeneizadas as frequências cerebrais, ocorre a liberação das endorfinas e neurotransmissores, além de outras substâncias que trazem as capacidades curativas para o corpo físico, sendo esta a explicação para as doenças graves que são curadas inexplicavelmente, com a liberação sutil de soma (nectar divino) e amrit (néctar da imortalidade).
Governa	Equilíbrio das emoções.

Desequilíbrios	A sua ausência ocasiona a irritação nos nervos, em razão da deficiência na camada isolante da bainha de mielina; enfraquecimento da memória, descontentamento, nervosismo, insônia e irritabilidade.
Nota	A prática do Yoga incrementa o Tarpaka Kapha, promovendo a paz, a felicidade e o contentamento.

Bodhaka	
Significado	Vem da raiz Buddhi, que promove o discernimento, a percepção.
Localização	Boca e língua.
Funcionamento	• Movimento da energia ascendente, caracterizado pelo recebimento do alimento na boca e sua identificação pelo sabor por meio das papilas gustativas. O cérebro estimula a produção de enzimas digestivas, adequadas à digestão de cada tipo de alimento. • É responsável pela primeira etapa da digestão.
Atuação	• Dá o sabor da vida, isto é, a forma de desfrutar a vida. • Favorece a consolidação do conhecimento que promove a transformação na nossa estrutura pessoal, física e mental. Na estruturação pessoal do conhecimento, ocorrem as seguintes intervenções dos doshas: ▪ Vatta, dá a percepção; ▪ Pitta, dá a assimilação (digestão); ▪ Kapha, dá a estruturação pessoal do conhecimento.
Governa	• Produção da saliva; • Percepção do sabor dos alimentos.
Desequilíbrios	• Baixa percepção do sabor dos alimentos. • Desarranjo no paladar, a primeira manifestação dos distúrbios de Kapha. • O retorno do paladar é um sinal de recuperação de qualquer distúrbio de Kapha.

Kledaka	
Significado	Promove a umidade que protege.
Localização	Estômago e também no pulmão.
Funcionamento	Envolvendo os órgãos.
Atuação	• Faz a intermediação dos nutrientes alimentares, transformando-os em estrutura do corpo, por intermédio dos processos anabólicos.

	• É o mundo externo que se transforma pela digestão, estando diretamente relacionado com o Pachaka Pitta. • Faz a conexão com os outros subdoshas de Kapha.
Governa	• Revestimento protetor do estômago e de todo o sistema digestivo contra a ação agressiva de ácidos e enzimas, por meio da secreção de um muco alcalino. • Revestimento interno do pulmão, de modo a manter os alvéolos abertos e nos brônquios favorecer os movimentos ciliares. • Atua no primeiro estágio da alimentação, com a liquefação do bolo alimentar, visando facilitar a ação dos ácidos e enzimas digestivas. O subdosha Vyana Vayu auxilia na abertura das válvulas e nos movimentos peristálticos presentes no processo digestivo.
Nota	• O nível de acidez estomacal é mantido por uma relação de equilíbrio entre Pachaka Pitta e Kledaka Kapha, favorecendo a qualidade da digestão.
Desequilíbrios	• Secreções irregulares dos líquidos estomacais, causadores de irregularidades digestivas. • Excesso de fleuma (catarro) pulmonar. • Quando o Kledaka Kapha está em falta, aumenta o fogo digestivo (agni), trazendo ansiedade, irritabilidade. • Quando o Kledaka Kapha está em excesso, reduz o fogo digestivo (Agni), causando digestão inadequada da gordura, má digestão, hipercolesterolemia, etc.

Sleshaka	
Significado	Vem da raiz Slish, que significa oleosidade, gordura, que promove a lubrificação.
Localização	Nas articulações.
Funcionamento	Movimento da energia para fora (centrífugo), mantendo a força muscular, a estabilidade e a firmeza do movimento, impedindo a tendência do líquido sinovial de sair da articulação.
Atuação	Promove a lubrificação, mantendo as articulações unidas ao conjunto (ossos, cartilagens, membranas, músculos, ligamentos, etc.), propiciando a facilidade do movimento.
Governa	A formação do líquido sinovial.

Desequilíbrios	• Secura nas articulações, ocasionando nos estágios mais intensos as artrites e as artroses. No seu estado menos intenso se caracteriza pelos estalos articulares frequentes. • Em excesso ocasiona edemas dolorosos, articulações duras, sensação de peso e dificuldade no movimento. • Pode causar flacidez nas articulações, em virtude do excesso de líquido, típico nas deformidades articulares dos joelhos (joelhos para dentro ou para fora). • Cistos sebáceos.

Avalambaka	
Significado	Aquele que dá suporte.
Localização	Coração e pulmões.
Funcionamento	Movimento descendente, evidenciado pela facilidade da descida da água para as pernas, causando inchaço.
Atuação	Dá suporte líquido ao corpo, com o plasma sanguíneo, alimentando todos os outros subdoshas Kapha.
Governa	• Promove a lubrificação dos órgãos situados no tórax, por meio da mucosidade natural existente nos pulmões e coração, facilitando a fluidez do ar e do sangue. • Corresponde à parte líquida do sangue (plasma). • Promove uma sensação de bem-estar emocional no tórax, isto é, sem aperto ou vazio.
Desequilíbrios	Em excesso de Avalambaka Kapha: • Ocasiona peso no peito e apego emocional; • Obesidade; • Insuficiência cardíaca em virtude do acúmulo de líquidos no coração e pulmão; • Aumenta a fleuma no corpo, principalmente nos pulmões. • Tumores benignos e cistos.
Nota	É o principal subdosha de Kapha a ser tratado com a eliminação do excesso de fleuma, presente principalmente nos pulmões e no estômago.

Correspondência de Atuação dos Trisubdoshas

Subdoshas Vatta	Subdoshas Pitta	Subdoshas Kapha
⇩	⇩	⇩
Prana Vayu	Sadhaka Pitta	Tarpaka Kapha

⇩ ⇩ ⇩

- Estão relacionados com as funções do cérebro, coração e sistema nervoso.
- Controlam seus respectivos subdoshas.
- Os processos abaixo são para o desenvolvimento nos seus aspectos mais sublimes e sutis.

⇩ ⇩ ⇩

É desenvolvido mediante: • Pranayamas; • Atitudes mentais positivas que geram poder energético, confiança e determinação para se alcançar os objetivos existenciais e de realização espiritual.	É desenvolvido mediante: • Discernimento, consciência e clareza de percepção nos aprendizados da vida, alicerçando a escalada na evolução espiritual.	É desenvolvido mediante: • Postura interna de contentamento, buscando a felicidade e a fé na vida.
⇩	⇩	⇩
Udana Vayu	Alochaka Pitta	Bodhaka Kapha

⇩ ⇩ ⇩

- Estão localizados na região da cabeça, relacionados com as percepções sensoriais.

Samana Vayu	Pachaka Pitta	Kledaka Kapha
⇩	⇩	⇩

- Realizam a junção da parte mental (subdoshas superiores) com a parte física do corpo (subdoshas inferiores).
- Relacionam-se com todo o processo digestivo.

Vyana Vayu	Bhrajaka Pitta	Sleshaka Kapha
⇩	⇩	⇩

- Relacionam-se com o funcionamento dos membros (movimentação e estruturação), da pele e da superfície do corpo.
- Nutrem os tecidos, músculos e ossos, etc.

| Apana Vayu | Ranjaka Pitta | Avalambaka Kapha |

⇩ ⇩ ⇩

- Relacionam-se com as funções de eliminações orgânicas.
- São o suporte dos seus respectivos subdoshas.

Formas Sutis dos Trisubdoshas

| Prana | Tejas | Ojas |

- É a energia vital presente em tudo, sendo a energia mais sutil de Vatta.
- É a energia mais sutil de Pitta, responsável pela sublimação do discernimento, que leva à luz espiritual.
- É a energia mais sutil de Kapha, responsável pela sublimação final do processo energético, com a proteção dos canais energéticos (nadis), favorecendo a retenção do prana pelo corpo.

⇩ ⇩ ⇩

- É a força vital básica ou a vitalidade da mente.
- Propicia o entusiasmo, a flexibilidade mental e física.
- Desenvolve a compreensão, a coordenação de ideias, a criatividade e a comunicação.
- Governa o processo de crescimento e evolução do corpo e da mente.

- Promove a inteligência, a razão, a paixão pelo conhecimento e pelas descobertas.
- Propicia o ardor e a paixão pela vida.
- Promove o poder da autodisciplina.
- Governa a capacidade de percepção, evidenciado pela clareza mental.
- Promove a coragem, a audácia e o valor.

- Promove a força mental.
- Atua na capacidade da memória e na permanência no estado de concentração.
- Fortalece o sistema imunológico.
- Promove a resistência física e a capacidade para sustentar o trabalho e o esforço.
- Em nível psicológico, dá estabilidade e segurança na vida, promovendo a paz mental.

⇩ ⇩ ⇩

Percebe-se nas pessoas pela motivação pela vida e pela vivacidade mental.

Percebe-se nas pessoas pela manifestação da clareza mental.

Percebe-se nas pessoas pelo contentamento da paciência e da calma.

Os 20 Atributos dos Doshas

Os 20 atributos dos doshas
Os atributos contêm uma energia potencial que se transforma em ação, podendo atuar conjuntamente com o dosha ou por meio de um dualismo funcional, exercendo sua influência conforme a intensidade. Um indíviduo com tipologia constitucional (dosha) Pitta em um dia quente de verão terá o seu dosha aumentado graças às características ambientais, isto é, ficará mais irritado, com mais calor, etc. Se alguém de tipologia constitucional Vatta utilizar alimentação muito pesada e oleosa diariamente, receberá atributos opostos que dominarão sua tipologia, podendo causar desordens funcionais e desequilíbrios que afetarão sua estrutura física, a qual passará a ter características Kapha, por conta do ganho de peso, etc. A utilização de um aspecto dualista, mediante observação dos atributos, gera um ponto de equilíbrio, sendo este o princípio utilizado nos processos da terapêutica ayurvédica.

Os atributos	
Frio/quente – shita/ushna	Estático/móvel – sthira/chala
Úmido/seco – snigdha/ruksha	Resistente/penetrante – manda/tikshna
Pesado/leve – guru/laghu	Suave/pesado – mridu/kathina
Espesso-grosseiro/sutil – sthula/sukshma	Macio/áspero – slakshna/khara
Denso/fluente – sandra/drava	Turvo/claro – picchila/vishada

Análise dos 20 atributos dos doshas	
Codificação	(+) Aumenta (-) Diminui (M) Moderadamente (F) Fortemente (S) Suavemente.
Nota importante	Sempre que aumenta ou diminui Pitta, o fogo digestivo (agni) é elevado na mesma proporção.

Atributos	Elemento	Vatta	Pitta	Kapha	Ação
Quente (Ushana)	Fogo	-	+	-	Promove calor, digestão, limpeza, expansão, inflamação, raiva, ódio.
Frio (Shita)	Água/Ar	+	-	+	Cria frieza, entorpecimento, inconsciência, contração, medo, insensibilidade.

Atributos	Elemento	Vatta	Pitta	Kapha	Ação
Úmido (Snigdha)	Água	-	+ (S)	+	Cria suavidade, umidade, lubrificação, vigor. Promove a compaixão e o amor.

Seco (Ruksha)	Ar	+	- (S)	-	Aumenta a secura, absorção, constipação, nervosismo.
Nota	A tipologia Pittta suporta melhor calor seco, calor úmido o deixa asfixiado.				

Atributos	Elemento	Vatta	Pitta	Kapha	Ação
Pesado (Guru)	Terra/Água	- (F)	- (M)	+	Aumenta a nutrição que desenvolve o peso e a obesidade. Cria a estupidez e a letargia.
Leve (Laghu)	Fogo/Ar/Éter	+ (F)	+ (M)	- (F)	Ajuda a digestão, reduz o peso, purifica e refresca. Estimula a perspicácia e o desapego.

Atributos	Elemento	Vatta	Pitta	Kapha	Ação
Espesso/ grosseiro (Sthula)	Terra/Água	- (F)	+ (M)	+ (F)	Causa obstrução, obesidade.
Sutil (Sukshma)	Fogo/Ar/Éter	+ (F)	+ (M)	- (F)	Penetra nos capilares finos. Aumenta as emoções e os sentimentos.
Nota	Relativo à textura, exemplificada por um tecido grosseiro e um outro delicado.				

Atributos	Elemento	Vatta	Pitta	Kapha	Ação
Denso (Sandra)	Terra	-	-	+	Promove a solidez, a densidade e a força.
Fluente (Drava)	Água/Fogo	- (F)	+	- (M)	Dissolve, liquidifica. Promove a salivação, a compaixão e a coesão.

Atributos	Elemento	Vatta	Pitta	Kapha	Ação
Móvel/rápido (Chala)	Ar/Fogo	+ (F)	+ (M)	-	Promove o movimento, a agitação, a inquietação, a falta de fé.
Estático/lento (Sthira)	Terra/Água	- (F)	- (M)	+ (F)	Promove estabilidade, obstrução, suporte, constipação e fé.

Atributos	Elemento	Vatta	Pitta	Kapha	Ação
Resistente (Manda)	Terra/Água	- (F)	- (M)	+ (F)	Cria indolência, ação retardada, relaxamento e estupidez.

Penetrante (Tikshna)	Fogo/Ar/Éter	+ (M)	+ (F)	-	Provoca efeito imediato no corpo, por meio de corrosão e ulcerações. Promove a esperteza e a compreensão imediata.
Nota	O fogo é a mais penetrante das substâncias.					

Atributos	Elemento	Vatta	Pitta	Kapha	Ação
Suave (Mridu)	Água	- (F)	- (M)	+ (F)	Cria a doçura, delicadeza, relaxamento, ternura, amor e zelo.
Duro (Kathina)	Ar/Terra	+	- (M)	- (F)	Aumenta a dureza, força, rigidez, egoísmo, desumanidade, insensibilidade.
Nota	Duro tem o mesmo significado de rígido, pela imposição da força.				

Atributos	Elemento	Vatta	Pitta	Kapha	Ação
Macio (Slakshna)	Água	- (F)	+ (M)	+ (F)	Diminui a grosseria, aumenta a suavidade, o amor, o zelo.
Áspero (Khara)	Ar/Terra	+ (F)	- (M)	- (F)	Promove rachaduras na pele e nos ossos. Cria a negligência e a rigidez comportamental.

Atributos	Elemento	Vatta	Pitta	Kapha	Ação
Claro (Vishada)	Fogo/Ar/Éter	+ (F)	+ (M)	- (F)	Cria o isolamento e o afastamento.
Turvo (Picchila)	Água/Terra	-	-	+	Causa o obscurecimento mental e a falta de percepção.

Estudo sobre as Estruturas do Corpo (Dhatus)

Sete dhatus	
Significado	Dha: raiz sânscrita que significa o suporte físico da vida. São os locais de manifestação física das doenças, causadas pelos desequilíbrios na energia constitucional de cada dosha.
Conhecido	São os sete tecidos do corpo que fazem uma analogia aos sete planos do Universo, partindo de um mais denso (plasma) até o mais sutil (tecido reprodutivo).

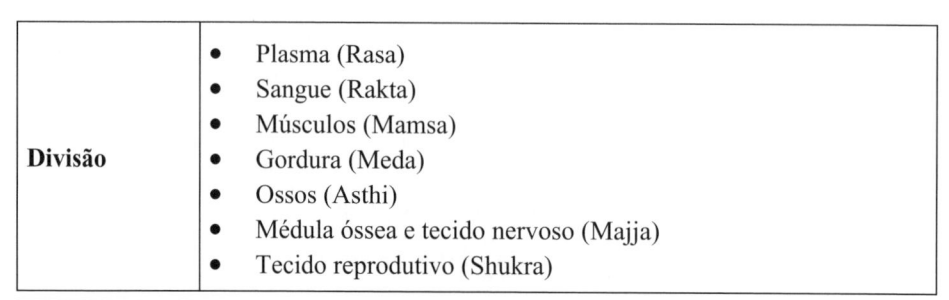

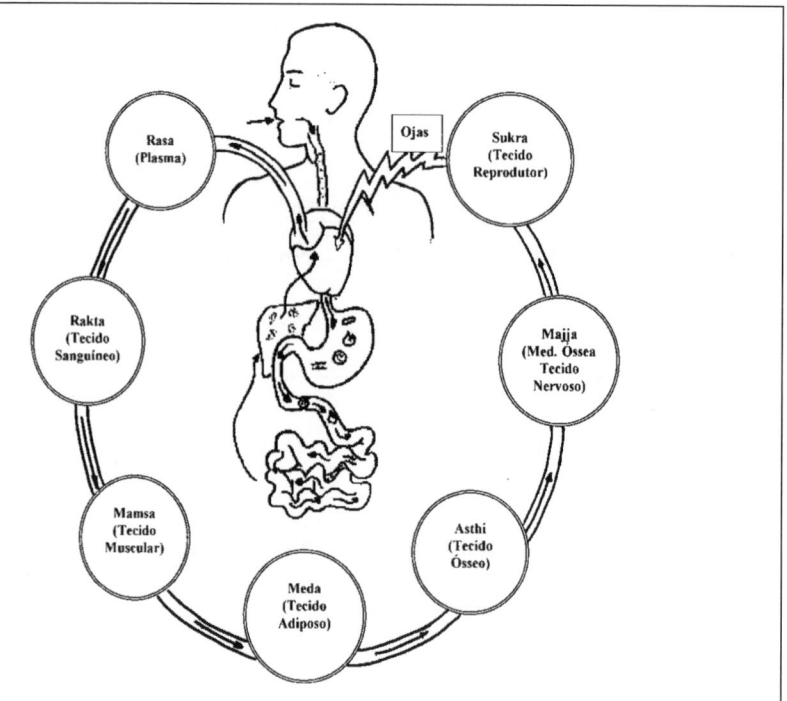

Divisão	• Plasma (Rasa) • Sangue (Rakta) • Músculos (Mamsa) • Gordura (Meda) • Ossos (Asthi) • Médula óssea e tecido nervoso (Majja) • Tecido reprodutivo (Shukra)

Processo de formação dos tecidos

Os alimentos e a água são metabolizados no sistema digestivo, sendo transformados por meio do fogo digestivo (agni) em nutrientes. Esses nutrientes e a sua energia vital vão para o coração, que libera o plasma para todo o corpo.

Parte da energia do plasma, por meio de um pequeno metabolismo interno, é transformada em sangue. Parte da energia do sangue, pelo mesmo processo, é convertida em músculo. Parte da energia do músculo vira gordura. Parte da energia da gordura é transformada em ossos. Parte da energia dos ossos é alterada em tecido nervoso e na medula óssea. Parte da medula óssea e do tecido nervoso é transformada no tecido reprodutivo. O auge do processo nutritivo é alcançado quando parte da energia do tecido reprodutivo é convertida em vitalidade (ojas).

Este ciclo completo de transformação dura em média 35 dias, influenciado pela natureza das emoções.

Cada tecido (dhatu) possui uma parte estável (Sthayi) que forma e mantém a estrutura do próprio tecido. A parte instável (Asthayi) se mantém em constante transformação e sutilização para constituir o próximo tecido.

O que promove a estabilidade estrutural e a capacidade de transformação e sutilização do tecido é o seu metabolismo (agni), que é uma manifestação da energia vital cósmica ou prana.

O local do tecido onde ocorre esse metabolismo mais intenso é chamado Kalas, delimitado por uma membrana que serve como revestimento e caminho para a nutrição e a excreção do tecido; quando existe um metabolismo deficiente por desobstrução ou falta de alimentação nos canais energéticos (Srotas), o tecido subsequente fica comprometido no seu desenvolvimento.

O plasma é a base de todos os tecidos, devendo ser bem nutrido para que não comprometa a nutrição dos demais. Uma vez aumentada a nutrição do plasma, esta é estendida aos demais tecidos; ao contrário, sua desnutrição compromete o ciclo, produzindo a desvitalização do organismo.

A eficiência na estruturação do tecido está relacionada com o funcionamento do metabolismo do tecido anterior, além de gerar problemas estruturais da parte estável do próprio tecido. O plasma com o Rasa Agni deficiente desenvolverá pouco sangue, o contrário ocorrerá quando estiver em excesso.

No processo de oleação interna (snehana), o ghee ou óleos preparados com ervas nutrem o plasma, que vai nutrindo os demais sequencialmente, desintoxicando todos os tecidos até a eliminação dos dejetos pelos processos do panchakarma, como vamana, basti, etc.

Upa dhatus	São os acessórios ou complementos originados das secreções específicas de cada tecido.
Malas dhatus	As fezes, a urina e o suor são as excreções gerais do organismo. No processo metabólico de cada tecido são geradas excreções para ser eliminadas, que são específicas de cada tecido. Cada dosha possui suas excreções específicas, manifestadas por meio do muco no Kapha, da bile no Pitta e da flatulência no Vatta.

Plasma – Rasa dhatu	
Nome em sânscrito	Rasa.
Característica	É a base de sustentação de todos os outros tecidos.
Elementos de constituição	Água.
Relação com os doshas	A energia de Kapha está contida no plasma.
Local de atuação	Coração, vasos sanguíneos e linfáticos, pele e nas membranas mucosas (boca, nariz, vagina, etc.).

Atuação	- Hidrata e nutre os outros tecidos do corpo. - Estimula um sentimento de plenitude na vida. - Promove o equilíbrio eletrolítico, por meio do potássio, sódio, etc.
Plasma em excesso	Apresenta distúrbios de característica Kapha. - Salivação em excesso. - Catarro. - Redução do apetite. - Náuseas. - Cistos benignos e tumores, principalmente nas mamas e no útero.
Plasma deficiente	Apresenta distúrbios de característica Vatta. - Dores torácicas, com sensação de vazio ou opressão no peito. - Palpitações. - Intolerância a ruídos. - Secura na pele. - Fadiga. - Desidratação. - Tremores.
Bom funcionamento	- Quando a quantidade de plasma é suficiente no corpo, causa uma sensação de felicidade, boa disposição e gosto pela vida. - Estimula a compaixão.
Upa dhatus	O leite materno e o líquido menstrual são originados do plasma. A variação do líquido menstrual é definida pela qualidade do plasma. Uma mulher de tipologia constitucional Vatta, desvitalizada, tem um fluxo menstrual reduzido, em vista da desnutrição do plasma. Com a melhoria da nutrição no tecido, o fluxo se amplia. As mulheres Kapha têm um fluxo menstrual maior, evidenciado pelo excesso de plasma. A mesma analogia se emprega para o leite materno.
Malas dhatus	O muco é o produto de excreção do plasma. Um grande fluxo catarral do Kapha é originado por excesso de plasma.
Alimentação do plasma	- Ingestão de água e líquidos. - Sucos de frutas, especialmente as ácidas, como o limão e a lima, adicionados a um pouco de sal, que auxilia na retenção do líquido no organismo. - Leite e seus derivados. - Suplementação de vitaminas e sais minerais.

Sangue – Rakta Dhatu

Nome em sânscrito	Rakta, significando vermelho.
Característica	É a vitalização ou o sentido da vida.
Constituição dos elementos	Fogo e água.
Relação com os doshas	A energia de Pitta está contida no sangue.
Local de atuação	Em todo o corpo.
Atuação	Mantém a temperatura do corpo e a oxigenação celular.
Sangue em excesso	Apresenta distúrbios de característica Pitta como: • Doenças de pele. • Abscessos. • Fígado e baço aumentados (hepto-esplenomegalia) • Hipertensão arterial. • Delírio. • Sensação de queimação na pele e nos olhos. • Coloração avermelhada na pele, nos olhos e na urina.
Sangue deficiente	Apresenta distúrbios de característica Vatta como: • Palidez. • Hipotensão arterial. • Choque (pressão muito alta com falta de oxigenação). • Desejos por alimentos ácidos e frios. • Pele seca e quebradiça. • Colapso dos vasos sanguíneos, causando palidez (desaparecimento do sangue).
Bom funcionamento	• Quando a quantidade de sangue é suficiente, promove uma sensação de energia abundante (vitalidade), relacionada com a boa oxigenação, estimulando a fé, o amor e o entusiasmo pela vida. • Coloração avermelhada, definindo fluxo sanguíneo eficiente nas palmas da mão, nas solas dos pés, na língua e na conjuntiva. • Pele quente.
Upa dhatus	Os vasos sanguíneos e os tendões são originados do sangue. As tendinites são muito comuns em indivíduos de tipologia constitucional Pitta, que vivem com ansiedade, irritabilidade e competitividade na luta pela vida, sendo produzidas graças ao excesso de energia contida no sangue.
Malas dhatus	A bile é o produto de excreção do sangue. A hemoglobina é transformada em bilirrubina no fígado, sendo jogada na bile para ser excretada pelas fezes. O excesso de bile é sinal de excesso de Pitta, caracterizado por boca amarga, digestão deficiente, fezes amareladas.

Alimentação do sangue	• Alimentos que contenham ferro, como rapadura, melado, garapa, amoras escuras, etc. • Vegetais com vitamina A: couve, espinafre, alfafa, couve-flor, cenoura, brócolis, beterraba, etc. • Grãos: feijões, ervilhas, lentilhas, soja, etc.
Nota	• Pode não se ter anemia, mas uma deficiência de plasma, que foi consumido para a produção de sangue. Nesta situação deve-se incrementar a nutrição do plasma. • Muita hemoglobina caracteriza um sangue muito grosso. O sangue anêmico contém pouca hemoglobina, o que define a qualidade da oxigenação.

Músculos – Mamsa dhatu	
Nome em sânscrito	Mamsa, a raiz mam significa manter junto, firme.
Característica	Tecido que dá forma plástica, promove o revestimento e a força do corpo.
Constituição dos elementos	Terra (primário), água e fogo (secundário). A terra: estrutura física do corpo.
Relação com os doshas	O dosha Kapha está contido nos músculos.
Local de atuação	Em todo o corpo.
Atuação	Promove a capacidade física e muscular para o trabalho e a ação.
Excesso de músculo	Apresenta distúrbios de característica Pitta e Kapha. • Edema e tumores nos músculos, incluindo os miomas uterinos. • Enrijecimento muscular, caracterizado pelas carapaças ou escudos musculares, desenvolvidos em decorrência das sensações de medo e raiva. • Aumento do fígado. • Irritabilidade com tendência à agressão. • Fibromas. • Distúrbios da sexualidade, caracterizados pela perda da libido, em virtude da à estagnação da vitalidade (ojas) no tecido muscular. • Obesidade.
Deficiência de músculo	Apresenta distúrbios de característica Vatta. • Perda de massa muscular (emagrecimento), principalmente nas coxas, nos braços e no abdome que fica mais acentuado. • Fadiga. • Distúrbios da coordenação. • Medo, insegurança e infelicidade.

Bom funcionamento	• Quando a massa muscular é suficiente estimula a coragem, a confiança e a força física. • Capacita para a prática do perdão, estando a musculatura relacionada com a couraça psicológica, criada nos processo de autoproteção. • Desenvolve a boa forma física, pela capacidade para o exercício físico, trazendo vontade, disposição e resistência. • Promove a integridade, por intermédio da adequação à ética universal.
Upa Dhatus	A pele e os ligamentos são gerados dos músculos. As alterações no tecido muscular têm muitas repercussões na pele, como pele fina, seca, etc. Existe uma íntima relação entre pele, músculos e pulmões mediante a oxigenação proveniente do mesmo.
Malas Dhatus	São as secreções expelidas pelos orifícios externos do corpo, como cera do ouvido, secreção do umbigo, etc. são os produtos de excreção dos músculos.
Alimentação do músculo	• Alimentos ricos em proteínas, como trigo, aveia, feijões, lentilhas, soja, nozes e oleaginosas, etc.

Gordura – Meda Dhatu	
Nome em sânscrito	Meda, significa oleoso.
Característica	A gordura é o principal componente da água do corpo, sendo mais refinada que o plasma.
Constituição dos elementos	Água.
Relação com os doshas	O dosha Kapha está contido na gordura.
Local de atuação	Em todo o corpo.
Atuação	Cartilagens e ligamentos dos tecidos conjuntivos.
Excesso de gordura	Apresenta distúrbios de característica Kapha. • Obesidade. • Fadiga. • Baixa mobilidade, ocasionando dificuldade para movimentação. • Asma. • Debilidade sexual. • Hipertensão arterial. • Diabete. • Redução da longevidade em decorrência da obesidade, hipertensão, diabete, colesterol alto. • Ptoses de pálpebras, abdome, mamas. • Medo e apego.

Deficiência de gordura	Apresenta distúrbios de característica Vatta. • Cansaço. • Estalo nas juntas. • Secura e falta de brilho nos olhos. • Aumento do baço. • Emagrecimento. • Cabelos, unhas, dentes e juntas secas.
Bom funcionamento	• Quando a lubrificação é suficiente nos músculos e tendões, dá uma sensação de facilidade no deslocamento pela vida. Em nível psicológico nos dá o sentido de serviço ao mundo. • Promove boa lubrificação nos tecidos mediante uma gordura adequada. • Estimula oleosidade adequada nos olhos, cabelos e fezes. • Lubrifica as cordas vocais, gerando uma voz melodiosa e agradável. • Estimula o amor, a afeição, a alegria e o humor.
Nota	Com a obesidade, é criada uma proteção psicológica para a pessoa que não se sente querida.
Upa dhatus	O tecido gorduroso que recobre o peritônio, denominado de omento ou gordura peritonial, é gerado pela gordura.
Malas dhatus	O suor é o produto de excreção da gordura.
Alimentação da gordura	• Óleos vegetais, como gergelim, oliva, manteiga e ghee. • Queijos e laticínios em geral.

Ossos – Asthi dhatu	
Nome em sânscrito	Asthi, significando postura.
Característica	Os ossos fornecem o suporte físico aos outros tecidos.
Constituição dos elementos	Terra: minerais que formam a estrutura óssea. Ar: presente nas porosidades ósseas, transmitindo rigidez e dureza.
Relação com os doshas	O dosha Vatta está contido nos ossos.
Local de atuação	Em todos os ossos do corpo.
Atuação	Sustenta e protege os outros tecidos.
Excesso de ossos	Apresenta distúrbios de característica Kapha e Pitta. • Ossos e dentes extranumerários (além da quantidade normal). • Esporões, como bico-de-papagaio e calcâneo. • Gigantismo. • Dores articulares. • Medo e ansiedade. • Baixa disposição física. • Câncer ósseo. • Artrites.

Deficiência de ossos	Apresenta distúrbios de característica Vatta. • Sensação de peso no corpo. • Dor e dificuldade nos movimentos. • Falhas nos dentes (não nascem ou nascem pequenos), cabelos (alopécia), unhas (deficiência de crescimento e quebradiças). • Ossos e dentes fracos (manchas brancas).
Bom funcionamento	• Quando a estrutura óssea é suficiente, promove a estabilidade, a confiança e a segurança. • Dentes brancos, grandes e fortes. • Boa estatura física. • Paciência. • Consistência na expressão verbal, por meio de coerência e continuísmo das ideias. • Estabilidade e capacidade para o trabalho.
Upa dhatus	Os dentes são gerados pelos ossos. O estado de saúde é revelado pelos dentes.
Malas dhatus	As unhas e os cabelos são produtos de excreção dos ossos.
Alimentação dos ossos	Suplementação mineral com cálcio, ferro e zinco.

Médula óssea e tecido nervoso – Majja dhatu	
Nome em sânscrito	Majja, significando aquilo que lubrifica com mais profundidade.
Característica	Forma mais sutil da água que tem o poder de conduzir os estímulos elétricos.
Constituição dos elementos	Água: condutor de estímulos elétricos. Terra: minerais que compõem a estrutura do sistema nervoso.
Relação com os doshas	O dosha Kapha está contido na médula óssea e no tecido nervoso.
Local de atuação	Tecidos nervoso e medula óssea.
Atuação	Preenche os espaços vazios do corpo, como canais nervosos, articulações e cavidades do cérebro. Secreção do líquido sinovial. Lubrificação dos olhos, das fezes e da pele.
Excesso no sistema nervoso e medula	Apresenta distúrbios de característica Pitta e Kapha. • Peso em todo o corpo. • Peso nos olhos. • Infecção nos olhos, como conjuntivite e alergias.
Deficiência no sistema nervoso e medula	Apresenta distúrbios de característica Vatta • Osteoporose. • Dores nas articulações, principalmente nas mãos e nos dedos. • Escotomas visuais (pontos luminosos na visão). • Olheiras. • Debilidades sexuais.

Deficiência no sistema nervoso e medula	• Sensação de vazio. • Medo.
Bom funcionamento	• Quando a estrutura da medula óssea e do tecido nervoso é adequada, nos dá a sensação de plenitude, manifestada na autossuficiência para a vida. • Quando está inadequada, promove um sentimento de vazio e ansiedade. • Olhos claros e brilhantes. • Articulações fortes. • Boa acuidade sensorial. • Boa capacidade de expressão verbal. • Capacidade para suportar a dor.
Upa Dhatus	Os líquidos e as secreções dos olhos, como as lágrimas, são gerados pela medula óssea e tecido nervoso.
Malas Dhatus	As secreções (lágrimas) e excreções (remela) dos olhos são produtos de excreção da medula óssea e do tecido nervoso.
Alimentação do sistema nervoso e medula	• Ghee. • Sementes de oleaginosas, como nozes, amêndoas, amendoim, etc.

Tecido reprodutivo – Sukra dhatu	
Nome em sânscrito	Sukra, significando semente da vida ou semente luminosa.
Característica	Essência derivada de todos os outros tecidos (dhatus) por meio do refinamento do sistema nervoso.
Constituição dos elementos	Água: sêmen (aspecto positivo) e óvulo (aspecto negativo). Éter: condutor da vitalidade (ojas).
Relação com os doshas	O dosha Kapha está contido no tecido reprodutivo.
Local de atuação	Aparelhos sexuais femininos e masculinos.
Atuação	Nos óvulos, nos espermatozoides e nos fluidos que participam no processo sexual, como os líquidos seminais, muco vaginal, ovulação, etc.
Excesso no tecido reprodutivo	Apresenta distúrbios de característica Kapha e Pitta. • Excesso de desejo sexual, levando à irritação e raiva. • Hipertrofia prostática. • Cistos uterinos e ovarianos. • Cálculos seminais.
Deficiência no tecido reprodutivo	Apresenta distúrbios de característica Vatta. • Baixo vigor geral. • Baixo desejo sexual. • Esterilidade.

Deficiência no tecido reprodutivo	• Impotência. • Secura na boca. • Dor lombar. • Dificuldade de ejaculação, com redução do volume do sêmen e do sangue. • Diminuição dos fluidos lubrificantes na mulher. • Medo e ansiedade. • Diminuição do amor.
Bom funcionamento	• Ilumina a vida e inspira a alma. • Estimula o brilho dos olhos e a beleza dos cabelos. • Promove uma perfeita formação dos órgãos sexuais. • Estimula a constituição de um corpo atraente. • Promove o carisma, a empatia e a compaixão.
Upa dhatus	O tecido reprodutivo gera a vitalidade (ojas).
Malas dhatus	O esmegma e as secreções vaginais e uterinas são os produtos de excreção do tecido reprodutivo.
Alimentação do tecido reprodutivo	• Leite. • Açúcar mascavo. • Ghee. • Sementes e nozes, amêndoas, amendoim, gergelim e semente de lótus.

Estudo sobre as Membranas que Revestem e Delimitam os Tecidos (Kalas)

Kalas	
Definição	São as membranas que revestem e delimitam os tecidos (dhatus), servindo como caminho para a nutrição, revestimento e excreção. É no Kalas que o tecido tem o seu metabolismo (agni) mais intenso graças ao processo de nutrição e eliminação.

Sleshma Dhara Kala	
Atuação	Plasma (Rasa dhatu).
Localização	a) **Membrana física:** revestimento interno de todo aparelho respiratório. b) **Membrana não física variável:** revestimento da mucosa estomacal, que protege o estômago contra a ação do ácido clorídrico e emulsifica os alimentos para facilitar sua digestão. Esse revestimento pode apresentar as seguintes características:

Localização	• **Excesso de muco:** inibe o fogo digestivo (agni), dificultando a absorção do alimento e consequentemente gerando toxinas (ama). • **Deficiência de muco:** favorece a corrosão do revestimento estomacal, causando gastrite ou úlceras.
Nutrição	Oxigenação celular, por meio da hematose. Base de nutrição de todos os tecidos do corpo.
Excreção	Muco (fleuma).

Pitta Dhara Kala	
Atuação	Sangue (Rakta dhatu).
Localização	No trato digestivo.
Nutrição	Digestão do alimento, com a liberação de enzimas digestivas, produzidas pelo estômago, duodeno, pâncreas, intestino delgado e fígado.
Excreção	A bile é a excreção da hemoglobina metabolizada no fígado, sendo eliminada como bilirrubina.

Mamsa Dhara Kala	
Atuação	Músculos (Mamsa dhatu).
Localização	Músculos.
Nutrição	Músculos.
Excreção	São as secreções expelidas pelos orifícios externos do corpo, como a cera do ouvido e a secreção do umbigo.

Purisha Dhara Kala	
Atuação	Ossos (Asthi dhatu).
Localização	No intestino grosso é feita a separação do Prana (vitalidade) contido nos alimentos do resíduo que será eliminado como fezes, estando incluída também a separação dos gases provenientes da fermentação dos alimentos. O Prana separado será enviado para ser armazenado nos ossos. A ingestão diária de triphala facilita a absorção de prana.
Nutrição	Prana.
Excreção	Fezes.

Majja Dhara Kala	
Atuação	Medula Óssea e Tecido Nervoso (Majja Dathu).
Localização	No tecido nervoso e na medula óssea apresenta-se fisicamente nas membranas de revestimentos das meninges. Em um aspecto mais sutil, sem a apresentação de membranas físicas, é encontrado no revestimento interno do canal medular ósseo.
Nutrição	Medula óssea e tecido nervoso.
Excreção	São as secreções (lágrimas) e excreções (remela) dos olhos.

Sukra Khara Kala	
Atuação	Tecido Reprodutivo (Sukra Dhatu).
Localização	No tecido reprodutivo masculino apresenta-se no revestimento do canal seminal, nos testículos, na próstata e na vesícula seminal. No feminino apresenta-se nos ovários, na trompa, no útero e na vagina.
Nutrição	Tecido Reprodutivo.
Excreção	O esmegma e as secreções vaginais e uterinas são os produtos de excreção do tecido reprodutivo.

Uma Visão Geral do Processo da Digestão

AGNI	
	AGNI
Definição de agni	A Ayurveda vê o corpo humano como uma máquina metabólica capaz de transformar o alimento, a água, o ar, os pensamentos e as impressões que entram em nossos sentidos em energia e em estrutura dos nossos corpos físicos e sutis. Essa energia mantém toda essa estrutura, dando condições de funcionamento dessa máquina, mediante a capacitação orgânica, cognitiva, emocional e sensorial. O agni é a forma de energia mais importante que atua sobre o corpo humano, correspondendo ao terceiro elemento, o fogo. Nos antigos ritos védicos, o fogo era adorado como o deus mais importante sendo representado como o Sol, a chama, a energia interna capaz de promover a percepção, a ação e a expressão, sendo estes os atributos da consciência humana. Em síntese, a consciência se utiliza dessa energia para se expressar, para perceber, agir e evoluir até a sua complexidade, aproximando-a da unidade. Agni é, portanto, a grande energia cósmica de transformação.

Funcionamento do agni	Dentre todos os agnis, o mais importante é o fogo digestivo, que recebe o nome de Jatharagni, termo que vem da raiz sânscrita que significa barriga, abdome. Tem as mesmas propriedades do fogo: quente, seco, luminoso, aromático, sutil, móvel e penetrante. • O agni é aumentado por tudo que contenha sua natureza, como os temperos quentes e aromáticos, como gengibre, pimenta-do-reino, pimenta-malagueta entre outros. • Quando agni é suficiente no organismo, as toxinas não permanecem no corpo. A mente e os sentidos se mantêm claros e agudos, estimulando para mudanças positivas no direcionamento da vida. • Quando o funcionamento do agni se encontra em desequilíbrio, provoca a rigidez mental, o peso estomacal, as emoções negativas e a deficiência nas percepções.
Quatro estágios do funcionamento do agni	01) **Agni elevado (Tikshana):** apresenta-se, geralmente, nos indivíduos de constituição Pitta. São pessoas possuidoras de forte apetite e com boa capacidade digestiva, não ganhando peso com facilidade. 02) **Agni baixo (Manda):** apresenta-se, geralmente, nos indivíduos de constituição Kapha, possuidores de pouco apetite, mas constante. Possuem um baixo metabolismo que favorece o ganho de peso com facilidade. 03) **Agni variável (Vishama):** apresenta-se, geralmente, nos indivíduos de constituição Vatta, possuidores de apetite variável de acordo com o estado emocional, oscilando entre a fome excessiva e a falta de apetite. 04) **Agni equilibrado (Sama):** apresenta-se quando os doshas e as emoções estão em perfeita harmonia e equilíbrio.
Nota	Um apetite moderado, regular, acompanhado de boa digestão, é sinal de boa saúde.

Anatomofisiologia Ayurvédica

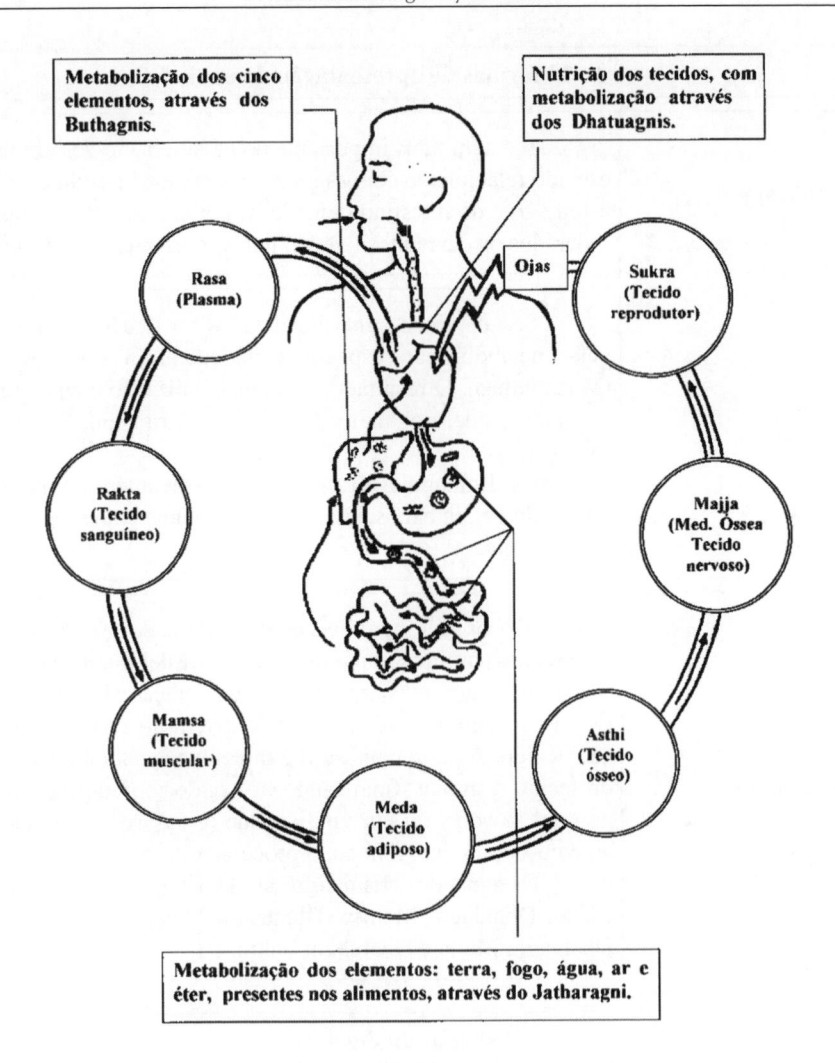

Metabolização dos cinco elementos, através dos Buthagnis.

Nutrição dos tecidos, com metabolização através dos Dhatuagnis.

- Rasa (Plasma)
- Ojas
- Sukra (Tecido reprodutor)
- Rakta (Tecido sanguíneo)
- Majja (Med. Óssea Tecido nervoso)
- Mamsa (Tecido muscular)
- Asthi (Tecido ósseo)
- Meda (Tecido adiposo)

Metabolização dos elementos: terra, fogo, água, ar e éter, presentes nos alimentos, através do Jatharagni.

Processo digestivo

O alimento é digerido no estômago e no intestino delgado por meio do Jatharagni, onde ocorre a separação dos elementos (Mahabhutas) que o constituem. O resultado dessa digestão é conduzido para o fígado onde cada Bhutagni digere o produto correspondente a cada elemento, metabolizando-o. Os produtos dessa metabolização são enviados para o coração, onde serão direcionados para nutrir o primeiro tecido (Dhatu Rasa).

O plasma, por intermédio do Dhatuagni, digere esses produtos, incorporando-os à sua estrutura, sendo que a parte mais sutil é direcionada para a constituição do tecido seguinte, finalizando em ojas, que é o mais sutil de todos os tecidos. Para que haja uma perfeita saúde digestiva é necessário que todos os agnis estajam funcionando adequadamente.

As 13 formas de apresentação do agni	
Jatharagni	É o agni mais importante no metabolismo dos alimentos, estando relacionado com as secreções das enzimas digestivas do estômago e do intestino delgado. É por seu intermédio que são separados os elementos (Mahabhutas) presentes nos alimentos.
Buthagnis	São os cinco agnis localizados no fígado, responsáveis pela metabolização específica de cada um dos elementos (Mahabuthas). O resultado dessa metabolização é enviado para o coração, que, por meio do plasma, nutrirá todos os tecidos (dhatus). Os Buthagnis poderão ser incrementados com o uso de ghee e do gel da babosa, na dosagem de uma colher de chá, três vezes ao dia.
Dhatuagni	São os sete agnis específicos de cada tecido (Dhatus), localizados nas membranas que revestem e delimitam cada tecido (Kala). Os nutrientes provenientes do coração nutrem o plasma (Rasa), que, por meio do seu agni, digerem-no e o incorporam ao seu tecido. A parte mais sutil é direcionada para a constituição do tecido seguinte, finalizando no tecido reprodutivo (Sukra), no qual se constitui em vitalidadade (ojas), sendo direcionado ao coração, no qual reinicia o processo cíclico. Os agnis de cada tecido são: Dhatuagni Rasa, Dhatuagni Rakta, Dhatuagni Mamsa, Dhatuagni Meda, Dhatuagni Asthi, Dhatuagni Majja e Dhatuagni Sukra.

Estágios da digestão	
Estágio Pitta	É o principal estágio da digestão que ocorre no estômago e no intestino delgado. O bolo alimentar, sob a influência das secreções ácidas dos sucos digestivos provenientes do estômago, pâncreas, fígado e intestino delgado, é transformado em nutrientes e energia, predominando a digestão do elemento fogo. Muitos problemas como hiperacidez, gastrite e úlceras estão relacionados com esse estágio, sendo provocados por alimentos que agravam Pitta, como os de características quentes, ácidos e picantes, como as pimentas. Também está incluído o consumo de bebidas alcoólicas durante as refeições, como cervejas e vinhos.

Estágio Vatta	É o estágio mais inteligente da digestão. Ocorre no intestino grosso, onde são digeridos os elementos ar e éter, estando relacionados com a absorção de prana. Neste estágio ocorre a identificação dos cinco elementos úteis e aproveitáveis, excluindo o que deverá ser excretado. A terra não aproveitável será eliminada sob a forma de fezes. A água, sob a forma de urina e suor. O ar, sob a forma de gases intestinais. Muitos problemas, como flatulência, obstipação e distensão abdominal, estão relacionados com esse estágio, sendo provocados por alimentos que agravam Vatta, como nutrientes leves, secos, sem fibras e adstringentes.
Estágio Kapha	É o estágio preliminar da digestão, estando relacionado com o prazer proporcionado pelo ato de ingerir o alimento. O processo inicia-se quando o alimento é percebido pelos sentidos visuais e olfativos, ocorrendo o estímulo das glândulas salivares. O alimento, ao ser conduzido à boca, sofre o processo de mastigação e trituração, além de ser envolvido pela saliva. Logo após, é direcionado para o estômago, no qual ocorre uma emulsificação com uma secreção alcalina, de sabor predominantemente doce, liquefazendo-o para potencializar a ação das secreções digestivas. Os fluidos que atuam nesse estágio digestivo são a saliva e a secreção alcalina protetora do revestimento do estômago, que também emulsifica o alimento promovendo a digestão dos elementos terra e água. Esse estágio deve ser incentivado com a preparação de pratos bem apresentados visualmente e com um aroma atraente proporcionados pela utilização de especiarias. Durante as refeições, toda a atenção deverá ser direcionada para o processo da alimentação, devendo-se evitar qualquer atividade que não esteja relacionada com o processo alimentar, como leituras, ver televisão, preocupações e conversas ou discussões acirradas, que podem comprometer a digestão. Muitos problemas como náuseas, falta de apetite e vômito de muco alcalino ocorrem quando se utilizam alimentos pesados, de paladar doce, salgado e os derivados de leite em geral. Os derivados ácidos de leite e os de coloração amarelada são os que mais produzem muco, devendo ser utilizados com moderação. O iogurte natural deve ser usado com ervas digestivas, como cominho, açafrão e cardamomo. Misturas de frutas no iogurte aumentam a fermentação no aparelho digestivo.

Resultado da digestão dos elementos (Mahabhutas)	
Elementos	Resultado da digestão
Terra	Estruturas sólidas do corpo, como as proteínas dos músculos.
Água	Plasma, sangue e gordura.
Fogo	Enzimas digestivas e hemoglobina.
Ar	Ossos e sistema nervoso.
Éter	Mente e sentidos.

Estudo sobre o processo de formação das toxinas – Ama

Toxinas (ama)	
Processo de formação das toxinas	Geralmente, as toxinas (ama) são substâncias provenientes da falta de critério de seleção alimentar, com a utilização de produtos industrializados e de origem animal, da deficiência metabólica dos agnis na digestão e do mal funcionamento intestinal na eliminação dos seus resíduos. O equilíbrio funcional do cólon evita que os resíduos alimentares entrem em putrefação e fermentação por influência dos resultados digestivos das bactérias intestinais, como o indol e o benzopireno, decorrentes da degradação da carne. As toxinas também são provenientes dos hábitos perniciosos, como o tabagismo e o alcoolismo, do contato inadequado com produtos químicos, principalmente no ambiente profissional, e das poluições ambiental e alimentar. Os estados mentais e emocionais negativos também estão relacionados com a formação de toxinas, inibindo o sistema imunológico, por meio da redução dos linfócitos T, favorecendo o aparecimento de distúrbios de origem psicossomática.

Estudo sobre o processo de formação das excreções – Malas

Malas	
Nome em sânscrito	Vem da raiz sânscrita mal, significando mal, escuro, aquilo que causa dano.
Definição	As fezes, a urina e o suor são as excreções gerais do organismo, sendo consideradas as mais importantes no tratamento dos desequilíbrios causadores de doenças. Quando as excreções estão em excesso, agravam os desequilíbrios instalados nos tecidos (dhatus).

Definição	As excreções são importantes na manutenção da saúde, sendo governadas basicamente por Apana Vayu, que promove o movimento descendente e favorece sua eliminação. O suor é governado mais especificamente por Vyana Vayu, que promove movimentação do suor para as extremidades da pele. A alteração na produção das excreções (malas) indica a existência de distúrbios orgânicos, agravando as doenças já instaladas e intoxicando os tecidos. O indivíduo com tipologia constitucional Vatta tem pouca produção de fezes, urina e suor, acumulando maior quantidade de toxinas.
Orifícios excretórios do corpo	A excreção é realizada por meio dos nove orifícios do corpo denominados castelo de nove portas. Na região dos nove orifícios existem nadis, por onde circula o prana, distribuindo-o para todas as regiões do corpo, realizando sua vitalização. A obstrução desses orifícios de excreção inibe a circulação do prana e dificulta o processo de excreção.
Quando o dosha vira material de excreção	Na exacerbação do dosha, isto é, quando ele se encontra desequilibrado, é gerado o seu material de excreção específico: • Kapha produz muco ou fleuma. • Pitta produz bile e suor excessivo. • Vatta produz gases intestinais.

Principais orifícios excretórios do corpo		
Orifícios	**Excreção**	**Atuação para limpeza**
Olhos	Lágrimas	• Netra basti.
Ouvidos	Cera	• Óleos aquecidos; • Cones de parafina.
Narinas	Muco	• Nasya; • Jala Neti.
Boca	Muco	• Limpeza e escovação dos dentes; • Limpeza da língua.
Ânus	Fezes	• Basti (enemas). • Lavar a região perianal, após a evacuação e durante o banho.
Uretra	Urina	• Processo da urina; • Basti específico da vagina (feminino) e da uretra (masculino).
Nota	Na região do nariz estão os dois principais nadis: Ida e Pingala, por onde circula o prana que vitaliza o corpo.	

Estudo dos Principais Produtos de Excreção – Malas

Segundo o texto do Asthanga Hridaya, os produtos de excreção recebem as nominações abaixo:

Fezes (Purisha)	
Nome em sânscrito	Purisha.
Função	• **Manter o tônus intestinal:** quando a quantidade fecal aumenta, distende as paredes intestinais, trazendo o estímulo de contração que favorece a evacuação. A alimentação fibrosa promove maior volume das fezes, favorecendo sua movimentação por meio do peristaltismo intestinal. • **Fortalecimento do assoalho pélvico:** com uma boa movimentação fecal, ocorre o fortalecimento do assoalho pélvico, evitando o prolapso de órgãos como o intestino e o útero, além do aparecimento de hemorroidas. • **Massagem prostática:** com a movimentação fecal, no homem é realizada uma massagem prostática, benéfica para o órgão. • **Manutenção da temperatura adequada do cólon:** durante a evacuação, junto com as fezes, ocorre uma dispersão de caloria, que evita a febre interna. **Nota:** Uma boa movimentação fecal é quando as fezes apresentam consistência, quantidade e frequência de eliminação adequada.
Órgão principal	Intestino grosso.
Elementos (Mahabhutas)	Nas fezes estão presentes os seguintes elementos: • Excesso de terra, proveniente dos resíduos da digestão alimentar. • Pequena quantidade de água. • Excesso de ar, proveniente da fermentação resultante da digestão alimentar.
Funcionamento normal	Uma evacuação diária matinal, com outra eventual durante o decorrer do dia. Na evacuação diária matinal está a eliminação das toxinas disponibilizadas pelo aparelho digestivo durante o sono. O não funcionamento intestinal matinal favorece a reabsorção dessas toxinas pela reativação do processo anabólico.
Nota	Durante o sono, o organismo despende sua energia para o processo de eliminação das toxinas, sendo esta a recomendação para a alimentação pelo menos duas horas antes de dormir a fim de não comprometer a eficiência desse processo.

Irregularidades na produção de fezes	A deficiência na produção de fezes indica uma redução do elemento terra, ocasionando: • Produção de gases; • Secura nos intestinos, identificado por meio de fezes pequenas e em forma de bolinhas; • Movimentos peristálticos dolorosos e ruidosos.
Reflexo das irregularidades na produção de fezes	• Baixa energia física e mental; • Nervosismo; • Falta de estruturação física e mental; • Tiques nervosos; • Dores gerais no corpo; • Palpitação (taquicardia); • Dor e peso na baixa região lombar.
Fatores que causam distúrbios	• Uso excessivo de purgativos e lavagens intestinais; • Alimentos de digestão excessivamente leve ou pesada; • Combinações incompatíveis de alimentos, tais como leite com pão, leite com peixe, purê de batata com peixe, mel com ghee, etc.; • Excesso de trabalho; • Excesso de viagens (obstipação ou diarreia); • Dormir tarde; • Café; • Drogas; • Antibióticos; • Disenteria; • Exercícios físicos inadequados, que causam muita excitação; • Fatores emocionais, como medo e preocupação.
Fatores que interferem nos distúrbios	**Para aumentar a produção de fezes:** • Uso de fibras na alimentação para dar volume às fezes (laxativo de volume); • Uso de verduras, farelos e grãos, como cevada, alguns feijões, lentilhas e ervilhas. Para facilitar a digestibilidade desses feijões e evitar a produção de gases, utilizam-se temperos como gengibre, cominho e coentro; • Uso de tubérculos, tais como batatas, cará, mandioca, etc.; • Folhas verdes, de um modo geral. **Para reduzir a produção de fezes:** • Jejum; • Uso de purgativos; • Uso de alimentos leves; • Uso de sucos de frutas. **Nota:** Os fatores utilizados para a redução agravam Vatta.

Urina (Mutra)	
Nome em sânscrito	Mutra.
Função	Eliminação da água fria do corpo, conjuntamente com os sólidos em excesso, tais como sódio, ácido úrico, creatinina, vitaminas, sais minerais, etc.
Órgão principal	Rim.
Elementos (Mahabhutas)	• Excesso de água; • Pequena quantidade de terra (sais, substâncias sólidas).
Funcionamento normal	De três a cinco eliminações por dia, não devendo ocorrer no período do sono.
Irregularidades na produção de urina	**Excesso na produção de urina:** • Dor na bexiga; • Disúria (dificuldade em urinar, emissão dolorosa da urina); • Excesso e retenção de água. **Redução na produção de urina:** • Dificuldade de urinar; • Alterações na cor da urina (escura); • Sangue na urina, neste caso se diz que o dosha invadiu o mala, representando um distúrbio de forte intensidade; • Sede.
Reflexo da irregularidade na produção de urina	**Excesso na produção de urina:** • Poliúria (urinar frequentemente); • Sede frequente. **Redução na produção de urina:** • Deficiência de água no corpo; • Distúrbios de Pitta e Vatta, como febre, sangue na urina, etc.
Fatores que causam distúrbios	• Uso de diuréticos em excesso, tais como ervas, drogas e alimentos; • Consumo reduzido ou excessivo de líquidos; • Álcool, provocando a diurese; • Sexo em excesso; • Fatores emocionais, como trauma e susto.
Fatores que interferem nos distúrbios	**Para aumentar a produção de urina:** • Ingestão de água, suco de frutas, garapa e outros líquidos diuréticos. **Para reduzir a produção de urina:** • Jejum de água; • Ingestão de alimentos secos; • Exposição ao calor do Sol e a saunas.

Visão ayurvédica da urinoterapia*
Durante o sono, estando o corpo na horizontalidade, o plasma circulando por todos os tecidos (dhatus) do corpo vai limpando-os, mobilizando suas porções constitutivas, ficando a urina geralmente rica em anticorpos e vitalidade (ojas). A utilização da primeira urina, separada do primeiro jato que contém material decantado que precisa ser eliminado, favorece a reabsorção desses elementos. O abandono da urinoterapia pela ayurvédica deve-se a mudanças alimentares no decorrer dos milênios, estando os produtos de excreção em nível maior do que poderia ser reaproveitado, trazendo poucos benefícios ao corpo. Apesar dessas limitações, a urinoterapia pode ser indicada para doenças crônicas de Vatta, tais como artrite, artrose e nos tratamentos superficiais da pele, tendo-se o cuidado de utilizá-la por tempo determinado.

Suda (Sweda)	
Nome em sânscrito	Sweda.
Função	Regularização da temperatura corporal com a eliminação do calor excesivo. **Nota:** As roupas sintéticas dificultam a eliminação de calor. As roupas de algodão absorvem o suor, favorecendo a saída do calor do corpo. Um exemplo típico são as roupas largas, claras e folgadas, usadas pelos habitantes do desertos.
Mecanismo de controle da temperatura corporal	Com o aquecimento do sangue, o sistema nervoso simpático e parassimpático promove a vasodilatação superficial da pele, abrindo as glândulas sudoríparas. O contato do suor com o ar refrigera a pele mantendo a temperatura corporal adequada ao seu funcionamento. O contrário ocorre no frio com a vasoconstrição, que retém a caloria no interior do corpo.
Órgão principal	Pulmão.
Elementos (Mahabhutas)	• Excesso de água corporal; • No ar expirado durante o processo de respiração são eliminados os vapores de água.
Funcionamento normal	Deve ocorrer a transpiração durante o exercício físico, estando esta acima de sua atividade basal.

---

* N.E.: Sugerimos a leitura de *Urinoterapia – Xixi – O Meio de Saúde Mais Extraoridnário que Existe*, de Dr. Christian Tal Schaller, Johanne Razanamahay, Ludmila de Bardo, Françoise Schaller-Niteled e Kiran Vijas, Madras Editora.

Irregularidades na produção de suor	**Excesso na produção de suor:** • Sudorese abundante; • Odor ruim no corpo; • Pele infiltrada, grossa, sem elasticidade, geralmente apresentando pequenas bolhas, como as relacionadas com o desequilíbrio de Pitta, tais como urticárias, furúnculos, infecção de pele e eczema; • O suor noturno é característica de desequilíbrio de Pitta, manifestado por um quadro crônico de infecção orgânica que se utiliza da sudorese para eliminação de toxinas (ama). **Redução na produção de suor:** • Ausência de sudorese; • Cabelos duros e secos, em virtude da falta de lubrificação da pele e seus anexos; • Fissuras na pele; **Nota:** A redução de produção de suor está relacionada com a diminuição do plasma.
Reflexo da irregularidade na produção de suor	**Excesso na produção de suor:** • Desidratação, principalmente em Vatta; • Fadiga; • Convulsão. **Redução na produção de suor:** • Pele seca; • Rugas; • Seborreia; • Caspa; • Susceptibilidade a gripe e resfriados; • Desequilíbrios de Vatta em geral. **Nota:** A redução na produção de suor indica má circulação periférica (mãos, pés, lábios e nariz).
Fatores que causam distúrbios	• Uso excessivo de substâncias diaforéticas, tais como cravo, pimenta, gengibre, noz-moscada, etc.; • Métodos que produzem suor, como a sauna; • Alimentos muito secos; • Falta de sal corporal; • Transpiração deficiente; • Transpiração excessiva graças a exageros em exercícios físicos.

Fatores que interferem nos distúrbios	**Para aumentar a produção de suor:** • Ingestão de frutas ácidas com sal para favorecer a retenção de líquidos no corpo. **Para reduzir a produção de suor:** • Jejum de água. • Ingestão de alimentos secos; • Exposição ao frio.

Estudo sobre os Srotas

Srotas	
Significado	Raiz sânscrita Sru, que significa fluir. São os canais relacionados com os órgãos físicos do corpo por onde fluem a nutrição e a excreção dos tecidos, estando a saúde relacionada com o fluxo correto através desses canais. Os Srotas geralmente têm formato tubular e variam de espessura, assumindo a cor e a característica dos líquidos que fluem em seu interior. Como exemplo, as artérias que assumem a cor avermelhada e os vasos linfáticos, que têm a cor amarelada, em decorrência da fluência do sangue e da linfa em seu interior. Todos os tratamentos ayurvédicos atuam de alguma forma nos srotas, mantendo-os limpos e desobstruídos.
Funções	• Manter o fluxo de nutrientes para os tecidos, vitalizando-os; • Manter o fluxo de excreção e a limpeza dos tecidos; • Manter a homeostase ou o equilíbrio geral do organismo. A nutrição orgânica, além do nível físico, também é realizada nos níveis psicológicos, emocionais e espirituais. Todo esse processo de fluidez dos srotas é regulado por Vatta, por meio de impulsos energéticos (ondas pulsativas) dos respectivos pranas. Qualquer distúrbio altera seu fluxo, principalmente os estados mentais negativos e os bloqueios emocionais. O fluxo excessivo de atividades mentais e pensamentos conduz a um fluxo excessivo nos srotas. A falta de atividade mental leva a um baixo fluxo dos srotas. A meditação é considerada o elemento principal do tratamento ayurvédico, pois por meio dela se equilibra o fluxo energético nos srotas e nos nadis, mantendo a mente calma e silenciosa em alguns momentos do dia. O excesso dos elementos ar e éter (Vatta) seca o fluxo dos srotas. O excesso dos elementos água e terra (Kapha) torna o fluxo excessivo, ou seja, abundante.

Fatores que desequilibram o fluxo dos srotas	
Fatores desequilibrantes	São quatro os fatores que provocam distúrbios no fluxo dos srotas: • Alimentação inadequada; • Exercícios inadequados; • Uso inadequado dos órgãos; • Fatores emocionais.
Fatores dietéticos que desequilibram o fluxo dos srotas	O bloqueio dos srotas é causado graças a uma redução no seu fluxo pelo uso de alimentos pesados e pegajosos, que promovem o aumento de Kapha e geram toxinas (ama). Os alimentos discriminados abaixo bloqueiam o fluxo dos srotas, agravando principalmente as doenças como a artrite e a gota, devendo por isso ser usados com parcimônia: • Derivados de leite, principalmente queijos de coloração amarelada, iogurte, coalhada, manteiga e sorvetes; • Carnes, principalmente as de porco; • Gorduras de origem animal; • Pães doces; • Doces e confeitados; • Ingestão excessiva de banana.
Fatores dietéticos que desequilibram o fluxo dos srotas	• Ingestão excessiva de grande volume de alimentos pesados, doces ou salgados, particularmente se existir um estilo de vida sedentário.
Fatores que limpam os canais (srotas)	• Alimentação leve, utilizando temperos como gengibre (principal tempero), canela, hortelã, manjericão, açafrão da terra, cardamomo, cálamo e cânfora (usada em pequenas quantidades); • Pranayamas; • Ásanas; • Ar puro; • Água para banho e ingestão; • Atividade mental criativa; • Meditação; • Terapias do suor (Swedana), evitando aquecer a cabeça ou esfriando-a com toalha molhada. • Procedimentos de Purvakarma, como massagens, ghee preparado com ervas, swedana, a dieta antiobstrução de srotas, excluindo o uso de queijos, iogurtes, coalhada, carne vermelha, peixe, ovos, pão de farinha branca, açúcar, adoçantes artificiais, chocolates, refrigerantes, café, tomate, berinjela, amendoim, nozes, frutas ácidas e frituras.

Tipos de distúrbios no fluxo dos srotas	
Fluxo excessivo	São situações de fluxo de grande volume de nutrientes, caracterizando-se de duas formas: a) Fluxo muito rápido; b) Fluxo volumoso. Ex.: O hipertireodismo se caracteriza pelo fluxo excessivo de sangue e de produção do hormônio tireoidiano.
Fluxo deficiente	São situações de fluxo de pequeno volume de nutrientes, causados por excesso de resíduos ou toxinas nos tecidos anteriores, além de proporcionar má nutrição no tecido seguinte. Podem ocorrer de duas formas: a) Fluxo com baixo volume; b) Fluxo com lentidão.
Fluxo bloqueado	O bloqueio do fluxo pode ocorrer de duas formas: a) Quando ocorre excesso do dosha, manifestado por meio da bile (Pitta) ou gordura (Kapha); b) Quando ocorre excesso de toxinas (Ama).
Fluxo desviado	Geralmente é resultado do rompimento ou bloqueio dos srotas, ocasionado por acúmulo de nutrientes e toxinas nos tecidos anteriores e posteriores. Pode ocorrer também em virtude do fluxo de retorno ou vazamento dos líquidos, como nos edemas e aneurismas (entupimento das artérias cerebrais, causadoras de derrames).
Nota	O fluxo de pensamentos está relacionado diretamente com o fluxo dos srotas, principalmente em preocupações, atividades e fluxo mental excessivos.

Os 14 Sistemas de Canais – Srotas

Os três srotas relacionados com a nutrição	
Pranavaha srota	
Definição	São os conjuntos de canais por onde flui o prana proveniente da respiração. Esses canais se iniciam no coração e no intestino grosso e são distribuídos pelo sistema circulatório. O subdosha Vyana Vayu é responsável pela nutrição e excreção de todas as partes do corpo. Faz parte desse sistema o conjunto de canais que atende ao aparelho respiratório, tais como nariz, faringe, laringe, traqueia, brônquios, bronquíolos e alvéolos. Incluem-se os canais de absorção de prana localizados no intestino grosso que, uma vez atingindo a corrente circulatória, é impulsionado pelo coração para todo o organismo por intermédio do sangue.

Definição	No aspecto sutil, formam-se canais entre o corpo denso (Annamaya Kosha) e o corpo sutil ou duplo etéreo (Pranamaya Kosha), transmitindo uma sensação de bem-estar quando este se encontra vitalizado. Lesões no Pranavaha Srota são responsáveis pelas manifestações de obsessões, influências e domínios da esfera mental, principais características de mediunidade nível inferior.
Fatores desequilibrantes	São todos os fatores que agravam Vatta e alteram o funcionamento do sistema respiratório, criando muco e impedindo o fluxo normal de ar: • Má nutrição; • Supressão das eliminações naturais; • Excesso de sequidão, manifestadas no meio ambiente, no corpo, etc.; • Excesso de exercícios físicos, apresentando o organismo sensação de fome; • Poluição do ar; • Tabagismo; • Falar em excesso ou alto demais; • Realização de exercícios físicos extenuantes.
Fluxo excessivo	Hiperventilação (respiração curta).
Fluxo deficiente	Respiração lenta ou superficial.
Fluxo bloqueado	Dispneia (respiração dificultada pela falta de ar), tosse, sibilos (ressonância durante a respiração), asma, hérnia de hiato (elevação do estômago e compressão tóracica, causadoras de falta de ar e refluxo alimentar).
Fluxo desviado	Perfurações dos pulmões, por acidentes ou outros agentes mecânicos.
Marma a ser estimulado	Sthapani.
Atuação	Sistema respiratório, coração e pulmão na redução de processos asmáticos.

Annavaha srota	
Definição	É o principal canal do corpo, sendo conhecido por Maha Srota. É composto pelos canais por onde fluem o alimento, utilizando toda a extensão do sistema digestivo, partindo da boca e finalizando no ânus. Tem origem energética no estômago e no lado esquerdo do corpo, onde estão localizados o baço e o pâncreas, sendo influenciado pelo plexo esplênico.

Fatores desequilibrantes	São todos os fatores que alteram o funcionamento do sistema digestivo: • Excesso de alimentação; • Comer fora do período de atuação do dosha Pitta (10h e 14h); • Saturação digestiva, caracterizada pela ingestão de alimentos sem que o anterior tenha sido completamente digerido; • Alimentar-se antes de dormir; • Utilização de alimentação industrializada; • Distúrbios do tubo digestivo.
Fluxo excessivo	Excesso de apetite, hiperacidez, diarreia.
Fluxo deficiente	Anorexia (falta de apetite), deficiência de secreções digestivas, obstipação (prisão de ventre).
Fluxo bloqueado	Obstrução intestinal, tumores.
Fluxo desviado	Vômito, úlceras perfuradas.
Marma a ser estimulado	Indrabasti.
Atuação	Sistema gastrointestinal, nos sintomas de indigestão, flatulência, náuseas e diarreias.

Ambhuvaha srota	
Definição	Anatomicamente não tem correspondente na Medicina ocidental, sendo considerado um sistema conceitual que se origina no palato e no pâncreas, circulando por todo o corpo. Esse conjunto de canais regula o metabolismo da água, ou seja, sua absorção e fluxo pelo corpo, até a excreção pelo sistema urinário. Estão relacionados também com a absorção dos açúcares provenientes dos alimentos, tais como a glicose, a sacarose, a frutose, etc. O mau funcionamento desse sistema de canais está relacionado com a diabetes.
Processo digestivo da água	A água é ingerida pela boca, sendo absorvida na circulação sanguínea por meio das paredes do intestino grosso, e direcionada para o coração e os pulmões. O sangue, através do plasma sanguíneo, a distribui para todas as partes do corpo. A deficiência renal promove o acúmulo de água no pulmão.
Fatores desequilibrantes	São todos os fatores que alteram o funcionamento do metabolismo da água e do açúcar no corpo: • Exposição excessiva ao calor; • Excesso de toxinas corporais (ama); • Sensação de medo; • Ingestão de bebidas alcoólicas, provocadoras de desidratação; • Ingestão de alimentos muito secos; • Sede excessiva.

Fluxo excessivo	Sede excessiva, exacerbação do sabor (intensificação do sabor: o doce fica mais doce, etc.), hipoglicemia (falta de açúcar no sangue).
Fluxo deficiente	Náuseas, perda do sabor, hiperglicemia.
Fluxo bloqueado	Diabetes, câncer pancreático.
Fluxo desviado	Vômito aquoso, anorexia.
Marmas a ser estimulados	Basti e Urvi.
Atuação	Metabolismo da água, estimulação do pâncreas e controle da diabete.

Os sete srotas relacionados com os tecidos	
Rasavaha srota	
Definição	São os sistemas de canais que conduzem o plasma. Este conjunto de canais se origina no coração e utiliza o sistema linfático e circulatório, formando a rede de suprimento de todo o organismo.
Fatores desequilibrantes	São todos os fatores que alteram o funcionamento do plasma e do sistema linfático: • Alimentos frios e de difícil digestão; • Alimentos formadores de muco, como doces, massas, arroz e laticínios fermentados, como queijo, coalhada e iogurte; • Alimentação em excesso; • Preocupação excessiva.
Fluxo excessivo	Edema (excessiva hidratação dos tecidos), aumento dos gânglios linfáticos, principalmente nas axilas, na virilha e no pescoço.
Fluxo deficiente	Desidratação, emagrecimento.
Fluxo bloqueado	Aumento, obstrução e tumores nos gânglios linfáticos.
Fluxo desviado	Sangramento, hemoptise (escarro de sangue).
Marmas a ser estimulados	Nila e Manya.
Atuação	Sistema linfático e desequilíbrios de Kapha.

Raktavaha srota	
Definição	São os sistemas de canais que conduzem o sangue, utilizando sua parte vermelha (hemoglobina). Esse conjunto de canais se origina no fígado, baço e pâncreas, utilizando o sistema circulatório para suprir todo o organismo.

Fatores desequilibrantes	São todos os fatores que alteram o funcionamento do sistema circulatório: • Alimentos e bebidas muito estimulantes (sabores picantes, ácidos, salgados e oleosos), caloríficos, incluindo a carne que aumenta o colesterol e favorece a obstrução das artérias; • Excesso de exposição ao Sol e ao calor.
Fluxo excessivo	Pulso rápido, palpitação, hipertensão.
Fluxo deficiente	Pulso lento, hipotensão, varizes.
Fluxo bloqueado	Arritmia cardíaca, hepatoesplenomegalia, flebites, tumores, infarto do miocárdio.
Fluxo desviado	Sangramentos em geral.
Marma a ser estimulado	Hridaya, Nila, Manya, Brihati, Shiramatrika.
Atuação	Sangue, hemoglobina, fígado, baço, redução de erupções cutâneas e hemorragias.

Mamsavaha srota	
Definição	São os sistemas de canais que atendem aos músculos. Este conjunto de canais se origina nos ligamentos e na pele, formando a rede de suprimento dos músculos. Nesse sistema é evidenciada a aplicação de recursos para atender os músculos, como apong, acupuntura, moxibustão, emplastos, etc.
Fatores desequilibrantes	São todos os fatores que alteram o funcionamento do sistema muscular: • Excesso de alimentos oleosos e líquidos; • Excesso de alimentos de difícil digestão, como mocotó, rabada, etc.; • Dormir durante o dia; • Lesões musculares, como estiramentos, torções, etc., decorrentes da execução inadequada de exercícios físicos.
Fluxo excessivo	Hiperatividade muscular, tremores.
Fluxo deficiente	Hipoatividade muscular, espasmos, perda do tônus muscular.
Fluxo bloqueado	Tumores musculares, inflamação crônica do tecido muscular.
Fluxo desviado	Estiramento muscular.
Marmas a ser estimulados	Talahridaya, Guda, Stanorohita e Indrabasti.
Atuação	Metabolismo da água, estimulação do pâncreas e controle da diabete.

Medovaha srota	
Definição	São os sistemas de canais que atendem ao tecido gorduroso. Este conjunto de canais se origina nos rins e no omento, formando a rede de suprimento do tecido gorduroso.
Fatores desequilibrantes	São todos os fatores que alteram o funcionamento do sistema adiposo, propiciando a obesidade: • Falta de exercícios físicos; • Dormir durante o dia; • Alimentos gordurosos; • Gorduras de origem animal; • Ingestão de bebidas alcoólicas.
Fluxo excessivo	Edema (inchaço) e obesidade.
Fluxo deficiente	Emagrecimento e pele seca.
Fluxo bloqueado	Tumores de gordura, lipomas, geralmente subcutâneos e benignos.
Fluxo desviado	Lesão mecânica do tecido adiposo.
Marma a ser estimulado	Guda.
Atuação	Tecido adiposo, rins e membranas viscerais.

Asthivaha srota	
Definição	São os sistemas de canais que atendem ao sistema esquelético. Este conjunto de canais se origina no tecido gorduroso e nas coxas, formando a rede de suprimento de todo o tecido ósseo.
Fatores desequilibrantes	São todos os fatores que alteram o funcionamento do sistema esquelético: • Exercícios físicos inadequados causadores de lesões articulares, como torções e alongamentos excessivos; • Dietas com característica Vatta: seca, em pouca quantidade, fria e sem óleo.
Fluxo excessivo	Excesso de tecido ósseo.
Fluxo deficiente	Ossos fracos, tecido ósseo deficiente e osteoporose.
Fluxo bloqueado	Calcificações, esporões e tumores ósseos.
Fluxo desviado	Fraturas ósseas.
Marmas a ser estimulados	Sthapani, Adhipati, Shankha e Utkshepa.
Atuação	Sistema esquelético, intestino grosso, cabelos e unhas.

Majjavaha srota	
Definição	São os sistemas de canais que atendem ao tecido nervoso e à medula óssea. Este conjunto de canais se origina no tecido ósseo e nas articulações, formando a rede de suprimento de todo o tecido nervoso e da medula óssea.
Fatores desequilibrantes	São todos os fatores que alteram o funcionamento do sistema nervoso: • Dores constantes (fibromialgias); • Lesões decorrentes de torções e alongamentos ósteo-musculares realizados inadequadamente; • Combinações alimentares incompatíveis, como por exemplo leite com peixe, leite com frutas ácidas, etc.; • Traumas emocionais e físicos causadores de ansiedade, tensão, preocupação e debilitação.
Fluxo excessivo	Hipersensibilidade, dor, insônia, tremores.
Fluxo deficiente	Parestesias (formigamentos), baixa sensibilidade e percepção obnubilada.
Fluxo bloqueado	Convulsões, coma e esclerose múltipla.
Fluxo desviado	Lesões do tecido nervoso.
Marmas a ser estimulados	Simanta, Shiragatakani, Sthapani e Adhipati.
Atuação	Sistema nervoso e medula óssea, articulações, memória, na redução da insônia, ansiedade e preocupações.

Sukravaha srota	
Definição	São os sistemas de canais que atendem ao tecido reprodutor, estando relacionados com a reprodução e o prazer. Esse conjunto de canais se origina nos testículos e no útero, formando a rede de suprimento de todo o tecido reprodutor, estando relacionados com a próstata e as secreções liberadas durante as atividades sexuais. O Sukravaha Srota se mantém durante toda a vida da mulher, estando relacionado com a parte hormonal feminina.
Fatores desequilibrantes	São todos os fatores que alteram o funcionamento do sistema reprodutivo: • Permissividade sexual ultrapassando os padrões saudáveis para uma vida sexual ativa, delimitando a frequência das atividades sexuais, de modo que não se apresente excessiva ou insuficiente. De maneira mais ampla, essa frequência sexual deverá ser personalizada de maneira consciente, observando a estrutura e as características individuais, de modo que sua prática excessiva ou deficiente não comprometa a saúde, mantendo-a em perfeito equilíbrio.

Fatores desequilibrantes	Os indivíduos com dosha Pitta têm maior estímulo para desequilíbrios na esfera sexual; • Atividade sexual nos períodos inadequados da existência humana. No passado era recomendado o celibato durante o período de estudos e de retiro espiritual, sendo favorável a vida sexual ativa durante o casamento.
Fatores desequilibrantes	• Supressão da necessidade sexual, existindo apenas o estímulo que não se concretiza no ato sexual. Alguns fatores de origem orgânica podem suprimir a necessidade sexual nos homens, como o excesso de líquido prostático, que ocasiona doenças, como a varicocele, a prostatite, etc. Nas mulheres podem ocorrer alterações emocionais e menstruais, ocasionando miomas e fibromas uterinos. • Procedimentos cirúrgicos em qualquer parte do corpo, até a quimioterapia, ocasionando a perda temporária da libido.
Fluxo excessivo	Espermatorreia (eliminação de esperma fora da ejaculação decorrente da inflamação prostática), polução noturna, ejaculação precoce e leucorreia.
Fluxo deficiente	Ejaculação atrasada e falta de lubrificação vaginal.
Fluxo bloqueado	Incapacidade de ejaculação, edema nos testículos, cálculos prostáticos e tumores uterinos.
Fluxo desviado	Eliminação de esperma na bexiga, característica de quem já teve muita gonorreia tratada incorretamente.
Marmas a ser estimulados	Guda, Kukundara e Vitapa.
Atuação	Sistema genital e reprodutivo, impotência, próstata.

Os três srotas relacionados com a excreção
Swedavaha srota

Definição	São os sistemas de canais que conduzem o suor. Estão relacionados fisicamente com as glândulas sudoríparas e sebáceas, originando-se no tecido adiposo, que elimina o suor, e nos folículos pilosos, nos quais onde nascem os pelos. Por intermédio desse sistema, é analisada a qualidade do cabelo do paciente, evidenciando suas características como oleosidade, secura, integridade, pontas duplas, etc. A utilização de tinturas e outros procedimentos dificultam a qualidade dessa análise.

Fatores desequilibrantes	São todos os fatores que alteram o funcionamento do sistema sudoríparo: • Exercícios físicos excessivos; • Exposição intensiva ao calor; • Alimentos excessivamente quentes ou frios; • Emoções que alteram a temperatura corporal, como a raiva, que possui natureza quente, e o medo, que possui natureza fria.
Fluxo excessivo	Excesso de suor oleoso (pegajoso).
Fluxo deficiente	Suor deficiente, paralisação temporária da sudorese, em virtude de medicamentos ou distúrbios emocionais (a pessoa se sente quente e não consegue promover a transpiração).
Fluxo bloqueado	Incapacidade de suar.
Fluxo desviado	Descarga do suor no plasma, intoxicando-o com ureia, sais, etc.
Marmas a ser estimulados	Stanamula, Stanarohita, Kakshadhara e Basti.
Atuação	Tecido adiposo e glândulas sudoríferas.

Purishavaha srota	
Definição	São os sistemas de canais que conduzem as fezes. Esse conjunto de canais se origina no intestino grosso, especificamente no cólon e no reto.
Fatores desequilibrantes	São todos os fatores que alteram o funcionamento do sistema de excreção sólida (fezes): • Retenção de fezes; • Alimentação em excesso; • Ingestão de alimentos, sem a conclusão da digestão daquele ingerido anteriormente; • Alterações gerais do fogo digestivo (agni), manifestado como diarreia (aumento) e obstipação (redução).
Fluxo excessivo	Diarreia.
Fluxo deficiente	Constipação.
Fluxo bloqueado	Obstrução intestinal no megacolo chagásico; graças a lesões na parede intestinal, é impossibilitado o movimento peristáltico normal, resultando em um acúmulo de fezes no local, que, em virtude de seu peso, faz o intestino grosso girar, ocasionando uma obstrução e possível rompimento das paredes intestinais por fecalomas. Fluxo retrógrado de fezes através do vômito. Diverticulite e tumores do cólon.
Fluxo desviado	Perfuração do intestino grosso.

Marmas a ser estimulados	Krikatika, Guda, Parshwasandhi, Urvi, Adhipati, Shankha, Basti e Katikataruna.
Atuação	Diarreia, obstipação, colite, reto, ânus, hemorroidas.

Mutravaha srota	
Definição	São os sistemas de canais que atendem a todo o sistema urinário, originando-se nos glomérulos renais, que realizam a filtragem do sangue, até a excreção dos resíduos graves da urina, utilizando o ureter, a bexiga e a uretra.
Fatores desequilibrantes	São todos os fatores que alteram o funcionamento do sistema de excreção da urina: • Ingestão desordenada e compulsiva de comidas e bebidas; • Prática sexual excessiva; • Retenção de urina por longo tempo; • Doenças debilitantes, como diabetes, tumores, etc.; • Carga excessiva de trabalho; • Traumas que podem favorecer o processo de urinar na roupa.
Fluxo excessivo	Urinar frequentemente ou excessivamente.
Fluxo deficiente	Oligúria (urinar pouco).
Fluxo bloqueado	Dificuldade ou dor para urinar (disúria), obstrução urinária, cálculos urinários existentes na área dos rins até a bexiga.
Fluxo desviado	Ruptura da bexiga.
Marmas a ser estimulados	Katikataruna, Kukundara e Basti.
Atuação	Intestino grosso e bexiga.

	O srota relacionado com o pensamento
	Manovaha srota
Definição	São os canais sutis por onde fluem os pensamentos, conectando o corpo físico (Annamaya Kosha) ao corpo mental (Manomaya Kosha). Esses canais são considerados como sistema mental, agregando todo o conteúdo psicológico de cada pessoa e os aspectos emocionais e intelectuais, manifestados pelos pensamentos, relacionados fisicamente com o sistema nervoso (Majja Dhatu). O Manovaha Srota está conectado ao Majjavaha Srota, que conduz os impulsos nervosos, e ao Sukravaha Srota, que estimula o desejo e o prazer sexual. Por meio da satisfação sexual são avaliadas as funções do Manovaha Srota, estando relacionadas com as alterações emocionais que interferem diretamente na libido. O negativismo mental e os desequilíbrios emocionais consomem e impedem a produção de vitalidade pelo tecido reprodutivo (Sukra Dhatu). As lembranças dos sonhos são registradas no cérebro físico, por meio da condução das suas impressões pelo Manovaha Srota. Os grandes yoguis, graças à sua capacidade e desobstrução desses canais, mantêm uma perfeita consciência do seu mundo mental e astral. Em alguns sensitivos, o desequilíbrio no funcionamento desses canais também pode ocasionar estados alterados de consciência, influenciados por obsessões e influências sutis. Essas influências psíquicas, originadas da própria mente e do meio, como as energias telúricas, mentais, de seres sutis, de elementais, de formas-pensamento, são consideradas pela Ayurveda como a origem de todas as doenças físicas e psíquicas, sendo denominadas em alguns textos antigos como demônios. A utilização do shirodara desobstrui esse sistema de canais.
Fatores desequilibrantes	São todos os fatores que alteram o funcionamento do sistema mental: • Emoções excessivas; • Supressão das emoções pelo uso de drogas que afetam o sistema nervoso, como calmantes, excitantes, estimulantes e entorpecentes, como maconha, LSD, cocaína, etc.; • Estímulos sensoriais excessivos, como uso demasiado de rádio, televisão, video game, computador, etc.

Fluxo excessivo	Hiperatividade dos sentidos, preocupação, maledicência e a raiva.
Fluxo deficiente	Depressão, obscurecimento dos sentidos, pesar.
Fluxo bloqueado	Bloqueio das emoções.
Fluxo desviado	Delírio, esquizofrenia, que podem ser causados pelas drogas e entorpecentes.

Os srotas exclusivamente femininos	
Arthavaha srota	
Definição	Arthava vem do termo sânscrito que significa menstruação. São os sistemas de canais que conduzem a menstruação e as secreções sexuais femininas. O Arthavaha Srota se mantém durante o ciclo sexual, isto é, da menarca até a menopausa, estando relacionado com a menstruação e com as secreções produzidas durante o ato sexual, como a lubrificação vaginal.
Fatores desequilibrantes	São todos os fatores que alteram o funcionamento do sistema menstrual: • Permissividade sexual ultrapassando os padrões saudáveis para uma vida sexual ativa, delimitando a frequência das atividades sexuais de modo que sua prática excessiva ou deficiente não comprometa a saúde, mantendo-a em perfeito equilíbrio. • Atividade sexual nos períodos inadequados da existência humana. • Existência apenas do estímulo que não se concretiza no ato sexual. Alguns fatores de origem orgânica podem suprimir a necessidade sexual nos homens, como o excesso de líquido prostático que ocasiona doenças como a varicocele, a prostatite, etc. Nas mulheres podem ocorrer alterações emocionais e menstruais ocasionando miomas e fibromas uterinos; • Procedimentos cirúrgicos em qualquer parte do corpo, até a quimioterapia, ocasionando a perda temporária da libido; • Problemas de natureza emocional como a raiva, o medo, a ansiedade, interferindo no ciclo menstrual; • A nutrição do plasma (Rasa Dhatu) está relacionada diretamente com o volume menstrual, isto é, mais nutrição ocasiona um maior fluxo menstrual e pouca nutrição, menor fluxo menstrual.

Fluxo excessivo	Menorragia (sangramentos menstruais abundantes).
Fluxo deficiente	Atraso menstrual ou hipomenorreia (pequeno volume menstrual).
Fluxo bloqueado	Dismenorreia (alterações e dores menstruais), amenorreia (ausência de menstruação) e tumores.
Fluxo desviado	Líquido menstrual na urina ou nas fezes, causado por fístulas ou lesões que unem o reto e/ou bexiga, formando uma cloaca.
Marmas a ser estimulados	Katikataruna, Kukundara e Basti.
Atuação	Sistema reprodutivo feminino, distúrbios menstruais, menopausa, fertilidade e estímulo do Apana Vayu.

Stanyavaha srota	
Definição	Stanya vem do termo sânscrito que significa leite materno. São os sistemas de canais que conduzem o leite materno, estando incluso todo o sistema de lactação. O ato de sucção do mamilo pela prole estimula o sistema nervoso autônomo, produzindo na hipófise o hormônio prolactina que, entrando na circulação sanguínea, estimula a lactação e a contração uterina, evitando o sangramento pós-parto e a anemia decorrente. Na visão Ayurvédica esses dois canais exclusivamente femininos estão intimamente relacionados, pois quando a mulher está no período de amamentação não ocorre menstruação, evidenciando uma relação entre o funcionamento do útero e o sistema de lactação. Graças a essa relação, o período de amamentação era usado pelos povos antigos como método anticoncepcional.
Fatores desequilibrantes	São todos os fatores que alteram o funcionamento do sistema de lactação, até mesmo a sucção inadequada da criança durante o processo de amamentação.
Fluxo excessivo	Fluxo excessivo do leite materno.
Fluxo deficiente	Fluxo deficiente do leite materno.
Fluxo bloqueado	Dificuldade de eliminar o leite materno, dor e edema das mamas, mastite, cistos e tumores das vias mamárias.
Fluxo desviado	Lesões das mamas.
Marmas a ser estimulados	Stanamula, Stanarohita, Kashadhara e Basti.
Atuação	Glândulas mamárias, tumores e abscessos mamários.

Os Marmas

Definição	São os 107 pontos específicos localizados no corpo físico que se conectam a pontos de energia vital, interligando o corpo denso (Anamaya Kosha) ao corpo sutil (Pranamaya Kosha), estando localizados nos pontos de união dos tendões, artérias, veias, nervos e articulações. No passado esses pontos eram utilizados para fins marciais, para dominar, lesar permanentemente e eliminar o adversário.
Atuação	Ao serem estimulados os pontos de localização dos marmas, durante a Abhyanga e o Padabhayanga (massagem dos pés), ocorre uma ação terapêutica sobre os órgãos internos correspondentes, liberando o acúmulo e a estagnação da energia vital, bem como de toxinas (ama) presentes.
Estimulação	Os marmas deverão ser estimulados com compressões com a polpa dos dedos, seguidas de uma movimentação circular abrangente em toda a sua área de localização, até uma ruborização causada pelo estímulo energético. A presença de dor durante a compressão do marma pode indicar a existência de algum problema no órgão ou na área correspondente. A absorção do óleo pela pele é mais intensa na região dos marmas, em razão de menor resistência elétrica. Poderão ser utilizados sobre a região do marma cataplasmas específicos, como gengibre ralado, sementes de mostarda amassada, etc., pedras quentes ou frias, cromoterapia e sangria com aplicação de ventosa.
Localização	O marma abrange uma região ou área determinada do corpo, variando na sua extensão, podendo transpassar de um lado para o outro, como no caso das mãos. A unidade de medida utilizada para a determinação da área de abrangência e de localização de um marma é chamada de anguli, que corresponde à largura do dedo polegar do paciente. Para facilitar a utilização da unidade de medida, o terapeuta deverá fazer uma comparação da largura dos seus dedos com o do paciente. A sensibilidade pessoal favorece a percepção da localização dos marmas, pela prática intensa, que poderá ser confirmada mediante equipamentos eletrônicos.

Grandes marmas	Conhecidos como Mahamarmas e localizados nas seguintes regiões ou áreas do corpo: • **Sthapani:** localizado entre as sobrancelhas e relacionado com a energia de Vatta. • **Hridaya:** localizado no centro do esterno e relacionado com a energia de Pitta. • **Basti:** localizado entre a sínfise púbica e o umbigo e relacionado com a energia de Kapha.
Reequilíbrio dos mahamarmas	Antes de iniciar a Abhyanga, diagnosticar o nível energético (vitalização) dos três mahamarmas, posicionando a palma das mãos sobre ou acima da sua localização. A manifestação de calor significa a existência de muita energia, enquanto a de frio sinaliza pouca energia. Após a conclusão da Abhyanga pode-se verificar o equilíbrio energético por meio da transferência dos excessos para os locais mais deficitários. No reequilíbrio de energia dos grandes marmas poderão ser utilizados nos locais cristais, pedras, cromoterapia, reiki, etc.
Harmonização dos marmas	**Sequência da harmonização dos marmas:** a) Identificar o marma com deficiência energética; b) Colocar, por alguns instantes, uma das mãos sobre o marma com deficiência energética e a outra sobre o topo da cabeça (Chacra Coronário) do paciente. c) Transferir a mão do topo da cabeça para a região do pescoço (Chacra Laríngeo), permanecendo por alguns instantes, mantendo a outra no marma com deficiência energética. d) Concluindo a harmonização, transferir a mão que estava no pescoço para a região do umbigo (Chacra Umbilical), permanecendo por alguns instantes, enquanto a outra é mantida no marma com deficiência energética. e) Verificar o resultado obtido, reavaliando novamente o nível energético dos três mahamarmas. **Nota**: Durante a permanência das mãos sobre os pontos de harmonização, o terapeuta deverá manter uma respiração suave, acompanhada de mantralizações mentais.

Localização dos marmas	
1 **Marma:**	Talahridaya
Significado:	Coração ou centro.
Localização:	• No centro das palmas das mãos. • No centro das solas dos pés.

Posição:	• Pontos de intercessão muscular. • Transpassa a região de localização.
Área:	½ anguli.
Quantidade:	4
Estimulação:	Pulmões e redução de ansiedade.
Nota	Muita dor na região pode indicar ansiedade intensa. Estimula Mamsavaha Srota.

Localização na mão	Localização no pé

2	Marma:	Kshipra
Significado:		Rápido, em virtude do efeito imediato quando estimulado.
Localização:		• Entre os polegares e os indicadores das mãos, no início das mãos. • Entre o primeiro e o segundo dedos dos pés.
Posição:		• Pontos de intercessão dos tendões. • Transpassa a região de localização.
Área:		½ anguli.
Quantidade:		4
Estimulação:		Coração, emoções, taquicardia, pressão alta.

Localização na mão	Localização no pé

3	Marma:	Kurccha
Significado:		União de músculos ou tendões.
Localização:		• Entre os polegares e os indicadores das mãos. • Entre o primeiro e o segundo dedos dos pés.
Posição:		• 2 angulis acima do Kshipra (raiz do polegar). • Pontos de intercessão dos tendões. • Transpassa para o dorso da mão e do pé.
Área:		4 anguli.
Quantidade:		4
Estimulação:		Alochaka Pitta (visão, percepção e absorção de ideias e conceitos).

Localização na mão	Localização no pé 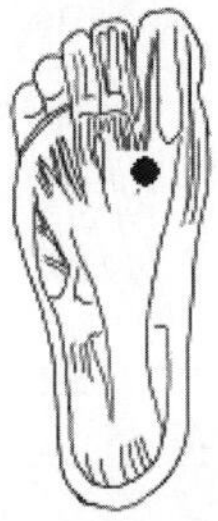

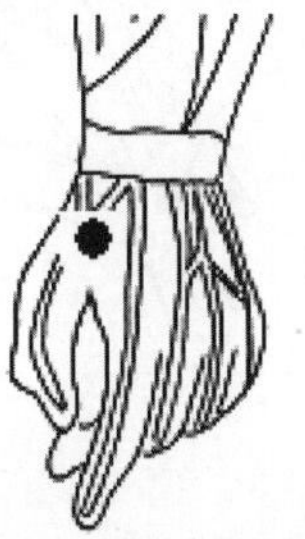

4	Marma:	Kurcchashira
Significado:		Cabeça do kurccha (base da mão e do pé).
Localização:		• Nas regiões internas e externas dos punhos. • Nas regiões internas e externas dos tornozelos, no alinhamento dos maléolos e no centro dos calcanhares.
Posição:		• Pontos de intercessão dos tendões. • Transpassa as regiões de localização.
Área:		1 anguli.
Quantidade:		8
Estimulação:		Redução de espasmos musculares.

Localização na mão	Localização no pé

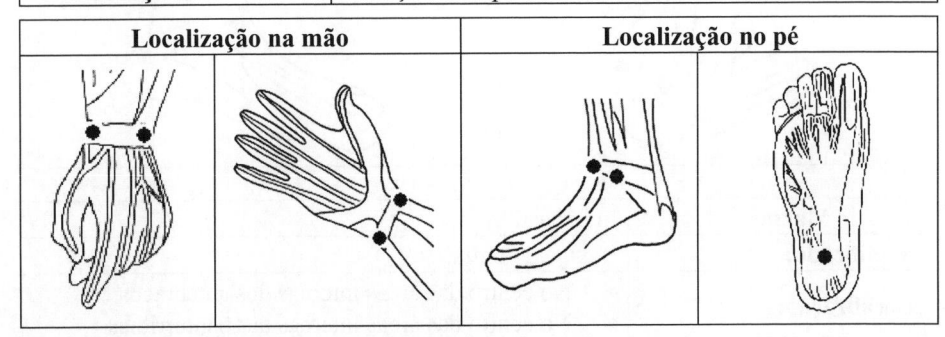

5	Marma:	Manibandha
Significado:		Bracelete.
Localização:		• Nas regiões centrais internas e externas dos punhos.
Posição:		• Ponto de intercessão das articulações. • Transpassa a região de localização.
Área:		2 anguli.
Quantidade:		2
Estimulação:		Redução da rigidez física e mental.

Localização no punho

6	Marma:	Gulpha
Significado:		Articulação do tornozelo.
Localização:		• Nas regiões posteriores e anteriores dos tornozelos.
Posição:		• Ponto de intercessão das articulações.
Área:		2 anguli.
Quantidade:		2
Estimulação:		Redução da rigidez física e mental.

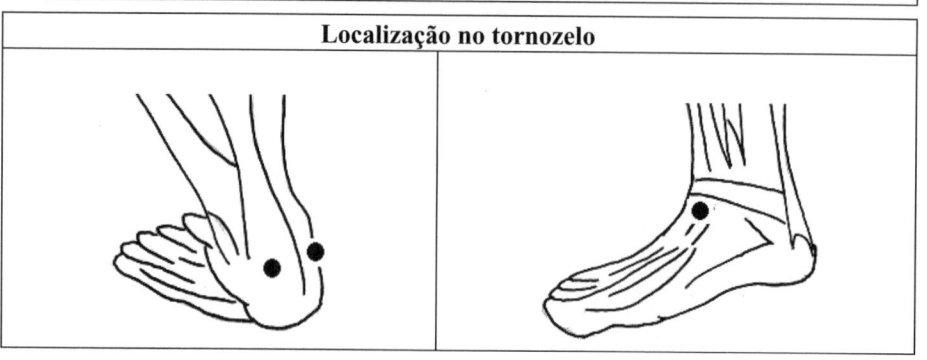

Localização no tornozelo

7	Marma:	Indrabasti
Significado:		Bexiga de Indra.
Localização:		• No centro das áreas internas dos antebraços. • No centro das áreas internas das panturrilhas.

Posição:	• Ponto de intercessão muscular.
Área:	½ anguli
Quantidade:	4
Estimulação:	Agni e intestino delgado.
Nota: Estimula o Annavaha Srota e Mamsavaha Srota	

Localização no antebraço	Localização na panturrilha

8	**Marma:**	Kurpara
Significado:		Articulação do cotovelo.
Localização:		• Na região interna e externa das articulações dos cotovelos.
Posição:		• Ponto de intercessão de articulação. • Transpassa a região de localização.
Área:		3 anguli
Quantidade:		2
Estimulação:		Fígado, baço e pâncreas. Energia de Pitta.

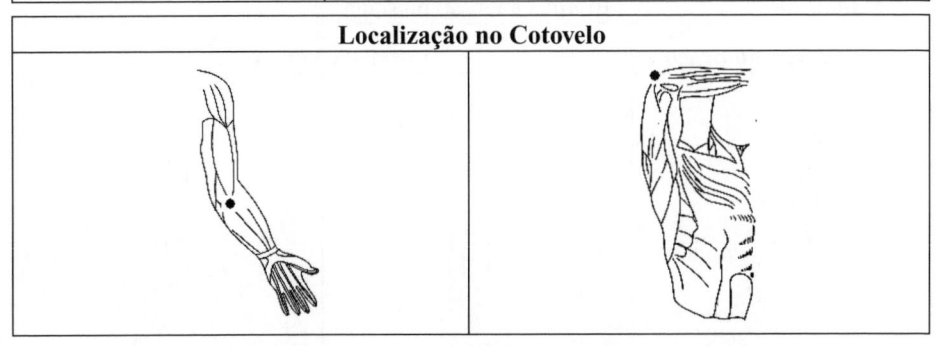

Localização no Cotovelo

9	Marma:	Janu
Significado:		Articulação do joelho.
Localização:		• Na região anterior interna e externa das articulações dos joelhos. • Na região posterior central das articulações dos joelhos.
Posição:		• Ponto de intercessão da articulação. • Transpassa a região de localização.
Área:		3 anguli.
Quantidade:		2
Estimulação:		Fígado, baço e pâncreas. Energia de Pitta.

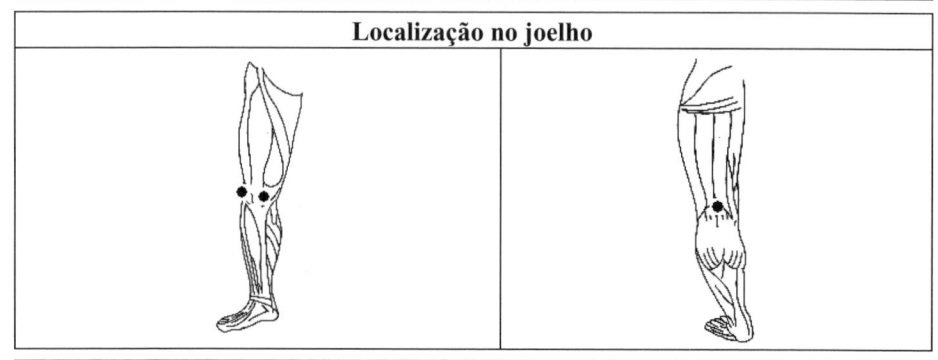

Localização no joelho

10	Marma:	Ani
Significado:		Região inferior do braço e da coxa.
Localização:		• Na região dos braços e das coxas.
Posição:		• 3 anguli acima do Karpura e do Janu. • Ponto de intercessão de tendões. • Transpassa a região de localização.
Área:		½ anguli
Quantidade:		4
Estimulação:		Elimina a tensão muscular.

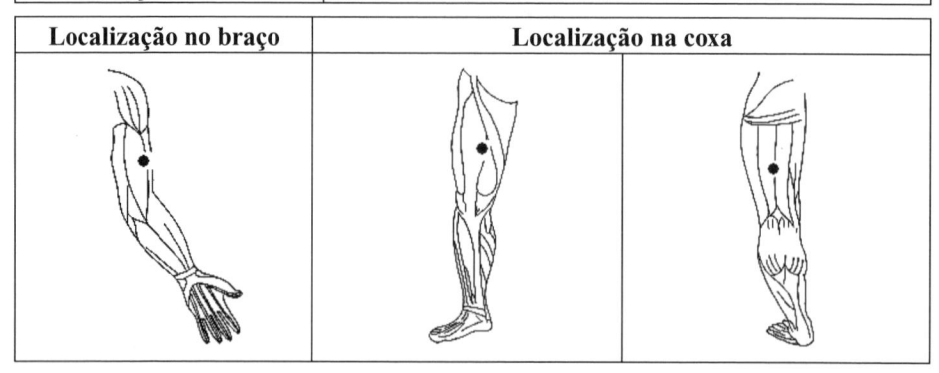

Localização no braço	Localização na coxa

11	Marma:	Urvi
Significado:		O campo.
Localização:		• Na região medial lateral externa dos braços. • No centro da região superior das coxas.
Posição:		• Ponto de intercessão de vasos sanguíneos. • Transpassa a região de localização.
Área:		1 anguli
Quantidade:		4
Estimulação:		Ambhuvaha Srota (metabolismo geral da água), tratamento de diabetes, redução de edemas e de líquidos corporais.
Nota: Estimula o Ambuvaha Srota, Purishavaha.		

Localização no braço	Localização na coxa	

12	Marma:	Lohitaksha
Significado:		Olhos vermelhos.
Localização:		• Na região inguinal, na articulação da virilha, sobre a artéria femural. • Na região inferior da axila, na junção com o músculo peitoral.
Posição:		• Ponto de intercessão de vasos sanguíneos.
Área:		½ anguli.
Quantidade:		4
Estimulação:		Suprimento de sangue e drenagem linfática dos braços e das pernas.

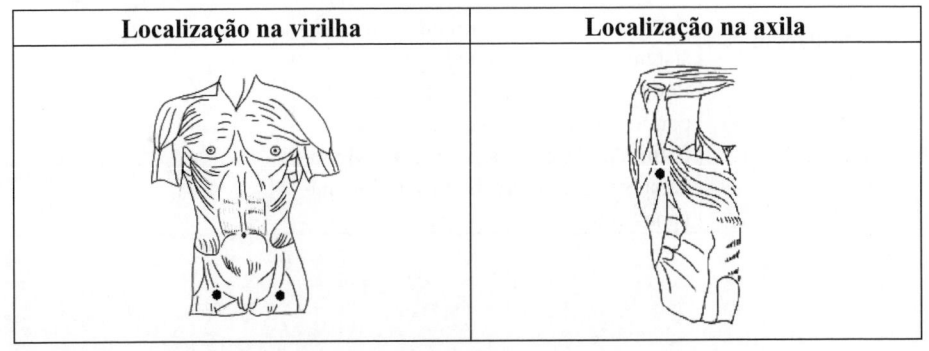

Localização na virilha	Localização na axila

13	Marma:	Kakshadhara	Localização no braço
Significado:		Aquilo que sustenta os flancos.	
Localização:		• Na região anterior do braço, na articulação do ombro.	
Posição:		• 2 anguli acima do Lohitaksha. • Ponto de ligamento de articulação.	
Área:		1 anguli.	
Quantidade:		2	
Estimulação:		Redução de tensão muscular.	
Nota: Estimula o Swedavaha Srota e Stanyavaha Srota.			

14	Marma:	Vitapa	Localização na virilha
Significado:		O períneo.	
Localização:		• Na região anterior do abdome.	
Posição:		• 2 anguli acima do Lohitaksha. • Raiz do escroto no homem. • Região inguinal na mulher.	
Área :		1 anguli.	
Quantidade:		2	
Estimulação:		Redução da tensão nos músculos do abdome, impotência e produção seminal.	
Nota: Estimula o Sukravaha Srota.			

15	Marma:	Guda	Localização nas nádegas
Significado:		Ânus.	
Localização:		• Na região perianal, na ponta do cóccix.	
Posição:		• Ponto de intercessão muscular.	
Área:		4 anguli	
Quantidade:		1	
Estimulação:		Primeiro chacra (Muladhara) e do sistema reprodutivo e urinário.	
Nota:		Pode-se utilizar cataplasma na região para tratar hemorroidas, fístulas, etc. Estimula Mamsavaha Srota, Medovaha Srota, Sukravaha Srota, Purishavaha Srota.	

16	Marma:	Basti	Localização no abdome
Significado:		Bexiga urinária.	
Localização:		• Na região do abdome, entre a sínfise púbica (elevação do osso púbico) e o umbigo.	
Posição:		• Ponto de intercessão de ligamento.	
Área :		4 anguli.	
Quantidade:		1	
Estimulação:		Mantém o equilíbrio de Kapha, nas tensões de TPM.	
Nota:		Pode-se usar emplastro de gengibre durante as cólicas menstruais. Estimula o Ambuvaha Srota, Swedavaha Srota, Mutravaha Srota, Purishavaha Srota, Arthavaha Srota e Stanyavaha Srota.	

17	Marma:	Nabhi.	Localização no abdome
Significado:		Umbigo.	
Localização:		• Na região do abdome, no perímetro umbilical.	
Posição:		• Ponto de intercessão de ligamento.	
Área:		4 anguli.	
Quantidade:		1	
Estimulação:		Pachaka Pitta (relações com todo o processo digestivo) e controle do intestino delgado.	

18	Marma:	Hridaya	Localização no tórax
Significado:		Coração.	
Localização:		• No tórax, no centro do esterno.	
Posição:		• Ponto de intercessão de vaso sanguíneo.	
Área:		4 anguli.	
Quantidade:		1	
Estimulação:		Sadhaka Pitta (relação com todo o processo digestivo físico, emocional e mental) e Vyana Vayu (distribuição do prana por todo o corpo).	
Nota: Estimula o Raktavaha Srota.			

19	Marma:	Stanamula	Localização no tórax
Significado:		Raiz das mamas.	
Localização:		• No tórax, nas regiões inferiores dos mamilos.	
Posição:		• 1 anguli abaixo do mamilo. • Ponto de intercessão de vaso sanguíneo.	
Área:		2 anguli.	
Quantidade:		2	
Estimulação:		Energia Kapha, Pitta e circulação sanguínea.	
Nota: Estimula o Swedavaha Srota e Stanyavaha Srota.			

20	Marma:	Stanarohita	Localização no tórax
Significado:		Regiões superiores dos mamilos.	
Localização:		• No tórax, nas regiões superiores dos mamilos.	
Posição:		• 2 anguli acima do mamilo (Stanamula). • Ponto de intercessão muscular.	
Área:		½ anguli.	
Quantidade:		2	
Estimulação:		Energia Kapha, Pitta e músculos dos braços.	
Nota: Estimula o Mamsavaha Srota, Swedavaha Srota e Stanyavaha Srota.			

21	Marma:	Apastambha	Localização no tórax
Significado:		Aquele que carreia prana.	
Localização:		• No tórax, na linha média entre os mamilos e as clavículas.	
Posição:		• Ponto de intercessão de vaso sanguíneo.	
Área:		½ anguli.	
Quantidade:		2	
Estimulação:		Sangue, nervo, sistema nervoso autônomo simpático e parassimpático.	

Anatomofisiologia Ayurvédica

22	Marma:	Apalapa	Localização no tórax
Significado:		Descuidado.	
Localização:		• Tórax.	
Posição:		• Na região lateral do Stanarohita, na linha axilar anterior. • Ponto de intercessão de vaso sanguíneo.	
Área:		½ anguli.	
Quantidade:		2	
Estimulação:		Sangue, nervo, sistema nervoso autônomo simpático e parassimpático.	

23	Marma:	Katikataruna	Localização nas nádegas
Significado:		Aquilo que se eleva do sacro.	
Localização:		• Na região central inferior das nádegas, no alinhamento do início da região sacral.	
Posição:		• Ponto de intercessão ósseo.	
Área:		½ anguli.	
Quantidade:		4	
Estimulação:		Energia Vatta, tecido gorduroso e intestino grosso.	

Nota: Estimula o Purishava Srota, Mutravaha Srota e Arthavaha Srota.

24	Marma:	Kukundara	Localização nos quadris
Significado:		Marca dos quadris.	
Localização:		• Na região dorsal, na articulação sacro ilíaca.	
Posição:		• Ponto de intercessão de articulação (depressão).	
Área:		½ anguli.	
Quantidade:		2	
Estimulação:		2º Chacra (Esplênico ou umbilical).	

Nota: Estimula o Sukravaha Srota, Mutravaha Srota, Arthavaha Srota.

25	Marma:	Nitamba	Localização nos quadris
Significado:		Região superior das nádegas.	
Localização:		• Na região lateral dos quadris.	
Posição:		• 4 anguli acima e 4 anguli na lateral externa ao Kukundara. • Ponto de intercessão óssea.	
Área:		½ anguli.	
Quantidade:		2	
Estimulação:		Digestão e energia Vatta e Pitta.	

26	Marma:	Parshwasandhi	Localização no dorso
Significado:		A articulação dos lados.	
Localização:		• Na região dorsal.	
Posição:		• 2 anguli acima do Nitamba. • Ponto de intercessão de vaso sanguíneo.	
Área:		½ anguli.	
Quantidade:		2	
Estimulação:		Energia Pitta, digestão e eliminação.	

Nota: Estimula o Purishavaha Srota.

27	Marma:	Brihati	Localização no dorso
Significado:		O grande.	
Localização:		• Na região dorsal, na base das escápulas (linha do sutiã).	
Posição:		• 2 anguli de cada lado da coluna. • Ponto de intercessão de vaso sanguíneo.	
Área:		½ anguli.	
Quantidade:		2	
Estimulação:		3º Chacra (Plexo Solar).	

Nota: Estimula o Raktavaha Srota.

28	Marma:	Amsaphalaka	Localização no dorso
Significado:		As espáduas.	
Localização:		• Na região dorsal, no centro das escápulas.	
Posição:		• Acima do Brihat. • Ponto de intercessão óssea.	
Área:		½ anguli.	
Quantidade:		2	
Estimulação:		4º Chacra (Cardíaco).	

29	Marma:	Amsa	Localização no dorso
Significado:		Os ombros.	
Localização:		• Na região dorsal entre o pescoço e os ombros.	
Posição:		• 4 anguli acima do Amsaphalaka. • Ponto de intercessão de ligamento.	
Área:		½ anguli.	
Quantidade:		2	
Estimulação:		5º Chacra (Laríngeo).	

30	Marma:	Manya	Localização no pescoço
Significado:		Honra.	
Localização:		• Na região do pescoço, próximo à junção com o crânio, nas laterais da laringe.	
Posição:		• Ponto de intercessão de vaso sanguíneo.	
Área:		4 anguli.	
Quantidade:		2	
Estimulação:		Controle sanguíneo, taquicardia.	
Nota		Para controle de taquicardia, fazer uma massagem suave no pescoço em sentido ascendente. Estimula o Rasavaha Srota e Raktavaha Srota.	

31	Marma:	Nila	Localização no pescoço
Significado:		Azul-escuro.	
Localização:		• No pescoço, na região anterior da laringe, próximo ao final do esterno.	
Posição:		• Ponto de intercessão de vaso sanguíneo.	
Área:		4 anguli.	
Quantidade:		2	
Estimulação:		Controle sanguíneo, fala, sabor e percepção do mundo.	
Nota: Estimula o Rasavaha Srota, Raktavaha Srota.			

32	Marma:	Shiramatrika	Localização no pescoço
Significado:		A mãe dos vasos sanguíneos.	
Localização:		• Na região anterior e posterior das laterais do pescoço.	
Posição:		• Ponto de intercessão de vaso sanguíneo.	
Área:		4 anguli.	
Quantidade:		8	
Estimulação:		Circulação do sistema vertebral, redução de vertigens.	
Nota: Estimula o Raktavaha Srota.			

33	Marma:	Krikatika	Localização no pescoço
Significado:		A articulação do pescoço.	
Localização:		• Na junção da cabeça com o pescoço.	
Posição:		• Ponto de intercessão de articulação.	
Área:		½ anguli.	
Quantidade:		2	
Estimulação:		Redução de tremores e tensões musculares.	
Nota: Estimula o Purishavaha Srota.			

34	Marma:	Vidhura	Localização no pescoço
Significado:		Perigo, sofrimento.	
Localização:		• Na região do pescoço, abaixo das orelhas.	
Posição:		• Ponto de intercessão de tendão.	
Área:		½ anguli.	
Quantidade:		2	
Estimulação:		Musculatura de suporte da cabeça, audição.	

35	Marma:	Phana	Localização na face
Significado:		A capa da serpente.	
Localização:		• Nas laterais das narinas.	
Posição:		• Ponto de intercessão de vaso sanguíneo.	
Área:		½ anguli.	
Quantidade:		2	
Estimulação:		Percepção do odor, ouvidos, seios da face, redução de estresse.	

36	Marma:	Apanga	Localização na face
Significado:		O canto externo dos olhos.	
Localização:		• Na lateral externa dos olhos.	
Posição:		• Ponto de intercessão de vaso sanguíneo.	
Área:		½ anguli.	
Quantidade:		2	
Estimulação:		Visão e redução de estresse.	

37	Marma:	Avarta	Localização na cabeça
Significado:		Calamidade.	
Localização:		• Nas têmporas, nas regiões laterais acima das sobrancelhas.	
Posição:		• Ponto de intercessão de articulação.	
Área:		½ anguli.	
Quantidade:		2	
Estimulação:		Redução de depressão, visão.	

38	Marma:	Shankha	Localização na cabeça
Significado:		Concha.	
Localização:		• Na base da mandíbula, entre as orelhas e Apanga.	
Posição:		• Ponto de intercessão ósseo.	
Área:		2 anguli.	
Quantidade:		2	
Estimulação:		Controle do intestino grosso.	
Nota: Estimula o Asthivaha Srota, Purishavaha Srota.			

39	Marma:	Utkshepa	Localização na cabeça
Significado:		O que é jogado para cima.	
Localização:		• Na cabeça, acima do Shankha.	
Posição:		• Ponto de intercessão de ligamento.	
Área:		½ anguli.	
Quantidade:		2	
Estimulação:		Controle do intestino grosso.	
Nota: Estimula o Asthivaha Srota.			

40	Marma:	Sthapani	Localização na face
Significado:		Aquilo que dá suporte.	
Localização:		• Na região entre as sobrancelhas.	
Posição:		• Ponto de intercessão de vaso sanguíneo.	
Área:		½ anguli.	
Quantidade:		1	
Estimulação:		Controle da mente e dos nervos.	
Nota: Estimula o Pranavaha Srota, Asthivaha Srota e Majjavaha Srota.			

41	Marma:	Shrigatakani
Significado:		O ponto de encontro das quatro estradas.
Localização:		• No palato mole. • Na depressão acima do lábio superior. • Na base do nariz, na região das laterais internas dos olhos. • Na região interna da sobrancelha.
Posição:		• Ponto de intercessão sanguíneo.
Área:		4 anguli.
Quantidade:		5
Estimulação:		Controle dos nervos, equilíbrio das energias polarizadas do corpo (ida e pingala).
Nota: Estimula o Majjavaha Srota.		

Localização na face

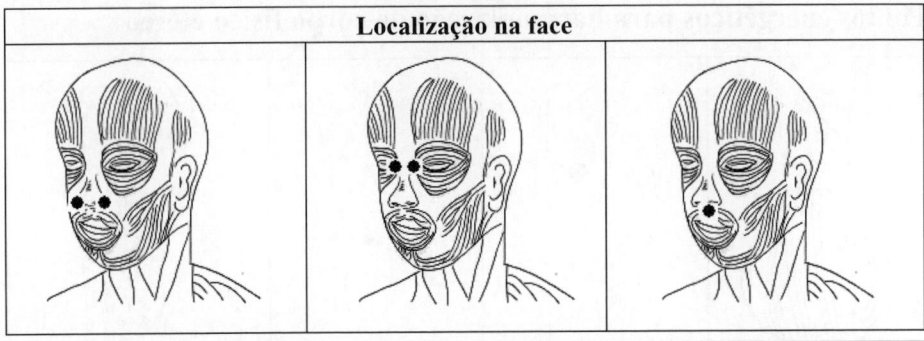

42	Marma:	Simanta	Localização na cabeça
Significado:		O topo.	
Localização:		• Nas suturas ósseas laterais do crânio (junções dos ossos laterais).	
Posição:		• Ponto de intercessão das articulações.	
Área:		Atua em sentido linear.	
Quantidade:		5	
Estimulação:		Controle dos nervos, influenciando a sanidade mental e a inteligência.	
Nota: Estimula o Majjavaha Srota.			

43	Marma:	Adhipati	Localização na cabeça
Significado:		O supremo senhor.	
Localização:		• No centro da cabeça (occipício).	
Posição:		• Cruzamento da projeção das linhas do centro do rosto com as das orelhas. • Ponto de intercessão das articulações.	
Área:		½ anguli.	
Quantidade:		1	
Estimulação:		Mente, nervos e redução de ataques epilépticos.	
Nota: Estimula o Raktavaha Srota, Asthivaha Srota, Majjavaha Srota, Purishavaha Srota.			

Pontos energéticos para harmonização do corpo físico etéreo

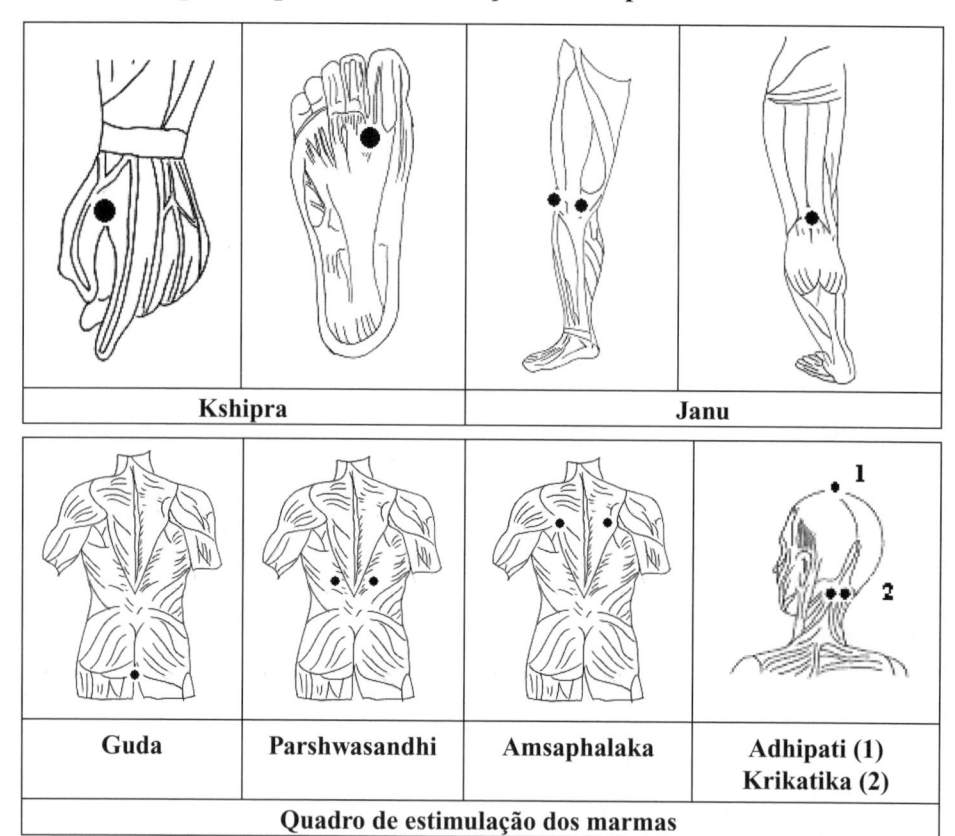

Kshipra		Janu	
Guda	Parshwasandhi	Amsaphalaka	Adhipati (1) Krikatika (2)

Quadro de estimulação dos marmas

Estimulação	Marma
Audição	• Vidhura
Baço	• Kurpara • Janu
Chacra básico	• Guda
Chacra cardíaco	• Amsaphalaka
Chacra esplênico ou umbilical	• Kukundara
Chacra laríngeo	• Amsa
Circulação do sistema vertebral	• Shiramatrika
Circulação sanguínea	• Stanamula
Controle mental	• Sthapani
Controle sanguíneo	• Manya • Nila
Coração	• Kshipra
Drenagem linfática de braços e pernas	• Lohitaksha
Emoções intensas	• Kshipra

Estimulação	Marma
Energia Kapha	• Basti • Stanamula • Stanarohita
Energia Pitta	• Kurpara • Janu • Stanamula • Stanarohita • Nitamba • Parshwasandhi
Energia Vatta	• Katikataruna • Nitamba
Equilíbrio das energias polarizadas (ida e pingala)	• Shrigatakani
Fala	• Nila
Fígado	• Kurpara • Janu
Fogo digestivo (Agni)	• Indrabasti • Nabhi • Hridaya • Nitamba • Parshwasandhi
Impotência	• Vitapa
Intestino delgado	• Indrabasti • Nabhi
Intestino grosso	• Hridaya • Katikataruna • Parshwasandhi • Shankha • Utkshepa
Metabolismo da água corporal	• Urvi
Musculatura de suporte da cabeça	• Vidhura
Músculos dos braços	• Stanarohita
Nervos	• Apastambha • Apalapa • Sthapani • Shrigatakani • Simanta • Adhipati
Odor	• Phana
Ouvidos	• Phana
Pâncreas	• Kurpara • Janu

Estimulação	Marma
Percepção e absorção de ideias e conceitos	• Kurccha • Hridaya • Nila
Plexo solar	• Brihati
Pressão alta	• Kshipra
Produção seminal	• Vitapa
Pulmões	• Talahridaya
Redução da ansiedade	• Talahridaya
Redução da rigidez física e mental	• Manibandha • Gulpha
Redução da tensão abdominal	• Vitapa
Redução de ataques epilépticos	• Adhipati
Redução de depressão	• Avarta
Redução de edemas e líquidos corporais	• Urvi
Redução de espasmos musculares	• Kurcchashira
Redução de tensão muscular	• Ani • Kakshadhara • Krikatika
Redução de tremores	• Krikatika
Redução de vertigens	• Shiramatrika
Redução do estresse	• Phana • Apanga
Sabor	• Nila
Sangue	• Apastambha • Apalapa
Sanidade mental e inteligência	• Simanta • Adhipati
Seios da face	• Phana
Sistema nervoso simpático e parassimpático	• Apastambha • Apalapa
Sistema reprodutivo	• Guda
Sistema urinário	• Guda
Suprimento de sangue	• Lohitaksha
Taquicardia	• Kshipra • Manya
Tecido orduroso	• Katikataruna
Tensões pré-menstruais	• Basti
Tratamento de diabetes	• Urvi
Visão	• Kurccha • Apanga • Avarta

Mecanismo de Manifestação das Doenças

Tudo na natureza funciona impulsionado por um ritmo cósmico, denominado gayatri. Esse mesmo ritmo se manifesta nos intervalos do dia e da noite, nas estações do ano, nas mudanças durante o ciclo da vida em todos os seres vivos, etc. As doenças são consequência do desequilíbrio neste ritmo.

Influência energética na natureza			
Fase	**Característica**	**Energias cósmicas**	**Gunas**
Kapha	Estruturação e desenvolvimento (organização)	Brahma	Tamas
Pitta	Energia/poder (manifestação)	Vishnu	Rajas
Vatta	Degeneração da estrutura com direcionamento para a consciência.	Shiva	Sattwa

Influência energética no homem			
Estágio	**Período**	**Influência biológica**	**Características**
Kapha	Fecundação até adolescência (+/- 15 anos)	Anabolismo	• Estruturação orgânica, mental e emocional; • Dependência emocional; • Alegria e prazer pela vida. **Nota:** A mente tende a ser mais Vatta, apresentando aspectos como inquietação, agilidade, inconstância de imagens e ideias.
Pitta	De 15 a 50 anos, segundo os textos antigos. Na atual realidade, até os 65 anos	Metabolismo	• Ampliação da força física e vitalidade; • Fase de luta e conquista em todos os sentidos: amorosos, profissionais, financeiros, etc. **Nota:** A mente tende a ser mais Pitta, para facilitar a compreensão e o discernimento das experiências vivenciadas.

Vatta	Dos 65 anos até a morte	Catabolismo	• Redução da energia vital; • Ressecamento dos fluidos internos; • Tendência a osteoporose; • Queda de cabelos; • Perda de dentes; • Transferência progressiva da energia vital para o corpo astral; • Fase adequada para o cultivo do desapego e da sabedoria. **Nota:** A mente tende a ser mais Kapha, apresentando letargia, desinteresse e desconexão de ideias e pensamentos.

Influência Energética Durante o Dia

Período Kapha		
Horários de predomínio	• 6h às 10h; • 18h às 22h.	
Período diurno	Agravamento das doenças	Início da manhã.
	Alívio das doenças	Meio do dia.
	Acúmulo das doenças	Após o meio da tarde.
Período noturno	Agravamento das doenças	Início da noite.
	Alívio das doenças	Meio da noite.
	Acúmulo das doenças	Antes de clarear (derreter da gordura interna).
Como evitar o acúmulo de doenças durante o período noturno		
Uso de ervas e massalas	• Uso de ervas quentes e picantes pela manhã, como gengibre, pimenta malagueta ou do reino; • Uso de trikatu (composto de partes iguais de pimenta-do-reino, pimenta caiena ou malagueta em pó, pippali ou chilli).	
Critérios de uso	• No desjejum, colocar no chá uma pitada do trikatu; • Uma colher rasa de trikatu misturado com duas colheres de chá de mel, tomando logo após a água morna.	

Período Pitta		
Horários de predomínio	• 10h às 14h; • 22h às 2h.	
Período diurno	Acúmulo das doenças	Manhã.
	Agravamento das doenças	Meio do dia.
	Alívio das doenças	Tarde.
Período noturno	Acúmulo das doenças	Começo da noite.
	Agravamento das doenças	Meio da noite (forma mais agressiva).
	Alívio das doenças	Antes de clarear.
Como evitar o agravamento das doenças durante o período noturno		
Critérios diários	• Não se alimentar antes de dormir; • Não se alimentar em período próximo das 22 horas. • Utilizar no jantar alimentos leves, sem temperos picantes e sem oleosidade, como frituras.	

Período Vatta		
Horários de predomínio	• 2h às 6h; • 14h às 18h.	
Período diurno	Alívio das doenças	Manhã (nascer do Sol).
	Acúmulo das doenças	Meio do dia.
	Agravamento das doenças	Tarde (pôr do sol).
Período noturno	Alívio das doenças	Começo da noite.
	Acúmulo das doenças	Meio da noite.
	Agravamento das doenças	Nascer do Sol.
Como evitar o agravamento das doenças durante o período noturno		
Importante	• No período noturno ao nascer do Sol, tende a conduzir a insônia; • No período diurno, à tarde tende a produzir cansaço, em virtude do esgotamento energético.	
Critérios	• Adequação do quarto de dormir, tornando-o confortável, aquecido e sem estímulos visuais e sonoros, como televisão; • Dormir antes da meia-noite; • Fazer o padabhyanga e o shiroabhyanga utilizando o óleo de Sankapushpi (valeriana), acrescido de óleo essencial de lavanda ou óleo de Brahmi (acariçoba).	

Influência Energética Ambiental

É a energia atuando sobre o local da moradia, sendo influenciada pelas características climáticas, hidrografia, vegetação e densidade geográfica. Essa influência ambiental atua sobre o dosha, agravando-o, predispondo ao aparecimento de doenças.

Características energéticas do local de moradia (Desha Pariksha)		
Dosha	**Clima**	**Características**
Vatta	Quente seco	• Pouca água; • Pouca arborização; • Terreno acidentado com muitas depressões; • Natureza selvagem com poucos habitantes; • Proximidade de desertos e locais áridos; • Muita mobilidade do vento.
Pitta	Temperado	• Local com características intermediárias dos doshas.
Kapha	Quente úmido	• Muita água; • Muita arborização; • Locais pantanosos; • Locais muito habitados, margeados por rios ou praias.

Correções das influências energéticas do local de moradia			
Dosha	**Propensões a doenças**	**Correções ambientais**	**Reorientações**
Vatta	Favorece o aparecimento de menor quantidade de doenças infecciosas, originadas pela baixa presença de bactérias.	• Mudanças ambientais. • Uso de umidificador ou colocação de água fervida com bicarbonato de sódio, na proporção de uma colher de chá para cada litro de água; • Plantar mais árvores e jardins.	• Uso de alimentos úmidos, oleosos; • Uso de leite e seus derivados; • Oleação da pele e da mucosa da narina com óleo de gergelim.
Pitta	Favorece o aparecimento de uma quantidade intermediária de doenças infecciosas.	• Mudanças ambientais; • Instalação de ventiladores e sistema de ar condicionado, que umidificam o ambiente.	• Ingestão de alimentos crus; • Uso de sucos de frutas; • Uso de ervas amargas; • Uso de óleo de girassol na alimentação; • Oleação da pele e da cabeça com óleo de coco ou sândalo.

Kapha	Favorece o aparecimento de maior quantidade de doenças infecciosas, originadas pela alta presença de bactérias.	• Mudanças ambientais; • Para locais frios e úmidos, usar lareiras, ou sistema de aquecimento interno, para secar e aquecer.	• Uso de temperos picantes na alimentação; • Realização de exercícios físicos.

Influência Energética das Gunas

O princípio imutável da tipologia constitucional (doshas), de acordo com a quantidade dos cinco elementos (Mahabhutas) presentes na constituição orgânica, é influenciado pelas trigunas que, variando de proporção, produzem certos limites e capacidades no transcurso da vida, dominando a mente, o ego e os sentidos, cessando somente quando o ser alcançar a iluminação.

O predomínio do dosha Pitta pode trazer clareza mental, capacidade de realização, etc., além de causar uma obnubilação perceptiva em decorrência das emoções, podendo conduzir à agressividade e violência, de acordo com as situações e circunstâncias vivenciais.

No conceito ayurvédico, o objetivo é direcionar a vida para o sentido sátvico dentro da tipologia constitucional (dosha), garantindo um estado de saúde mais pleno e duradouro, penetrando no campo espiritual, energético e emocional.

Características dos Doshas sob a Influência das Gunas

Vatta	
Gunas	Promove
Sattwa (harmonioso)	• Grande energia e vitalidade; • Adaptabilidade e flexibilidade; • Rapidez na compreensão; • Capacidade de comunicação e expressão; • Sentido de unidade com todos os seres; • Entusiasmo e positivismo; • Iniciativa e capacidade para promover mudanças e gerar ações construtivas.

Rajas **(alucinado)**	• Indecisão; • Inconfiabilidade; • Hiperatividade e agitação; • Perturbação mental; • Distração e memória deficiente; • Impaciência, ansiedade e nervosismo; • Pensamentos e expressões superficiais; • Excitação e falso entusiasmo; • Descontrole organizacional; • Fala compulsiva; • Movimentação desordenada e ruidosa; • Mudança inesperada de estados emocionais.
Tamas **(sombrio)**	• Medo excessivo; • Estado de subserviência; • Desonestidade; • Depressão; • Hábitos autodestrutivos, como alcoolismo, dependência química, etc.; • Perversões sexuais; • Perturbação mental, tendendo potencialmente ao suicídio.

Pitta	
Gunas	**Promove**
Sattwa **(harmonioso)**	• Inteligência aguçada; • Clareza na percepção e na expressão; • Capacidade de discernimento; • Força de vontade, entusiasmo e coragem; • Autonomia e independência; • Senso de fraternidade; • Habilidades para lideranças.
Rajas **(alucinado)**	• Teimosia; • Impulsividade com tendência à agressividade; • Tendência à manipulação e ao domínio pela força; • Tendência exagerada à crítica, direcionando ao menosprezo; • Ambição exagerada; • Raiva com tendência à ira e à fúria; • Vaidade com tendência à arrogância; • Prepotência; • Intolerância.
Tamas **(sombrio)**	• Índole abominável e mesquinha; • Temperamento violento, destrutivo e vingativo; • Tendências a psicopatias, aos crimes contra a vida e ao tráfico de drogas, etc.

Kapha	
Gunas	**Promove**
Sattwa (harmonioso)	• Serenidade, pacificidade e paciência; • Amorosidade e compassividade; • Devotamento e lealdade; • Estabilidade e consistência; • Receptividade e amparo; • Educação e contentamento.
Rajas (alucinado)	• Tendências ao controle por meio de subterfúgios e manobras emocionais; • Apego; • Egoísmo; • Materialismo, com busca excessiva de conforto e de luxo; • Sentimentalismo exagerado; • Insegurança; • Inveja.
Tamas (sombrio)	• Aspecto grosseiro e sombrio; • Depressão; • Letargia, com tendência à apatia; • Obscenidade; • Baixo nível de compreensão; • Natureza mesquinha e insensível; • Tendência para os furtos e para a corrupção.

Movimentação Energética dos Doshas no Organismo

A movimentação energética dos doshas dentro do organismo se faz por intermédio de ondas em um processo dinâmico, evidenciando o predomínio de um sobre o outro em algum instante, influenciado pelas variações ambientais de frio ou calor, principais atributos dos três doshas. Essas ondas energéticas provenientes dos doshas se mantêm ou se desfazem dentro do organismo, não tendo como se resguardar de seus efeitos.

A saúde é a capacidade de manter a oscilação energética dos doshas, entre o seu acúmulo, fase ideal para cura e alívio, evitando o seu agravamento que se manifesta no organismo sob a forma de doença.

Vatta	
I – Acúmulo/aumento (Sanchaya)	
Períodos de incidência	• Período quente e seco (setembro/outubro); • Período temperado (março/abril).

Interferências orgânicas	• Redução da água corporal; • Redução da circulação sanguínea; • Tendência a ter no corpo mais elementos ar e menos elementos água e terra.
Aspectos preventivos	• Reduzir o consumo de frutas e verduras cruas; • Deve-se fazer uma terapia de tonificação utilizando a suplementação de alimentos mais ricos e nutritivos, de característica quente e pesada, como nozes, leites, cremes e sopas; • Período adequado à realização dos panchakarmas.

Atributo contrário à Vatta		Atributos Vatta	
		Atmosféricos/Ambientais	Alimentação
Calor	+	• Baixa umidade do ar (seco); • Mobilidade do ar (vento); • Luminosidade solar (tempo claro); • Baixa temperatura (frio).	• Seca; • Leve; • Fria.

II – Agravamento ou estado provocado (Prakopa)

Períodos de incidência	• Período frio e seco (maio/agosto).
Interferências orgânicas	• Nesta etapa aparecem as doenças como artrites, problemas psicológicos, resfriados, asmas secas, etc.
Aspectos preventivos	• Calor; • Umidade; • Alimentos quentes, cozidos e de valor energético.

Atributo de Vatta		Atributos Vatta	
		Atmosféricos/Ambientais	Alimentação
Frio	+	• Baixa umidade do ar (seco); • Mobilidade do ar (vento); • Luminosidade solar (tempo claro); • Baixa temperatura (frio).	• Seca; • Leve; • Fria.

III – Alívio ou redução (Prashma)

Períodos de incidência	• Período quente e úmido (novembro/fevereiro).
Interferências orgânicas	• Período de maior bem-estar físico e orgânico.
Aspectos preventivos	• O alívio por meio de método terapêutico, utilizando a abhyanga, que apresenta os seguintes atributos: quente, úmido e oleoso.

Atributo contrário à Vatta	Atributos Anti-Vatta	
	Atmosféricos/Ambientais	Alimentação
Calor +	• Umidade do ar moderada ou alta; • Nebulosidade.	• Úmida; • Suave; • Pesada; • Oleosa; • Quente.

Pitta

I – Acúmulo/aumento (Sanchaya)

Períodos de incidência	• Período quente e seco (setembro/outubro); • Período temperado (março/abril).
Interferências orgânicas	• Queimação e calor em todas as partes do corpo, como pele, olhos, ânus, planta dos pés, etc.; • Gosto amargo na boca, influenciado pela bile; • Coloração amarelada da urina e das fezes.
Aspectos preventivos	• Evitar o consumo de alimentos quentes, picantes, ácidos e oleosos; • Purificação do sangue, utilizando na alimentação folhas verdes, brotos, verduras e frutas cruas, com pouco tempero, substituindo o óleo por ghee; • Período adequado à realização dos panchakarmas.

Atributo contrário a Pitta	Atributos Pitta	
	Atmosféricos/ambientais	Alimentação
Frio +	• Umidade do ar moderada; • Alta temperatura (calor); • Mobilidade do ar (vento); • Luminosidade solar (tempo claro).	• Oleosa; • Úmida; • Leve; • Suave; • Líquida; • Quente; • Ácida; • Picante.

II – Agravamento ou estado provocado (Prakopa)

Períodos de incidência	• Período quente e úmido (novembro/fevereiro).
Interferências orgânicas	• Hiperacidez estomacal; • Regurgitação ácida; • Sensação de queimação em todo o abdome, gerando uma sede excessiva; • Sensação de baixa energia; • Dificuldade inicial para dormir; • Diarreia.

Aspectos preventivos	<ul><li>Banhos frios;</li><li>Alimentos leves, evitando frituras e óleos;</li><li>Preferência por alimentos crus;</li><li>Evitar exposição ao Sol;</li><li>Evitar o uso de pimenta.</li></ul>

Atributo de Pitta		Atributos Pitta	
		Atmosféricos/ambientais	Alimentação
Calor	+	<ul><li>Umidade do ar moderada;</li><li>Alta temperatura (calor);</li><li>Mobilidade do ar (vento);</li><li>Luminosidade solar (tempo claro).</li></ul>	<ul><li>Oleosa;</li><li>Úmida;</li><li>Leve;</li><li>Suave;</li><li>Líquida;</li><li>Quente;</li><li>Ácida;</li><li>Picante.</li></ul>

III – Alívio ou redução (Prashma)

Períodos de incidência	• Período frio e seco (maio/agosto).
Interferências orgânicas	• Período de maior bem-estar físico e orgânico.
Aspectos preventivos	• O uso de ervas frias e amargas, por meio de maceração de boldo, hortelã e babosa, que purificam o sangue e a bile.

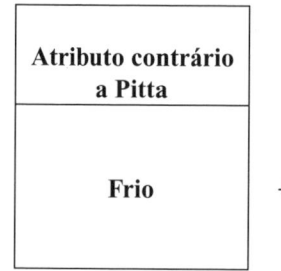

Atributo contrário a Pitta		Atributos anti-Pitta	
		Atmosféricos/ambientais	Alimentação
Frio	+	<ul><li>Alta umidade do ar;</li><li>Baixa temperatura (frio).</li></ul>	<ul><li>Seca;</li><li>Leve;</li><li>Fria;</li><li>Suave;</li><li>Amarga.</li></ul>

Kapha

I – Acúmulo/aumento (Sanchaya)

Períodos de incidência	<ul><li>Período frio e seco (maio/agosto);</li><li>Período temperado (março/abril).</li></ul>
Interferências orgânicas	<ul><li>Aparecimento de diabetes;</li><li>Acúmulo de água corporal, com inchaço no rosto e nas pernas;</li><li>Obesidade.</li></ul>

Aspectos preventivos	• Evitar o consumo de doces, alimentos pesados, gordurosos e fermentados, como queijos, leite e iogurtes; • Utilizar uma alimentação mais leve e picante; • Fazer alguns períodos de jejum; • Tomar mais sauna e fazer mais exercícios físicos; • Período mais adequado à realização dos pancha-karmas.

Característica (*)		Atributos Kapha	
		Atmosféricos/ambientais	Alimentação
Frio	+	• Alta umidade do ar; • Baixa temperatura (frio); • Lenta mobilidade do ar (pouco vento); • Tempo nublado (turvo)	• Úmida; • Fria; • Pesada; • Oleosa.

(*) Similar ao congelamento da água de um rio durante o inverno, correndo apenas um filete de água entre o gelo. Aquilo que acumula gordura.

II – Agravamento ou estado provocado (Prakopa)

Períodos de incidência	• Período quente e úmido (novembro/fevereiro).
Interferências orgânicas	• Aparecimento de colesterol alto; • Descontrole de diabetes (setembro); • Infartos cardíacos (outubro).
Aspectos preventivos	• Evitar o consumo de doces, alimentos pesados, gordurosos e fermentados, como queijos, leite e iogurtes; • Utilizar uma alimentação mais leve e picante; • Fazer alguns períodos de jejum; • Tomar mais sauna e fazer mais exercícios físicos.

Característica (*)		Atributos Kapha	
		Atmosféricos/ambientais	Alimentação
Calor	+	• Alta umidade do ar; • Baixa temperatura (frio); • Lenta mobilidade do ar (pouco vento); • Tempo nublado (turvo).	• Úmida; • Fria; • Pesada; • Oleosa.

(*) Similar ao descongelamento da água de um rio durante o verão, inundando as campinas. A gordura derretida inunda o interior do corpo.

III – Alívio ou redução (Prashma)	
Períodos de incidência	• Período quente e seco (setembro/outubro).
Interferências orgânicas	• Período de maior bem-estar físico e orgânico.
Aspectos preventivos	• A prática de jejum com ervas picantes e quentes, como gengibre, pimenta, para retirar a água corporal em excesso.

Característica		Atributos anti-Kapha	
		Atmosféricos/ambientais	Alimentação
Calor	+	• Umidade do ar seca a moderada; • Alta temperatura (calor); • Mobilidade do ar (vento); • Luminosidade solar (tempo claro).	• Seca; • Leve; • Quente; • Suave; • Picante.

Fatores que Tendem a Agravar os Doshas

A relação abaixo apresenta, em ordem de importância, os fatores que tendem a agravar os doshas, predispondo o organismo a doenças:

a) Constituição energética (Prakritti), representando as tendências aos desequilíbrios dos doshas constitucionais;

b) Estilo de vida influenciado pelo excesso de trabalho e viagens, alimentação irregular, pressões no ambiente de trabalho, etc.;

c) Alimentação inadequada, incluindo a qualidade da água e do ar;

d) Fatores mentais e emocionais, como excesso de raiva, medo, etc.;

e) Grau de intensidade dos itens citados anteriormente.

Mecanismo de Identificação do Acúmulo dos Doshas

O desenvolvimento de uma sensibilidade interna permite identificar os acúmulos dos doshas antes de seu agravamento. Essa percepção interna leva em consideração o instinto natural de aversão por tudo o que agrava e uma atração por tudo que alivia.

Dosha	Agrava promovendo aversão	Alivia promovendo atração
Vatta	• Ambientes e alimentos secos; • Vestuários ásperos; • Alimentos leves; • Ambientes e situações vivenciais agitadas; • Frio.	• Alimentos ácidos; • Alimentos fáceis de comer, sem muito esforço para descascar, mastigar excessivamente, etc. • Ambientes e alimentos quentes; • Alimentos oleosos; • Alimentação pesada e consistente.

Pitta	<ul><li>Alimentos oleosos, como frituras, etc.;</li><li>Ambientes e alimentos quentes;</li><li>Iluminação excessiva.</li></ul>	<ul><li>Banhos frios;</li><li>Bebidas geladas;</li><li>Alimentos crus.</li></ul>
Kapha	<ul><li>Alimentos oleosos, como queijos, leite, etc.;</li><li>Alimentos pegajosos;</li><li>Alimentos de difícil digestão;</li><li>Situações que causam depressão;</li><li>Frio.</li></ul>	<ul><li>Jejum;</li><li>Alimentos picantes;</li><li>Alimentos quentes.</li></ul>

Os Doshas e o Processo Digestivo

Vatta	
Fase	**Localização do bolo alimentar no aparelho digestivo**
Acúmulo ou aumento	Intestino delgado.
Agravamento ou estado provocado	Intestino grosso.
Alívio ou redução	Estômago.

Pitta	
Fase	**Localização do bolo alimentar no aparelho digestivo**
Acúmulo ou aumento	Estômago.
Agravamento ou estado provocado	Intestino delgado.
Alívio ou redução	Intestino grosso.

Kapha	
Fase	**Localização do bolo alimentar no aparelho digestivo**
Acúmulo ou aumento	Intestino grosso.
Agravamento ou estado provocado	Estômago.
Alívio ou redução	Intestino delgado.

Característica do Agravamento dos Doshas

Dosha	Órgão	Sintomas	Ervas indicadas
Kapha	Estômago.	Náuseas e vômitos logo após a alimentação.	Ervas quentes e picantes, como o trikatu, o gengibre, etc.

Pitta	Intestino delgado.	Queimação e dor no estômago duas horas após a alimentação.	Ervas amargas e frias, como boldo, carqueja, bardana, babosa, etc.
Vatta	Intestino grosso.	Distensão abdominal e formação de gases quatro horas após a alimentação.	Triphala utilizando o óleo como veículo.

Nota: os antiácidos agravam kapha, em razão da redução do fogo digestivo.

Estudo sobre as Toxinas (Ama)

Característica das Toxinas (Ama)

a) Tem os atributos semelhantes ao do dosha kapha: frio, úmido, pesado, grosso e pegajoso.

b) Produz fermentação no aparelho digestivo;

c) Agrava com a ingestão de produtos animais, alimentos pesados e formadores de muco, como os derivados lácteos;

d) Agrava com massagens, principalmente em pessoas com dosha constitucional Kapha, utilizando oleação exagerada;

e) Agrava com pressões excessivas dos marmas (pontos energéticos), espalhando as toxinas pelo corpo;

f) O tempo nublado leva a um estado mais Kapha psicologicamente, o que favorece a produção de ama;

g) As toxinas aumentam a possibilidade de o dosha extravasar, circulando e impregnando juntos todo o organismo.

Sinais da Presença de Toxinas (Ama) no Organismo

a) Redução da percepção do sabor dos alimentos;

b) Alteração do sabor dos alimentos;

c) Redução do apetite;

d) Todos os sinais da indigestão, como sensação de peso no estômago, graças à digestão lenta, e boca amarga com salivação intensa.

e) Mau hálito e odor fétido da respiração;

f) Presença de uma camada grossa de muco sobre a língua;

g) Expectoração de catarro pegajoso;

h) Salivação pegajosa;

i) Sensação de distensão do tórax (peito pesado);

j) Dor abdominal à apalpação;

k) Sensação geral de peso no organismo;

l) Cansaço;

m) Obscurecimento da mente e dos sentidos;

n) Dificuldade na eliminação das fezes, urina e suor, em virtude da obstrução dos srotas pelas toxinas;

o) Pulso profundo, apresentando as artérias escorregadias e duras.

Geração de Toxinas (Ama)

Algum fator interno ou externo provoca o aumento do dosha, inibindo o fogo digestivo e reduzindo a capacidade metabólica do organismo de transformar os alimentos e as impressões em nutrientes e energia, favorecendo um aumento de toxinas (ama) e consolidando o estágio inicial da manifestação de todas as doenças.

Atributos geradores de toxinas (ama)	
Dosha	**Atributos**
Kapha	Frio e úmido.
Vatta	Frio.
Pitta	Frio, úmido e oleoso.
Nota:	O dosha Vatta apresenta um agni irregular.

Diagnóstico da Presença de Toxinas (Ama)

Quando ocorre o desequilíbrio do dosha em virtude da presença de toxinas (ama), recebe o nome de Sama Dosha; quando não ocorre a presença de toxinas (ama), recebe o nome de Nirama Dosha.

Excesso de Vatta	
Condições do Dosha	Sinais de identificação
Sama Vatta (com ama)	• Cobertura amarronzada sobre a base da língua; • Mau hálito; • Dor abdominal; • Distensão abdominal em virtude dos gases intestinais; • Constipação intestinal; • Sensação de peso corporal e cansaço físico; • Obscurecimento mental, com tendência à desorientação.
Nirama Vatta (sem ama)	• A língua se apresenta seca e quebradiça; • Apetite normal; • Constipação em menor intensidade ou inexistente; • Boca seca com sabor adstringente (gosto ruim); • Sede; • Desidratação; • Emagrecimento; • Sensação menor de peso corporal de cansaço físico.

Excesso de Pitta	
Condições do Dosha	Sinais de identificação
Sama Pitta (com ama)	• Cobertura amarelada e gordurosa sobre a base da língua; • Mau hálito; • Pouca sede; • Redução do apetite; • Sabor amargo ou salgado na boca; • Pequena sensação de queimação no abdome; • Urina e fezes bem amareladas por influência da bile; • Obscurecimento da percepção sensorial.
Nirama Pitta (sem ama)	• Sede e apetite em excesso; • Língua avermelhada, áspera e dolorida, sem a cobertura na sua base; • Forte sensação de queimação no corpo; • Urina e fezes com a coloração normal; • Percepção sensorial clara; • Sensação de desnutrição em algum tecido (dhatu).

Excesso de Kapha	
Condições do dosha	**Sinais de Identificação**
Sama Kapha (com ama)	• Cobertura esbranquiçada e grossa, podendo apresentar também muco sobre a base da língua; • Saliva mucosa, evidenciada por espuma nos cantos da boca; • Sabor salgado ou ácido na boca; • Garganta e seios faciais congestionados; • Tórax congestionado e pesado; • Pode aparecer muco nas fezes e na urina; • O catarro pulmonar se apresenta esbranquiçado, grosso, pegajoso e de difícil expectoração.
Nirama Kapha (sem ama)	• Apetite normal; • Não ocorre grande deposição de muco na língua; • Sabor adocicado na boca; • Não aparece muco nas fezes e na urina; • Não ocorre dor na apalpação abdominal; • O catarro pulmonar se apresenta aquoso, claro e de fácil expectoração.

Fases das Doenças

I – Acúmulo ou Aumento (Sanchaya)		
Dosha	**Sede**	**Sinais**
Vatta	Intestino grosso	• Distensão abdominal em decorrência da formação de gases; • Constipação intestinal; • Fadiga; • Organismo ressecado; • Insônia; • Sensação de medo; • Desejo de aquecimento por meio de agasalhos, espaço físico e meio ambiente adequado, alimentos, etc.
Pitta	Intestino delgado	• Sensação de queimação e calor em todas as partes do corpo, como pele, olhos, ânus, planta dos pés e das mãos, etc.;

Dosha	Sede	Sinais
Pitta	Intestino delgado	• Febre; • Hiperacidez estomacal; • Gosto amargo na boca pelo excesso de produção de bile; • Coloração amarelada na urina e nas fezes; • Irritabilidade tendendo à raiva; • Desejo de resfriamento por meio de alimentos frios e bebidas geladas, banhos frios, espaços físicos bem ventilados ou refrigerados.
Kapha	Estômago	• Indigestão; • Pele pálida; • Cansaço físico tendendo à prostração; • Edemas, como pernas inchadas ao final da tarde e na base dos olhos ao acordar; • Desejo por alimentos mais leves e digestivos.

II – Agravação ou estado provocado (Prakopa)

Todos os sintomas da fase de acúmulo ficam mais intensos na fase de agravação, dificultando a identificação.

Dosha	Sede	Sinais
Vatta	Intestino grosso	• Distúrbios neurovegetativos, identificados como sensação de cabeça vazia e leve vertigem; • Agravamento da constipação intestinal; • Dores e espasmos abdominais, decorrentes do acúmulo de gases; • Borborigmo (sensação da presença de gás e líquido no intestino, identificados durante o processo de apalpação); • Distensão do abdome superior.
Pitta	Intestino delgado	• Aumento da acidez estomacal; • Regurgitação ácida, favorecendo o aparecimento de esofagite de refluxo e hérnia de hiato; • Azia, favorecendo o aparecimento de afta; • Sensação de queimação em todo o abdome, gerando uma sede excessiva; • Sensação de baixa energia e prostração de forças; • Dificuldade para dormir; • Diarreia.

Kapha	Estômago	<ul><li>Redução do apetite;</li><li>Indigestão;</li><li>Náuseas;</li><li>Aumento da salivação;</li><li>Sensação de peso na cabeça e no peito;</li><li>Sono excessivo.</li></ul>

III – Transbordamento ou extravasamento (Prasara)
O órgão sede não consegue mais conter o excesso do dosha que extravasa para o plasma e para o sangue, seguindo em direção aos diversos tecidos (dhatus) do organismo. O dosha começa a se misturar com os resíduos excretórios (malas), podendo ser avaliado por meio de dosagem de ácido úrico, colesterol, etc.

Dosha	Tendências de acumulação após o transbordamento
Vatta	Cabeça, intestino grosso e articulações.
Pitta	Fígado.
Kapha	Pulmão.

Dosha	Sinais
Vatta	<ul><li>Pele seca;</li><li>Dores lombares e articulares;</li><li>Espasmos e convulsões (contrações súbitas e involuntárias de músculos voluntários);</li><li>Dores de cabeça contínuas trazendo uma sensação de cabeça pesada;</li><li>Tosse seca;</li><li>Febre intermitente;</li><li>Intensificação da constipação e das cólicas intestinais;</li><li>Intensificação da sensação de cansaço físico;</li><li>Intensificação da sensação de ansiedade;</li><li>Intensificação da insônia;</li><li>Sensação de frio e dor nos ossos.</li></ul>
Pitta	<ul><li>Intensificação de doenças inflamatórias da pele, como espinhas e dermatites seborreicas;</li><li>Conjuntivite;</li><li>Gengivite;</li><li>Vertigens;</li><li>Dores de cabeça;</li><li>Febre alta;</li><li>Vômitos biliosos (que apresentam uma coloração amarelada escura e gosto amargo);</li><li>Diarreia com ardor anal, em virtude de excessiva caloria das fezes;</li><li>Ardor no canal uretral.</li></ul>

Kapha	• Tosse; • Dificuldade respiratória (dispneia); • Aumento dos gânglios linfáticos; • Febre baixa e contínua; • Vômitos; • Edema das articulações; • Muco nas fezes.

IV – Relocação (Sthana Samsraya)

As toxinas movimentando pelo sistema circulatório vão depositar-se em algum órgão, não o afetando diretamente, apresentando somente os sintomas leves das doenças que se iniciam.

Por exemplo, no transbordamento do ácido úrico ocorre a relocação para as articulações, manifestando-se como tufo gotoso. A alta taxa de glicose é relocada, estimulando uma sede e urina excessiva, podendo manifestar-se como doença na retina, no rim, no coração, etc. O colesterol alto é relocado, podendo se manifestar no sistema circulatório e no coração.

V – Manifestação (Vyakti)

É a manifestação específica da doença em um órgão ou sistema, conforme definição da Medicina ocidental, como artrite, diabetes, hipertensão, litíase renal, etc.

VI – Diversificação (Bheda)

A doença que estava restrita a um órgão começa a gerar problemas em outros órgãos ou sistema, sendo esse processo conhecido, na Medicina ocidental, como complicações provenientes de uma determinada doença.

Por exemplo, a artrite manifesta-se nas articulações, afetando os rins, os ossos, etc.

Nessa fase vão aparecer os sintomas específicos da doença no órgão e no dosha que afeta o órgão, como por exemplo a hipertensão, uma doença pitta. Essa doença se manifesta por meio de seus sintomas próprios e dos atributos do dosha como rubor facial, enxaqueca, etc.

A artrite, uma doença vatta, manifesta-se por meio de seus sintomas próprios e dos atributos do dosha, como rigidez muscular, pele seca, dor intensa, etc.

Tratamento nas Diversas Fases da Doença

O médico ayurvédico, para tratar a doença, retorna o dosha à sua sede de origem, utilizando os programas ayurvédicos adequados.

Quando a doença já se encontra em estágio avançado, o tratamento permitirá um alívio e controle de seu estado.

Fases da doença	Tratamento
I – Acúmulo ou aumento (Sanchaya) II – Agravação ou estado provocado (Prakopa)	O dosha permanece na sua sede, sendo facilmente tratado, utilizando ervas digestivas, descanso e mudanças no estilo de vida.
III – Transbordamento ou Extravasamento (Prasara)	Estágio intermediário com tratamento no sistema digestivo, como no estágio anterior, produzindo efeito.
IV – Relocação (Sthana Samsraya)	O tratamento é mais complexo, estando relacionado com a vitalidade do paciente. Quando a vitalidade está baixa, como nas pessoas idosas, é preciso incrementar a vitalidade, antes do tratamento.
V – Manifestação (Vyakti) VI – Diversificação (Bheda)	O tratamento tem menor efeito, sendo necessária a realização de mudanças radicais no estilo de vida. Os panchakarmas deverão ser mais intensos e mais profundos, exigindo um tempo maior para a apresentação dos resultados, graças ao consumo da vitalidade pela doença.

Capítulo II

Diagnóstico Ayurvédico

Técnica do Diagnóstico Ayurvédico

Durante milênios, a técnica do diagnóstico ayurvédico se resumia quase que exclusivamente à percepção sensorial do paciente, pela observação das suas características particulares, como gesticulação, fala, postura, feições, etc. Na existência de dúvida ou para confirmação do diagnóstico, era efetivada uma avaliação energética da urina por meio da sua reação com o óleo de gergelim, equiparando-se aos exames laboratoriais da atualidade.

Para se chegar a um diagnóstico seguro é importante ampliar a capacidade de ver, ouvir, perceber e intuir, por meio de uma conexão espiritual com toda a egrégora ayurvédica, presidida pelo seu diretor maior, Dhanwantrie (Pai da Medicina Ayurvédica). Somente após a percepção inicial se têm condições para uma avaliação mais detalhada e aprofundada.

O médico ayurvédico observa o que está em desequilíbrio para poder restabelecer o equilíbrio, reduzindo o que está em excesso, sendo esta a primeira regra básica do tratamento ayurvédico. Identifica o dosha em desequilíbrio energético para tentar equilibrá-lo, fazendo o acompanhamento dos resultados alcançados com os procedimentos executados até o equilíbrio total.

Quando se tem o diagnóstico da tipologia constitucional, identificado a partir do conhecimento do funcionamento dos doshas e seus desequilíbrios, suas ferramentas de atuação serão mais eficazes. Por exemplo, um paciente com tipologia constitucional Kapha e possuidor de um excesso de Kapha fornecerá os parâmetros que poderão ser trabalhados na redução de Kapha em excesso. Outro paciente com tipologia constitucional Pitta, com excesso de Kapha, fornecerá como parâmetro a redução de Kapha, pois sua tipologia constitucional é Pitta, o que já não acontece com o primeiro exemplo.

No levantamento dos desequilíbrios durante a anamnese ayurvédica é definido qual o quadro agudo, isto é, o que vem sendo apresentado nos últimos momentos, do que é crônico ou com longo tempo de manifestação na vida do paciente. Por exemplo: um distúrbio energético agudo de Pitta, manifestado por consumo esporádico de pimenta, ocasiona diarreia, controlada com o retorno a uma alimentação regular. O mesmo já não acontece com um paciente com tipologia constitucional Pitta e aspecto fisionômico de Kapha que, em virtude de seu descontrole alimentar, cria um quadro crônico de obesidade.

Além do levantamento da história clínica pessoal e familiar, realizado durante a anamnese ayurvédica, é utilizada a tabela do grau de intensidade do desequilíbrio de forma a fornecer os dados mais substanciais e completos possíveis, dos aspectos constitucionais dos doshas e da doença gerada a partir dos seus distúrbios energéticos. Por exemplo, um paciente com tipologia constitucional Pitta, com desequilíbrio de Pitta manifestado pela irritação, enxaqueca e distúrbios, retocolite e frequentes diarreias, com o tratamento do desequilíbrio energético de Pitta, ocorrerá o reflexo na doença e no estado emocional. Com o tratamento ayurvédico adequado e específico da retocolite, originada por desequilíbrio de Pitta, os resultados serão mais rápidos e eficientes.

Por ser um tratamento holístico, o tratamento médico moderno deveria envolver-se com todos os aspectos do dosha em desequilíbrio, com a tipologia constitucional do paciente, utilizando a visão ayurvédica do desenvolvimento da doença. A partir daí, o reequilíbrio do distúrbio energético se baseará na correção alimentar, no uso de ervas fitoterápicas, nas massagens, nas técnicas de desintoxicação (panchakarmas), nas práticas de yoga, de meditação e na utilização de uma rotina diária que deverá ser direcionada para cada tipologia constitucional, o que traria mais eficiência no tratamento e menos gasto para o paciente e para o setor público de saúde, pois o princípio ayurvédico estaria sendo utilizado na manutenção da saúde por meio de um sistema preventivo.

Grau de Intensidade do Desequilíbrio

A Ayurveda utiliza uma classificação, mais didática do que prática, do nível de intensidade energética na constituição e no desequilíbrio do dosha. Esta variação do nível de intensidade obedece a escala abaixo:

Grau	Intensidade
1	Baixa
2	Moderada
3	Elevada

Na classificação das doenças, o nível de intensidade baixa é para manifestação suave. O nível de intensidade elevada é considerado para uma manifestação grave que geralmente não apresenta cura total, mantendo somente o seu controle, como, por exemplo, a hipertensão no Pitta e nas doenças ósteo-musculares paralisantes no Vatta.

Outro exemplo de avaliação do grau de intensidade de um estado de desequilíbrio de Vatta, manifestado pela ansiedade, inquietude e insônia, de outro estado de esquizofrenia e paralisação diante da vida, ambos com intensidade diferenciada, indicando as características do tratamento médico, delineando o seu grau de dificuldade na cura, devendo ser mais intenso no segundo caso, que apresenta maior gravidade.

Métodos para Diagnosticar

a) Observação (Darshana)

É o aspecto mais importante do diagnóstico, devendo ser observados os seguintes aspectos:

- Estrutura física como um todo, partindo posteriormente para partes específicas, como músculos, ossos, boca, cabelos, dentes, etc.;

- Exame da língua para a verificação da presença de toxinas (ama) no organismo;

- Comportamento, gestos, tiques, impostação de voz, modo de sentar, modo de apresentar o problema, etc.

b) **Toque (Sparshana)**

Deverão ser verificadas por meio de toque:

- Percepção do pulso;

- Análise das características da pele, como estrutura, textura, caloria, etc.;

- Análise do cabelo.

c) **Questionamento (Prashnana)**

Os indicativos de saúde abaixo deverão ser avaliados, utilizando um parâmetro comparativo entre o momento presente e o passado:

a) Condições do apetite;

b) Condições da digestão;

c) Condições das eliminações: urina, fezes, suor e menstruação;

d) A Libido e a performance sexual. A sexualidade define a intensidade e a qualidade da vitalidade (ojas).

e) Verificação do nível geral de energia relacionada com a disposição física.

f) Verificação da susceptibilidade a doenças para avaliação do sistema imunológico e vitalidade.

g) Sensação e localização da dor, verificando:

- Se a sensação é recente (aguda) ou antiga (crônica);

- Identificação da intensidade da dor, questionando se o paciente é despertado do sono por ela;

- Identificação do horário de aparecimento da dor, comparando com os horários de agravamento dos doshas.

Nota: É importante criar uma conexão entre os problemas apresentados ou identificados no paciente e as formas de tratamento que serão adotadas.

Constituição Energética ou Tipologia Original (Prakritti Pariksha)

Definição do Tipo Constitucional

Mediante os exames constitucionais, determinaremos os vários aspectos da tipologia humana. Os doshas Kapha, Pitta e Vatta são os três tipos constitucionais puros existentes em todos os seres vivos, onde o predomínio de um influencia energeticamente o funcionamento do organismo como um todo.

Existem os tipos humanos em que ocorre o predomínio energético de dois tipos constitucionais ou bidoshas: Kapha-Pitta, Kapha-Vatta e Pitta-Vatta.

Do ponto de vista prático, os tipos humanos com predomínio de mais de um dosha, em certos momentos, têm tendência ao desequilíbrio de um destes. Por exemplo: um tipo constitucional Kapha-Pitta e Pitta-Vatta, com a entrada do verão terão mais tendências ao desequilíbrio de Pitta. Os tipos constitucionais Kapha-Vatta não sofrem com o calor e o abafamento. Nos indivíduos com influência energética de dois doshas, em geral, pode-se estimular, por meio de procedimentos, o terceiro dosha que não é predominante, conforme o quadro abaixo:

Tipologia	Estimulação
Kapha-Pitta	Vatta
Kapha-Vatta	Pitta
Pitta-Vatta	Kapha

Finalmente existem os tipos humanos nos quais ocorre o predomínio energético dos três doshas, ou tridoshas: Kapha, Pitta e Vatta, sendo este o tipo mais difícil de se desequilibrar, graças à existência de um sistema de compensação energética. No tratamento, o equilíbrio energético deverá ser alcançado reduzindo a influência do dosha desequilibrado.

Tabela de avaliação de tipologia
Não usar a tabela com critérios de pontuação. Esses dados deverão ser acumulados para se formar um diagnóstico.

Aparência geral
É importante verificar com o paciente se a sua constituição física (traços físicos) foi sempre assim ou se teve alguma alteração recente por algum motivo. Ex.: Um Vatta que tomou corticoide pode ficar com a face de um Kapha.

Estrutura física	
Dosha	Características
Vatta	• Alto ou baixo demais (média da população); • Magro, quase sempre; • Estrutura muscular e óssea pouco desenvolvidas; • Apresenta tendões e ossos proeminentes.
Pitta	• Altura média; • Estrutura muscular desenvolvida.
Kapha	• Estrutura forte e robusta; • Pode ser alto ou baixo; • Estrutura muscular e óssea bem desenvolvidas.

Articulações
Para se verificar as articulações, deve-se solicitar ao paciente que realize movimentações musculares, como mexer com os dedos, alongar os braços, flexionar os joelhos, esticar as pernas, etc.

Dosha	Características
Vatta	• Apresentam proeminências articulares, principalmente nas regiões dos joelhos e cotovelos; • Reproduzem estalos durante sua movimentação, ocasionados pela exis-tência de pouco líquido sinovial; • Apresentam movimentações constantes influenciadas pela ansiedade e insegurança;
Pitta	• Apresentam características medianas e não tão proeminentes; • São elásticas no movimento.
Kapha	• Apresentam-se com contornos arredondados, devido ao revestimento adiposo auferindo uma aparência atraente.

Peso	
Dosha	Características
Vatta	• Baixo peso (come muito quando tem fome e não engorda).
Pitta	• Peso moderado. **Nota:** Pode engordar graças ao apetite voraz, mas quando faz regime emagrece rapidamente.
Kapha	• Pesado, tendendo à obesidade. **Nota:** Dietas constantes no decorrer da vida, para controlar o peso.

Face	
Dosha	**Características**
Vatta	• Tamanho pequeno, afinado e alongado.
Pitta	• Tamanho médio com contornos fortes, em virtude dos ossos proeminentes; • Apresenta traços rudes e grosseiros (angulares), como testa larga, queixo quadrado, nariz pontudo.
Kapha	• Tamanho grande, redondo, com gordura e contornos suaves.

Coloração da pele	
Dosha	**Características**
Vatta	• Geralmente apresenta coloração mais escura e sem brilho (apagada) nas cores amarronzada ou acinzentada, lembrando uma fisionomia cansada e abatida. **Nota:** Quanto mais desequilibrado, mais se acentua a coloração acinzentada. Em situações de anemia apresenta um pálido acinzentado.
Pitta	• Geralmente apresenta uma coloração avermelhada (ruborizada). **Nota:** Vitiligo e albinismo são características de descoloração da pele por influência de Pitta.
Kapha	• Pele esbranquiçada e pálida.

Textura e temperatura da pele	
Dosha	**Características**
Vatta	• Pele fina, seca e fria, com tendência a ser enrugada e descamativa; • Apresenta veias proeminentes.
Pitta	• Pele quente, rosada, com tendência a ser oleosa, principalmente no rosto. • Pode apresentar muitas pintas, sardas, verrugas e espinhas.
Kapha	• Pele grossa, branca, fria, suave e lisa; • Apresenta oleosidade em todo o corpo.

Características da cabeça

Pescoço	
Dosha	**Características**
Vatta	• Fino e longo.
Pitta	• Médio.
Kapha	• Grosso e curto.

Formato da cabeça

Dosha	Características
Vatta	• Pequena, com laterais menores e parte superior maior;
Pitta	• Média, com tendência a ser angulada, denotando uma inteligência mais penetrante.
Kapha	• Grande, redonda, robusta e firme, denotando um aspecto menos intelectual e mais emocional.

Testa

Dosha	Características
Vatta	• Curta, pequena, o couro cabeludo começa mais baixo; • Apresenta-se sempre enrugada graças à preocupação e ansiedade.
Pitta	• Grande, com duas rugas perpendiculares às laterais das sobrancelhas, em virtude das manifestações das emoções, como a raiva.
Kapha	• Grande e larga.

Cabelo

Dosha	Características
Vatta	• Tendência à queda, grosso, desnutrido (pouco atraente, quebradiço, seco, com pontas), ondulado (crespo); • Coloração amarronzada; • Tendência a ter mais caspa. • Cabelo muito sensível a tinturas.
Pitta	• Moderado, atraente pelo volume e beleza, sedoso. • Tendência à calvície e ao embranquecimento precoce; • Muito sensível ao contato com o Sol, tendendo a ficar avermelhado; • Tendência à dermatite seborreica.
Kapha	• Abundante, oleoso, grosso, brilhante e bastante ondulado (crespo).

Nota: O cabelo é influenciado pelas condições atmosféricas, como Sol, poeira, vento. Também o uso de xampus inadequados e tinturas altera suas características originais.

Nariz

Dosha	Características
Vatta	• Estreito, afilado e longo, com narina estreita; • Seco e tendendo a ser curvo (aquilíneo).
Pitta	• Médio; • Quando em distúrbio, tende a sangrar constantemente.
Kapha	• Rombudo, com narinas largas; • Nariz com brilho, em virtude da oleosidade excessiva.

Olhos	
Dosha	**Características**
Vatta	• Pequenos, secos e estreitos; • Geralmente castanhos; • Opacos por conta da pouca lubrificação; • Trêmulos, com movimentação constante, decorrente de inquietação.
Pitta	• Médios e estreitos; • Têm tendência à coloração avermelhada, inflamando-se com facilidade (conjuntivite); • Geralmente são mais coloridos, com variações de castanho-claro a esverdeado; • Têm um olhar penetrante e muito significativo; • Ocasionalmente podem apresentar a esclerótica com coloração amarelada, sinalizando um fígado intoxicado; • São afetados pela luminosidade intensa (fotofobia), que provoca incômodo visual e enxaqueca; por esse motivo têm mais tendência a usar óculos de sol.
Kapha	• Grandes, proeminentes, largos, úmidos, brancos e atrativos; • Têm tendência a chorar e lacrimejar com frequência, graças à emotividade.

Cílios	
Dosha	**Características**
Vatta	• Curtos, escassos, secos e firmes.
Pitta	• Curtos, mais finos e mais abundantes.
Kapha	• Longos, grossos, oleosos e firmes.

Sobrancelhas	
Dosha	**Características**
Vatta	• Curtas, finas, que se movem constantemente.
Pitta	• Médias, atrativas pela boa formação e beleza.
Kapha	• Grossas, volumosas com muitos pelos.

Lábios	
Dosha	**Características**
Vatta	• Finos, estreitos, pequenos e secos; • Tendência a ser trêmulos em decorrência de ansiedade; • Possuem coloração acinzentada.
Pitta	• Médio, macios e rosados.
Kapha	• Grossos, grandes, úmidos, lisos e firmes.

Gengivas

Dosha	Características
Vatta	• As gengivas são aparentes, apresentando uma coloração acinzentada.
Pitta	• As gengivas apresentam-se na coloração avermelhada; • Gengivas com facilidade de sangramento, possuindo maior incidência de doenças inflamatórias da boca, como herpes, afta, etc., principalmente com a ingestão de bebidas ácidas.
Kapha	• Gengiva bem nutrida e brilhante em virtude de a uma boa salivação.

Dentes

Dosha	Características
Vatta	• Dentes pequenos e secos, graças à pouca salivação, apresentando coloração acinzentada; • Dentes enrugados e tortuosos (encavalados).
Pitta	• Dentes médios, com coloração rosada.
Kapha	• Dentes grandes, grossos e brilhantes, na coloração branca ou amarelada.

Características do tronco

Ombros

Dosha	Características
Vatta	• Em vista da musculatura pouco desenvolvida, apresenta os ombros pequenos, magros, com ossos proeminentes; • Apresentam tendência sifótica, podendo apresentar-se arqueados para a frente, graças ao medo, ansiedade e insegurança.
Pitta	• Mais desenvolvidos, com uma musculatura bem definida.
Kapha	• Musculatura bem desenvolvida, firme e larga, apresentando uma característica arredondada, graças à camada adiposa; • Pele brilhante em virtude da oleosidade.

Tórax

Dosha	Características
Vatta	• Em razão da musculatura pouco desenvolvida, apresenta um tórax pequeno, magro, com um ângulo epigástrico que lhe confere um aspecto estreito.
Pitta	• Mais desenvolvido, com uma musculatura bem definida.
Kapha	• Apresenta-se volumoso, chegando a ser extremamente desenvolvido.

Características dos membros superiores	
Braços	
Dosha	Características
Vatta	• Em razão da musculatura pouco desenvolvida, apresentam-se finos, tendendo a ser excessivamente pequenos ou longos.
Pitta	• Mais desenvolvidos e com musculatura bem definida.
Kapha	• Apresentam-se bem desenvolvidos, graças à camada adiposa, minimizando a percepção da definição muscular, o que lhe confere um aspecto volumoso e arredondado.

Mãos
É um ponto referencial muito importante, que deverá ser atentamente analisado.

Dosha	Características
Vatta	• As regiões dorsais e palmares são estreitas, compridas e com pouca espessura lateral (fina); • A pele é seca, áspera e fria, com tendências descamativas, em decorrência da deficiência circulatória e nutricional das extremidades; • Apresenta tremores e movimentações constantes, influenciados pela ansiedade e insegurança; • Apresentam dedos com articulações proeminentes.
Pitta	• As regiões dorsais, palmares e laterais são medianas. • A pele se apresenta quente e com a palma avermelhada, graças ao eficiente fluxo sanguíneo; • Os dedos são mais desenvolvidos, apresentando uma musculatura bem definida.
Kapha	• As regiões dorsais e palmares são mais largas, conferindo um aspecto quadrado; • A região lateral possui maior espessura, que lhe confere um aspecto consistente e arredondado; • A pele é fria, branca, apresentando uma umidade pegajosa, em virtude da oleosidade; • Os dedos são mais bem desenvolvidos.

As mãos, em seu aspecto funcional, refletem o estado das gunas, que também deverão ser analisadas:
- **Aspecto sátvico:** mãos harmoniosas, suaves e bem equilibradas;
- **Aspecto tamásico:** mãos pesadas, pegajosas graças às emoções e ao suor;
- **Aspecto rajásico:** mãos agressivas e tensas.

Unhas	
Dosha	**Características**
Vatta	• Apresentam-se estreitas, finas e ásperas; • Podem apresentar-se quebradiças, graças à sua secura; • Apresentam coloração acinzentada.
Pitta	• Apresentam-se com características medianas e uma coloração avermelhada.
Kapha	• Apresentam-se largas, grossas, lisas; • Apresentam uma coloração esbranquiçada e oleosa, em virtude da oleosidade corporal.
Nota: O uso de esmalte pode dificultar a avaliação.	

Características dos membros inferiores

Coxas	
Dosha	**Características**
Vatta	• Em vista da musculatura pouco desenvolvida, apresentam-se magras e finas.
Pitta	• Mais desenvolvidas e com musculatura bem definida.
Kapha	• Apresentam-se bem desenvolvidas. A camada adiposa lhe confere um aspecto volumoso e arredondado; • Tem mais propensão à celulite, graças a uma considerável camada adiposa.
Nota: Qualquer tipo constitucional pode apresentar celulite, que se encontra também influenciado pela falta de critério alimentar.	

Pernas	
Dosha	**Características**
Vatta	• Em decorrência da musculatura pouco desenvolvida, apresentam-se finas, podendo ser muito longas ou curtas; • Apresentam joelhos proeminentes.
Pitta	• Mais desenvolvidas e com musculatura bem definida.
Kapha	• Apresentam-se bem desenvolvidas. A camada adiposa lhe confere um aspecto volumoso e arredondado.

Panturrilhas	
É um ponto referencial muito importante, que deverá ser atentamente analisado, estando o paciente sentado e com os pés apoiados no chão.	
Dosha	**Características**
Vatta	• Em razão da musculatura pouco desenvolvida, as panturrilhas apresentam-se pequenas e estreitas; • O reflexo emocional, caracterizado pela ansiedade, medo e insegurança, torna a musculatura desta região rígida.

Dosha	Características
Pitta	• Mais desenvolvidas e com a musculatura bem definida; • A musculatura desta região é mais relaxada, cedendo facilmente ao toque.
Kapha	• Apresentam-se bem desenvolvidas. A camada adiposa lhe confere um aspecto volumoso e arredondado.

Pés	
Dosha	**Características**
Vatta	• As regiões dorsais e plantares são estreitas e com musculatura pouco desenvolvida; • A pele é seca, áspera e fria, com tendências descamativas, graças à deficiência circulatória e nutricional das extremidades; • Apresentam movimentações constantes, influenciadas pela ansiedade e insegurança; • Apresentam dedos com articulações proeminentes.
Pitta	• As regiões dorsais e plantares são medianas; • A pele se apresenta quente e com a região plantar avermelhada, em virtude do eficiente fluxo sanguíneo; • Os dedos são mais desenvolvidos, apresentando uma musculatura bem desenvolvida.
Kapha	• As regiões dorsais e plantares são mais largas e consistentes, graças à camada adiposa; • A pele se apresenta fria, em virtude da deficiência do fluxo sanguíneo; • Os dedos são bem desenvolvidos, graças à camada adiposa.

a) Avaliação das condições metabólicas:

Metabolismo

Apetite
É um ponto referencial muito importante, que deverá ser atentamente analisado. Qualquer alteração na vitalidade influencia no apetite.

Dosha	Características
Vatta	• O apetite não obedece a horários definidos, variando entre uma fome voraz e o esquecimento do momento de alimentação, em virtude do envolvimento com alguma atividade; • Alimentação sem critérios, dando preferência para doces, chocolates, guloseimas, lanches rápidos, etc., o que lhe aufere um estado de exaustão física por inadequação nutricional.

Pitta	• Apetite intenso, obedecendo a horários definidos; • Aprecia a mesa posta, como estímulo visual ao apetite; • No aspecto psicológico, utiliza a comida como fator de troca de afeto, carinho e domínio nas relações pessoais e emocionais.
Kapha	• Não apresenta apetite intenso, possuindo uma característica constante e de pouca intensidade; • Tende a comer sem ter fome, o que favorece o ganho de peso e manutenção da obesidade; • Utiliza a alimentação como consolo emocional, principalmente em situações de tristeza, depressão e ansiedade.

Preferência dos sabores
Quando o dosha se apresenta equilibrado tende a estimular o uso de alimentos que mantêm seu equilíbrio. Uma situação de desequilíbrio tende a produzir uma mudança na preferência, estimulando a utilização de alimentos que agravam ainda mais esse desequilíbrio. Por exemplo: um Pitta desequilibrado tem um grande estímulo para comer pimenta, o que causa mais desequilíbrio, como gastrite, alergias, erupções e agravamento de hemorroidas. Um kapha desequilibrado tem grande estímulo para comer doces, chocolates e massas, o que lhe aumenta a massa adiposa.

Dosha	Características
Vatta	• Prefere alimentos que equilibram Vatta, com sabores doces, ácidos ou salgados; • Alimentos cozidos com óleo e temperos.
Pitta	• Prefere alimentos que equilibram Pitta, com sabores doces, amargos e adstringentes; • Alimentos crus, levemente cozidos sem óleo e temperos.
Kapha	• Prefere alimentos que equilibram Kapha, picantes, amargos e adstringentes; • Alimentos cozidos com temperos e com pouco óleo.

b) Avaliação da circulação sanguínea:

Por meio da temperatura dos pés e das mãos, incidência de arroxeamentos das extremidades nos períodos frios e formigamentos.

Circulação sanguínea	
Dosha	Características
Vatta	• Apresenta deficiência circulatória nas extremidades do corpo, como nariz, orelhas, pés e mãos, lábios, etc., evidenciando um arroxeamento; • Tende a possuir uma deficiência nutricional e eliminatória das toxinas alojadas nos tecidos; • Tem predisposição ao aparecimento de varizes.

Vatta	• A fragilidade capilar, por conta da desnutrição, pode favorecer o aparecimento de hematomas nos jovens, sem causa mecânica aparente.
Pitta	• Apresenta eficiência circulatória, mantendo as extremidades aquecidas; • Tem boa eficiência nutricional, com acúmulo de toxinas nos tecidos, graças à má escolha alimentar.
Kapha	• Apresenta lentidão circulatória, comparada com a circulação de água sob um rio congelado; • A lentidão circulatória ocasiona obstrução dos srotas, prejudicando a nutrição e a eliminação dos dejetos dos tecidos.

c) Avaliação dos dejetos:

Verificação das característica da urina, fezes e suor como o número de incidências e o horário em que ocorrem habitualmente.

Dejetos	
Urina	
Dosha	Características
Vatta	• Eliminação pouco volumosa, por conta da pouca ingestão de água, exigindo esforço para sua eliminação; • Apresenta-se incolor, com formação de espuma graças à perda de proteína, o que aumenta a desnutrição corporal; • Tem tendência a cistite, pelo fato de a uretra ser ressecada pela falta de ingestão de água.
Pitta	• Eliminação em grande quantidade; • Apresenta coloração amarelada ou avermelhada, graças à grande perda de água pelo suor, aumentando a sua concentração; • Ardor uretral durante a eliminação, por conta da caloria e acidez.
Kapha	• Eliminação em quantidade moderada; • Apresenta coloração esbranquiçada e leitosa, devido ao excesso de eliminação de gordura.

Fezes
Na gravidez, tende a aumentar as características Vatta, graças à ansiedade relacionada com a proteção da gestação da prole.

Dosha	Características
Vatta	• Eliminação pouco volumosa, com fezes ressecadas e sólidas; • O processo de eliminação fecal é difícil e doloroso graças à obstipação; • Tendência à formação de gases intestinais.
Pitta	• Eliminação volumosa, em virtude do excesso de alimentação; • Bom fluxo intestinal, o que facilita e regulariza a eliminação; • Tendência à diarreia, ocasionada por desequilíbrios alimentares; • Sensação de queimação anal, em decorrência da caloria e acidez fecal; • Coloração amarelada graças à atuação da bile.
Kapha	• Eliminação moderada, com fezes sólidas; • Apresentam coloração amareladas graças à atuação da bile; • Apresentam mucosidade, por conta da grande oleosidade intestinal.

Suor	
Dosha	Características
Vatta	• Transpira em pouca quantidade, em virtude da baixa ingestão de água; • As mãos podem apresentar uma sudorese líquida e fria, graças à insegurança e ao medo.
Pitta	• Transpira em grande quantidade; • Em virtude do calor corporal, apresenta uma sensação de calor no suor (suor quente); • As mãos podem apresentar uma sudorese líquida e quente.
Kapha	• Transpiração moderada; • Graças ao baixo calor corporal, apresenta uma sensação de frio no suor (suor frio); • As mãos podem apresentar uma sudorese oleosa e fria, dando uma sensação pegajosa.

Odores corporais	
Dosha	Características
Vatta	• Não apresenta odores.
Pitta	• Hálito e pele com odor forte, graças à acidez corporal.
Kapha	• Odor com cheiro agradável.

d) Determinação do tipo de alimentação utilizada diariamente.
e) Verificação sobre o consumo de álcool, tipo de bebida, quantidade e frequência de ingestão.
f) Examine a vitalidade e a força, incluindo o questionamento sobre a tolerância ao calor e ao frio. Analise as manifestações das formas sutis dos subdoshas:

Formas	Manifestações
Prana	Motivação pela vida e vivacidade mental
Tejas	Clareza mental.
Ojas	Contentamento, paciência e calma.

Desempenho de atividades	
Dosha	**Características**
Vatta	• É extremamente rápido no desempenho de suas atividades, oscilando entre a hiperatividade e a paralisação, causada pelo cansaço excessivo; • Vacila na execução das suas ações graças à insegurança; • Planeja suas metas e objetivos com eficiência e criatividade, não os concluindo, muitas vezes, por conta do esgotamento de energia, causado pela sua hiperatividade inicial.
Pitta	• É extremamente decidido e entusiasmado na concretização de suas metas e objetivos; • Possui metas e objetivos bem definidos, predominando em suas atividades a emoção e a paixão; • Tende a ser ambicioso e extremamente competitivo, podendo utilizar meios não adequados e éticos para concretizar suas metas e objetivos.
Kapha	• É extremamente lento na execução das suas atividades, metas e objetivos; • É firme no esforço para a concretização de seus propósitos, o que lhe confere um aspecto nobre e majestoso.

Força/esforço físico	
Dosha	**Características**
Vatta	• Apresenta pouca resistência ao esforço físico; • É excelente no aspecto criativo e no planejamento, dificilmente concluindo seus objetivos e metas, por conta da impaciência e do esgotamento energético, ocasionado pela sua hiperatividade.
Pitta	• Apresenta uma resistência física mediana, que se reduz muito no ambiente quente (calor).

Kapha	• Apresenta uma boa resistência e força física; • Não aprecia mudanças que exigem esforços, gerando desconforto e incômodo; • Procrastina o início da execução de suas metas e objetivos.

Sexualidade	
Dosha	**Características**
Vatta	• Caracteriza-se por relacionamentos passageiros; • Apresenta a energia sexual oscilante entre o desejo intenso e o desinteresse, influenciado pelo seu estado de vitalização; • Tem pouco interesse procriativo, tendendo a gerar poucos filhos; • Tem propensão a alterações de sexualidade e desvios sexuais, tendendo à promiscuidade; • Por outro lado, pode tender, também, ao celibato.
Pitta	• Caracteriza-se por relacionamentos dramáticos e passionais, predominando a tendência à posse e à dominação do parceiro; • Apresenta desejo sexual moderado, manifestando-se apaixonado, ciumento e beligerante.
Kapha	• Caracteriza-se por relacionamentos monogâmicos, com devotamento ao parceiro; • Tem grande interesse procriativo, podendo gerar muitos filhos; • Apresenta baixo desejo, que se mantém constante, em virtude de uma boa intensidade da energia sexual; • Apresenta ciúmes e tendências dominadoras, graças ao medo da perda.

Sensibilidade	
É um dos pontos referenciais mais importantes para diagnose e avaliação do dosha.	
Dosha	**Características**
Vatta	• Intenso desconforto perante o frio seco e o vento; • Incômodo quando exposto à baixa umidade do ar (secura).
Pitta	• Intenso desconforto perante o calor; • Incômodo quando exposto aos raios solares e ao calor do fogo.
Kapha	• Intenso desconforto perante o frio úmido; • Aprecia a exposição aos raios solares e ao vento.

g) Histórico patológico pregresso, identificando quais os tipos de doenças que já sofreu. Utilização de algum tipo de medicamento, anticoncepcionais e drogas.

h) Identificação de quais as doenças mais comuns na família, considerando apenas o parentesco de primeiro grau, como hipertensão, diabetes, obesidade, problemas mentais, etc.

Resistência a doenças	
Dosha	**Características**
Vatta	• Por conta de sua pouca vitalidade (ojas), possui baixa resistência a doenças, adoecendo com mais facilidade; • Possui pouca vitalidade, sustentado por um sistema imunológico débil; • Tem maior tendência à somatização das doenças.
Pitta	• Possui resistência mediana a doenças, sustentado por um sistema imunológico mediano; • Tem propensão a infecções bacterianas, como sinusite, amidalite, doenças de pele, acnes, espinhas, etc.
Kapha	• Possui boa resistência a doenças, sustentado por um sistema imunológico forte.

Tendência a doenças	
Dosha	**Características**
Vatta	• Tende a desenvolver doenças relacionadas com o sistema nervoso, como doença de Parkinson, neurites, doenças degenerativas do cérebro, etc.; • Pode desenvolver doenças de natureza mental, como demência, esquizofrenia, etc.; • Tende a desenvolver, também, doenças degenerativas relacionadas com as articulações, como artrites, artroses, etc.; • Possui grande sensibilidade à dor, estando esta relacionada proporcionalmente ao seu estado de ansiedade. Quanto mais ansiedade maior a sensibilidade à dor.
Pitta	• Tende a desenvolver doenças relacionadas com o sistema digestivo, sendo as mais comuns as úlceras e a gastrite; • As doenças desenvolvidas podem estar relacionadas com um processo inflamatório, incluindo as manifestações febris.
Kapha	• Tende a desenvolver doenças relacionadas com o acúmulo de muco, afetando principalmente o sistema respiratório; • Apresenta, também, doenças com edemas (inchaços), nas pernas, no rosto, etc.

Reação a medicamentos
É um dos pontos referenciais muito importantes para a prática diária na utilização dos medicamentos.

Dosha	Características
Vatta	• O médico ayurvédico toma muito cuidado na medicação, utilizando baixas dosagens, estendendo o tratamento por um prazo maior; • Os medicamentos têm efeito rápido, podendo originar efeitos colaterais e reações nervosas inesperadas, apresentadas como distúrbios no campo mental e relacionadas com sua alta sensibilidade energética e espiritual.
Pitta	• Os medicamentos apresentam um efeito mediano.
Kapha	• Os medicamentos apresentam um efeito lento, requerendo altas dosagens durante o tratamento; • O resultado do tratamento se manifesta a longo prazo.

i) Avaliação do pulso, da língua e do abdome.

Grau de Confiabilidade dos Exames:
1º) Pulso; 2º) Língua; 3º) Abdome.

Avaliação do pulso — Nadi Pariksha
É o principal elemento do diagnóstico ayurvédico, não existindo um padrão definido, estando a sua eficiência relacionada com uma longa prática e vivência através do tempo. Na Índia, o diagnóstico pelo pulso tem reduzido a importância nas Faculdades de Medicina Ayurvédicas, em virtude de sua variabilidade, influenciada por uma série de fatores, como a alimentação, os estados emocionais, o uso de medicamentos, como os betabloqueadores, que tornam o pulso mais lento, etc. Além desses fatores, estão também incluídas as limitações perceptivas do médico ou terapeuta, influenciadas pelo ritmo da vida moderna, reduzindo sua eficiência, o que não descarta sua importância como mecanismo para o diagnóstico. Nas escolas ayurvédicas tradicionais, os segredos da pulsologia são guardados e transmitidos individualmente, como as técnicas profundas do Yoga.

Condições básicas
a) O paciente deve estar com o estômago vazio, obedecendo um período de no, mínimo, duas horas após a alimentação. A fome intensa também interfere nas características do pulso; b) Não ter realizado exercícios físicos na véspera; c) Não estar sofrendo de nenhuma doença aguda.

Preparação
a) Deitar o paciente por alguns instantes, podendo-se utilizar música ambiente, penumbra ou qualquer recurso que propicie seu relaxamento; b) Explicar para o paciente sobre a finalidade do repouso, evitando possíveis alterações emocionais, principalmente do humor, decorrentes da espera.

Metodologia
a) Por padronização, inicia-se a avaliação pelo pulso direito do paciente; b) Uma forma confortável é dobrar o cotovelo do paciente, apoiando-o na maca. Segurar a mão dele com a mão esquerda e com a direita verificar o pulso; c) Localizar no pulso do paciente a ponta do osso rádio (apófise estiloide do rádio); d) Posicionar o dedo indicador, entre a ponta do osso rádio e a mão, no alinhamento do polegar do paciente; o dedo médio após a ponta do osso rádio e o dedo anular ao lado do dedo médio; e) Pedir para o paciente respirar tranquilamente.

Procedimentos e critérios para o diagnóstico
Para a avaliação do pulso serão analisados seis aspectos, relacionados abaixo:

Qualidade do pulso (Gati)
É o principal fator analisado no diagnóstico do pulso.

Estado normal de saúde	
a) **Sarpagati**	• Esta pulsação é característica do dosha Vatta, com semelhança ao deslizamento de uma serpente; • A percepção do pulso é superficial, fácil de ser encontrada, não necessitando pressionar a ponta do dedo para senti-la; • A pulsação é suave e fraca, graças à pouca tensão arterial e ao pequeno volume de sangue movimentado; • O pulso é escorregadio, apresentando movimentação mais horizontal do que vertical; • É um pulso de característica rápida e irregular, com frequência acima de 80 bpm.
b) **Mandukagati**	• Esta pulsação é característica do dosha Pitta, com semelhança ao pulo de um sapo; • A percepção do pulso é intermediária, possuindo uma amplitude de onda maior, que lembra o fogo, empurrando a ponta do dedo para cima, auferindo-lhe uma característica de pulso duro. • É um pulso de característica mediana, com frequência variando entre 70 e 80 bpm.
c) **Hamsagati**	• Esta pulsação é característica do dosha Kapha, com semelhança ao nadar de um cisne; • A percepção do pulso é profunda, difícil de ser percebida, necessitando maior pressão nas pontas dos dedos para poder senti-la; • As pulsações são firmes, pois se percebe uma onda harmoniosa pulsando na ponta dos dedos;

c) **Hamsagati**	• A artéria avaliada tende a escorregar, sendo necessário procurá-la novamente; • É um pulso de caracteristica lenta, com frequência variando em torno de 60 bpm.

Características na doença

- O acúmulo de tristeza pode proporcionar um pulso do tipo Kapha, por conta da queda da energia vital no meridiano do baço-pâncreas;
- A intensificação na dureza do pulso do tipo Pitta é evidenciada pela pulsação que força a artéria a bater na ponta do dedo, podendo indicar a presença de distúrbios no fígado e dor intensa;
- Os distúrbios nos rins e a baixa vitalidade podem proporcionar um pulso do tipo Vatta;
- Os estados de febre apresentam onda maior e pulso mais rápido.

Frequência do pulso

É o segundo fator em importância no diagnóstico do pulso, sendo o mais fácil de ser percebido por meio da contagem das pulsações.

Estado normal de saúde

Vatta	• Possui o pulso mais rápido, com pulsações variando entre 80 e 100 bpm, o que corresponde a cinco batimentos para uma respiração.
Pitta	• Possui o pulso mediano, com pulsações variando entre 65 e 80 bpm, o que corresponde a quatro batimentos para uma respiração.
Kapha	• Possui o pulso lento, com pulsações abaixo de 65 bpm, o que corresponde a três batimentos para uma respiração.

Fatores que interferem na frequência

- A febre interfere no pulso, tornando-o mais rápido, variando conforme sua intensidade;
- O frio interfere no pulso, tornando-o mais lento, graças à estagnação dos srotas e à presença orgânica de toxinas (ama);
- Os jovens possuem um pulso mais rápido, enquanto a lentidão é característica dos idosos;
- O condicionamento físico induz a um pulso mais lento.

Força do pulso
É o terceiro fator em importância no diagnóstico do pulso, estando relacionado diretamente com a energia vital existente no organismo.

Estado normal de saúde	
Vatta	• Tende a ser mais fraco.
Pitta	• Tende a ser mais forte.
Kapha	• Tende a ser mediano.

Característica na doença
• Os homens tendem a ter o pulso mais forte do que as mulheres. • Nas doenças desvitalizantes de longa duração, nas convalescenças e nas debilidades orgânicas, o pulso se torna mais fraco; • Nas doenças agudas, o pulso tende a ficar mais forte; • O tipo constitucional Kapha, estando muito obeso, tende a ter o pulso fraco e profundo.

Profundidade
É o quarto fator em importância no diagnóstico do pulso.

Estado normal de saúde	
Vatta	• Percepção superficial do pulso, graças à pouca estrutura muscular.
Pitta	• Percepção mediana do pulso, graças à estrutura muscular mais desenvolvida.
Kapha	• Percepção profunda do pulso, graças à camada adiposa.

Fatores que influenciam
• As doenças agudas, com processos infecciosos, que provocam febre, tendem a direcionar a energia vital para a superfície do corpo, tornando o pulso mais superficial; • As doenças crônicas e degenerativas, como o câncer, tendem a reduzir a energia vital, aprofundando-a para o interior do corpo, tornando o pulso mais profundo; • Nas condições que apresentam excesso de ama, independentemente do dosha constitucional, o pulso tende a se tornar mais profundo e duro.

Ritmo
Refere-se à regularidade do pulso, devendo ser analisado por um período mínimo de três minutos.

Diagnóstico Ayurvédico

Estado normal de saúde	
Vatta	• Apresenta o pulso com ritmo mais irregular.
Pitta	• Apresenta o pulso com ritmo intermediário.
Kapha	• Apresenta o pulso com ritmo mais regular.

Fatores que influenciam
• Os fatores emocionais, como o estresse, a ansiedade, a preocupação, o uso de drogas, tabagismo, bebidas que contenham cafeína, podem produzir alterações temporárias no ritmo do pulso; • A insônia é um dos fatores mais importantes na provocação das alterações do ritmo cardíaco, refletindo diretamente no pulso; • Quando o ritmo do pulso apresenta irregularidades intensas e frequentes, é sinal de doença cardíaca.

Local de percepção do pulso
Está relacionado com qual dedo se percebe o pulso com mais intensidade.

Estado normal de saúde	
Vatta	• É percebido pelo dedo indicador, estando a posição relacionada com o nível de energia do tórax, sendo influenciada por prana, udana e vyana vayu.
Pitta	• É percebido pelo dedo médio, estando a posição relacionada com o nível de energia da região do umbigo até o plexo solar, sendo influenciada por samana vayu.
Kapha	• É percebido pelo dedo anular, estando a posição relacionada com o nível de energia da região do umbigo até os órgãos genitais, sendo influenciada por apana vayu.

Característica da doença	
a) **Doenças Agudas**	A percepção fica mais evidenciada pela força do pulso, revelando o nível de vitalidade presente no órgão, sendo identificada pelas posições dos dedos: a) **Indicador:** pulmões; b) **Médio:** estômago, fígado e pâncreas; c) **Anular:** rins e órgãos sexuais.

b) **Doenças crônicas ou debilitantes**	A percepção fica mais fraca, revelando o consumo de vitalidade pelo organismo nas doenças crônicas ou debilitantes presentes no órgão, sendo identificada por meio das posições dos dedos: a) **Indicador:** pulmões; b) **Médio:** estômago, fígado e pâncreas; c) **Anular:** rins, órgãos sexuais e baixo nível de vitalidade (ojas).

Relação entre pulso e órgãos	
Este diagnóstico identifica o nível de energização de cada órgão, verificando a intensidade e a força da pulsação.	
Pulso direito	a) **Indicador:** pulmões; b) **Médio:** fígado (lado direito); c) **Anular:** rim direito.
Pulso esquerdo	a) **Indicador:** coração; b) **Médio:** estômago e baço; c) **Anular:** rim esquerdo.

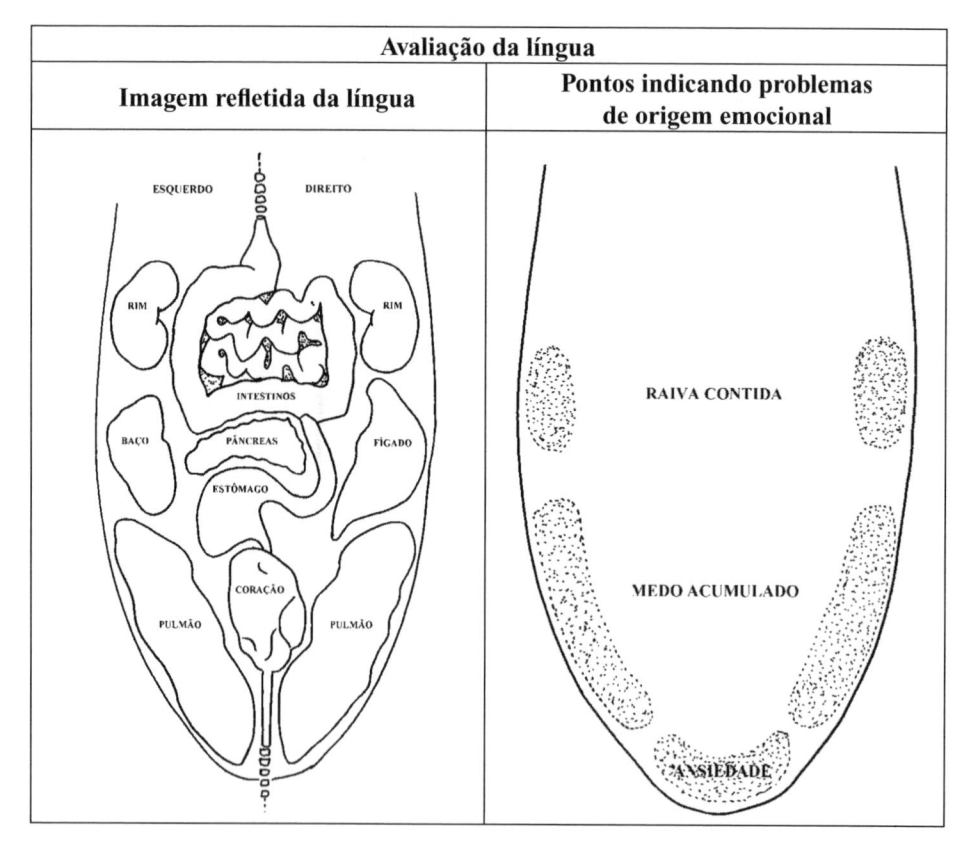

Avaliação da língua	
Imagem refletida da língua	**Pontos indicando problemas de origem emocional**

O diagnóstico da língua serve para uma avaliação geral do organismo, mais especificamente do sistema digestivo, podendo apresentar variações em determinados períodos, influenciados pela alimentação, estados emocionais, etc.
Os locais que indicam problemas de origem emocional apresentam uma coloração avermelhada, estando relacionados com os órgãos inflamados energeticamente.

Estrutura da língua	
Dosha	**Características**
Vatta	• Pouco espessa; • Curta ou muito longa; • Seca; • Apresenta tremores quando exposta, graças ao medo e à ansiedade.
Pitta	• Aspecto mediano; • Em alguns casos, pode apresentar uma ponta afinada.
Kapha	• Grande; • Redonda; • Muito espessa; • Úmida; • Gordurosa.
Nota: O excesso de Kapha favorece o inchaço da língua em decorrência da deficiência no funcionamento do baço e do pâncreas, principalmente durante a utilização excessiva de açúcar.	

Situações relacionadas com a estrutura	
Sinais apresentando deficiência de fogo digestivo, com marcas de dentes nas laterais da língua.	Sinais de medo e ansiedade arraigados, evidenciados por tremores durante a exposição da língua.

Coloração da Língua
A língua normal apresenta uma coloração rosada, tendendo ao pálido quando se encontra anêmica.

Dosha	Características
Vatta	• Pálida escura, tendendo ao acinzentado.
Pitta	• Avermelhada, indicando excesso de calor – febre; • Azulada, amarelada ou esverdeada, indicando distúrbios do fígado.
Kapha	• Pálida, tendendo ao esbranquiçado.

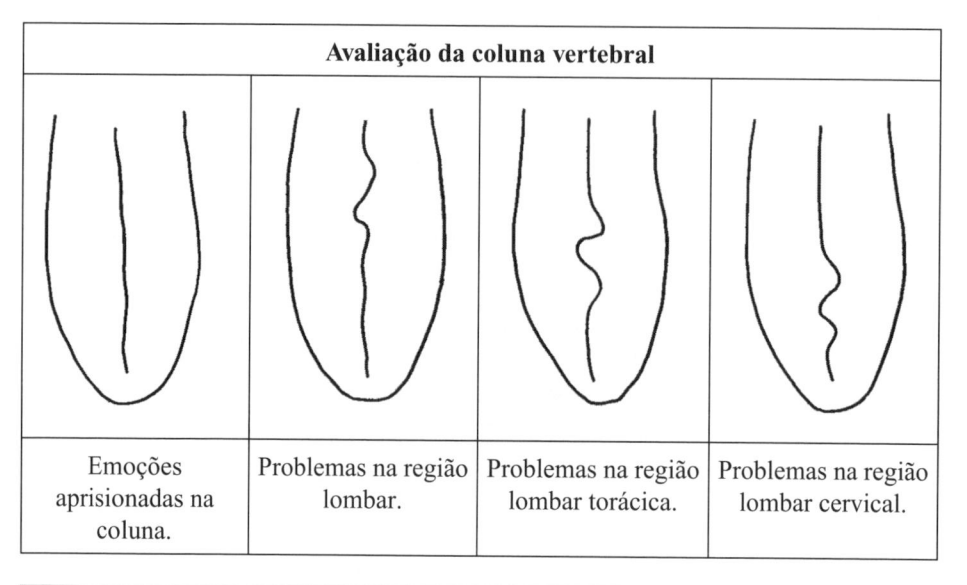

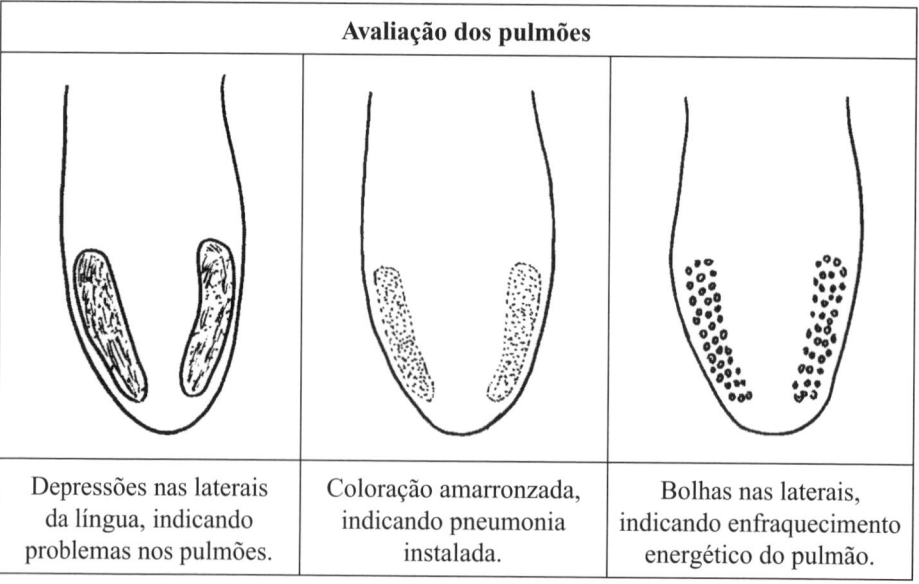

Avaliação da coluna vertebral

Emoções aprisionadas na coluna.	Problemas na região lombar.	Problemas na região lombar torácica.	Problemas na região lombar cervical.

Avaliação dos pulmões

Depressões nas laterais da língua, indicando problemas nos pulmões.	Coloração amarronzada, indicando pneumonia instalada.	Bolhas nas laterais, indicando enfraquecimento energético do pulmão.

Cobertura de ama sobre a língua
Indica o acúmulo de toxinas (ama) no organismo. No estado normal de saúde, a língua não apresenta cobertura, podendo conter uma leve e quase imperceptível camada branca. Uma cobertura amarelada sobre a língua indica a fermentação de toxinas (ama), por conta de febre ou inflamação forte em alguma parte do corpo, mesmo que não esteja acompanhada de febre. Uma cobertura escura indica doença infecciosa progressiva, que vai consumindo os líquidos do corpo, sendo situação comum em pacientes internados em UTI.

Dosha	Características
Vatta	• Cobertura marrom ou preta.
Pitta	• Cobertura amarelada.
Kapha	• Cobertura esbranquiçada com presença de muco.

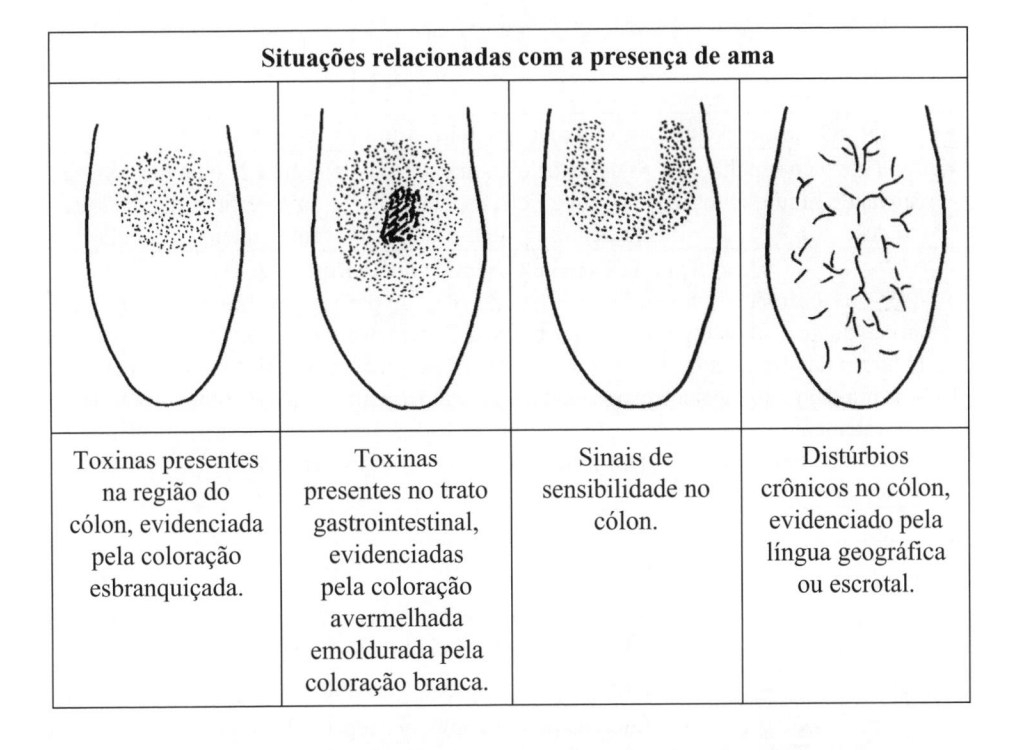

Situações relacionadas com a presença de ama			
Toxinas presentes na região do cólon, evidenciada pela coloração esbranquiçada.	Toxinas presentes no trato gastrointestinal, evidenciadas pela coloração avermelhada emoldurada pela coloração branca.	Sinais de sensibilidade no cólon.	Distúrbios crônicos no cólon, evidenciado pela língua geográfica ou escrotal.

Oleosidade sobre a língua
Pela língua, define-se a quantidade de plasma no organismo.

Dosha	Características
Vatta	• Seca e rígida, podendo apresentar descamação, indicando uma redução do plasma em decorrência da desidratação corporal e/ou febre.
Pitta	• Medianamente hidratada.
Kapha	• Bastante oleosa, com saliva espumante no canto da boca.

Análise energética da urina

01) Recolher pela manhã uma amostra da primeira urina em um recipiente transparente.
02) Analisar primeiramente a coloração da urina.
03) Pingar uma gota de óleo de gergelim sobre a superfície da urina e observar a sua reação imediata.

Vatta	Pitta	Kapha
• Coloração marrom escura	• Coloração amarelo forte	• Aspecto turvo
• A gota de óleo espalha-se realizando movimentos ondulares.	• A gota de óleo mantém-se na superfície, espelhando as cores do arco-íris.	• A gota de óleo mantém-se na superfície, dividindo-se em pequenas gotículas.

Avaliação da Reação Orgânica ao Tratamento

• Após a observação da reação imediata do óleo de gergelim sobre a superfície da urina, deixe a amostragem repousar por uns 30 minutos e observe:

a) Diluição do óleo na amostragem: o organismo reagirá com facilidade ao tratamento.
b) Aprofundamento do óleo até o meio da amostra: o organismo reagirá com dificuldade ao tratamento.
c) Aprofundamento do óleo até o fundo da amostra: o organismo reagirá com extrema dificuldade ao tratamento.

Análise dos sinais de expressão facial

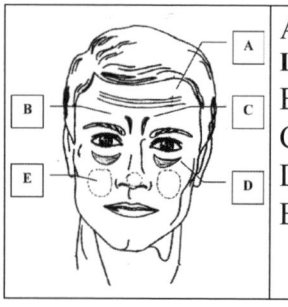

A) **Rugas horizontais na testa:** preocupações e ansiedades.
Linha vertical entre as sobrancelhas:
B) **Lado direito:** emoções reprimidas no fígado.
C) **Lado esquerdo:** emoções reprimidas no baço.
D) **Pálpebras inferiores edemasiadas:** distúrbios renais.
E) **Desbotamento sobre o nariz ou nas bochechas:** deficiência no metabolismo digestivo e má absorção de ferro ou ácido fólico.

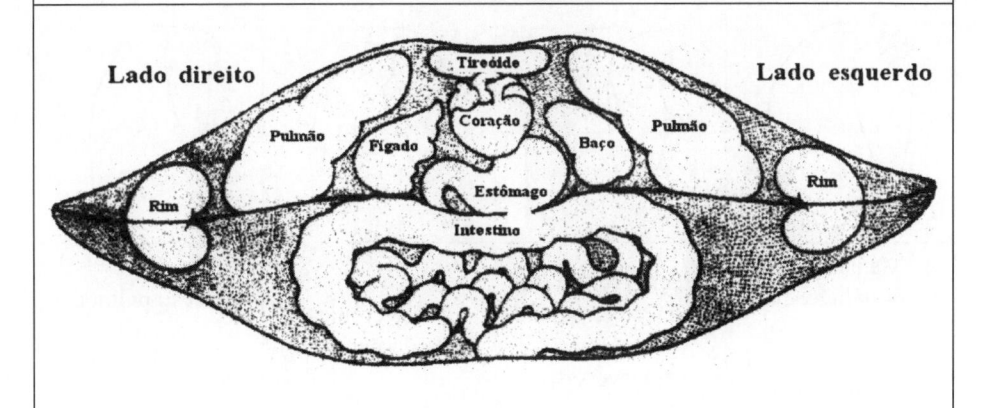

Análise dos lábios
Lado direito — Tireóide, Pulmão, Coração, Fígado, Baço, Pulmão, Estômago, Rim, Intestino, Rim — Lado esquerdo
A) **Lábios secos ou rachados:** indicam desidratação ou distúrbio de Vatta. B) **Lábios pálidos:** indicativo de anemia. C) **Lábios amarelados:** indicativo de icterícia. D) **Lábios azulados:** indicativo de deficiência cardíaca. E) **Pontos marrons nos lábios:** sinais de indigestão crônica e/ou vermes no cólon. F) **Bolhas ou úlceras de herpes:** distúrbios de Pitta. G) **Tremores nos lábios:** sinais de medo ou ansiedade. H) **Descoloração nos lábios:** desordem no órgão correspondente.

Avaliação das unhas				
Distúrbio de Vatta				
Unha roída (nervosismo e ansiedade)	Má absorção de nutrientes (estrias longitudinais)	Deficiência de Prana no coração e pulmão (curvada em arco)	Deficiência orgânica de cálcio e zinco (pontos brancos)

Distúrbio de Pitta		Distúrbio de Kapha	
Má nutrição por deficiência digestiva (superfície em degraus)	Febre crônica ou doença persistente (depressão transversal)	Tosse crônica (bico-de-papagaio)	Infecção pulmonar crônica (ponta saliente)

Coloração das unhas	Coloração das meias luas das unhas
• Pálida (anemia) • Azulada (coração e pulmões delicados). • Amarelada (icterícia ou fígado frágil).	• Azulada (fígado perturbado). • Avermelhada (deficiência cardíaca).

Apalpação do abdome

É uma grande ferramenta para o diagnóstico ayurvédico, complementando a avaliação do pulso e da língua.
Tem importância maior quando o paciente se queixa de dor e distensão abdominal.

Preparação

a) Aguardar, no mínimo uma hora após a refeição;
b) Estando o paciente de pé, avaliar a relação entre a medida da cintura e do quadril. A gordura acumulada nessa região indica tendência a infarto. Essa relação é calculada dividindo a medida da cintura pela do quadril. Na mulher pode se apresentar maior ou igual a 0,8 e no homem de 1,0, sendo em ambos os casos necessário o controle de peso.
c) Colocar o paciente deitado confortavelmente, posicionando no seu lado direito;
d) Expor o abdome do paciente, deixando livre a crista ilíaca, observando para que nenhuma parte fique pressionada.
e) Deve-se dobrar as pernas, caso a região do abdome esteja tensa.

Avaliação

Inspecionar visualmente, atentando para alguma alteração evidente, como distensão, lesão e manchas na pele.

Procedimentos
a) Aquecer as mãos antes de tocar no abdome, anunciando a intenção, para que o paciente não se contraia ao toque. Mantenha a mão por alguns instantes a fim de que ele se acostume; nesse instante verificar a temperatura e a textura da pele;

Comportamento diante do toque	
Pitta	tem muita resistência ao toque;
Kapha	tem alguma resistência ao toque;
Vatta	não apresenta resistência ao toque.

b) Apalpar de uma forma leve, utilizando a polpa dos dedos das duas mãos conjuntamente. Iniciar pelo lado oposto ao seu posicionamento, devendo o paciente avisar quando sentir alguma dor ou tensão, intensificando a pressão nesse ponto. A dor ou tensão indica a presença de toxinas em fermentação ou putrefação em maior intensidade naquele local. Esse local identificado deverá ser marcado no desenho constante na ficha de anamnese, sinalizando o grau de intensidade da dor, utilizando por exemplo um x para uma dor suave até quatro x para uma dor extremada. Logo após o local deverá ser comparado com a língua;

c) Para a apalpação do baço e do fígado, colocar as duas mãos perpendicularmente à linha da costela. Pedir inspiração e, durante a expiração, pressionar com as polpas dos dedos, tocando a parte do órgão analisado:
- O baço está localizado no lado esquerdo do corpo do paciente. Quando o mesmo inspira, o diafragma empurra o órgão para baixo, sendo percebido em sua consistência e no seu volume. Não é comum sentir o baço em um exame rotineiro, o que indicará alguma irregularidade;
- O fígado está localizado no lado direito do corpo do paciente, percebendo sua consistência e tamanho, que se encontrará exacerbado, principalmente quando o paciente estiver com hepatite ou infecção;
- O estômago se encontra na região epigástrica.

d) O intestino delgado se encontra na região do umbigo. Nesta região, também se encontra a artéria aorta, que poderá indicar algumas características do pulso;

e) O intestino grosso se encontra nas laterais do abdome, estando também incluída a baixa região ginecológica que pode apresentar congestão energética durante o toque. A sensação de tecido com consistência endurecida pode evidenciar a presença de tumores no local. A presença de fezes apresenta uma consistência que se desfaz ao toque, realizando um escorregamento, similar ao pressionamento de uma embalagem plástica contendo argila.

Percussão
a) Visa identificar a presença de ar, líquidos e estrutura física dos órgãos em questão;
b) É realizada colocando-se o terceiro dedo da mão esquerda sobre a parte a ser percutida e com o mesmo dedo da outra mão bater e soltar para não abafar o som. O som abafado delimita a presença dos órgãos, na região do abdome, como fígado, baço, etc.

Auscultação
Visa identificar a presença de ruídos na região do abdome, que variam conforme o dosha:

Intensidade e característica dos ruídos	
Vatta	ruído mais alto, apesar do intestino preso;
Pitta	no caso de diarreias, o ruído é mais alto em virtude do peristaltismo;
Kapha	ruído muito lento.

Apalpação nas costas

a) Colocar o paciente sentado sobre a maca;
b) Pressionar simultaneamente, com a polpa dos polegares, a região das nádegas, na área referente ao nervo ciático, e no marma caudal, local onde se acumula energia de Vatta e toxinas;
c) Pressionar simultaneamente, com a polpa dos polegares, a região lateral da quarta e quinta vértebra lombar, onde verificará os marmas referentes aos rins e acúmulo de energia de Kapha.
d) Pressionar simultaneamente, com a polpa dos polegares, a região do marma Brihati, referente ao coração, e do marma Amsaphalaka, referente ao pulmão.
e) Realizar percussões na região lombar para identificar problemas renais.

Nota: Qualquer irregularidade se expressará por meio de dor intensa ao pressionamento.

j) Exame da natureza mental e emocional:

Voz	
Dosha	**Características**
Vatta	• Voz com frequência baixa, fraca e rouca; • É hesitante nas palavras graças à insegurança.
Pitta	• Voz com frequência alta e nítida, semelhante a de um locutor de rádio; • É determinada, autoritária, às vezes parecendo agressiva.
Kapha	• Voz com frequência agradável e de boa tonalidade, semelhante a de um cantor de ópera; • É melodiosa, suave e bem pausada.

Fala
É a principal expressão do prana no corpo físico, sendo suas qualidades evidenciadas pelas características da fala.

Dosha	Características
Vatta	• Fala com tom variável entre o rápido e o lento, com tendência à tagarelice; • O conteúdo da fala pode ser apresentado por meio de ideias indefinidas e incompletas.
Pitta	• Fala com ritmo moderado; • Adora uma discussão, mantendo uma postura argumentadora e convincente.
Kapha	• Fala com ritmo lento e tranquilo, apresentando ideia definida e completa, chegando a ser desgastante nos detalhes.

Natureza mental	
Dosha	Características
Vatta	• Possui rapidez para compreender e grande capacidade de adaptação; • Por conta da insegurança, é indeciso nas tomadas de resoluções.
Pitta	• Possui grande inteligência, penetrando no âmago das questões; • Tende a ser crítico com os outros, tomando uma postura despótica, intolerante e impaciente.
Kapha	• Possui raciocínio lento e dificuldade para entender, às vezes, graças à influência de um torpor mental, que varia de intensidade conforme o grau de depressão que apresenta.

Memória	
É a capacidade para reter e acessar imagens do passado.	
Dosha	Características
Vatta	• Possui mente volátil, aprendendo com facilidade e rapidez, mas retendo as informações por pouco tempo; • Tem mais habilidades técnicas, retendo informações relacionadas com ideias e dados.
Pitta	• Possui mente límpida e clara, aprendendo com facilidade e retendo as informações com nitidez; • Tem mais habilidade para reter informações relacionadas com seus desejos, anseios, ideais e objetivos, estando estes vinculados às suas vitórias em competições, superações em desafios e conquistas.
Kapha	• Possui um aprendizado difícil e lento, mas que uma vez concretizado retém as informações por longo tempo. • Tem mais habilidade para reter informações relacionadas com as emoções, estando estas vinculadas aos sentimentos decorrentes de relações interpessoais, principalmente suas mágoas e decepções.

Tendências emocionais
Deve-se verificar com o paciente quais as emoções negativas mais frequentes que predominam, estando o mesmo sob pressão: a) irritabilidade b) ansiedade c) tristeza.

Dosha	Características
Vatta	• Tendência ao medo, à ansiedade e ao nervosismo.
Pitta	• Tendência à raiva, à irritabilidade, podendo assumir uma postura de controvérsias, em que imperam o questionamento e a polêmica.
Kapha	• Tendência ao apego emocional, ao contentamento e à calma.

Tendências Neuróticas
Deve-se verificar, com o paciente, se ele já perdeu o controle em alguma situação, descrevendo como foi.

Dosha	Características
Vatta	• Tendências a extremos de expressão emocional, variando entre a histeria e a ansiedade, podendo até levar a estados de convulsão (ataques epilépticos).
Pitta	• Tendências à fúria e a explosões de raiva, que podem conduzir a manifestações inesperadas de violência, até com resultados fatais.
Kapha	• Tendências à depressão, com perda de interesse pelas atividades da vida, mantendo uma postura de indiferença, influenciada pela falta de vontade; • Vivência em um estado de pesar constante, evidenciado por perdas e mágoas.

Religiosidade

Dosha	Características
Vatta	• Por apresentar tendência a constantes mutações, oscila na sua percepção religiosa, possuindo tendência inovadora. • Rebela-se contra os conceitos em vigor, gerando mudanças.
Pitta	• Tendência à liderança religiosa, conduzindo os fiéis com determinação, podendo criar situações de fanatismo.
Kapha	• Tendências conservadoras, apresentando lealdade e constância ao seu segmento religioso, mantendo-o inalterado por um longo período de tempo.

Aspectos do sono	
Dosha	**Características**
Vatta	• Apresenta sono leve e atribulado com tendência à insônia.
Pitta	• Apresenta sono moderado, com despertar noturno, com retorno ao sono sem muita dificuldade.
Kapha	• Apresenta sono pesado, com dificuldades para levantar.

Aspectos dos sonhos	
Dosha	**Características**
Vatta	• Experimenta sonhos agitados, com intensas movimentações, podendo transformar-se em pesadelos.
Pitta	• Experimenta sonhos nítidos e coloridos, envolvendo situações de paixão e conflitos intensos.
Kapha	• Experimenta sonhos românticos e sentimentais; • Em geral não se lembra dos sonhos, retendo apenas leve sensação de prazer, gerada pela experiência.

Hábitos	
Dosha	**Características**
Vatta	• Aprecia atividades com movimento, como danças, passeios em parques, viagens, jogos, etc.; • Possui grande capacidade para atividades artísticas.
Pitta	• Aprecia atividades nas quais imperam a competição e o desafio, como esportes, política, caça, pesca, etc.
Kapha	• Aprecia atividades que envolvem emoções e sentimentos, como jardinagem, cozinha, navegação, etc.

k) Análise da natureza mental e espiritual de acordo com as gunas:

Avaliação da constituição mental			
Tópicos	**Sattwa**	**Rajas**	**Tamas**
Alimentação diária	☐ Vegetariana, cereais, leite e seus derivados.	☐ Pouca carne e seus derivados.	☐ Predominantemente carnívora.
Como trabalho	☐ Desprendimento e idealismo.	☐ Visando atender aos objetivos pessoais.	☐ Sem estímulo.
Concentração mental	☐ Elevada.	☐ Moderada.	☐ Baixa.

Controle dos Sentidos	☐ Moderado.	☐ Variável.	☐ Fraco.
Criatividade	☐ Elevada.	☐ Moderada.	☐ Baixa.
Estado de humor	☐ Frequente.	☐ Esporádico.	☐ Mal-humorado.
Estudos espirituais	☐ Diariamente.	☐ Ocasionalmente.	☐ Nunca.
Faço orações	☐ Diariamente.	☐ Ocasionalmente.	☐ Nunca.
Higiene corporal	☐ Intensa.	☐ Moderada.	☐ Fraca.
Faço meditação	☐ Diariamente.	☐ Ocasionalmente.	☐ Nunca.
Objetivos e ideais.	☐ Poucos.	☐ Alguns.	☐ Muitos e contraditórios.
Pratico o perdão	☐ Facilmente.	☐ Esforçando-me.	☐ Guardo mágoas e rancores.
Sinto amor	☐ Por todos.	☐ Por alguns.	☐ Ocasionalmente.
Sinto contentamento	☐ Frequentemente.	☐ Ocasionalmente.	☐ Raramente.
Sinto depressão	☐ Nunca.	☐ Esporadicamente.	☐ Constantemente.
Sinto paz	☐ Frequentemente.	☐ Esporadicamente.	☐ Raramente.
Sinto medo	☐ Excepcionalmente.	☐ Esporadicamente.	☐ Constantemente.
Sinto raiva	☐ Excepcionalmente.	☐ Esporadicamente.	☐ Constantemente.
Sou honesto	☐ Frequentemente.	☐ Ocasionalmente.	☐ Esporadicamente.
Sou solidário e caridoso	☐ Frequentemente.	☐ Esporadicamente.	☐ Nunca.
Sou uma pessoa	☐ Modesta.	☐ Orgulhosa.	☐ Vaidosa.
Tenho percepção	☐ Aguçada.	☐ Variável.	☐ Raramente.
Tenho vontade	☐ Intensa.	☐ Variável.	☐ Fraca.
Uso de drogas e estimulantes (fumo, álcool, etc.)	☐ Não.	☐ Ocasionalmente.	☐ Frequentemente.
Total (B)	Sattwa ( )	Rajas ( )	Tamas ( )

Análise da Doença sob o Enfoque Ayurvédico (Vrikritti Pariksha)

Auxilia o médico ayurvédico a identificar o dosha em desequilíbrio, a fase da doença e quais os órgãos atingidos para a elaboração do programa terapêutico.

a) Identificação do tempo de manifestação da doença para determinação da sua característica: aguda ou crônica.

b) Verificação de reincidência da doença em questão, que está analisada.

c) Verificação de causa hereditária na manifestação da doença em questão.

d) Identificação do dosha em desequiliíbrio por meio da análise da natureza dos sintomas, como por exemplo: hiperacidez e gastrite, desequilíbrio de Pitta; dor de cabeça, intestino preso e insônia, desequilíbrio de Vatta; obesidade, desequilíbrio de Kapha.

e) Verificação se o dosha em desequilíbrio apresenta-se na presença de toxinas (ama), definindo subjetivamente o grau de intensidade das toxinas em questão, que deverão ser eliminadas.

f) Determinação em qual estágio se encontra a doença, definindo qual o sistema, tecidos ou órgãos afetados pela mesma.

g) Identificação de algum estado mental ou psicológico envolvido na provocação ou na geração da doença em questão, como, por exemplo, um medo intenso que gerou uma artrite.

h) Investigação dos fatores ambientais e de estilo de vida, englobando trabalho, alimentação, exercícios físicos, etc., que estejam provocando ou sustentando a doença.

i) Determinação da força de vontade e da motivação do paciente para vencer a doença.

Sinais e Sintomas dos Doshas Agravados (Vrikritti Pariksha)

No estado de agravamento das doenças já ocorreram o transbordamento e o relocamento das toxinas para outras partes do corpo, podendo ainda não ter afetado um órgão específico. Esse estado se manifesta mediante sinais e sintomas especificados a seguir:

Dor
A dor possui uma característica Vatta, sendo causada por bloqueios nos canais energéticos do corpo (srotas). Acompanha a grande parte das doenças, sendo o indicativo para a busca do tratamento. A hipertensão é uma doença que não apresenta dor, podendo trazer consequências graves na sua manifestação.

Dosha	Características
Vatta	• Como consequência de sua pouca capacidade para suportá-la, a dor apresenta-se intensamente, causando grande incômodo; • Inicia inesperadamente e se intensifica rapidamente; • É uma dor latejante, com pontadas variáveis na sua intensidade, migrando para outras partes do corpo; • Pode apresentar-se como cólicas intermitentes; • A dor de cabeça está relacionada com estados de ansiedade e tensão, que causam contratura e rigidez, gerando uma sensação de cabeça vazia.
Pitta	• Apresenta uma dor mediana, acompanhada de ardência e queimação no local; • A dor de cabeça está relacionada a problemas digestivos, excessos alimentares e raiva contida.
Kapha	• Graças à sua grande capacidade para suportá-la, a dor se apresenta menos intensa; • É uma dor constante e pesada; • A dor de cabeça está relacionada à presença de muco e secreção.

Febre
É uma característica das doenças Pitta, que a apresenta com maior intensidade.

Dosha	Características
Vatta	• A febre apresenta-se com uma temperatura moderada e irregular, causando sede e calafrios; • Em nível emocional induz a ansiedade e a agitação.
Pitta	• É uma febre causada, geralmente, por infecções agudas; • A febre apresenta-se com uma temperatura alta, causando sensação de queimação na pele, sede e sudorese intensa; • Em nível emocional induz à irritabilidade e ao delírio.
Kapha	• É uma febre causada, geralmente, por infecções crônicas; • A febre apresenta-se com uma temperatura baixa, constante, causando sensação de peso e cansaço no corpo; • Em nível emocional induz a um torpor mental.

Eliminações	
Dosha	Características
Vatta	• As eliminações são acompanhadas de gases e ruídos intestinais.
Pitta	• As eliminações são acompanhadas de hemorragias e bile; • Apresenta eliminações purulentas e amareladas.
Kapha	• As eliminações são acompanhadas de muco, água e salivação; • Apresenta eliminações purulentas esbranquiçadas.

Colorações e descolorações de partes (olhos, pele, etc.) e suas eliminações	
Dosha	Características
Vatta	• Apresenta colorações mais escuras, tendendo à cor preta, cinza, marrom, azul até uma redução ou ausência de coloração (palidez apagado).
Pitta	• Apresenta coloração de tonalidade avermelhada, influenciada pelo sangue até a tonalidade amarelo-esverdeada, influenciada pela bile; • Pode apresentar coloração preta.
Kapha	• Apresenta colorações esbranquiçadas tendendo à palidez.

Percepção de Sabor na Boca	
Dosha	Características
Vatta	• Apresenta sabor adstringente, em decorrência da pouca salivação.
Pitta	• Apresenta sabor amargo, ardência na boca e língua e aumento da salivação.
Kapha	• Apresenta sabor salgado ou adocicado, com excessiva salivação mucosa.

Garganta	
Dosha	Características
Vatta	• Apresenta a garganta áspera, sem lubrificação (seca), que suaviza quando se ingere água.
Pitta	• Apresenta a garganta inflamada, dolorida com sensação de queimação, que se irrita quando se ingere água.
Kapha	• Apresenta a garganta inchada, com edema e às vezes com a presença de muco.

Estômago	
Dosha	**Características**
Vatta	• Apresenta apetite irregular e redução das secreções digestivas; • Manifesta uma sensação de constrição no estômago (aperto), acompanhada de constantes eructações (arrotos e soluços).
Pitta	• Apresenta apetite excessivo, podendo ser acompanhado de sensação de queimação, úlcera e até tumores estomacais; • Manifesta eructações (arrotos e soluços), com refluxo de sabor salgado ou ácido.
Kapha	• Apresenta uma digestão lenta; • Manifesta eructações (arrotos e soluços), com refluxo de sabor adocicado ou com muco, semelhante à clara de ovo.

Fígado e vesícula biliar	
Dosha	**Características**
Vatta	• Apresenta a vesícula biliar seca e áspera, aspectos perceptíveis somente por meio do ultrassom; • As secreções são reduzidas e a atividade funcional, irregular.
Pitta	• Apresenta a vesícula biliar com estrutura moderada, com excessiva produção de bile, perceptível pelo sabor amargo na boca e na tonalidade escurecida das fezes e da urina; • Pode apresentar cálculos vesiculares, relacionados com raiva contida; • Também pode manifestar inflamações e abscessos, como hepatite, colicistite, etc.
Kapha	• Apresenta a vesícula biliar com estrutura aumentada e pesada, com atividade funcional reduzida (preguiçosa), produzindo pouca bile.
Nota	A remoção dos cálculos do interior da vesícula é inviabilizada pela possibilidade de vazamento da bile no peritônio, causando sérias inflamações, decorrentes de sua alta capacidade corrosiva. Outra possibilidade seria o deslocamento do cálculo para o canal, obstruindo e causando acúmulo de bile, o que causaria graves cólicas e infecções.

Intestinos	
Dosha	**Características**
Vatta	• Apresenta-se preso, com peristalse variando entre movimentos lentos e rápidos; • No estado crônico, o intestino apresenta-se distendido com grande formação de gases.

Pitta	• Apresenta-se em estado agudo, com grande secreção de sucos digestivos e peristalse rápida; • Pode apresentar inflamações, ulcerações, abscessos e tumores malignos como o câncer; • No estado agudo pode apresentar sangramentos e perfurações intestinais.
Kapha	• Apresenta uma cobertura mucosa e peristalse lenta; • O intestino pode apresentar-se distendido, com formação de edema e tumores benignos; • Pode apresentar obstruções em virtude da paralisação de fezes, diverticulose, etc.

Fezes	
Dosha	Características
Vatta	• As fezes apresentam-se secas e em pequenas quantidades, exigindo evacuações difíceis e dolorosas, em razão da prisão de ventre.
Pitta	• As fezes são aquosas, com evacuações rápidas e até incontroláveis, mediante processos diarreicos; • Apresentam uma frequência de evacuação aumentada, com moderada quantidade de fezes, que promovem sensação de queimação anal e liberação de calor.
Kapha	• As fezes são sólidas, liberadas em grande quantidade em frequência de evacuação reduzida. • As fezes podem apresentar-se envoltas por uma mucosidade, promovendo prurido anal (coceira).

Urina	
Dosha	Características
Vatta	• A urina apresenta-se sem coloração e em pequena quantidade, exigindo esforço para ser eliminada; • A produção de urina é variável entre sua ausência e um aumento que exige maior frequência de eliminação.
Pitta	• A urina apresenta-se na coloração amarelada, amarronzada ou avermelhada, podendo ainda aparecer em tom turva; • A produção de urina é grande, apresentando aumento na frequência de eliminação, podendo causar queimação na uretra.

Kapha	• A urina apresenta-se esbranquiçada ou leitosa, em decorrência do muco que lhe confere aspecto espumante; • A produção é grande, apresentando um aumento na frequência de eliminação.

Suor	
Dosha	Características
Vatta	• Por conta da irregularidade na temperatura corporal, apresenta sudorese em pequena quantidade.
Pitta	• Pela temperatura corporal ser geralmente alta, apresenta sudorese intensa, com suor aquoso e quente.
Kapha	• Apresenta sudorese moderada e constante, apresentando um suor pegajoso.

Mente e sentidos	
Dosha	Características
Vatta	• Apresenta-se com sensação de medo, aflição ou apatia, evidenciado pela perda de consciência, podendo variar entre os extremos da ilusão e desilusão; • Pode experimentar um estado de insônia frequente; • Intuitivamente, sente-se atraído por coisas quentes, repelindo as frias.
Pitta	• Apresenta-se com deficiência perceptiva, em virtude do enfraquecimento dos sentidos, causando delírios, inquietação e necessidade de emoções violentas e radicais; • Pode apresentar tonteiras e desmaios; • Pode experimentar pouco sono; • Intuitivamente, sente-se atraído por coisas frias.
Kapha	• Apresenta-se com baixa percepção, em razão de um torpor mental, causando letargia (desinteresse, apatia) e estupor (não reação a estímulos externos, estando o paciente com a consciência desperta); • Pode experimentar um sono excessivo; • Intuitivamente, sente-se atraído por coisas quentes.

Característica das doenças	
Dosha	Características
Vatta	• Manifesta-se de forma rápida e irregular.
Pitta	• Manifesta-se de forma mediana, geralmente acompanhada de febre.
Kapha	• Manifesta-se de forma lenta e constante.

Avaliação da tipologia constitucional

Nome: _____

Responda as questões abaixo, marcando com um X a mais adequada. Quando terminar o questionário, somar o número de cada coluna e transcrever para o final da tabela. Houve alguma alteração recente na sua constituição física? [ ] Sim [ ] Não

Motivo: _____

Questões	Vatta	Pitta	Kapha
1) Como é a sua estatura?	☐ Extremamente alta ou baixa	☐ Altura média	☐ Alta ou baixa.
2) Como é sua estrutura física?	☐ Magra quase sempre, com tendões e ossos proeminentes.	☐ Estrutura muscular desenvolvida.	☐ Estrutura forte e robusta, com músculos e ossos bem desenvolvidos.
3) Como são as suas articulações dos joelhos e cotovelos?	☐ São proeminentes e reproduzem estalos na sua movimentação.	☐ São medianas e não tão proeminentes.	☐ São de contornos arredondadas, em virtude do tecido adiposo.
4) Como é o seu peso?	☐ Baixo.	☐ Moderado.	☐ Excessivo, podendo tender à obesidade.
5) Como é a sua face?	☐ Pequena, afinada e alongada	☐ Mediana, com contornos fortes.	☐ Grande, arredondada e com contornos suaves.
6) Como é a coloração da sua pele?	☐ Escura, sem brilho, com fisionomia cansada e abatida.	☐ Avermelhada, podendo apresentar sardas, espinhas, verrugas e pintas.	☐ Esbranquiçada e pálida.
7) Como é a temperatura e a textura da sua pele?	☐ Pele fina, seca e fria, com tendência a enrugamento e descamação.	☐ Pele quente, rosada, com oleosidade no rosto.	☐ Pele grossa, branca, fria, suave e lisa, com oleosidade em todo o corpo.
8) Como é o seu pescoço?	☐ Fino e longo.	☐ Médio.	☐ Grosso e curto.

Questões	Vatta	Pitta	Kapha
9) Como é o formato da sua cabeça?	☐ Pequena, com laterais menores.	☐ Média, com tendência a angulações.	☐ Grande, arredondada, robusta e firme.
10) Como é a sua testa?	☐ Curta, pequena e com rugas na testa.	☐ Grande, com rugas nas laterais das sobrancelhas.	☐ Grande e larga.
11) Como é o seu cabelo?	☐ Fio grosso, com tendência à queda, à caspa e à sensibilidade a tinturas.	☐ Moderado, volumoso, com tendência à calvície, ao embranquecimento precoce, a dermatite seborreica e sensibilidade ao Sol (avermelhamento).	☐ Abundante, grosso, brilhante e com oleosidade excessiva.
12) Como é o seu nariz?	☐ Estreito, fino e longo.	☐ Médio, com tendência a sangramento constante.	☐ Rombudo com narinas largas e oleosidade excessiva.
13) Como são os seus olhos?	☐ Pequenos, secos e opacos.	☐ Médio, estreitos e com tendência à vermelhidão.	☐ Grandes, brancos, atraentes e lacrimejantes em virtude da emotividade.
14) Como são os seus cílios?	☐ Curtos, escassos, secos e firmes.	☐ Curtos, finos e abundantes.	☐ Longos, grossos, oleosos e firmes.
15) Como são as suas sobrancelhas?	☐ Curtas e finas.	☐ Medianas, com boa formação.	☐ Grossas, volumosas e com muitos pelos.
16) Como são os seus lábios?	☐ Finos, estreitos, secos e acinzentados.	☐ Médios, macios e rosados.	☐ Grossos, grandes, úmidos, lisos e firmes.
17) Como são as suas gengivas?	☐ Aparentes e acinzentadas.	☐ Avermelhadas, podendo sangrar com facilidade.	☐ Bem nutridas e brilhantes.

Questões	Vatta	Pitta	Kapha
18) Como são os seus dentes?	☐ Pequenos, secos, enrugados, acinzentados e encavalados.	☐ Médios e rosados.	☐ Grandes, grossos, brancos ou amarelados e brilhantes.
19) Como são os seus ombros?	☐ Pequenos, magros, com ossos proemientes e arqueados para a frente.	☐ Mais ampliados com musculatura desenvolvida.	☐ Desenvolvidos, firmes e largos, apresentando uma característica arredondada.
20) Como é o seu tórax?	☐ Pequeno, pouco desenvolvido, magro e estreito.	☐ Mais desenvolvido com musculatura bem definida.	☐ Volumoso, chegando a ser extremamente desenvolvido.
21) Como são os seus braços e pernas?	☐ Finos, excessivamente pequenos ou longos.	☐ Mais desenvolvidos e com musculatura bem definida.	☐ Bem desenvolvido, volumoso e arredondado.
22) Como são as suas mãos e pés?	☐ Pele seca, áspera e fria, com tendência à descamação e tremores das mãos.	☐ Pele quente, palma avermelhada, dedos com musculatura desenvolvida.	☐ Pele fria, branca, oleosa, com dedos bem desenvolvidos.
23) Como são as suas unhas?	☐ Finas, ásperas, quebradiças e acinzentadas.	☐ Medianas e avermelhadas.	☐ Largas, grossas, lisas, esbranquiçadas e oleosas.
24) O que sente normalmente?	☐ Medo e ansiedade.	☐ Raiva e irritabilidade.	☐ Tristeza e depressão.
25) Como é normalmente o seu apetite?	☐ Irregular, sem horários definidos. Tem dificuldade para ganhar peso.	☐ Intenso e com horários definidos. Engorda rápido e perde peso com facilidade.	☐ De pouca intensidade, com prazer pela alimentação, principalmente em tristeza, depressão e ansiedade. Vive fazendo dieta.

Questões	Vatta	Pitta	Kapha
26) Quais os sabores que mais agradam a você?	☐ Ácidos ou salgados.	☐ Amargos.	☐ Picantes ou adstringentes.
27) Qual a característica normal da sua urina?	☐ Sem coloração e em pequena quantidade, exigindo esforço para ser eliminada.	☐ Amarelada, amarronzada ou avermelhada, quantidade moderada, podendo apresentar queimação na uretra.	☐ Esbranquiçada ou leitosa, em grande quantidade.
28) Quais as características normais das suas fezes?	☐ Pouco volume, ressecadas, tendência à prisão de ventre e formação de gases intestinais.	☐ Volumosa, com eliminação fácil e regular, podendo apresentar-se amarelada. Tendência à diarreia, queimação anal.	☐ Eliminação moderada, oleosa, podendo apresentar-se amarelada e coceira anal.
29) Qual a característica normal do seu suor?	☐ Pouca quantidade.	☐ Sudorese intensa, com suor aquoso e quente nas mãos.	☐ Sudorese moderada e constante, de aspecto pegajoso.
30) Como desempenha suas atividades?	☐ Com rapidez, cansando rapidamente, em virtude da hiperatividade.	☐ Com decisão, competitividade, ambição e entusiasmo.	☐ Com lentidão, determinação e esforço.
31) Como se comporta diante do esforço físico?	☐ Pouca resistência física.	☐ Resistência física mediana, que reduz quando exposto ao calor.	☐ Boa resistência física.
32) Como é avaliada sua performance?	☐ Excelente no aspecto criativo e no planejamento, dificilmente concluindo suas metas e objetivos.	☐ Excelente administrador e condutor de pessoas, concretizando suas metas e objetivos.	☐ Sempre adia o início da execução das suas metas e objetivos, graças à relutância contra mudanças que exigem esforço.

Questões	Vatta	Pitta	Kapha
33) Como são os seus relacionamentos?	☐ Geralmente passageiros, oscilando entre o desejo intenso e o desinteresse.	☐ Dramáticos e passionais, com tendência à posse e dominação do parceiro.	☐ Devotado e duradouro, com ciúmes e tendências dominadoras.
34) Causa intenso desconforto?	☐ Frio seco e ao vento.	☐ Luz solar e ao calor.	☐ Frio úmido.
35) Como é a sua resistência a doenças?	☐ Adoece com facilidade.	☐ Resistência mediana, com propensão a infecções.	☐ Boa resistência.
36) Como é a sua natureza mental?	☐ Compreensão e adaptação rápida.	☐ Tendência à crítica, intolerância e impaciência.	☐ Compreensão e raciocínio lento.
37) Como é a sua memória?	☐ Retém as informações por pouco tempo.	☐ Memória ampla.	☐ Memória duradoura.
38) Retém com mais facilidade na memória.	☐ Ideias e dados técnicos.	☐ Minhas conquistas e desafios vividos e superados.	☐ Mágoas e decepções.
39) Como é a sua religiosidade?	☐ Está sempre em busca de segmento religioso adequado.	☐ É extremamente fervoroso ao segmento, chegando ao fanatismo.	☐ É leal ao seu segmento religioso.
40) Como é normalmente o seu sono?	☐ Leve e atribulado, com tendência à insônia.	☐ Moderado, com despertar noturno, retornando ao sono com facilidade.	☐ Sono pesado, com dificuldade para levantar.
41) Como são normalmente os seus sonhos?	☐ Sonhos agitados, podendo transformar-se em pesadelos.	☐ Sonhos passionais e conflitivos.	☐ Sonhos românticos e sentimentais.
42) Quais as suas atividades favoritas?	☐ Atividades artísticas, dança, viagens, etc.	☐ Atividades competitivas e desafiantes, como caça, pesca, etc.	☐ Atividades que envolvem emoção e sentimento, como cozinha, navegação, jardinagem, etc.
Total (A)			

Avaliação da constituição mental

Tópicos	Sattwa	Rajas	Tamas
Alimentação diária	☐ Vegetariana, cereais, leite e seus derivados.	☐ Pouca carne e seus derivados.	☐ Predominantemente carnívora.
Como trabalho	☐ Desprendimento e idealismo.	☐ Visando atender aos objetivos pessoais.	☐ Sem estímulo.
Concentração mental	☐ Elevada.	☐ Moderada.	☐ Baixa.
Controle dos sentidos	☐ Moderado.	☐ Variável.	☐ Fraco.
Criatividade	☐ Elevada.	☐ Moderada.	☐ Baixa.
Estado de humor	☐ Frequente.	☐ Esporádico.	☐ Mal humorado.
Estudos espirituais	☐ Diariamente.	☐ Ocasionalmente.	☐ Nunca.
Faço orações	☐ Diariamente.	☐ Ocasionalmente.	☐ Nunca.
Higiene corporal	☐ Intensa.	☐ Moderada.	☐ Fraca.
Faço meditação	☐ Diariamente.	☐ Ocasionalmente.	☐ Nunca.
Objetivos e ideais	☐ Poucos.	☐ Alguns.	☐ Muitos e contraditórios.
Pratico o perdão	☐ Facilmente.	☐ Esforçando-me.	☐ Guardo mágoas e rancores.
Sinto amor	☐ Por todos.	☐ Por alguns.	☐ Ocasionalmente.
Sinto contentamento	☐ Frequentemente.	☐ Ocasionalmente.	☐ Raramente.
Sinto depressão	☐ Nunca.	☐ Esporadicamente.	☐ Constantemente.
Sinto paz	☐ Frequentemente.	☐ Esporadicamente.	☐ Raramente.
Sinto medo	☐ Excepcionalmente.	☐ Esporadicamente.	☐ Constantemente.
Sinto raiva	☐ Excepcionalmente.	☐ Esporadicamente.	☐ Constantemente.
Sou honesto	☐ Frequentemente.	☐ Ocasionalmente.	☐ Esporadicamente.
Sou solidário e caridoso	☐ Frequentemente.	☐ Esporadicamente.	☐ Nunca.
Sou uma pessoa	☐ Modesta.	☐ Orgulhosa.	☐ Vaidosa.
Tenho percepção	☐ Aguçada.	☐ Variável.	☐ Raramente.
Tenho vontade	☐ Intensa.	☐ Variável.	☐ Fraca.
Uso de drogas e estimulantes (fumo, álcool, etc.)	☐ Não.	☐ Ocasionalmente.	☐ Frequentemente.
Total (B)	Sattwa ( )	Rajas ( )	Tamas ( )

Avaliação do desequilíbrio energético

Nome			
Endereço		Telefone	
Bairro		Cidade	
Data		Profissão	
Est. Civil		Idade	

Desequilíbrio energético

a) Qual o sintoma que sente: _____

_____

b) O desequilíbrio em questão é: [ ] recente (aguda) [ ] antiga (crônica)
c) O desequilíbrio em questão já se manifestou anteriormente? [ ] Sim [ ] Não.
Há quanto tempo? _____
d) Existe algum tipo dessa manifestação na família? [ ] Sim [ ] Não.

Em quem: _____

_____

e) Está grávida? [ ] Sim [ ] Não.

Especificar: _____

f) Índice de massa corporal: [ ] Magreza [ ] Normal [ ] Sobrepeso [ ] Obeso
[ ] Obeso mórbido.

Questões	Vatta	Pitta	Kapha
01) Reação a medicamentos	☐ Apresenta ação rápida, efeitos colaterais e reações nervosas inesperadas.	☐ Apresenta ação mediana.	☐ Apresenta ação lenta, com alta dosagem.
02) Característica da dor	☐ Intensa ou cólica incômoda, latejante e migratória para outras partes do corpo.	☐ Acompanhada de ardência e queimação local.	☐ Pouco intensa, constante e pesada.
03) Coloração da pele	☐ Acinzentada ou pálida apagada. Desidratada.	☐ Avermelhada ou preta.	☐ Esbranquiçada, tendendo à palidez.
04) Apetite	☐ Irregular, com dificuldade digestiva.	☐ Excessivo, com queimação, etc.	☐ Constante, com digestão lenta.

Questões	Vatta	Pitta	Kapha
5) Arrotos e soluços	☐ Constantes e com aperto no estômago.	☐ Refluxo salgado ou ácido.	☐ Refluxo adocicado ou com muco (clara de ovo).
6) Sede	☐ Intensa.	☐ Excessiva.	☐ Normal.
7) Salivação	☐ Boca seca.	☐ Intensa.	☐ Excessiva.
8) Sente atração por coisas	☐ Quentes, repelindo as frias.	☐ Frias.	☐ Quentes.
9) Suor	☐ Frio e líquido.	☐ Excessivo e quente.	☐ Moderado, frio e pegajoso.
10) Garganta	☐ Áspera, suaviza quando ingere água.	☐ Inflamada e dolorida, irrita quando ingere água.	☐ Inchada, às vezes com muco.
11) Sabor da boca	☐ Adstringente.	☐ Amarga e ardida.	☐ Adocicada.
12) Urina	☐ Sem coloração, volume variável, difícil de ser eliminada.	☐ Amarela, marrom, vermelha ou turva, em grande quantidade, com queimação na uretra.	☐ Leitosa e espumante, e em grande quantidade.
13) Fezes	☐ Obstipação em menor intensidade.	☐ Fezes, com queimação retal.	☐ Sem muco.
14) Sensação de cansaço	☐ Pequeno.	☐ Tonteiras e desmaios.	☐ Moderado.
15) Sono	☐ Insônia frequente.	☐ Pouco sono.	☐ Excessivo.
16) Funcionamento da vesícula biliar.	☐ Reduzido e irregular.	☐ Cálculos, inflamações e abscessos.	☐ Preguiçosa.
17) Febre	☐ Moderada e irregular, com sede, calafrio e agitação.	☐ Alta, com sensação de queimação na pele, suor e sede intensa e irritabilidade e delírio.	☐ Baixa e constante, com sensação de peso, cansaço e torpor mental.

Questões	Vatta	Pitta	Kapha
18) Outros sinais	[ ] Emagrecimento e desidratação.	[ ] Queimação pelo corpo, com sensação de desnutrição.	[ ] Catarro pulmonar aquoso, claro e de fácil expectoração.
Total (C)			

Estilo de vida

a) Fuma: [ ] Sim [ ] Não. Nº de cigarros: _____

b) Faz caminhada diária: [ ] Nada [ ] 1h [ ] 30min
c) Pratica exercício físico? [ ] Sim [ ] Não Especificar: _____

Questões	Vatta	Pitta	Kapha
1) Como é o clima do seu local de moradia?	[ ] Quente e seco, com muito vento.	[ ] Temperado.	[ ] Quente e úmido, com muita água.
2) Como é a temperatura do seu local de trabalho?	[ ] Quente, com muita circulação de ar.	[ ] Temperada, com ar condicionado.	[ ] Quente e úmida.
Total (D)			

Estado emocional

a) Está satisfeito com o seu trabalho? [ ] Sim [ ] Não. Por quê? _____

b) Está satisfeito com a sua relação familiar? [ ] Sim [ ] Não. Por quê?_____

c) Está motivado a vencer a doença? [ ] Sim [ ] Não.

Questões	Vatta	Pitta	Kapha
1) Característica da voz	[ ] Baixa, fraca, rápida, rouca e insegura.	[ ] Alta, nítida, determinada, agressiva.	[ ] Agradável, lenta, melodiosa e bem pausada.
2) Característica da fala	[ ] Ideias indefinidas e incompletas.	[ ] Argumentadora e convincente.	[ ] Desgaste nos detalhes.

Questões	Vatta	Pitta	Kapha
3) O que acontece quando perde o controle?	[ ] Fica histérico e convulsivo.	[ ] Explode em fúria e raiva, podendo ficar agressivo.	[ ] Fica indiferente e pesaroso.
4) Como tem se sentido ultimamente?	[ ] Medo, aflição ou apatia.	[ ] Delírio, inquietação, necessidade de emoções violentas e radicais.	[ ] Desinteressado e apático.
Total (E)			

Apalpação no abdome			
Dosha	**Apalpação no abdome**		**Apalpação nas costas**
[ ] Vatta	[ ] Ruído mais alto, apesar do intestino preso. [ ] Peristalse variando entre lento e rápido.		[ ] Dores no nervo ciático e marma caudal, resultado de acúmulo de toxinas.
[ ] Pitta	[ ] No caso de diarreias, o ruído é mais alto em virtude do peristaltismo.		
[ ] Kapha	[ ] Ruído muito lento.		[ ] Dor durante a percussão da região lombar (4ª e 5ª), marma dos rins.
Temperatura		Pressão arterial	

Avaliação dos lábios		
[ ] Vatta	[ ] Desidratação e ressecamento.	[ ] Medo e ansiedade.
[ ] Pitta	[ ] Anemia [ ] Icterícia [ ] Indigestão crônica.	[ ] Deficiência cardíaca

Avaliação da língua			
Avaliação da Língua	[ ] Presença de ama no cólon [ ] Presença de ama no trato gastrointestinal [ ] Sensibilidade no cólon [ ] Distúrbio crônico no cólon	Avaliação Emocional	[ ] Raiva contida [ ] Medo acumulado [ ] Ansiedade

Dosha	[ ] Com toxina	Sinais/sintomas	[ ] Sem toxinas
[ ] Vatta	Marrom ou preta	[ ] Halitose [ ] Dores e distensão abdominal	Seca e quebradiça.
[ ] Pitta	Amarelada e gordurosa	[ ] Halitose [ ] Pouca sede e apetite [ ] Queimação no abdome	Avermelhada, áspera e dolorida.
[ ] Kapha	Esbranquiçada e grossa Língua inchada (açúcar)	[ ] Espuma no canto da boca [ ] Catarro pulmonar esbranquiçado, grosso, pegajoso e de difícil expectoração.	Sem presença de muco.

Avaliação das unhas

[ ] Vatta	[ ] Unha roída (nervoso) [ ] Má absorção [ ] Coração e pulmões vulneráveis (deficiência de prana)
[ ] Pitta	[ ] Má nutrição e deficiência de agni [ ] Febre crônica ou doença renitente
[ ] Kapha	[ ] Tosse crônica [ ] Infecção crônica nos pulmões

Avaliação do pulso

Fator	Vatta	Pitta	Kapha
Qualidade do pulso			
Frequência			
Força do pulso			
Profundidade do pulso			
Ritmo do pulso			
Local de percepção do pulso			
Resultado final do pulso			

Avaliação dos órgãos		
Língua	Órgãos	[ ] Rim D [ ] Rim E [ ] Baço [ ] Fígado [ ] Int. Delgado [ ] Int. Grosso [ ] Pâncreas [ ] Estômago [ ] Coração [ ] Pulmão E [ ] Pulmão D
	Outras	[ ] Deficiência de Agni [ ] Medo e ansiedade [ ] Emoções Aprisionadas [ ] Problemas na região lombar [ ] Problemas na região lombar e torácica [ ] Problemas na região lombar cervical [ ] Problemas pulmonares [ ] Pneumonia [ ] Enfraquecimento energético
Unhas	Coloração	[ ] Anemia [ ] Coração e Pulmões delicados [ ] Icterícia ou fígado frágil
	Meia lua	[ ] Fígado perturbado [ ] Deficiência cardíaca
Pulso	Direito	[ ] Indicador: pulmões [ ] Médio: fígado [ ] Anular: rim direito
	Esquerdo	[ ] Indicador: coração [ ] Médio: estômago e baço [ ] Anular: rim esquerdo
Lábios	Órgãos	[ ] Tireoide [ ] Coração [ ] Fígado [ ] Baço [ ] Rim Direito [ ] Rim Esquerdo [ ] Pulmão Direito [ ] Pulmão Esquerdo [ ] Estômago [ ] Int. Grosso [ ] Int. Delgado

Avaliação da expressão facial	
Vatta	[ ] Preocupações e ansiedades
Pitta	[ ] Emoções reprimidas no fígado [ ] Emoções reprimidas no baço [ ] Deficiência de Agni
Kapha	[ ] Deficiência renal

Temperatura		Pressão arterial	
C	Desequilíbrio energético	[ ] Vatta [ ] Pitta [ ] Kapha	
Apalpação abdome		[ ] Vatta [ ] Pitta [ ] Kapha	
Avaliação dos lábios		[ ] Vatta [ ] Pitta [ ] Kapha	
Avaliação da língua	[ ] Com ama		
	[ ] Sem ama	[ ] Vatta [ ] Pitta [ ] Kapha	
Avaliação das unhas		[ ] Vatta [ ] Pitta [ ] Kapha	
Avaliação do pulso		[ ] Vatta [ ] Pitta [ ] Kapha	
Avaliação da expressão facial		[ ] Vatta [ ] Pitta [ ] Kapha	
Total			
A	Dosha constitucional	[ ] Vatta [ ] Pitta [ ] Kapha	

D	Estilo de vida	[ ] Vatta	[ ] Pitta	[ ] Kapha
E	Estado emocional	[ ] Vatta	[ ] Pitta	[ ] Kapha
Total				
B	Constituição mental	[ ] Sattwa	[ ] Rajas	[ ] Tamas
Avaliação da face		[ ] Preocupações e ansiedades [ ] Emoções reprimidas no fígado [ ] Emoções reprimidas no baço		
Órgãos afetados		[ ] Tireoide [ ] Rim D [ ] Rim E [ ] Baço [ ] Fígado [ ] Int. Delgado [ ] Int. Grosso [ ] Pâncreas [ ] Estômago [ ] Coração [ ] Pulmão E [ ] Pulmão D		
Outras situações orgânicas		[ ] Anemia [ ] Coração delicado [ ] Icterícia ou fígado frágil [ ] Deficiência de Agni [ ] Problemas na região lombar [ ] Problemas na região lombar e torácica [ ] Problemas na região lombar cervical [ ] Problemas pulmonares [ ] Pneumonia [ ] Enfraquecimento energético		

Tabela de realização de procedimentos do panchakarma			
Nome do paciente			
Dosha constitucional	[ ] Vatta	[ ] Pitta	[ ] Kapha
Dosha em desequilíbrio	[ ] Vatta	[ ] Pitta	[ ] Kapha
Substância de oleação	[ ] Óleo e ghee	[ ] Ghee	[ ] Óleo

[ ] Vamana					
Data	Atividades	Realização	Avaliação da oleação		
			Fezes	Pele	Aversão
	1ª dose de substância de oleação				
	2ª dose de substância de oleação				
	3ª dose de substância de oleação				
	Abhyanga + Shirodara + Swedana				
	4ª dose de substância de oleação				
	5ª dose de substância de oleação				
	Descanso e orientação				
	Abhyanga + Shirodara + Swedana				
	Realização do vamana na clínica				

	[ ] Virechana				
Data	Atividades	Realização	Avaliação da oleação		
	1ª dose de substância de oleação		Fezes	Pele	Aversão
	2ª dose de substância de oleação				
	3ª dose de substância de oleação				
	Abhyanga + Shirodara + Swedana				
	4ª dose de substância de oleação				
	5ª dose de substância de oleação				
	Descanso e orientação				
	Abhyanga + Shirodara + Swedana				
	Realização do Virechana em casa				

	[ ] Rakta Mokshana				
Data	Atividades	Realização	Avaliação da oleação		
	1ª dose de substância de oleação		Fezes	Pele	Aversão
	2ª dose de substância de oleação				
	3ª dose de substância de oleação				
	Abhyanga + Swedana + Punção				
	4ª dose de substância de oleação				
	5ª dose de substância de oleação				
	6ª dose de substância de oleação				
	Abhyanga + Swedana + Punção				

	[ ] Basti	
Data	Atividades	Realização
	1º Basti Nutrição – Tarde	
	2º Basti Limpeza – Manhã	
	3º Basti Nutrição – Tarde	
	Abhyanga + Shirodara + Swedana	
	4º Basti Limpeza – Manhã	
	5º Basti Nutrição – Tarde	
	6º Basti Limpeza – Manhã	
	7º Basti Nutrição – Tarde	
	Abhyanga + Shirodara + Swedana	

	[ ] Nasya	
Data	Atividades	Realização
	1º Nasya	
	2º Nasya	
	3º Nasya	
	4º Nasya	
	5º Nasya	
	6º Nasya	
	7º Nasya	

Capítulo III

Procedimentos Ayurvédicos

Abordagem Terapêutica da Ayurveda

Segundo Pantanjali, todos os métodos terapêuticos são bons, desde que coordenados. Essa coordenação está presente, como na aplicação dos enemas (basti) e no nasya, em que os processos de redução e tonificação são intercalados, de acordo com as características e necessidades de cada paciente.

Uma eficiente abordagem terapêutica somente é conseguida mediante diagnóstico ayurvédico preciso, capaz de identificar o dosha em desequilíbrio, a constituição original, a presença ou não de toxinas, o estágio da doença e a identificação dos órgãos e tecidos afetados.

Para que o tratamento obtenha êxito, é necessário que se cumpram as seguintes etapas:

 a) Desobstrução dos canais energéticos, utilizando os procedimentos de mobilização do Purvakarma, por meio da oleação (Snehana) e da produção de suor (Swedana).

 b) Eliminação do excesso do dosha, dos produtos de excreção (malas) e das toxinas (ama), mediante procedimentos mais adequados do Panchakarma.

 c) Tonificação orgânica, pelo restabelecimento do fogo digestivo (agni), reduzido em decorrência do processo do Panchakarma. Esse procedimento recebe também o nome de Uttara Karma, sendo responsável pelo rejuvenescimento do organismo.

O Sistema Digestivo como Mantenedor da Saúde Orgânica

O sistema digestivo possui uma quantidade de neurônios um pouco menor que o cérebro, auferindo-lhe característica inteligente, capaz de selecionar no bolo alimentar, pela permeabilidade intestinal, o que deve ser aproveitado daquilo que necessita ser descartado.

A permeabilidade intestinal pode ser alterada por uma série de fatores, estando diretamente influenciada pelos estados emocionais. Se ocorre uma redução na permeabilidade, acarreta problemas de característica Vatta, ocasionando desnutrição orgânica, ressecamento, etc.; aumentando a permeabilidade, acarreta uma absorção maior de toxinas (ama). A permeabilidade intestinal poderá ser regularizada com maior eficiência do fogo digestivo (agni) e dos processos de excreção. Também o uso diário de açafrão na alimentação e mudanças nos estados emocionais atuam muito na melhoria dessa permeabilidade.

Quando existe a saúde orgânica, ocorre harmonia na flora intestinal, denominada eubiose. Essa flora intestinal se nutre dos resíduos alimentares, além de favorecer a sintetização de certas vitaminas como as do complexo B. Se a dieta alimentar não é adequada ou se utilizam medicamentos, principalmente antibióticos, alguns componentes desta flora intestinal são destruídos, ocorrendo um desequilíbrio (disbiose), restando apenas os mais resistentes que se expandem, ocupando uma área intestinal maior. Na disbiose ocorre um aumento das bactérias inadequadas ao funcionamento orgânico, que são alimentadas por resíduos acidificados e fermentados, oriundos de uma dieta inadequada, geradores de toxinas (ama). Esse quadro orgânico interno promove distensões abdominais, náuseas, apetite irregular, fezes que variam de consistência, cansaço, desânimo, melancolia e sensação de peso no corpo.

Mantendo uma dieta inadequada, mais acidificação e fermentação são produzidas, ampliando a capacidade das paredes intestinais de absorvê-las, além dos produtos excretórios dessas bactérias, que uma vez penetrando a corrente sanguínea são conduzidas a todas as partes do corpo. Um exemplo típico dessa situação é o uso de uma dieta inadequada, rica em açúcares e principalmente adoçantes contendo aspartame e ciclamatos, que, após serem digeridos pelo organismo, seus resíduos são consumidos e metabolizados pela cândida. A liberação do seu produto de excreção altera a permeabilidade intestinal e a barreira hemato-encefálica, facilitando o seu acesso ao cérebro, por meio da corrente sanguínea, produzindo enxaquecas, distúrbios visuais, vômitos, etc., sendo esta uma explicação para o aumento de manifestação de casos da candidíase em homens e mulheres.

A utilização de uma alimentação rica em fibras, como a lignina, presentes em alimentos, como cará, milho, mandioca, inhame, etc., nutre as bactérias benéficas ao intestino, mantendo um estado de equilíbrio, ficando evidente a relação entre a saúde e o perfeito funcionamento do sistema digestivo.

O Fluxo Orgânico

Para que haja saúde, é necessário o movimento. Esse fluxo constante de deslocamento está relacionado com a assimilação das impressões do mundo, por meio dos sentidos, das emoções, dos pensamentos, dos alimentos, como ar, água e nutrientes. Também é necessário um processo de eliminação eficiente, que mantenha o equilíbrio e a harmonia do organismo.

Entre a assimilação e a eliminação está a digestão, meio utilizado para a transformação do que entra no organismo, em estrutura e energia. O fogo digestivo (agni) liga-se à digestão do alimento, assim como o processo mental está relacionado com a digestão das impressões, pensamentos e emoções. O que não foi bem digerido se transforma em toxinas (ama). As emoções, os pensamentos e as impressões mal digeridas se transformam em somatizações, que refletem em todo o organismo.

A Ayurveda preconiza, por meio do Panchakarma, que é necessária a promoção de uma eliminação orgânica adequada. O processo de eliminação deverá ser encarado com os mesmos critérios da assimilação, escolhendo as impressões, as emoções, os pensamentos e os alimentos mais nutritivos, adequados e de natureza superior. É importante também o conhecimento da eliminação de uma emoção, de um pensamento e de uma impressão negativa, antes que se transforme em somatização, intoxicando o organismo e promovendo a doença.

Na Ayurveda, a assimilação está relacionada com a energia de Vatta, a digestão com a de Pitta, a estruturação e a eliminação com a de Kapha.

Na Yogaterapia, a assimilação está relacionada com Brahma (o Criador), a digestão com Vishnu (o Mantenedor) e a eliminação com Shiva (o Renovador). Certos ásanas são mais indicados para a assimilação e nutrição. Outros para a digestão e o aquecimento interno. Para a eliminação, são utilizados ásanas que promovem a pressão do abdome, respirações forçadas, etc.

Os pranayamas têm grande ação nos processos emocionais. Com a inspiração, são atraídos conceitos de unicidade, saindo a mente da multiplicidade para se manter na unidade. Na retenção do ar inspirado ocorre a assimilação dos princípios da unidade, com a focalização única da energia no prana que fora assimilado e digerido. Na expiração são eliminados os conceitos de separatividade, pois a consciência volta para a multiplicidade, retendo os conceitos de unidade.

Na meditação ocorre a assimilação das qualidades superiores. Mantendo a mente imperturbável ocorre a digestão desses conceitos. O conceito de separatividade é eliminado, mantendo-se o conceito de unidade.

O que acontece com o homem ocorre no Universo e na natureza. Existe o período de predominância da assimilação (Brahma), da digestão (Vishnu), no qual ocorre o período de crescimento evolutivo dos seres e das formas. Na eliminação (Shiva) ocorre a destruição da forma, para permanecer o aspecto eterno. No homem o fluxo energético é promovido pela alma (atma), pela essência interna. A presença do atma promove, em nível interno, os processos de assimilação, digestão e eliminação do universo pessoal de cada ser, conduzindo-o a um processo de evolução contínua. No campo mental existe a preocupação de se evitar emoções negativas, mas quando não são construídas emoções positivas, traz a aridez interna. Se existe o envolvimento emocional com o fluxo de pensamentos, ocorre a intoxicação orgânica, pois não há a eliminação. No campo emocional, se existe a retenção financeira com medo de perda, ocorre a estagnação dessa movimentação natural. Se existe uma eliminação excessiva com pouca assimilação, acontece o enfraquecimento financeiro (desnutrição). Por outro lado, se ocorre muita eliminação e pouca assimilação, gera a pobreza.

Organograma dos Princípios Terapêuticos da Ayurveda

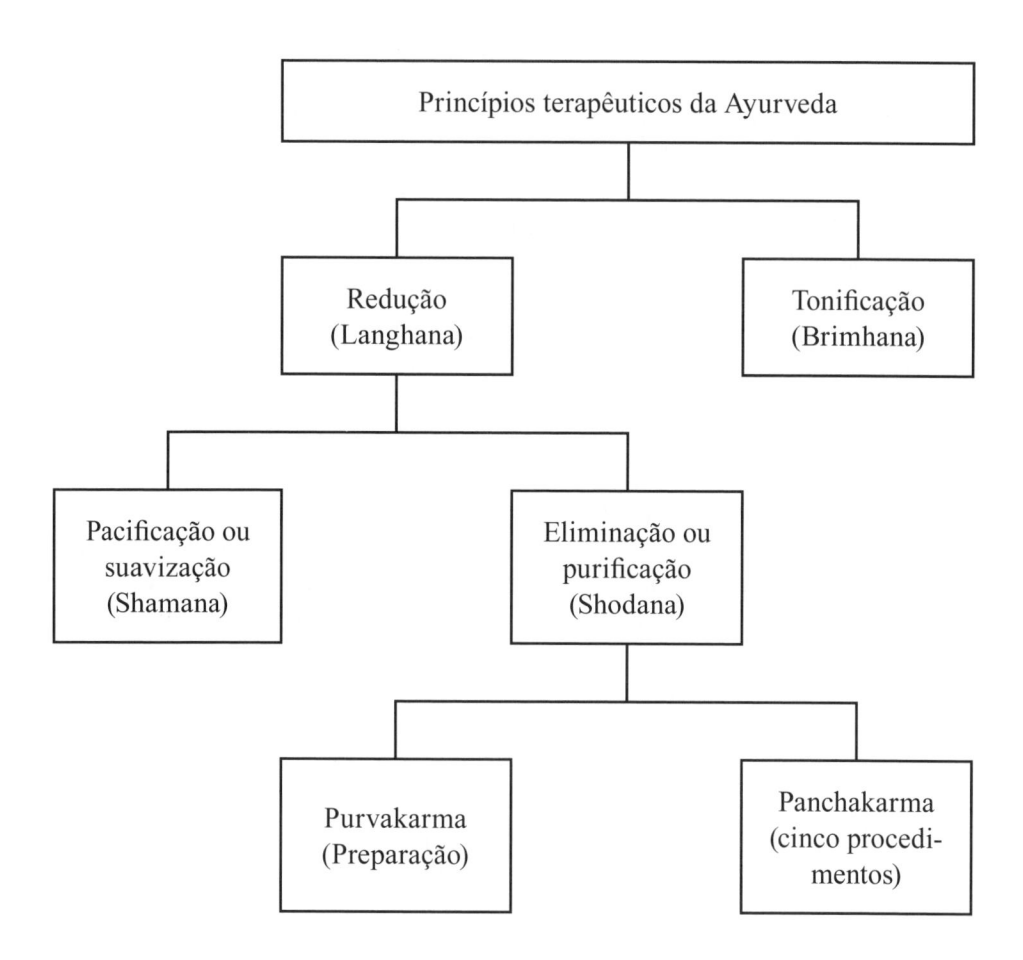

```
                    Princípios terapêuticos da Ayurveda
                                │
                ┌───────────────┴───────────────┐
            Redução                        Tonificação
           (Langhana)                       (Brimhana)
                │
        ┌───────┴────────┐
   Pacificação ou    Eliminação ou
    suavização        purificação
    (Shamana)          (Shodana)
                           │
                    ┌──────┴──────┐
                Purvakarma    Panchakarma
                (Preparação)  (cinco procedi-
                                 mentos)
```

Redução (Langhana)

Os métodos de redução também são chamados de Asamtarpana, que significa desagradável. Possui características disciplinadoras e transformadoras que exigem mudanças em vários níveis, como alimentar, físico e mental.

É a abordagem terapêutica, com o devido acompanhamento por um médico ayurvédico, visando reduzir o dosha em excesso, eliminar as toxinas (ama) e materiais de excreção (malas), além de reduzir o excesso de peso.

O processo de redução é aplicado nas fases agudas das doenças, removendo o excesso do dosha e de toxinas (ama). Também pode ser aplicado na prevenção de doenças, por intermédio do processo de desintoxicação orgânica.

Processos gerais de redução		
Processo	Vias de eliminação	Utilização
Suor	Pele	Uso de ervas diaforéticas.
Diarreia	Intestino	Uso de ervas de purgação.
Vômito	Aparelho digestivo	Uso de ervas eméticas.
Expectoração	Aparelhos digestivo e respiratório	Uso de ervas expectorantes.
Redução da fermentação e putrefação	Aparelho digestivo	Uso de ervas carminativas.
Depurativo	Aparelho digestivo	Uso de ervas depurativas.
Antibiótico e antibactericida.	Todas as vias de eliminação orgânica.	Uso de ervas com efeito antibactericida e antibiótico.

Processos de Redução

I – Pacificação ou Suavização (Shamana)

Shamana vem da raiz sânscrita Sham, que significa Paz. É um processo mais suave, sendo utilizado na maioria dos tratamentos ayurvédicos quando se percebe a presença de ama (Sama Dosha), mediante a avaliação da coloração da língua, específica para cada tipo de dosha.

Nessa fase do processo ocorrerão a mobilização e a digestão das toxinas (ama). Haverá, também, a separação do dosha, das toxinas e das eliminações (malas), como fezes, urina, suor e bile.

O processo de pacificação poderá durar um período de até três meses, dependendo das condições do paciente, podendo ser acelerado em situações de crise aguda, como em um ataque de asma brônquica, por exemplo. Essa aceleração exigirá um procedimento mais intenso e a curto prazo, podendo ser feito, em alguns casos, em um único dia, passando a seguir para o processo de eliminação (Shodana), utilizando o panchakarma mais adequado. A febre, mecanismo natural de digestão de ama, contraindica a aceleração do processo de pacificação (Shamana), necessitando nesse caso do adiamento da sua realização, exclusivamente por meio de repouso, ervas e dietas. O retorno do apetite é o sinal de que as toxinas (ama) foram digeridas, favorecendo a continuidade de todo o processo. Se, ao contrário, forem utilizadas ervas tônicas, como brahmi, ginseng, etc., a doença será fortalecida, reduzindo o processo de cura.

Componentes do Shamana

Segundo o Asthanga Hridaya, o processo de pacificação ou suavização (Shamana) é composto por sete partes, enumeradas abaixo:

A) Rotinas Diárias

1) Realização do Suryanamaskar, com no mínimo três repetições;

2) Ingestão de um copo de água morna, em jejum, observando os componentes que deverão ser acrescidos, conforme o dosha:

Dosha	Acrescentar à água morna
Vatta	Uma pitada de sal de rocha, dietético ou marinho com algumas gotinhas de limão.
Pitta	Uma pitada de sal de rocha, dietético ou marinho com algumas gotinhas de limão.
Kapha	Uma colher de café de mel e algumas gotinhas de limão.

3) Utilização de banhos de sol, realizados nos períodos das 8h às 10h e após as 16h.

4) Permanência o maior tempo possível em contato com a natureza.

5) Redução da ingestão de água para quem tem excesso de água corporal (Kapha). Os demais doshas deverão utilizá-la na temperatura ambiente.

B) Alimentação*

1) Jejum

- Jejuns totais ou parciais à base de chás de ervas que digerem as toxinas, utilizando ervas picantes suaves, como o gengibre, o pipalli, pimenta-do--reino, etc. Incluindo, também, as ervas amargas, como a genciana, etc.
- Monodieta à base de lima-da-pérsia ou inhame, realizadas a curto prazo.

---

* N.E.: Sugerimos a leitura de *Pharmacia de Alimentos*, da Dr[a] Jocelem Mastrodi Salgado, Madras Editora.

2) Dieta antitoxinas

Utilização de dieta antitoxinas, por um determinado período, acompanhada de chás estimulantes digestivos, utilizando ervas picantes suaves e amargas, como o gengibre e a erva-doce. Após o período de eliminação de toxinas (Shamana) será feito um retorno gradativo dos alimentos adequados ao tipo constitucional. Essa dieta não determina a quantidade dos alimentos a serem ingeridos e, sim, sua capacidade de geração de toxinas (ama). Abaixo a relação dos alimentos que deverão ser excluídos temporariamente:

- Queijos, iogurte, coalhada e manteiga de leite. O leite somente poderá ser utilizado com o uso de ervas digestivas, como açafrão ou gengibre;

- Carnes vermelhas, peixe e ovos. Pode-se utilizar, moderadamente, a carne de frango e peru;

- Ovos;

- Frituras de todos os tipos;

- Pães que utilizam farinha branca, podendo utilizar o pão integral. Nos casos de desequilíbrio de Kapha, principalmente em asma, consumir somente o pão de centeio;

- Açúcares e adoçantes artificiais, podendo utilizar o mel, a stévia pura e a frutose natural;

- Vegetais que aumentam a fermentação intestinal, como tomate, berinjela, pimentão, couve-flor e repolho;

- Chocolate, café, bebidas alcoólicas, gasosas e refrigerantes. Nos casos de desequilíbrio de Kapha poderão ser utilizadas diariamente, como estimulante, até duas xícaras de café com adoçante natural;

- Bebidas e alimentos gelados;

- Amendoim, nozes e todos os tipos de castanhas;

- Utilizar moderadamente feijões, com temperos adequados, como cominho, coentro, mostarda e gengibre.

3) Alimentos liberados para consumo condicional

- Pimenta para quem está com o fogo digestivo (agni) deficiente, sendo contraindicada para os casos de desequilíbrio de Pitta, como hiperacidez, doenças inflamatórias intestinais, etc.

- Vinagres e frutas ácidas, adequadas para o Vatta desidratado, sendo contraindicado para os casos de Pitta e Kapha.

- Batata e banana são contraindicadas para os casos de desequilíbrio de Kapha.

Processos de Pacificação ou Suavização (Shamana) para os Doshas

Vatta	
Abhyanga	
Óleo mais adequado	Gergelim.
Outros óleos	Amêndoas, damasco.
Ervas que poderão ser acrescentadas ao óleo	Deverão ser utilizadas ervas de sabor (rasa) doce: • Ashwaganda ou ginseng. • Bala ou raiz de guanxuma. • Duas colheres de sopa do concentrado de balashwaganda taila, para cada litro de óleo.
Importante	• Utilizar na massagem toque leve, suave e firme, aplicando grande quantidade de óleo sobre a pele. • Durante a utilização do óleo poderão ser acrescentadas na fração que está sendo utilizada ervas redutoras de Vatta, como canela, gengibre ou cálamo. • Para potencializar o efeito da massagem, o paciente poderá ingerir um suco de fruta ácida com sal.
Swedana	
Ingestão preliminar	• Ingerir chá de ervas diaforéticas suaves, como manjericão, canela e/ou gengibre, que poderão estar associadas com ervas nutritivas, como bala, raiz de confrei ou dashmool.
Vapor medicado	• Utilizar ervas diaforéticas suaves, como manjericão, canela e/ou gengibre.
Banho	
Procedimento	• Após uma hora, no mínimo, tomar um banho quente.
Ervas tônicas e revigorantes	
Ervas indicadas	• Alho; • Ashwaganda; • Bala; • Raiz do confrei; • Ginseng.

Posologia	• Uma colher de café rasa da erva em pó, misturada no mel ou diluída em líquidos, duas vezes ao dia. • Chás das ervas indicadas acima, associadas com temperos, como erva-doce, canela ou gengibre.
Importante	Redução da quantidade quando o paciente apresentar: • Distensão abdominal; • Sinais de presença de ama, detectados na língua.
Nota	Quando o organismo se apresentar muito debilitado, poderá ser utilizado antes das refeições vinho tinto medicado (Draksha) com ervas, como gengibre, bala, ginseng e ashwaganda, que, para terem seu efeito potencializado, deverão ser enterrados na horizontal durante um mês.

Oleação interna (snehana)	
Óleo ou mistura utilizada	• Gergelim. • Ghee. • Mistura proporcional dos dois óleos.
Acrescentar ao óleo	• Uma pontinha de colher de chá de trikatu.
Proporção	• Ingerir em jejum, durante no máximo sete dias, 30 ml ou duas colheres de sopa do óleo ou da mistura, permanecendo duas horas sem se alimentar, tomando apenas o chá digestivo, de hortelã ou erva-doce, em intervalos de 30 minutos.
Importante	• É necessária a complementação da oleação interna com um basti de limpeza. Sem a possibilidade da utilização do basti de limpeza, não realizar o snehana.
Interrupção do snehana	• Diarreias aquosas e oleosas. • Aversão pelo óleo ou mistura utilizada.
Procedimentos complementares	• Realizar os procedimentos abaixo: ▪ Abhyanga com swedana no terceiro dia. ▪ Abhyanga com swedana e basti no oitavo dia (descanso com alimentação leve e chás digestivos).

Basti	
Decocção	• No caso de obstipação, problemas no nervo ciático, no aparelho reprodutor e dores na coluna, utilizar: ▪ Proporções iguais de erva-doce com sementes de linhaça. ▪ Usar exclusivamente a semente de linhaça.

Mistura	• Duas colheres de chá de mel com uma de sal de rocha ou dietético, com 30 ml de óleo de gergelim para 800 ml da decocção. Caso o paciente apresente obstipação, substituir o óleo de gergelim pelo de rícino.
Importante	• Realizar o basti de limpeza pela manhã, em jejum.

Exercícios físicos

Característica	• Evitar exercícios físicos extenuantes, como musculação e academias. • Realizar somente exercícios suaves, como tai-chi-chuan, caminhadas, etc.
Hatha Yoga	• Enfatizar posturas deitadas e sentadas com retroflexão.
Pranayamas	• Pranayama solar, com respiração polarizada. O pranayama suave inicia a inspiração pela narina direita, alterando no decorrer do exercício. O processo mediano utiliza a inspiração pela narina direita e expiração pela esquerda. O processo mais intenso utiliza a inspiração e a expiração somente pela narina direita. • Realização do Soham Pranayama, que utiliza a mantralização mental So, durante a inspiração, e Ham, na expiração, mantendo o fluxo normal da respiração, sem nenhum tipo de retenção.

Outras adequações

Contato com a natureza	• Banhos de Sol, nos períodos das 8h às 10h e após as 16h, devendo-se utilizar protetor solar, caso tenha a pele muito sensível. • Evitar o vento e o frio.
Dieta alimentar	• Se o paciente não for fazer o snehana, basta utilizar a dieta para equilíbrio de Vatta.
Aromaterapia	• Sândalo, hena, almíscar, mirra, winter green.
Vestuário e ambientes	• Os vestuários e ambientes deverão constar de cores quentes, como vermelho, laranja, dourado, etc., mescladas com a branca, que traz uma ideia de umidade. • Os ambientes deverão ser aquecidos, organizados de modo a estimular o prazer, devendo conter móveis confortáveis e adequados, como camas, cadeiras, etc.
Equilíbrio físico e mental	• Técnicas de relaxamento deverão ser ensinadas ao paciente como forma de garantir um equilíbrio físico e mental. Deverá ser enfatizada a busca de um estilo de vida mais seguro, mais tranquilo e disciplinado, principalmente na organização e priorização na execução de projetos pessoais, evitando a ansiedade, direcionando para um desfrute maior da experiência de vida.

Equilíbrio físico e mental	• O paciente deverá evitar: a) Excesso de viagens. b) Dormir durante o dia. c) Ambientes barulhentos, causadores de distração.
Meditação	• Execução de práticas regulares de meditação em momentos de silêncio, procurando esvaziar a mente de preocupações, ansiedades e medo. • Utilização da meditação com o mantra So Ham. Durante a inspiração, mantralizar mentalmente So e na expiração Ham. • Utilizar exercícios de autoconsciência, como caminhar observando as reações musculares e emocionais, etc.

Pitta
Abhyanga

Óleo mais adequado	Coco.
Outros óleos	Oliva ou Ghee.
Ervas que poderão ser acrescentadas ao óleo	Deverão ser utilizadas ervas resfriantes, como: • Brahmi/acariçoba (mais adequado); • Bringaraj/agrião-do-brejo/erva-botão; • Sândalo; • Alcaçuz/licorice; • Shatawari.
Importante	• Massagem suave com moderada quantidade de óleo. • Toque gentil e contínuo de modo a tranquilizar o paciente.

Swedana

Ingestão preliminar	• Ingerir chá de ervas hidratantes, como hortelã, anis, etc. • Suco de frutas.
Vapor medicado	• Utilizar ervas, como hortelã, mil em rama e/ou bardana.

Banho

Procedimento	• Após uma hora, no mínimo tomar banho morno.

Ervas medicinais

Ervas indicadas	Ervas de sabor amargo e adstringentes que possuam uma característica energética resfriante, que atuam purificando o sangue e resfriando o corpo, como: • Babosa;

Ervas indicadas	• Dente-de-leão; • Bardana; • Flor do cravo vermelho; • Confrei; • Coentro.
Posologia	• Chás ou suco.
Importante	Deverão ser utilizadas em doenças características de Pitta, como problemas de pele, pressão alta, diarreias quentes, acompanhadas de queimação (ardor) anal, hemorroidas.

Oleação interna (snehana)	
Óleo	• Ghee.
Ervas que poderão ser acrescentadas	Preparação do ghee medicado, utilizando as seguintes ervas: • Para a mente: brahmi/acariçoba. • Para o físico: triphala.
Proporção	• Ingerir diariamente duas colheres de sopa da substância de oleação na preparação do alimento e nas saladas. • Ingerir em jejum, durante no máximo sete dias, 30 ml ou duas colheres de sopa da substância de oleação, permanecendo por duas horas sem se alimentar, tomando apenas chá digestivo, de hortelã, erva-doce ou gengibre, em intervalos de 30 minutos.
Importante	• Melhora a vitalidade (ojas), mesmo tendo colesterol alto. • Poderá fazer aplicação de uma gota de ghee morno em cada olho.

Exercícios físicos	
Característica	• Realizar exercícios físicos moderados, executados em locais bem ventilados, como hidroginástica, etc. • Evitar exercícios aeróbicos pesados, principalmente sob o Sol ou que produzam suor excessivo. • Realizar caminhadas noturnas, preferencialmente nos períodos em que a Lua apresenta mais luminosidade.
Hatha Yoga	• Enfatizar posturas resfriantes, como sarvangasana (vela).
Pranayamas	Utilizar pranayamas resfriadores, como: • Chandra Pranayama, que utiliza a narina esquerda. • Shitali.

Outras adequações	
Dieta alimentar	• É benéfico o jejum semanal, utilizando exclusivamente chás de ervas amargas e adstringentes, como dente-de-leão, bardana e boldo. Poderão também ser utilizados sucos de vegetais verdes e de frutas, principalmente abacaxis doces e romãs. • Em caso de sensação de enfraquecimento, realizar jejum à base de leite acrescido de gengibre e açafrão.
Aromaterapia	• Utilizar fragrâncias suaves e frias, como sândalo, vetivert, rosas e lavanda. • Para refrescar o corpo, excessivamente quente, utilizar borrifação de água com vetivert.
Vestuário e ambientes	• Os vestuários deverão ser de fibras naturais, confortáveis, preferencialmente de algodão que absorve melhor o suor. • Nos vestuários e ambientes deverão constar cores frias, como as tonalidades de verde, azul e branco. • Os ambientes deverão ser bem ventilados, evitando o calor e a incidência de sol excessivo, devendo ser confortáveis e prazerosos.
Equilíbrio físico e mental	• Manter contato periódico com a natureza, buscando preferencialmente locais com água. • Buscar o relaxamento, com diversões e entretenimento, optando por jogos e atividades que tragam prazer e não estimulem a competitividade. • Evitar situações estressantes que exigem esforço e trabalho excessivo. • Buscar adquirir flexibilidade diante das circunstâncias e situações, evitando relações conflituosas, agressivas e polêmicas, principalmente as relacionadas com disputas psicológicas e intelectuais. • Procurar adequar as atividades profissionais, de modo a sentir prazer, utilizando seus talentos pessoais. • Cultivar emoções doces e afetuosas, mediante o amor e a amizade.
Meditação	• Execução de práticas regulares de meditação, direcionando a energia para ideais e objetivos positivos, como a não violência, a devoção ao amor divino, ao perdão, à compaixão, à paz, etc.

Kapha	
Abhyanga	
Óleo mais adequado	Mostarda.
Outros óleos	Canola, gergelim.
Essências alcoólicas que poderão ser acrescentadas ao óleo	<ul><li>Mostarda.</li><li>Cânfora.</li><li>Canela.</li><li>Mistura das ervas acima.</li><li>Acrescentar uma colher de sopa da essência alcoólica no óleo que será utilizado na massagem. Essa quantidade poderá ser aumentada, conforme o nível de oleosidade do paciente.</li></ul>
Importante	<ul><li>Utilizar uma massagem com pressão intensa e profunda, causando uma leve sensação de dor muscular.</li><li>O uso da essência alcoólica auxilia na queima da gordura, além de estimular a drenagem do sistema linfático, não devendo ser aplicada quando o clima estiver muito quente.</li></ul>
Como fazer a essência alcoólica	**Ingredientes:**<ul><li>Doze partes de álcool a 70°.</li><li>Uma parte de semente de mostarda preta, cânfora ou canela, podendo ser utilizados os três consorciados.</li></ul>**Preparação:**<ul><li>Misturar em um vidro e deixar repousar por um período de 40 dias, agitando periodicamente o recipiente.</li></ul>

Swedana	
Ingestão preliminar	• Ingerir chá de ervas diaforéticas e expectorantes, como gengibre, sálvia, etc.
Vapor medicado	• Utilizar ervas, como gengibre, sálvia, tomilho e canela.
Importante	• Realizar um processo de sudorese forte, chegando ao nível de desconforto, sem causar exaustão física, isto é, quando o paciente já não suporta mais permanecer na sauna.

Banho	
Procedimento	• Após uma hora, no mínimo tomar banho quente.

Ervas medicinais	
Ervas indicadas	Ervas de sabor picante como:<ul><li>Gengibre;</li><li>Pimenta-malagueta;</li></ul>

Ervas indicadas	• Cálamo; • Mirra; • Alho; • Trikatu. Ervas de sabor amargo como: • Babosa; • Açafrão da terra.
Posologia	• Chás; • Uma colher de café rasa da erva em pó, diluída em líquidos três vezes ao dia. • Ervas em pó, misturadas ao mel de eucalipto ou assapeixe, colhidos há mais de um ano (mel velho).
Importante	• A mirra poderá ser fervida em água e utilizada em inalação.

Oleação interna (snehana)	
Óleo	• Mostarda.
Outros óleos	• Linhaça. • Mistura proporcional de mostarda e linhaça.
Ervas que poderão ser acrescentadas	• Ervas estimulantes e picantes, como pimenta malagueta, gengibre, pimenta-do-reino e trikatu.
Proporção	• Ingerir em jejum, durante no máximo sete dias, 30 ml ou duas colheres de sopa do óleo ou da mistura, permanecendo duas horas sem se alimentar, tomando apenas o chá digestivo de hortelã ou erva-doce em intervalos de 30 minutos.

Exercícios físicos	
Característica	• Realizar exercícios aeróbicos intensos, como caminhadas sob o Sol e ao vento. • Executar atividades físicas pesadas, que provocam sudorese forte, causando cansaço sem exaustão física.
Hatha Yoga	• Utilizar ásanas que comprimam o abdome, ativando o sistema nervoso simpático, trazendo estímulo e excitabilidade, devendo ser executados com mais rapidez para provocar a transpiração corporal.
Pranayamas	• Nadhi Sodhana (Vama Krama) ou respiração polarizada; • Surya Bedhana, utilizando a inspiração pela narina direita, retenção e expiração pela narina esquerda. • Kaplabhati. • Bastrika, associada com a respiração polarizada (Vama Krama).

Outras adequações	
Dieta alimentar	• Utilizar uma dieta para equilíbrio de Kapha. • Redução na quantidade de ingestão de líquidos.
Aromaterapia	• Hena, almíscar, cedro, mirra e eucalipto.
Vestuário e ambientes	• Os vestuários deverão ser ásperos para estimular a pele por meio do atrito e absorvente do suor. • Os ambientes e vestuários deverão constar de cores quentes e estimulantes, como o vermelho, o laranja e o amarelo. • Os ambientes não deverão apresentar umidade e possuir boa iluminação.
Equilíbrio físico e mental	• Buscar uma vida austera, que envolva muito trabalho físico e esforço. • Deve expor-se frequentemente ao calor do Sol e do fogo, com o uso de lareiras. • Dormir até as 23h. • Evitar dormir durante o dia. • Alterar as tendências inconscientes e hábitos, como mudanças das rotas diárias, processos de trabalho e pessoais, etc., que favorecem o contato com novas possibilidades. • Buscar o desapego material e emocional, desconectando-se com lembranças e experiências passadas, realizando uma limpeza na vida. • Realizar atividades de lazer em lugares rústicos e naturais. • Desenvolver e movimentar o corpo por intermédio da dança.
Meditação	• Realização de meditação ativa, concentrando exclusivamente no que está sendo feito no momento. • Realização de estudos e reflexão sobre textos espirituais, buscando estimular a mente até o seu desconforto. • Praticar cantos de mantras em voz alta.

II – Eliminação ou Purificação (Shodana)

Shodana vem da raiz sânscrita *shud,* que significa purificar. Este processo se divide em duas fases distintas:

A) Purvakarma

É a fase preparatória para o Panchakarma, na qual ocorre o desbloqueio dos canais energéticos (srotas), favorecendo a mobilização das toxinas (ama), dos materiais de excreção (malas) e do dosha extravasado presentes nos tecidos (dhatus) para sua sede de origem no sistema digestivo especificadas abaixo:

Dosha	Sede de origem
Kapha	Estômago.
Pitta	Intestino delgado e fígado.
Vatta	Intestino grosso.

Essa mobilização utiliza os processos relacionados a seguir:

Oleação Interna (Snehana)

	Snehana
Significado	Aplicação de óleo, untar, olear.
Objetivo	É um processo que utiliza a oleação para mobilizar o excesso do dosha, dissolver as toxinas (ama) e os materiais de excreção (malas), direcionando-os para o sistema digestivo para ser eliminado.
Aplicação	• A oleação externa utiliza a aplicação de óleo na pele, com massagens ayurvédicas, como abhyanga, shirodhara, netra basti, shirobasti, etc. • A oleação interna utiliza a ingestão de ghee e óleos medicados com ervas. Nesse processo ocorre a lubrificação das paredes dos srotas, impedindo a fixação dos produtos a ser mobilizados, além de favorecer sua fluidez.
Indicações terapêuticas da oleação interna e externa	• Preparação do organismo para a execução dos procedimentos do Panchakarma. • Ressecamento da pele. • Exageros na execução de exercícios físicos. • Consumo excessivo de bebidas alcoólicas e de drogas alucinógenas. • Atividades sexuais excessivas. • Estresse mental. • Pacientes muito idosos. • Crianças acima de 7 anos. • Emagrecimento intensificado. • Anemia acentuada. • Baixa produção seminal. • Todos os distúrbios de natureza Vatta. • Conjuntivite. • Catarata. • Insônia decorrente de excessiva atividade física e/ou mental.

Contra-indicações da oleação interna	• Edemas, como pernas inchadas, ascite, etc. • Agravamento excessivo de Kapha, incluindo a obesidade mórbida, que pode estar acompanhada de um quadro depressivo. • Diarreias intensas. • Gravidez. • Náuseas e vômitos intensos. • Aversão por alimentos oleosos, influenciada pelo baixo fogo digestivo. • Intoxicação alimentar aguda. • Febre aguda. • Período de extremo calor, que prejudica a digestão adequada da substância oleosa. **Nota**: Quando o paciente apresentar essas contraindicações, deve-se fazer um processo mais suave, o de pacificação (shamana), utilizando ervas digestivas e uma alimentação adequada que visem melhorar o fogo digestivo (agni) até ter condições de reiniciar o processo de Panchakarma.
Efeitos colaterais da oleação interna	• O snehana poderá causar uma sensação de cansaço durante o dia, não sendo recomendado realizar exercícios físicos pesados e atividades sexuais, devendo se manter o máximo de repouso possível. • Durante a execução do snehana poderão ocorrer diarreias aquosas e oleosas ou uma aversão total pelo óleo ou mistura, que sinalizam a necessidade de interrupção imediata de todo o procedimento. • Redução do fogo digestivo (agni), que poderá ter seus efeitos minimizados com o uso de chás digestivos e dieta leve.
Substâncias para oleação interna	• Ghee. • Óleos vegetais. • Gordura animal (banha). • Medula óssea dos animais (tutano).
Substâncias para oleação interna mais utilizadas	• Ghee. • Óleos vegetais, como o gergelim (básico), o girassol e a mistura dos dois proporcionalmente. • Mistura de ghee com óleo vegetal.

Estudo das Substâncias de Oleação

Ghee	
Aplicação	Uso interno e externo.
Utilização	Puro ou misturado com óleo vegetal.
Indicações	• Pacientes com doshas constitucionais Pitta ou Vatta. • Manifestações de desequilíbrios de natureza Pitta ou Vatta.

Indicações	<ul><li>Distúrbios visuais, deficiência ou limitação na percepção e no discernimento, devendo ser usada uma gota pingada em cada olho diariamente.</li><li>Doenças consuptivas, que consomem a estrutura física e a vitalidade, como o câncer, a AIDS, o hipertiroidismo, etc.</li><li>Pacientes idosos, com idade superior a 60 anos.</li><li>Crianças com idade superior a 8 anos.</li><li>Aumento de vitalidade (ojas).</li><li>Aumento da fertilidade, auxiliando nos processos conceptivos.</li><li>Melhoria da voz.</li><li>Melhoria da memória e da inteligência.</li><li>Queimaduras.</li></ul>
Importante	Quanto mais velho o ghee, maior é o seu efeito terapêutico, podendo ser enterrado em vasilha de barro para intensificar esse efeito.

Óleo	
Aplicação	Uso interno, graças à facilidade de digestão.
Utilização	Óleo de gergelim (básico) se não houver indicação específica.
Indicações	<ul><li>Uso em dias muito frios.</li><li>Pacientes com excesso de Kapha ou de gordura corporal.</li><li>Pacientes com dosha constitucional Vatta ou que apresentam desequilíbrios de natureza Vatta.</li><li>Para aumento da força física e da vitalidade, mas com tendência a ganho de peso e obesidade.</li><li>Infecções intestinais.</li><li>Sinusite.</li><li>Intolerância ao ghee.</li></ul>

Procedimentos Prévios para a Realização do Snehana

1) Avaliação médica ayurvédica do paciente, identificando o dosha constitucional (Prakritti Pariksha), o dosha em desequilíbrio (Vrikirtti Pariksha) e a característica da doença.

2) Definição do momento adequado para a oleação, observando na língua a eficiência do fogo digestivo (agni) e a presença de toxinas (ama). Verificar a temperatura corporal; caso o paciente apresente febre, utilizar ervas digestivas para auxiliar na digestão das toxinas (ama).

3) Utilização da dieta antitoxinas, visando à desobstrução dos canais energéticos do corpo (srotas) que unem os tecidos ao intestino, além de facilitar o funcionamento dos tecidos (dhatus). Essa dieta apresenta uma característica leve, suave e de fácil digestão, de modo a favorecer a digestão do óleo ou ghee utilizado na oleação interna, devendo ser mantida durante todo o processo de oleação e enquanto durar o Panchakarma. Caso o paciente não apresente disciplina para cumprir uma dieta rígida, deverá ser feito inicialmente o shamana adequado ao dosha, direcionando gradualmente o paciente para uma dieta mais intensa, quando ele será reavaliado e direcionado para a realização do Panchakarma.

4) Ter à disposição os ingredientes adequados ao procedimento a ser usado no processo de eliminação do Panchakarma.

Critérios para oleação interna (snehana)	
Observação preliminar	O terapeuta deverá observar com bastante critério as condições da pele do paciente, verificando o nível de maciez e lubrificação, que sinalizará a eficiência da oleação no decorrer do processo.
Horário ideal	Segundo os textos ayurvédicos antigos, o horário mais indicado é de 30 minutos após o nascer do Sol. Em razão da vida cotidiana, deverá ser realizado no período da manhã, até as 10h.
Condições orgânicas	O paciente deverá estar em jejum absoluto, inclusive de água. Após a ingestão da substância oleosa durante um período de duas horas, deverá ingerir somente os chás digestivos.

Duração do processo	O processo de oleação interna tem duração de três a sete dias, variando conforme o dosha:
	    Kapha..................... duração mínima de três dias.
	    Pitta......................... duração mínima de cinco dias.
	    Vatta........................ duração de até sete dias.

Substâncias de oleação	As substâncias de oleação são o ghee, o óleo e uma mistura proporcional de ambos, adequados conforme o dosha:
	    Vatta................... ghee e óleo.
	    Pitta.................... ghee.
	    Kapha................. óleo.

Dosagem da substância de oleação	A dosagem inicial da substância de oleação para adultos e crianças acima de 30 kg é de 30 ml, com progressão de 10 ml a cada dia, enquanto durar o processo de oleação interna. O usual é de:
	    1º dia....................30 ml
	    2º dia....................40 ml
	    3º dia....................50 ml
	    4º dia....................60 ml
	    5º dia....................70 ml

Digestão da substância de oleação	O processo de oleação (snehana) deverá ser acompanhado apenas dos chás digestivos no período de duas horas em que o paciente ficar sem alimentação, ingerindo apenas chás digestivos a cada 30 minutos. As ervas mais adequadas são a hortelã, a erva-doce e o composto digestivo abaixo.
Composto digestivo	O chá digestivo é composto das ervas especificadas, podendo ser adoçado com stévia ou mel: • Quatro partes de erva-doce, camomila ou hortelã; • Três partes de gengibre em pó; • Duas partes de sal de rocha ou dietético; • Uma parte de pipalli ou pimenta-do-reino.
Critérios para progressão da substância de oleação	Durante o processo de oleação interna, o paciente deverá ser orientado para observar as características das fezes. O resultado dessa pesquisa deverá ser questionado pelo médico ou terapeuta ayurvédico diariamente, indicando se a substância de oleação está sendo digerida adequadamente pelo organismo. A oleação interna poderá ocasionar as seguintes alterações no: **1) Funcionamento intestinal:** a) **Obstipação intestinal:** decorrente da oleação insuficiente, em virtude de um ressecamento orgânico. Evidencia a necessidade do aumento da dose da substância de oleação, que poderá se estender a um período de duração de até sete dias. b) **Fezes macias com presença de óleo:** evidencia a necessidade de aumentar a dose. c) **Diarreia suave:** evidencia a necessidade de manter a última dose. d) **Diarreia intensa e prolongada:** evidencia a necessidade de paralisação do processo de oleação, devendo ser utilizadas somente ervas digestivas e cumprimento da dieta, retornando futuramente ao processo de preparação para o panchakarma. **2) Funcionamento do sistema digestivo:** a) **Náuseas:** incluindo a intolerância até pelo cheiro do alimento, evidenciando a necessidade de aumento na quantidade de ervas digestivas misturadas à substância de oleação. O médico ou terapeuta ayurvédico deverá verificar se a dieta está sendo cumprida na sua integralidade. b) **Náuseas e vômitos:** evidencia a necessidade de paralisação do processo de oleação, devendo ser utilizadas somente ervas digestivas e cumprimento da dieta, retornando futuramente ao processo de preparação para o panchakarma.

Critérios para ministrar a oleação	a) Deverá ser definido conjuntamente com o paciente um cronograma de realização da oleação, definindo os períodos mais adequados à efetivação do virechana (diarreia terapêutica), que deverá ser em casa, principalmente nos finais de semana. O vamana (vômito terapêutico) deverá ser realizado na clínica, sob a supervisão do médico ou terapeuta ayurvédico. b) Todo o procedimento deverá ser realizado na clínica, desde a preparação até a ingestão da substância de oleação pelo paciente. Quando este não puder comparecer à clínica, deverão ser preparados os recipientes individualizados da substância de oleação, acrescidos das ervas adequadas a cada procedimento (vamana ou virechana). Deverão estar incluídos a esses medicamentos: • Informações sobre o aquecimento da substância oleosa em banho-maria, para liquefazê-la. • Sinalização da ordem de ingestão da substância oleosa por meio de adesivos afixados nos frascos. • Dosagens diárias do chá digestivo (1/4 de colher rasa de chá), que deverá ser preparado pela decocção de um copo e meio de água, com redução a um copo. • Acompanhamento do médico ou terapeuta ayurvédico sobre as condições orgânicas do paciente: fezes, sistema digestivo e característica da pele. c) Antes da ingestão, deverá ser feita uma invocação à presença Divina, acompanhada de um mantra, criando um entendimento para o paciente da conotação espiritual associado ao tratamento físico. d) O paciente deverá estar confortavelmente sentado, devendo mexer bem a mistura, ingerindo-a de uma só vez, tomando o chá digestivo quente em seguida. e) O paciente deverá obedecer a relação dos alimentos que deverão ser evitados durante o processo de realização da oleação interna (snehana), de modo a evitar possíveis efeitos colaterais, além de favorecer a digestão da substância de oleação. f) Vencido o período sem alimentação, se estiver no horário do almoço, ingerir uma sopa de vegetais adicionada de temperos, como cominho, coentro e gengibre. Se não estiver no horário do almoço, ingerir somente um pedaço de pão integral torrado com chá. g) No período da tarde ingerir somente um pedaço de pão integral torrado com chá. O jantar deverá ser constituído de uma porção de arroz integral ou branco bem cozido, com lentilhas ou vegetais. Poderão ser utilizadas também

Critérios para ministrar a oleação	uma canja ou uma sopa consistente que deverão estar acrescidas com temperos, como gengibre, açafrão, cominho, coentro e pimenta-do-reino. h) Não devem ser ingeridos alimentos e bebidas geladas de modo a não comprometer a eficiência do fogo digestivo (agni).
Sinais de eficiência da oleação interna	Os principais sinais de eficiência da oleação, percebidos durante a realização do processo, estão relacionados abaixo: a) As fezes apresentam-se macias e bem oleosas; b) A pele aumenta sua maciez e vigor. c) Aversão à ingestão da substância de oleação. d) O apetite se mantém presente, mesmo em pequena quantidade.
Finalização do processo de oleação	Quando o organismo do paciente completa o período de realização da oleação (snehana) e são atendidos os critérios de oleação completa manifestados por meio dos seus sinais indicativos, deverão ser obedecidos os seguintes critérios: a) Parar a oleação e dar descanso de um dia para o organismo, favorecendo a mobilização do dosha em excesso, das toxinas (ama) e dos materiais de excreção (malas), até sua sede de origem. b) Realizar os procedimentos do panchakarma como virechana (diarreia terapêutica) ou vamana (vômito terapêutico). **Nota:** O período de oleação poderá ser abreviado pelo médico ayurvédico até para um dia, utilizando dosagem de até 70 ml quando o paciente apresentar forte crise de asma, passando, a seguir, ao vômito terapêutico.

Sinais e sintomas da eficiência digestiva do snehana	
Quando a substância oleosa não está sendo bem digerida	a) Dor de cabeça. b) Tontura. c) Salivação excessiva (sialorreia). d) Emagrecimento. e) Cansaço ou agitação. f) Sede excessiva ou ausência total de sede.
Medidas corretivas	• Aumentar a quantidade de ervas misturadas na substância de oleação, conforme o procedimento do panchakarma a ser executado: vamana, virechana ou rakta mokshana. • Aumentar a quantidade de chás digestivos que deverão ser ingeridos bem quentes durante o dia. • Manter repouso corporal, evitando exercícios físicos e atividades sexuais. • Manter o corpo bem aquecido.

Quando a substância oleosa está sendo bem digerida	• Os sintomas de quando a substância oleosa não está sendo bem digerida desaparecem. • Leveza no corpo. • Facilidade na eliminação de flatos (gases intestinais) e arrotos. • Melhoria no apetite. • Sede normal. • Sensação de disposição física e mental.
Nota importante	• Gases intestinais e arrotos não devem ser contidos.

Oleação interna específica para cada procedimento

Vamana

Atuação	Estômago.
Ervas utilizadas	Deverão ser utilizadas as ervas digestivas abaixo, na mesma proporção, misturadas na substância de oleação: • Chitrak ou espinheira-santa. • Sal de rocha ou dietético. • Gengibre em pó. • Pipalli ou pimenta-malagueta ou pimenta-do-reino.
Dosagem	Iniciar a oleação no primeiro dia, adicionando 1/4 de colher de chá rasa de uma das ervas digestivas acima ou uma mistura proporcional de todas (massala) na substância de oleação, aumentando progressivamente até uma colher rasa.
Importante	Quando o paciente apresentar muito catarro, bronquite, asma, secreção pulmonar e sinusite, as ervas poderão ser substituídas pelas relacionadas abaixo, obedecendo ao mesmo critério de dosagem: • Sal de rocha ou dietético. • Gengibre em pó. • Yasthmadu (alcaçuz).

Virechana

Atuação	Intestino delgado e fígado.
Ervas utilizadas	Deverão ser utilizadas as ervas citadas abaixo, misturadas na substância de oleação: • Neen (mais indicado). • Dente-de-leão. • Picão. • Mistura proporcional do neen com uma das ervas indicadas.
Dosagem	Iniciar a oleação no primeiro dia, adicionando uma colher de chá rasa de neen ou de uma mistura proporcional com uma das ervas indicadas (massala) na substância de oleação, aumentando progressivamente até duas colheres rasas.

Importante	• Existe uma tendência inicial de elevação do colesterol no período de oleação, que é natural, reduzindo logo a níveis normais. • Caso o paciente seja Pitta e com a digestão ruim, estando com característica Kapha, poderá ser adicionada às ervas a mesma quantidade de sal de rocha ou dietético.
Importante	• O paciente com cálculos vesiculares deverá cumprir a dieta com rigor. Caso sinta dores durante o processo de oleação, a mesma poderá ter a sua dose reduzida ou suspensa, dependendo da persistência e da intensidade do sintoma. • No caso de úlceras e gastrite, a oleação é benéfica no seu tratamento.

Rakta Mokshana	
Atuação	Sangue.
Tratamento	Doenças da pele, como alergias, psoríase, dermatite seborreica, acnes, etc.
Mecanismo de atuação	A sangria estimula a produção de sangue pelo organismo. Quando o problema é generalizado, como em edemas, gota, etc., poderá ser realizada em local específico do corpo, como nas articulações, aplicando, em seguida, a ventosa.
Ervas utilizadas	Poderão ser utilizados o ghee medicado com ervas depurativas na dosagem progressiva estabelecida ou o medicamento feito à base do ghee medicado adicionado à dosagem do ghee. Existem dois tipos de ghee medicado com ervas depurativas: a) **Panchatikta Ghrita:** cinco amargos. b) **Mahatikta Ghrita:** amargos mais intensos.
Dosagem	Iniciar a oleação no primeiro dia, adicionando uma colher de chá rasa do medicamento triturado ou o ghee medicado com as ervas depurativas na dosagem estabelecida. Aumentar progressivamente a dosagem até finalizar a oleação do ghee medicado ou adicionando duas colheres rasas do medicamento triturado.
Procedimento	• Ingerir a oleação diária, iniciando com 30 ml, aumentando progressivamente até 50 ml no terceiro dia. • Verificar os sinais da eficiência da oleação, pelas fezes, do funcionamento do sistema digestivo e da maciez e lubrificação da pele.

Procedimento	• No quarto dia realizar no braço direito uma sangria de 80 a 100 ml, utilizando seringa descartável, podendo também ser usadas ventosa ou sanguessugas. • Avaliar as características do sangue coletado, que indicará as próximas dosagens a serem obedecidas. • Reiniciar o processo de oleação, observando a dosagem, definida abaixo, pela avaliação do sangue coletado. Verificar novamente os sinais da eficiência da oleação. • No oitavo dia realizar uma nova sangria no braço esquerdo, obedecendo ao mesmo volume. A ordem dos braços está relacionada com os nadis e a posição do coração. • Reavaliar o sangue novamente, que poderá apresentar as características abaixo discriminadas.
Método para avaliação do sangue	Colocar um pouco de água em um copo descartável, despejando o sangue coletado por cima, que poderá apresentar os seguintes aspectos: a) **Sangue vermelho e espumoso com ghee sobrenadando:** significa uma oleação adequada, indicando a eficiência do procedimento. Manter a dosagem de 50 ml até o sétimo dia. b) **Sangue escuro e espumoso sem ghee sobrenadando:** significa oleação incompleta, indicando a eficiência parcial do procedimento. Aumentar a dosagem do ghee progressivamente para 50, 60 e 70 ml até o sétimo dia.
Repetição do processo	Diante de um resultado da eficiência parcial do procedimento, deverão ser observados os seguintes critérios: a) Uma colher de café rasa de Neen em pó, diluída em liquido três vezes ao dia, durante um mês, mantendo a dieta antitoxinas. b) Reavaliação do estado do paciente, dando um intervalo de dois meses, quando deverá ser repetido todo o processo, agora utilizando o ghee medicado com o Mahatikta ou o medicamento triturado misturado no ghee.

Sinais e sintomas da eficiência da oleação interna (snehana)	
Fatores responsáveis pela ineficiência da oleação interna	a) Oleação (Snehana) realizada sem a preparação adequada ou em horário inadequado, isto é, após as 10h. b) Deficiência na dosagem por excesso ou falta na quantidade necessária. c) Descumprimento da dieta antitoxinas.
Sinais e sintomas da oleação interna incompleta	a) Evacuação de fezes duras e secas. b) Distúrbios de natureza Vatta, como rigidez muscular, frio e ansiedade. c) Baixa capacidade digestiva. d) Pele dura e seca. e) Sensação de queimação no tórax, em virtude da subida e concentração de prana. f) Palidez. g) Fraqueza. h) Náuseas, que poderão ser reduzidas com o aumento do gengibre no chá digestivo ou o uso da erva pura.
Sinais e sintomas da oleação interna completa	a) Evacuação de fezes oleosas macias, acompanhadas de gases. b) Boa digestão. c) Pele com textura suave e oleosa. d) Maior flexibilidade muscular. e) Arrotos com cheiro da substância de oleação. f) Sensação de exaustão física. g) Aversão pela substância de oleação.
Sinais e sintomas do excesso de oleação interna	a) Palidez. b) Inchaço. c) Rigidez muscular, acompanhada de sensação de peso corporal. d) Entorpecimento mental. e) Anorexia total, com aversão por qualquer tipo de alimento. f) Náusea. g) Evacuação com fezes mal formadas, evidenciadas pela presença de alimentos mal digeridos e queimação anal. h) Secreção excessiva de saliva, muco pelo nariz e fezes pelo ânus (diarreia).

Ocorrência de situações inesperadas	
Interrupção no processo de oleação interna (snehana)	
Reflexos no programa	Paralisação maior do que um dia traz reflexos na realização do programa, que poderá ser avaliado por meio do nível de oleação interna identificado pela maciez da pele e pelas fezes, que se mostram macias e oleosas. Se a pele e as fezes apresentarem-se secas, dar uma dose maior para compensar o dia suspenso.
Descumprimento da dieta antitoxinas	
Aspecto corretivo	Se ocorreu o descumprimento da dieta durante a realização da oleação interna (Snehana), por conta da alimentação em excesso ou ingestão de nutrientes que deveriam ser evitados, realizar os seguintes procedimentos: **a) Kapha:** • O paciente em jejum deverá realizar um vômito terapêutico, ingerindo água morna e sal. • Deverá ficar uma semana sem tomar a substância de oleação, mantendo a dieta antitoxinas. • Realizar uma nova avaliação, verificando se existem os sinais da eficiência da oleação, a partir dos quais será reiniciado o procedimento. **b) Pitta ou Vatta:** • O paciente deverá interromper a ingestão da substância de oleação. • Utilizar chás digestivos, triphala ou takrarishta (vinhos digestivos). • Realizar uma nova avaliação, verificando se existe os sinais da eficiência da oleação, a partir dos quais será reiniciando o procedimento. **Nota:** Preparação de vinhos digestivos: vinho tinto seco, adicionado ervas, como dente-de-leão, bardana e jurubeba, deixados em maceração por 40 dias.

Obstipação Intestinal	
Aspecto corretivo	O paciente apresenta os sinais e sintomas de oleação completa, mas ocorre a obstipação intestinal dificultando a execução da diarreia terapêutica (virechana). Nesse caso, utilizar a ingestão de: • triphala ou o takrarishta. • ghee como laxante, durante sete dias, tomando, ao deitar, uma colher de sopa misturado a uma xícara de leite morno. **Nota importante**: A obstipação intestinal leva uns três dias para regularizar; se o organismo se mantiver com oleação adequada, realizar o procedimento (vamana ou virechana).

Oleação Externa

Para realizar a oleação externa podem ser utilizados 14 processos fundamentais, relacionados a seguir: Abhyanga, Lepa, Udwartana, Mardana, Padabhyanga, Parisheka, Samvahana, Gandusha, Shirodhara, Akshitarpana, Nasatarpana, Karnapurana, Masthiskya, Snehavagahana.

Óleos mais Indicados

	Processos mais suaves do shamana	
Vatta	Óleo mais adequado	Gergelim.
	Outros óleos	Amêndoas, damasco.
	Ervas que poderão ser acrescentadas ao óleo	Deverão ser utilizadas ervas de sabor (rasa) doce: • Ashwaganda ou ginseng; • Bala ou raiz de guanxuma; • Duas colheres de sopa do concentrado de balashwaganda taila, para cada litro de óleo.
Pitta	Óleo mais adequado	Coco.
	Outros óleos	Oliva ou Ghee.
	Ervas que poderão ser acrescentadas ao óleo	Deverão ser utilizadas ervas resfriantes como: • Brahmi/acariçoba (mais adequado); • Bringaraj/agrião-do-Brejo/erva-botão; • Sândalo; • Alcaçuz/licorice; • Shatawari.

Kapha	Óleo mais adequado	Mostarda.
	Outros óleos	Canola, gergelim.
	Essências alcoólicas que poderão ser acrescentadas ao óleo	• Mostarda. • Cânfora. • Canela. • Mistura das ervas acima. • Acrescentar uma colher de sopa da essência alcoólica no óleo que será utilizado na massagem. Essa quantidade poderá ser aumentada, conforme o nível de oleosidade da pele do paciente.

	Processos mais intensos do panchakarma	
Nota importante		• Pode-se utilizar o óleo de gergelim como base, por ser o mais nutritivo, misturado com os adequados ao dosha, como o óleo de coco para o Pitta. • Os óleos minerais são contraindicados na Ayurveda, pois reduzem o fogo digestivo (agni).

Vatta	Óleo mais adequado	Gergelim.
	Outros óleos	Amêndoas, rícino e mostarda.
	Ervas e pós que poderão ser associados ao óleo	• Gengibre, canela, yasthamadu (alcaçuz), valeriana, cálamo, dashmool, jyothishmati. • Jatamansi (ansiedade e depressão).
	Essências aromáticas ou óleos aromáticos que poderão ser associados ao óleo	• Sândalo; • Hena; • Almíscar; • Mirra; • Winter green.
Pitta	Óleo mais adequado	Coco.
	Outros óleos	Oliva, girassol e ghee.
	Ervas e pós que poderão ser associados ao óleo	• Coentro, violeta (flor), yasthamadu (alcaçuz), açafrão. • Brahmi, jatamansi, shatawari, hipérico: atuam sobre o estado mental. • Erva-cidreira, erva-doce, menta.
	Essências aromáticas ou óleos aromáticos que poderão ser associados ao óleo	• Sândalo; • Rosa; • Vetivert; • Lavanda; • Jasmim.

Kapha	Óleo mais adequado	Mostarda.
	Outros óleos	Girassol, milho, canola e gergelim.
	Ervas e pós que poderão ser associados ao óleo	• Canela, gengibre, zimbro, cálamo, dashmool, bala.
	Essências aromáticas ou óleos aromáticos que poderão ser associados ao óleo	• Hena; • Almíscar; • Cedro; • Mirra; • Eucalipto.
Tridosha	Óleo base	• Vatta e Kapha: óleo de gergelim. • Pitta: óleo de coco.
	Ervas que deverão ser associada ao óleo	Utilizar partes iguais das ervas nutritivas abaixo: • Ashwaganda/ginseng. • Dasmool. • Nirgundi. • Raiz da mamona (eranda mul). • Purnarnava. • Yasthamadu (alcaçuz). • Bala (guanxuma). Ervas resfriadoras que deverão ser acrescidas em desequilíbrio de Pitta: • Brahmi (acariçoba). • Pó de sândalo.
	Sequência de preparação do óleo	1) Deixar as ervas relacionadas acima de molho durante a noite, obedecendo a proporção de uma parte de erva para 16 partes de água (1:16). 2) Pela manhã, ferver em fogo baixo, reduzindo o volume do decocto à quarta parte. 3) Coar o decocto, misturando o mesmo volume de óleo-base, observando o dosha (1:1). 4) Colocar a metade do volume das ervas relacionadas acima, de suco de gengibre fresco ralado, visando aumentar a permeabilidade da pele, além de ampliar a ação anti-inflamatória. 5) Ferver em fogo baixo, até evaporar toda a água. 6) Coar e armazenar, tendo-se o cuidado de consumir o óleo terapêutico em período de um mês.
	Mistura ao óleo de massagem	Durante a utilização para a massagem, o óleo medicado poderá ser diluído na mesma proporção do óleo-base (1:1), adequado ao dosha. Caso o paciente apresente problemas inflamatórios, como tendinite, fibromialgia, poderá ser acrescentado o suco do gengibre fresco ralado. A cânfora poderá ser acrescentada para estimular a circulação.

Óleos preparados para problemas de saúde específicos	

Nota importante	• Pode-se utilizar o óleo de gergelim como base, ou fazer a medicação utilizando o óleo mais indicado para o dosha.
	• Pode-se utilizar a cromoterapia na preparação do óleo de gergelim, para ser medicado, por intermédio dos seguintes procedimentos:
	a) Colocar o óleo de gergelim em garrafas coloridas, que deverão ser deixadas ao tempo, recebendo a luz solar e lunar, durante 40 dias. Esse processo deverá ser iniciado em um dia de lua cheia.
	b) Utilizar as seguintes cores, que deverão ser usadas nos seguintes doshas:
	    ▪ Vermelho: para Kapha e Vatta.
	    ▪ Azul: Pitta

Deficiência circulatória periférica, varizes	• Winter green, eucalipto, canela.
Torceduras, traumas e deslocamentos ósteo-musculares	• Mostarda, açafrão em pó, menta.
Artrite e artrose	• O efeito mais intenso é o óleo mahanarayana. • Mostarda, gergelim, oliva, rícino com gengibre seco, Winter Green, solução aquosa de cânfora e menta de 2 a 5%.
Espasmos musculares	• Óleo de espinho do pinheiro. • Solução aquosa de cânfora e menta de 2 a 5%, utilizando deslizamento de ventosa.
Reumatismo	Óleo de alho, rícino, mostarda, feno-grego adicionado a um dos óleos indicados.
Outras indicações	• Para bronzeamento e massagens: oliva, gergelim, adicionada essência de alfazema. • Dar forma aos seios: gergelim. • Cabelos brancos: gergelim. • Fissuras, queimaduras (potencializado em frasco azul com exposição por 40 dias ao Sol), inflamações, eczemas, infecções por fungos e assepsia: coco. • Aumento da vitalidade: coco.

Outras indicações	• Aumento do sêmen e prevenção contra ejaculação precoce: coco. • Febre: coco, aplicado no crânio, palmas das mãos e sola dos pés. • Otimização, alegria, redução da ansiedade e purificação sanguínea: amêndoa. • Pitta e Vatta desnutrido: massagem com ghee.

Processos para Oleação Externa

Samvahana	
Significado	Aplicação superficial de óleo medicado pelo corpo, sem movimentos, posições ou posturas preestabelecidas.
Indicação	Preparação rápida para a realização de procedimentos, como shirobasti, pindasweda, pzichilli, etc.

Mardana	
Significado	Aplicação de pouca quantidade de óleo medicado pelo corpo, com movimentos circulares que estimulam os pontos energéticos (marmas).
Indicação	Para atendimento de todas as partes do corpo, evidenciando a estimulação nos pontos que necessitam ser mais trabalhados terapeuticamente, atuando sobre alguma parte específica. Deve ser utilizada quando a abhyanga é contraindicada em vista da presença de toxinas (ama) no organismo, febres, gripes ou resfriados, períodos menstruais, principalmente nos primeiro e segundo dias, pressão arterial muito alta e feridas abertas, comuns em problemas de pele.
Nota Importante	Poderão ser utilizadas posturas passivas, alongamentos e trações durante o procedimento.

Abhyanga	
Significado	Produzir movimentos nos tecidos (dhatus), por meio da oleação medicada na pele, de modo a favorecer a sua absorção. Possui semelhança com a drenagem linfática, atuando sobre o plasma. Quando a massagem é realizada nos pés é chamada de padabhyanga.

Finalidade	Proporcionar saúde e equilíbrio orgânico por meio da oleação da pele, mantendo sua elasticidade, além de favorecer a circulação geral e estimular o sistema nervoso e fortalecer os ossos. A abhyanga favorece o direcionamento das toxinas para a pele, podendo ser aplicada em qualquer pessoa e idade.
Duração	O tempo de realização da massagem é de aproximadamente uma hora, com cinco minutos para cada membro, de modo a favorecer a absorção do óleo nas camadas mais profundas da pele. Deverá ser mantido um período de repouso após a conclusão da massagem, devendo-se tomar banho após uma hora, de modo a favorecer maior absorção do óleo medicado pela pele.
Contra-indicação	A massagem não deverá ser realizada quando se perceber, pela língua, a presença de toxinas (ama) no organismo, sendo, também, contraindicada nos processos naturais de eliminação de toxinas (ama) pelo organismo durante: ▪ Febres; ▪ Gripes ou resfriados; ▪ Períodos menstruais, principalmente nos primeiro e segundo dias; ▪ Pressão arterial muito alta; ▪ Feridas abertas, comuns em problemas de pele.

Considerações gerais	
Adequação do ambiente	• Ambiente tranquilo; • Pouca luminosidade; • Pode-se utilizar som ambiente com músicas relaxantes; • Evitar correntes de ar.
Procedimentos do terapeuta	• Evitar conversas durante a massagem, favorecendo o repouso do paciente; • Ter higiene corporal, principalmente com as mãos e as unhas; • Verificar se existe algum problema específico e procurar atuar mais na sua resolução; • Deitar o paciente, cobrindo o seu corpo com um lençol para que não sinta frio, expondo somente as partes trabalhadas; • Utilizar o óleo, suavemente aquecido, adequado ao dosha do paciente, de modo a favorecer sua absorção pela pele; • Não existe determinação do lado do corpo a ser trabalhado primeiro, estando essa opção a cargo do terapeuta.

Udwartana	
	Significado Aplicação de pós secativos na pele.
	Indicações No tratamento da obesidade, quando é necessária a secagem da pele do paciente, retirando sua oleosidade e a umidade excessiva.
Considerações	Segue os mesmos procedimentos para a realização do Abhyanga, utilizando quantidade reduzida de óleo medicado, seguida de aplicação de pós secativos nas áreas que serão massageadas.
Indicação de ervas reduzidas a pós finos	• Pós de tullasi com vekhand (tradicional). • Pó de cálamo (vekhand); • Pó do mesocarpo de babaçu; • Farinha de grão-de-bico; • Pó de bala: usado em anemia e desnutrição. • Pó da casca do ipê roxo: usado em problemas imunológicos e de pele. Utilizando exclusivamente óleo de coco: • Pó de neen: usado em casos de dermatites seborreicas, espinhas, psoríase; • Pó de brahmi com neen, para pacientes irritados e ansiosos.
Nota importante	Também poderão ser utilizados nas auto-massagens, indicadas nas rotinas diárias.

Sequência de manobras da abhyanga

Esta é uma sequência básica que poderá ser acrescida de outros movimentos que o terapeuta, com o decorrer do tempo, poderá complementar de acordo com suas necessidades e sua experiência.

Trabalhando as pernas

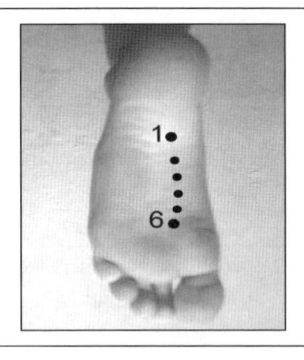

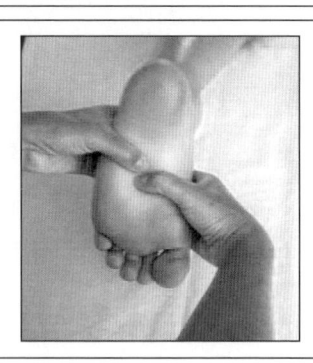

1) Deitar o paciente em decúbito ventral (barriga para baixo).
2) Aplicar óleo aquecido em toda a extensão da perna.
3) Posicionar-se na região dos pés do paciente.
4) Envolver o pé do paciente com as mãos, posicionando os polegares na região plantar, movimentando-os alternadamente para realizar um aquecimento.
5) Pressionar alternadamente com a polpa dos polegares, partindo do ponto nº 1 (base interna central do calcanhar) finalizando no ponto nº 6.
6) Repetir essa manobra, no mínimo por três vezes.

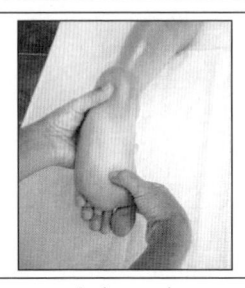

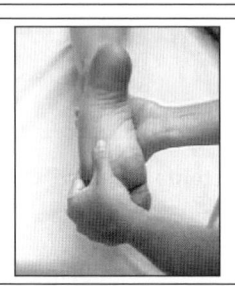

1) Manter o pé do paciente envolvido por uma das mãos. Com a mão dominante, posicionar a polpa do polegar na região plantar e o dedo indicador na região dorsal correspondente ao alinhamento da junção do primeiro com o segundo dedo.
2) Realizar um deslizamento até a base do dedo, repetindo essa manobra no mínimo por três vezes.
3) Repetir o movimento para cada junção, finalizando na região entre os quarto e quinto dedos.

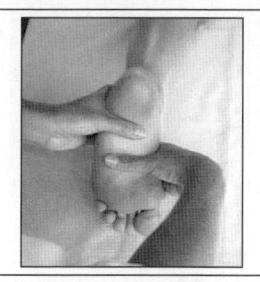

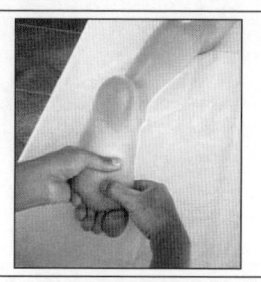

1) Envolver o pé do paciente de modo que os polegares fiquem posicionados na região plantar.
2) Deslizar os polegares alternadamente, partindo da base do calcanhar até o final da curvatura plantar (próximo aos dedos), repetindo a manobra por três vezes.
3) No quarto deslizamento manter um polegar no final da curvatura plantar e com a polpa do outro realizar movimentos circulares (Kurccha).
4) Repetir essa manobra no mínimo por três vezes.

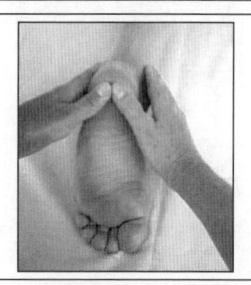

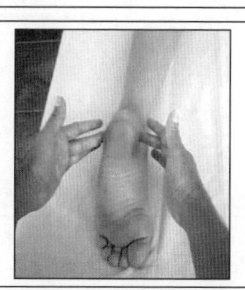

1) Realizar movimentos circulares com os dedos, no sentido horário, na região do maléolo, repetindo o movimento por três vezes.
2) No quarto movimento, realizar deslizamentos circulares simultâneos com a ponta dos dedos médios nas laterais do calcanhar (Gulpha).
3) Repetir a manobra, no mínimo por três vezes.

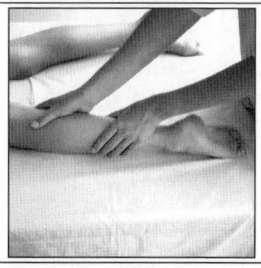

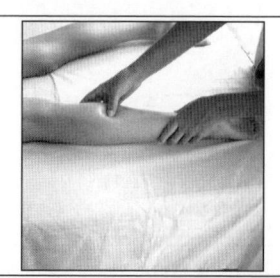

1) Envolver a perna do paciente com as mãos, de modo que a mesma fique centralizada entre o polegar e o indicador.
2) Realizar no mínimo três deslizamentos alternados, partindo do calcanhar, finalizando na região próxima ao joelho.
3) No quarto deslizamento, realizar movimentos circulares no centro da panturrilha (Indrabasti).
4) Repetir a manobra completa, no mínimo por três vezes.

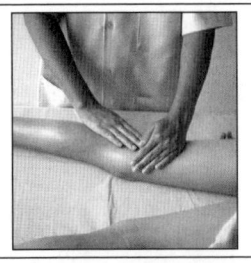

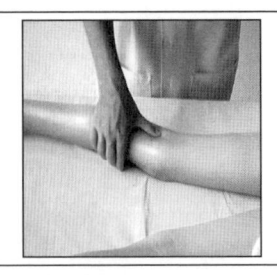

1) Posicionar-se na lateral do corpo do paciente.
2) Apoiar as duas mãos nas extremidades posteriores do joelho. Realizar movimentos circulares alternados para fora, repetindo por três vezes.
3) No quarto movimento, realizar deslizamentos circulares, utilizando a polpa do polegar da mão dominante sobre a parte posterior do joelho (Janu).
4) Repetir a manobra completa, no mínimo por três vezes.

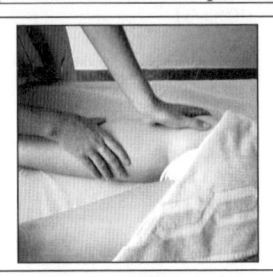

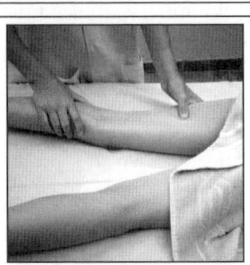

1) Envolver a coxa com as duas mãos, de modo que a mesma fique centralizada entre o polegar e o indicador.
2) Realizar três deslizamentos alternados, partindo da parte posterior do joelho até a base da coxa, desviando as mãos para a lateral do glúteo.
3) No quarto movimento, realizar deslizamentos circulares, utilizando a polpa do polegar sobre o centro da coxa (Ani).
4) Repetir a manobra completa, no mínimo por três vezes.

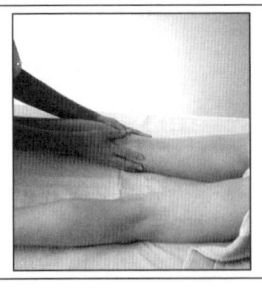

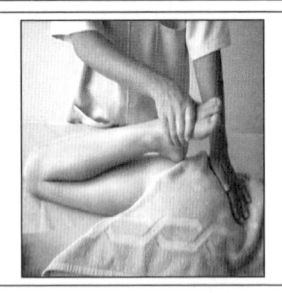

1) Deslizar as mãos simultaneamente até a região do calcanhar, envolvendo o pé, segurando-o firmemente.
2) Tracionar suavemente a perna para trás.
3) Lentamente dobrar a perna do paciente, trazendo o calcanhar até a região próxima das nádegas, mantendo uma pressão suave por alguns instantes.
4) Aliviar a pressão e repetir esse movimento, no mínimo por três vezes.

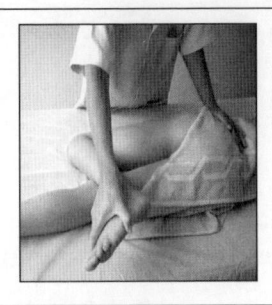

1) Manter a perna do paciente dobrada, direcionando-a suavemente para o centro do corpo, trazendo-a até a proximidade da perna esticada.
2) Retornar a posição inicial e repetir o movimento, no mínimo por três vezes.
3) Retornar a perna suavemente para a maca, tracionando-a suavemente para trás.
4) Repetir todos os procedimentos na outra perna.

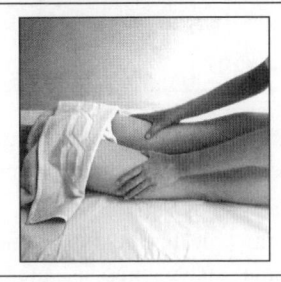

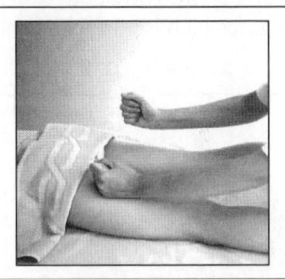

1) Terminada a massagem nas pernas, posicione-se na região dos pés do paciente.
2) Posicionar uma mão em cada tornozelo de modo que os mesmos fiquem entre os dedos polegares e indicadores.
3) Realizar um deslizamento ascendente simultâneo até a base das nádegas.
4) Retornar as mãos, pelo caminho inverso, realizando marteletes alternados em toda a extensão das nádegas e da perna. Repetir a manobra completa, no mínimo por três vezes.

Trabalhando as costas

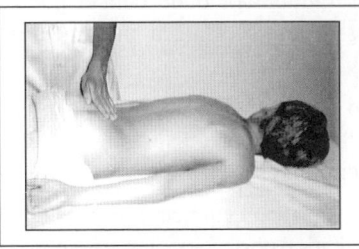

1) Abaixar a peça íntima do paciente.
2) Aplicar óleo em toda a extensão das costas.
3) Posicionar a palma da mão dominante sobre a região sacral (Kukundara) e realizar movimentos circulares.

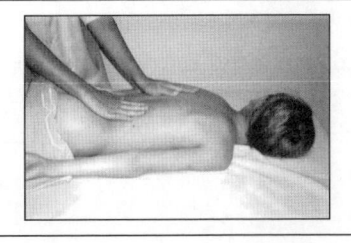

1) Realizar movimentos alternados intensos, curtos e rápidos sobre toda a coluna.
2) Repetir a manobra completa, no mínimo por três vezes.

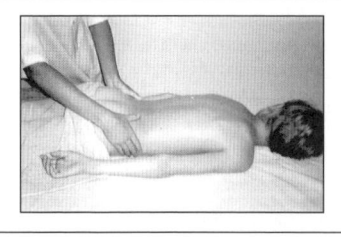

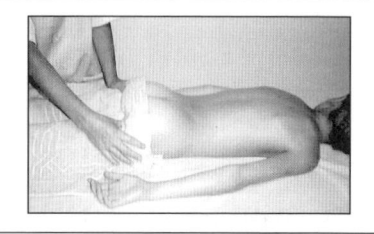

1) Envolver com as mãos a região do quadril e realizar três movimentos circulares, no sentido horário, abrangendo toda a crista do ilíaco.
2) No quarto movimento, realizar deslizamentos circulares, utilizando a polpa dos polegares na base das nádegas (Katikataruna).
3) Repetir a manobra completa, no mínimo por três vezes.

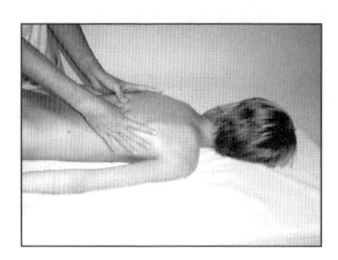

1) Apoiar as mãos abertas na base da coluna de modo que os polegares estejam posicionados nas suas laterais.
2) Realizar um deslizamento simultâneo, exercendo uma suave pressão, até a base do pescoço, quando as mãos finalizam o movimento, deslizando para as extremidades dos ombros.
3) As mãos retornam pelas laterais do corpo e reiniciam o movimento, que deverá ser repetido, no mínimo por três vezes.

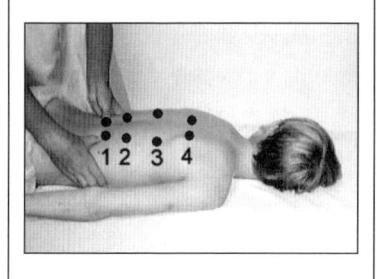

1) Apoiar as mãos na base da coluna. Realizar um deslizamento simultâneo ascendente, até o ponto nº 1 (Nitamba), onde com a ponta dos polegares devem-se realizar movimentos circulares por três vezes.
2) Prosseguir no deslizamento até o ponto nº 2 (Parshwasandhi), onde se realizam também movimentos circulares.
3) Realizar o mesmo procedimento indo até o ponto nº 3 (Brihati) e posteriormente até o ponto nº 4 (Amsaphalaka).
4) As mãos retornam pelas laterais do corpo e reiniciam o movimento, que deverá ser repetido, no mínimo por três vezes.

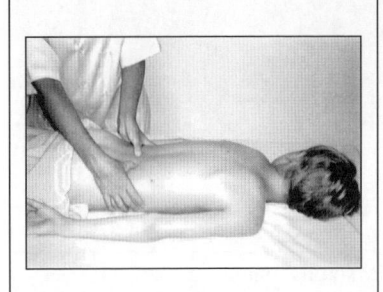	1) Posicionar as mãos paralelas entre si na região sacral do paciente. 2) Com a polpa dos polegares, realizar movimentos alternados envolvendo cada vértebra, subindo lentamente até chegar na base do pescoço. 3) Deslizar as mãos conjuntamente até a extremidade dos ombros, descendo-as pelas laterais do corpo até a região sacral do paciente, quando reinicia o movimento, que deverá ser repetido, no mínimo por três vezes.
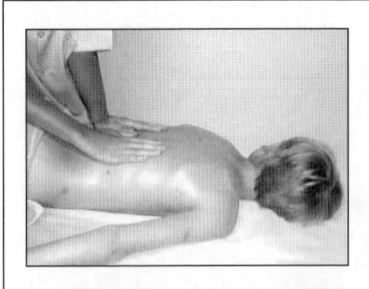	1) Posicionar as mãos nas laterais da coluna. 2) Realizar um deslizamento simultâneo ascendente exercendo suave pressão até a base do pescoço, quando as mãos finalizam o movimento deslizando para as extremidades dos ombros. 3) As mãos retornam pelas laterais do corpo e reiniciam o movimento, que deverá ser repetido, no mínimo por três vezes.
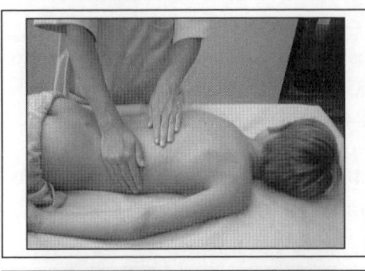	1) Posicionar as mãos na região do quadril do paciente, no lado oposto ao corpo do terapeuta. 2) Realizar deslizamentos alternados ascendentes, percorrendo toda a lateral das costas, finalizando o movimento na extremidade dos ombros. Repetir, no mínimo por três vezes.
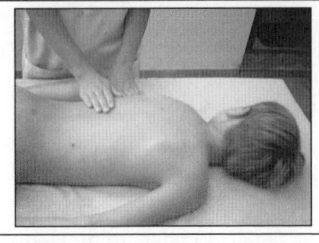	1) Posicionar as mãos na região do quadril do paciente no lado próximo ao corpo do terapeuta. 2) Realizar deslizamentos alternados ascendentes, percorrendo toda a lateral das costas, terminando o movimento no final dos ombros, devendo ser repetido, no mínimo por três vezes.
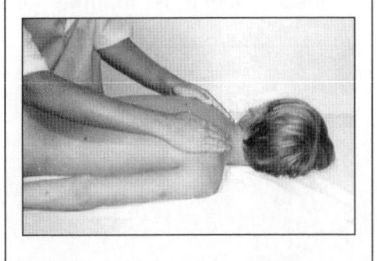	1) Posicionar as mãos nas laterais da coluna. 2) Realizar um deslizamento simultâneo ascendente exercendo suave pressão até a base do pescoço, quando as mãos finalizam o movimento desli-zando para as extremidades dos ombros. 3) As mãos retornam pelas laterais do corpo e reiniciam o movimento, que deverá ser repetido, no mínimo por três vezes.

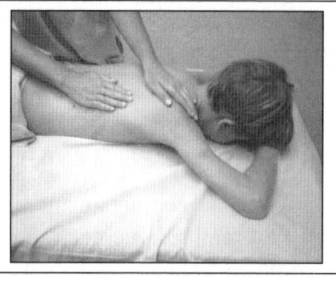

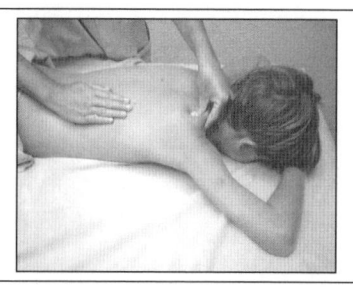

1) Solicitar ao paciente que apoie a testa sobre o dorso das mãos.
2) Posicionar as mãos sobre uma lateral dos ombros e realizar deslizamentos alternados em toda sua extensão.
3) Após vários deslizamentos, realizar movimentos circulares sobre o ombro (Amsa).
4) Repetir a manobra na lateral oposta.

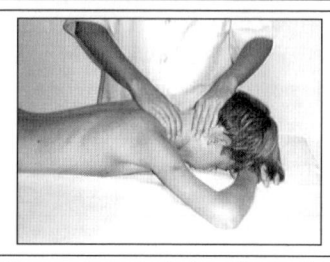

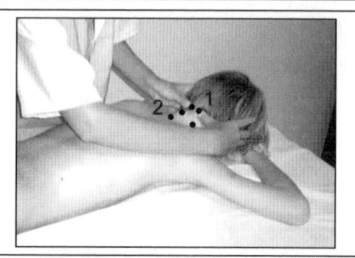

1) Com a testa apoiada sobre o dorso das mãos, posicionar as mãos sobre o pescoço do paciente e realizar deslizamentos ascendentes alternados em toda sua extensão.
2) Após vários movimentos, com a polpa dos polegares, pressionar a base do crânio, no ponto nº 1 (Krikatika), mantendo a pressão por alguns instantes.
3) Logo após, realizar simultaneamente movimentos circulares suaves, no sentido descendente, em toda a extensão do pescoço (Shiramatrika), no ponto nº 2 repetindo essa manobra por, no mínimo três vezes.

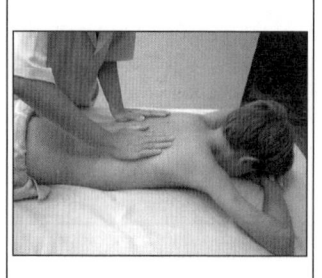

1) Com a testa apoiada sobre o dorso das mãos, posicionar as mãos abertas sobre as costas do paciente, na região lombar, pedindo a ele que mantenha a boca aberta para a saída do ar.
2) Realizar pressões firmes, rápidas e simultâneas em toda a extensão da coluna, finalizando na região das escápulas.
3) Retornar as mãos até a região lombar, reiniciando o movimento que deverá ser repetido, no mínimo por três vezes.

Trabalhando as pernas

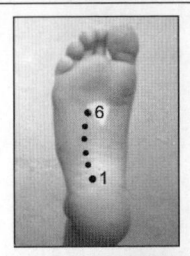

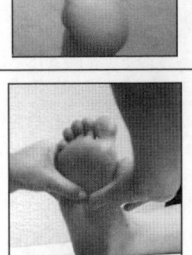

1) Solicitar gentilmente para que o paciente vire em decúbito dorsal (barriga para cima).
2) Aplicar óleo aquecido em toda a extensão da perna.
3) Posicionar-se na região dos pés do paciente.
4) Envolver o pé do paciente com as mãos, posicionando os polegares na região plantar.
5) Realizar um aquecimento na região plantar, movimentando alternadamente os polegares.
6) Pressionar alternadamente, com a polpa dos polegares, partindo do ponto nº 1 (base interna central do calcanhar), finalizando no ponto nº 6.
7) Repetir essa manobra, no mínimo por três vezes.

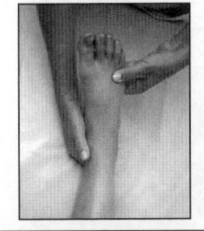

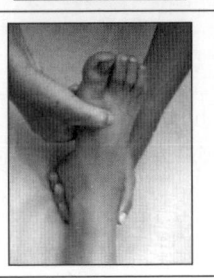

1) Manter o pé do paciente envolvido por uma das mãos. Com a mão dominante, posicionar a polpa do polegar na região dorsal e o indicador na região plantar correspondente ao alinhamento da junção do primeiro com o segundo dedo.
2) Realizar um deslizamento simultâneo na junção até a base do dedo, repetindo essa manobra por três vezes.
3) Repetir o movimento para cada junção, finalizando na região entre o quarto e o quinto dedo, repetindo cada manobra, no mínimo por três vezes.

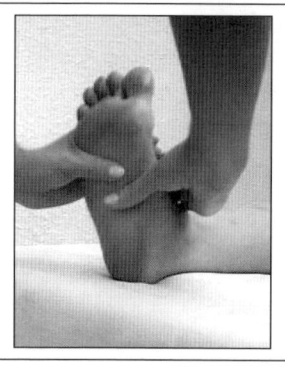

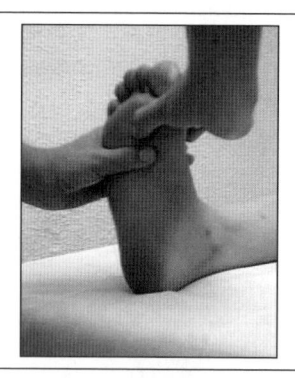

1)	Envolver o pé do paciente de modo que os polegares fiquem posicionados na região plantar.
2)	Deslizar os polegares simultaneamente, partindo da base do calcanhar até o final da curvatura plantar (próximo aos dedos), repetindo o movimento por três vezes.
3)	No quarto deslizamento, manter um polegar no final da curvatura plantar e com o outro realizar movimentos circulares (Kurccha).
4)	Repetir essa manobra, no mínimo por três vezes.

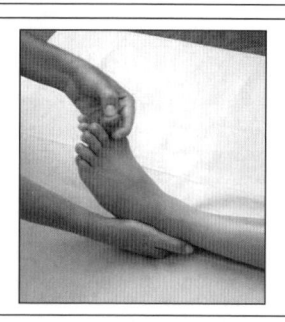

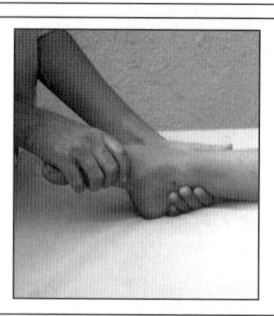

1)	Envolver o pé do paciente com uma das mãos. Com a polpa do polegar da mão dominante, pressionar por alguns instantes a parte superior da falange distal do primeiro dedo.
2)	Mantendo a estabilidade com a mão dominante tracionar o pé do paciente para baixo, mantendo na posição por alguns instantes. Logo em seguida repetir o movimento para cima. a) Realizar rotações do pé nos sentidos horário e anti-horário.

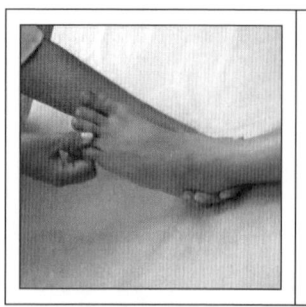

Mantendo a estabilidade do pé do paciente com a mão dominante, realizar movimentos de ordenha em todos os dedos, repetindo cada movimento por, no mínimo três vezes.

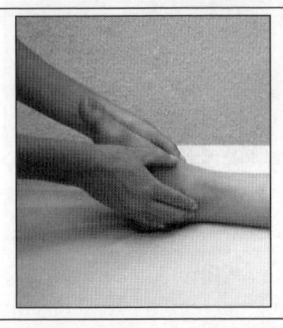

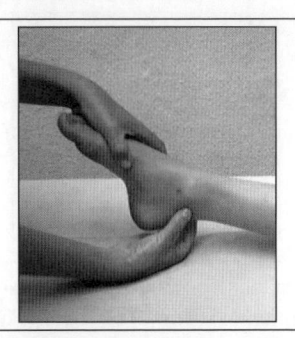

1) Realizar movimentos circulares com os dedos, no sentido horário, na região do maléolo, repetindo o movimento por três vezes.
2) No quarto movimento, massagear conjuntamente com o polegar e o indicador o tendão de Aquiles (Gulpha).
3) Repetir a manobra, no mínimo por três vezes.

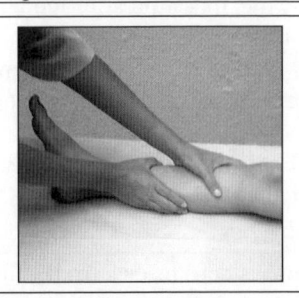

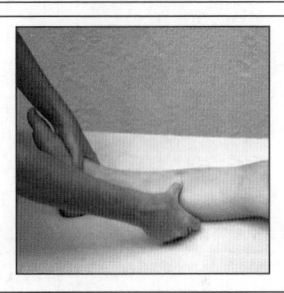

1) Realizar três deslizamentos ascendentes na perna, partindo do tornozelo até as proximidades do joelho, utilizando as duas mãos alternadamente, pressionando com mais intensidade as regiões laterais da perna.
2) No quarto movimento, com a polpa do polegar, realizar movimentos circulares no centro da perna (Indrabasti).
3) Repetir a manobra, no mínimo por três vezes.

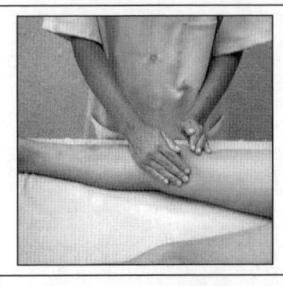

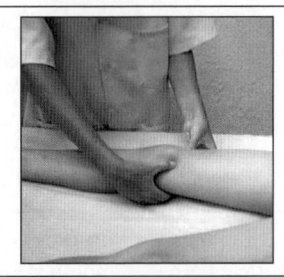

1) Posicionar-se na lateral do corpo do paciente.
2) Apoiar as duas mãos sobre o joelho. Realizar movimentos circulares alternados para fora, repetindo por três vezes.
3) No quarto movimento, realizar deslizamentos circulares, utilizando a polpa dos dedos médios sobre o joelho (Janu).
4) Repetir a manobra completa, no mínimo por três vezes.

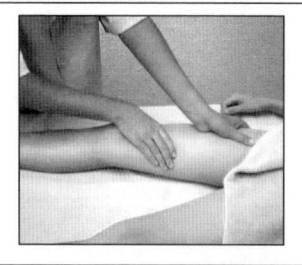

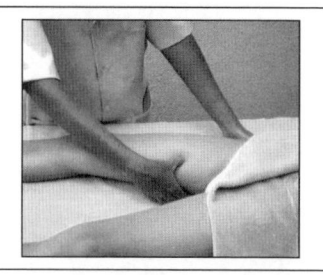

1) Realizar três deslizamentos ascendentes pela coxa, utilizando as duas mãos alternadamente, partindo da região do joelho e terminando na região lateral dos quadris.
2) No quarto deslizamento, realizar movimentos circulares, utilizando a polpa dos polegares, no centro da coxa (Urvi).
3) Repetir a manobra, no mínimo por três vezes.

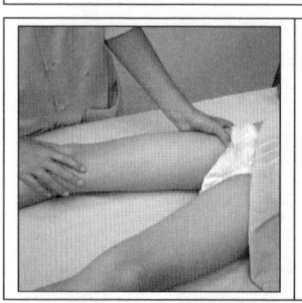

1) Orientar o paciente que irá ser pressionado um ponto na região da virilha.
2) Com a polpa do dedo polegar da mão dominante, pressionar suavemente a virilha (Lohitaksha), por alguns instantes.
3) Concluir a manobra, realizando um movimento circular abrangente na área pressionada.

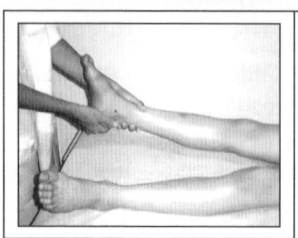

1) Deslizar suavemente as duas mãos até o pé, firmando o calcanhar. Levantar a perna um pouco acima da maca, realizando uma suave tração.
2) Logo após, balançar suavemente a perna algumas vezes para relaxá-la.
3) Mantendo-a esticada, realizar pequenos movimentos circulares para fora, no mínimo por três vezes.

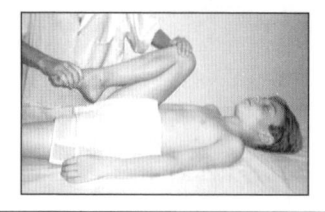

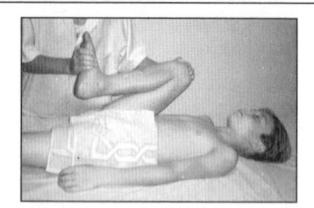

1) Segurar na sola do pé e na região externa do joelho do paciente. Suavemente dobrar a perna levando-a até a região próxima ao tórax, mantendo-a nessa posição por alguns instantes.
2) Permanecer nessa posição, firmando com uma mão o joelho e com a outra forçar o pé para baixo, retornando após alguns instantes à posição normal. Logo após, forçar o pé para cima.

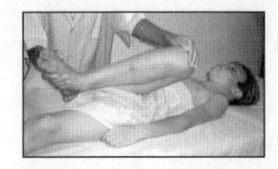

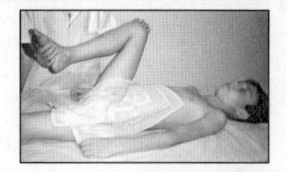

1) Mantendo a perna do paciente dobrada, realizar suavemente uma flexão para o lado interno, mantendo o pé apoiado e estabilizado pela outra mão. Permanecer nessa posição por alguns instantes, observando os limites do paciente.
2) Retornando à posição inicial, firmando o joelho e a sola do pé do paciente, realizar movimentos de rotação para fora, repetindo o movimento, no mínimo por três vezes.
3) Apoiar o pé do paciente sobre a maca, mantendo a perna dobrada.

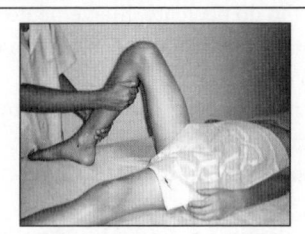

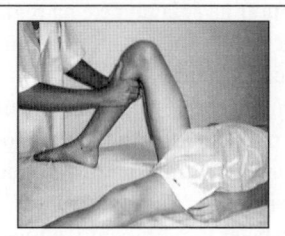

1) Posicionar as mãos na região da panturrilha do paciente.
2) Realizar deslizamentos alternados ascendentes, do calcanhar até a região posterior do joelho.
3) Envolvendo a perna com as mãos, realizar um deslizamento ascendente pressionando com os dedos a região da panturrilha. Quando chegar na dobra do joelho, realizar um movimento descendente, pressionando as laterais da perna entre o polegar e o indicador.
4) Repetir essa manobra completa, no mínimo por três vezes.

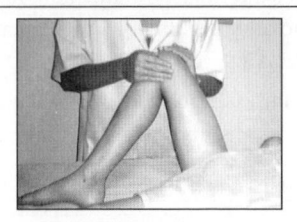

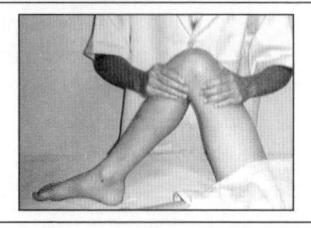

1) Mantendo a perna dobrada e a sola do pé do paciente apoiada sobre a maca, posicionar as duas mãos sobre o joelho do paciente, realizando alternadamente movimentos circulares, de dentro para fora.
2) A cada três movimentos circulares, posicionar as duas mãos nas laterais do joelho, no sentido da perna, e realizar um deslizamento simultâneo firme e com suave pressão no sentido descendente.
3) Repetir a manobra completa, no mínimo por três vezes.

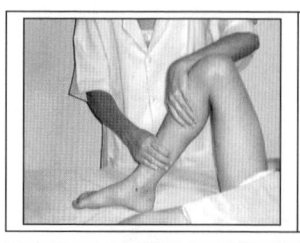

1) Concluído o último deslizamento na região do joelho, posicionar as duas mãos sobre o mesmo, realizando um deslizamento simultaneo único, firme e suave pela perna até o dorso do pé.
2) Posicionar uma mão na região do calcanhar e a outra, na parte posterior do joelho do paciente, esticando suavemente a perna.

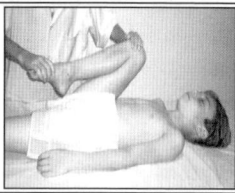

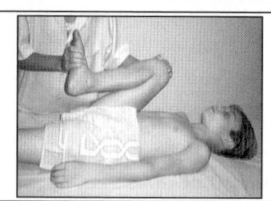

1) Segurar na sola do pé e na região externa do joelho do paciente. Suavemente dobrar a perna levando-a até a região próxima ao tórax, mantendo-a nessa posição por alguns instantes.
2) Permanecer nessa posição firmando com uma mão o joelho e com a outra forçar o pé para baixo, retornando após alguns instantes à posição normal.
3) Mantendo uma mão firmando o joelho, forçar o pé para cima, fixando-o nessa posição por alguns instantes.
4) Desfazer o movimento, apoiando suavemente a perna esticada sobre a maca.

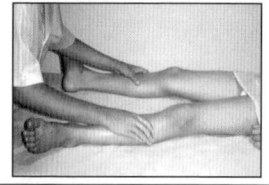

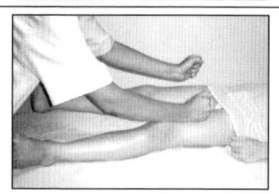

1) Passar para a outra perna, fazendo a oleação da mesma. Repetir todo o procedimento.
2) Quando concluir todo o procedimento, posicionar-se entre as pernas do paciente, mantendo-as levemente abertas.
3) Deslizar as mãos simultaneamente até as coxas. Realizar marteletes alternados finalizando, na região próxima ao tornozelo. Realizar o movimento, no mínimo por três vezes.
4) Aproximar as pernas, cobrindo-as com o lençol.

Trabalhando os braços

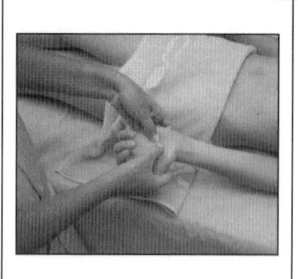

1) Aplicar óleo aquecido em toda a extensão do braço, iniciando pelos ombros e finalizando nos dedos.
2) Posicionar a mão do paciente com a palma virada para cima, envolvendo-a com as duas mãos. Realizar um aquecimento na palma das mãos, movimentando alternadamente os polegares.
3) Com os dois polegares alternadamente pressionar os pontos da mão: Kurccha, Kshipra e Talahridaya.
4) Repetir a manobra, no mínimo por três vezes.

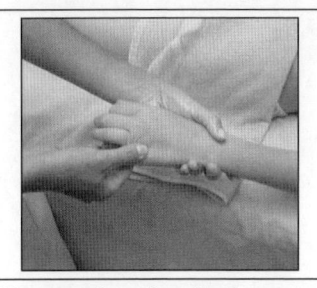

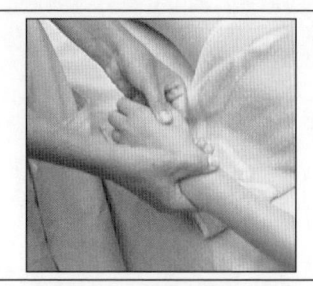

1) Virar a palma da mão do paciente para baixo, firmando-a com uma das mãos.
2) Com a mão dominante posicionar o dedo polegar na região dorsal e o indicador na região palmar do paciente.
3) Realizar um deslizamento simultâneo na junção dos 4º e 5º dedos, repetindo esse movimento, no mínimo por três vezes, finalizando na junção dos 1º e 2º dedos.

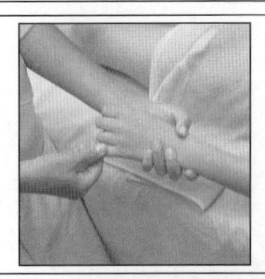

1) Manter a mão do paciente virada para baixo, firmando-a com uma das mãos.
2) Com a mão dominante, envolver cada um dos dedos, realizando movimentos de deslizamento em toda sua extensão, repetindo-os, no mínimo por três vezes.

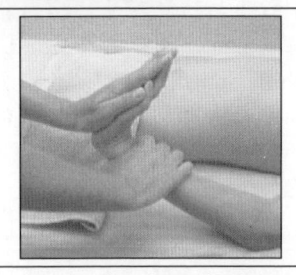

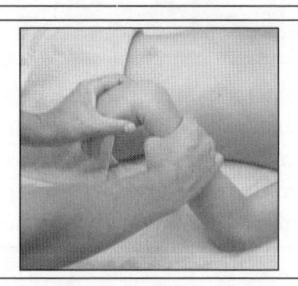

1) Firmar o pulso do paciente com uma das mãos.
2) Posicionar a mão dominante na palma da mão do paciente.
3) Forçar a mão do paciente para cima, mantendo-a nessa posição por alguns instantes.
4) Logo após, posicionar a mão dominante no dorso da mão do paciente e realizar o movimento para baixo.

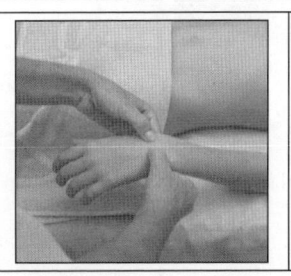

1) Segurar a mão do paciente, mantendo a palma virada para baixo.
2) Com os polegares e indicadores realizar, no mínimo três movimentos circulares na região do pulso: Manibandha e Kurcchashira.

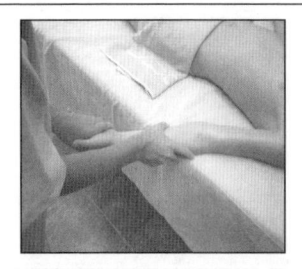

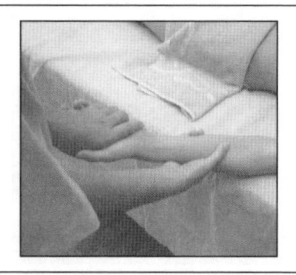

1) Manter a mão do paciente estabilizada.
2) Posicionar o antebraço do paciente entre o polegar e os outros dedos da mão dominante e realizar um deslizamento em toda a sua extensão.
3) No quarto deslizamento, realizar um movimento circular, com a polpa do polegar sobre o centro do antebraço (Indrabasti).
4) Repetir a manobra, no mínimo por três vezes.

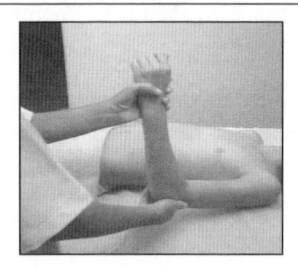

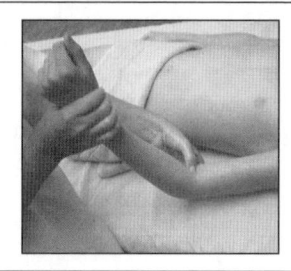

1) Manter a mão do paciente estabilizada e o braço flexionado.
2) Com a mão dominante realizar um movimento circular sobre a região do cotovelo.
3) A cada três movimentos, pressionar o cotovelo suavemente com a polpa dos dedos médio e polegar (Kurpara).
4) Repetir a manobra, no mínimo por três vezes.

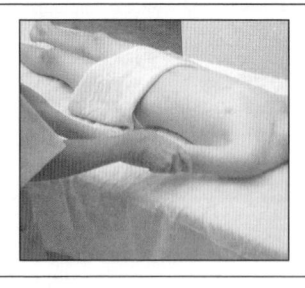

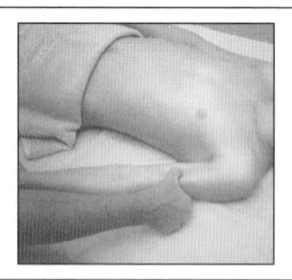

1) Manter a mão do paciente estabilizada.
2) Deslizar a mão dominante do cotovelo até os ombros.
3) No quarto deslizamento realizar um movimento circular com a polpa do polegar sobre o centro do braço (Ani).
4) Repetir toda a manobra, no mínimo por três vezes.

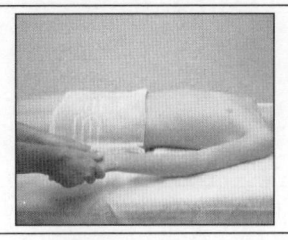

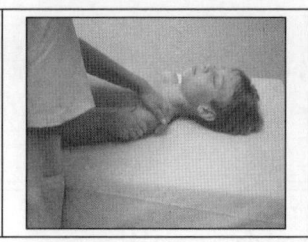

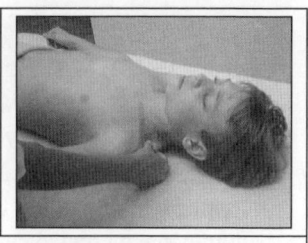

1) Esticar o braço do paciente, realizando suavemente uma tração e apoiá-lo na lateral da maca.
2) Com as duas mãos alternadamente realizar deslizamentos na região do ombro e do pescoço.
3) A cada três movimentos, pressionar suave e simultaneamente com a polpa do polegar e do indicador o centro do ombro (Amsa).
4) Repetir toda a manobra, no mínimo por três vezes.
5) Cobrir o braço do paciente com um lençol.
6) Realizar o procedimento no outro braço.

Trabalhando o tórax

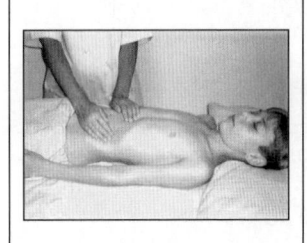

1) Fazer a oleação na região do abdome, enchendo o umbigo do paciente com óleo.
2) Colocar a palma da mão dominante sobre o umbigo do paciente e pressionar suavemente por alguns instantes, aliviando a pressão em pequenos intervalos.
3) Com as duas mãos simultaneamente, realizar movimentos circulares horários bem amplos, pressionando com a ponta dos dedos a região do abdome.

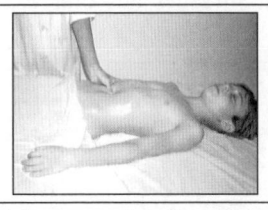

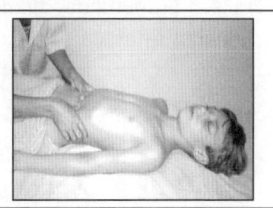

1) Posicionar a polpa do polegar da mão dominante sobre a parte superior do umbigo (Nabhi), realizando uma suave pressão por alguns instantes.
2) Logo após, posicionar a polpa dos polegares nas laterais do umbigo, pressionando suavemente por alguns instantes.

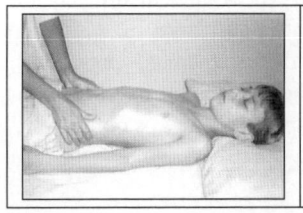

1) Posicionar as mãos nas laterais do quadril do paciente.
2) Realizar deslizamentos circulares simultâneos, envolvendo a crista do ilíaco, repetindo esses movimentos, no mínimo por três vezes.

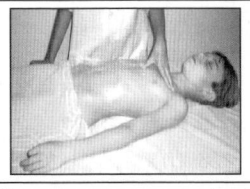

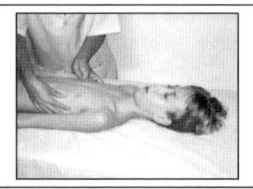

1) Realizar movimentos circulares suavemente com a polpa do polegar da mão dominante na região central do esterno (Hridaya).
2) Realizar um deslizamento simultâneo dos polegares pelas laterais acompanhando o sentido das costelas, como se fosse abri-las.
3) Repetir o movimento, no mínimo por três vezes.

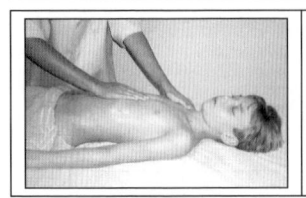

1) Posicionar a mão direita no centro do esterno do paciente e deslizá-la até a ponta direita do ombro.
2) Quando encerrar o movimento, posicionar a mão esquerda e deslizá-la até a ponta esquerda do ombro.
3) Repetir o movimento alternadamente por algumas vezes.

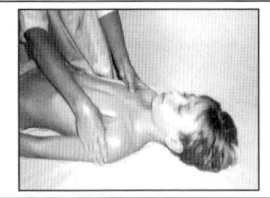

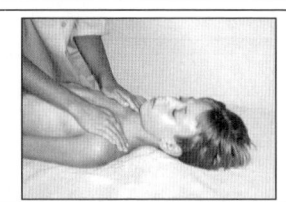

1) Realizar movimentos circulares suavemente com a polpa dos polegares na linha média entre os mamilos e a clavícula (Apastambha).
2) Posicionar as duas mãos nos ombros, próximo à região do pescoço.
3) Realizar várias vezes um deslizamento simultâneo com pressão suave, que deverá ser aumentada quando chegar nas extremidades dos ombros, visando abrir a caixa torácica.

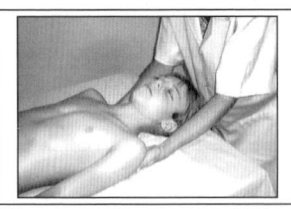

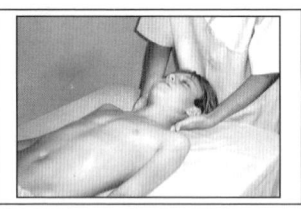

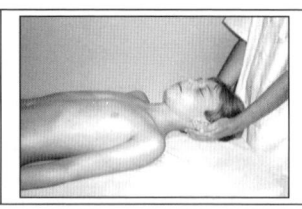

1) Posicionar-se atrás da cabeça do paciente.
2) Colocar as palmas das mãos sob as extremidades dos ombros, amparando-as.
3) Simultaneamente realizar um deslizamento com suave pressão, em direção ao pescoço, finalizando na sua base, repetindo o movimento por três vezes.
4) No quarto deslizamento, utilizando a polpa dos dedos médios, pressionar simultaneamente a base do crânio (Krikatika), tracionando suavemente a cabeça para trás por alguns instantes, mantendo as laterais do rosto apoiadas entre os polegares.
5) Repetir toda a manobra, no mínimo por três vezes.

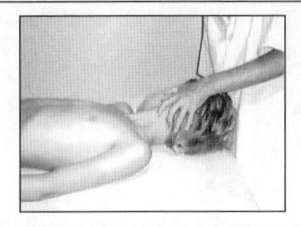

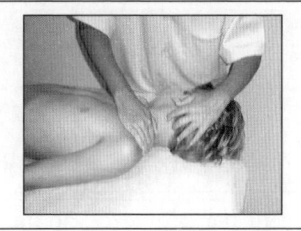

1) Repetir por três vezes, no mínimo, o deslizamento simultâneo nas extremidades dos ombros e laterais do pescoço.
2) Pressionar simultaneamente a base do crânio (Krikatika) com a ponta dos dedos médios, mantendo as laterais do rosto apoiadas entre os polegares.
3) Girar a cabeça do paciente para um lado, mantendo-a nessa posição de forma a alongar a lateral do pescoço.
4) Com a outra mão realizar deslizamentos em toda a extensão do ombro.
5) Repetir todo o procedimento com a cabeça posicionada do lado contrário.

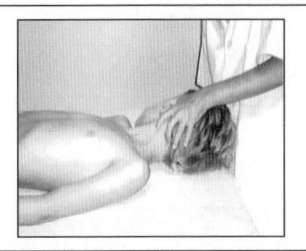

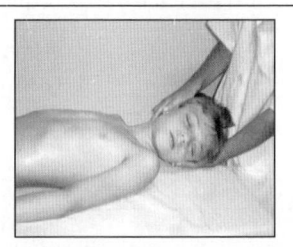

1) Repetir por três vezes, no mínimo, o deslizamento simultâneo nas extremidades dos ombros e laterais do pescoço.
2) Pressionar simultaneamente a base do crânio (Krikatika) com a ponta dos dedos médios, mantendo as laterais do rosto apoiadas entre os polegares.
3) Girar a cabeça do paciente para um lado, tendo o cuidado de manter o dorso da mão apoiado sobre a maca, evitando erguer a cabeça em excesso, mantendo-a nessa posição por alguns instantes.
4) Retornar lentamente a cabeça à posição normal e girar para o lado oposto, finalizando na posição normal, quando se alivia a pressão dos dedos.
5) Repetir toda a manobra do lado contrário.

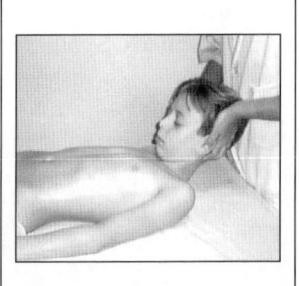

1) Repetir por três vezes, no mínimo, o deslizamento simultâneo nas extremidades dos ombros e laterais do pescoço.
2) Pressionar simultaneamente a base do crânio (Krikatika) com a ponta dos dedos médios, mantendo as laterais do rosto apoiadas entre os polegares.
3) Flexionar o pescoço do paciente projetando a cabeça para a frente, aproximando o queixo do tórax.
4) Retornar a cabeça lentamente à sua posição original, aliviando a pressão dos dedos.

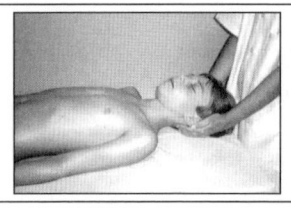

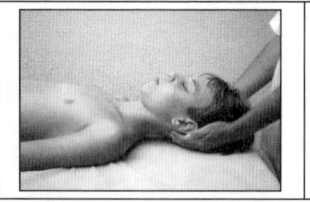

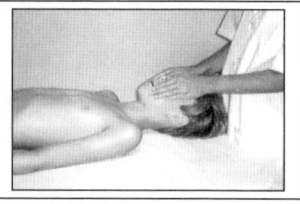

1) Repetir por três vezes, no mínimo, o deslizamento simultâneo nas extremidades dos ombros e laterais do pescoço.
2) Pressionar simultaneamente a base do crânio (Krikatika) com a ponta dos dedos médios, mantendo as laterais do rosto apoiadas entre os polegares. Tracionar a cabeça do paciente para trás, mantendo a pressão por alguns instantes.
3) Logo após, pressionar a região do pescoço abaixo das orelhas (Vidhura), utilizando todos os dedos, mantendo a pressão por alguns instantes.
4) Retornar a cabeça à posição normal.
5) Esfregar uma mão contra a outra e posicioná-las sobre o rosto do paciente.
6) Cobrir o paciente e deixar que repouse por alguns instantes.

Nota importante	A abhyanga na região da face e cabeça deverá ser utilizada caso não seja realizado o Shirodhara.

Shirodhara	
Significado	Fluxo na cabeça.
Finalidade	É utilizado como parte do purvakarma ou como terapia independente. Consiste na aplicação de um fluxo contínuo de um líquido medicado sobre a região do Ajna Chacra, estimulando o marma Sthapani e todo o couro cabeludo. Também promove a redução da produção de adrenalina, sendo utilizado para situações de estresse e depressão.
Atuação sobre os tecidos (Dhatus)	• Nutre os sete tecidos (dhatus), vitalizando o sangue e as articulações, melhorando a libido e aumentando a vitalidade orgânica e mental. • Aumenta a tonicidade muscular e a consistência do tecido gorduroso. • Tonifica a raiz dos cabelos.
Atuação sobre os doshas	• **Vatta**: reduz suavemente o excesso do dosha, atuando sobre os subdoshas: Prana (cinco sentidos, equilíbrio mental, etc.) e Vyana (movimentação do sistema músculo-esquelético). • **Pitta:** reduz suavemente o excesso do dosha, atuando sobre os subdoshas Sadhaka (digestão da realidade, atuando em nível mental e espiritual) e Bhrajaka (temperatura sanguínea e eliminação de toxinas pela urina e pelas fezes). Influência sobre as enxaquecas e doenças da pele.

Atuação sobre os doshas	• **Kapha:** nutre os subdoshas Tarpaka (equilíbrio das emoções), Avalambaka (mucosidade natural dos pulmões e coração, etc.) e Sleshaka (líquido sinovial). **Nota:** No excesso desses três subdoshas não é indicada a aplicação do shirodhara.
Indicações	• Tratamento de problemas psicológicos, estimulando a mente e os órgãos sensoriais. • Aumento da concentração e redução da fadiga física e mental. • Atuação sobre os mecanismos da fala. • Doenças neurológicas provocadoras de paralisias faciais, hemiplegias (paralisia parcial) e paresias (paralisia moderada). • Tremores, como os decorrentes da doença de Parkinson. • Ansiedade, depressão e insônia, promovendo uma tranquilização profunda. • Tratamento de manias, tiques nervosos, compulsões e psicoses maníacodepressivas. • Epilepsia. • Tratamento auxiliar na eliminação de dependências químicas, como drogas, entorpecentes e álcool. • Doenças de natureza psicossomáticas, como diabetes, pressão alta, úlceras, gastrites, psoríase, distúrbios sexuais, etc. • Doenças de natureza física, como enxaquecas, dores de cabeça com sensação de queimação e recidivantes, vertigens, todas as doenças e dores de natureza Vatta, principalmente as causadas por ansiedade. • Tratamentos da beleza, atuando sobre a pele, em problemas de acnes e espinhas e nos cabelos (em quedas, alopecia, etc.). • Para o aumento de vitalidade (ojas), preparando para a realização dos tratamentos do Panchakarma, quimioterapia e cirurgia. • Como auxiliar em terapias executadas, como radioterapias, quimioterapias, cirurgias, visando acelerar a recuperação. • Participante dos processos de rejuvenescimento (Rasayana). • Como rotina periódica preventiva de doenças, realizadas, no mínimo, semanalmente.

Equipamentos para aplicação do shirodhara

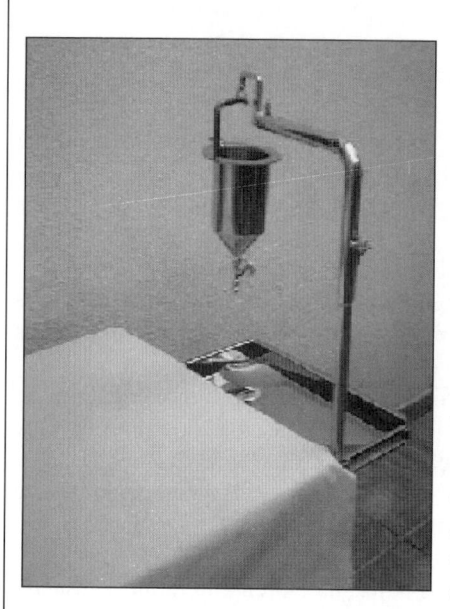

Mesa do shirodhara
Segundo os textos antigos, a mesa deverá ser construída de uma peça única de madeira da árvore de nux vomica, possuindo leve inclinação na altura do pescoço.

Atualmente vários materiais são utilizados, desde a madeira até os metais, com os mais variados critérios de construção, observando as condições de higienização adequadas.

Recipiente (dharapatra)
O vasilhame para aplicação da substância medicada poderá ser confeccionado em metal, como bronze, cobre, ouro, prata, inox, etc.

Vasilhames de cerâmica, argila, plástico ou fibra de vidro deverão ser utilizados para aplicação do leite medicado que se oxida facilmente.

A substância medicada deverá ter uma vazão com o fluxo variando entre 3 e 4 milímetros de espessura.

Tradicionalmente utilizam-se recipientes com capacidade para 1,2 litro.

Substâncias utilizadas no shirodhara

Óleos	• **Gergelim:** indicado para pacientes com constituição energética Vatta, que apresentam doenças ou distúrbios de natureza Vatta. • **Coco/girassol:** indicado para pacientes com constituição energética Vatta e/ou Pitta, que apresentam doenças ou distúrbios de natureza Vatta e/ou Pitta. Também são indicados para os distúrbios dos sentidos, da mente e das atividades motoras.
Ghee	• Indicado para pacientes com constituição energética Pitta, que apresentam doenças ou distúrbios de natureza Pitta.
Leite	• Indicado para pacientes com constituição energética Pitta e/ou Kapha, que apresentam queimação na cabeça, fadiga mental, insônia, estresse acompanhado de gastrite.
Leitelho ou soro de leite (*buttermilk*)	• Indicado para paciente com constituição energética Kapha, que apresentam doenças ou distúrbios de natureza Kapha, com sintomas de peso na cabeça, fadiga, falta de vitalidade geral e problemas articulares, como edemas, rigidez ósteo-muscular e dores.

Leitelho ou soro de leite (*buttermilk*)	• Tratamento de doenças ou distúrbios, independentemente da constituição energética do paciente, como: - Distúrbios de pele, como caspa, seborreia, psoríase. - Queda de cabelos ou prematuramente grisalhos. - Hipertensão arterial.
Ervas que poderão ser acrescentadas à substância	Abaixo uma relação de ervas que poderão ser acrescentadas à substância, observando o dosha em desequilíbrio, a doença ou distúrbio e a estação do ano influenciando a temperatura. • Yasthmadu (alcaçuz). • Sankapushpi/valeriana/malva: para relaxamento mental. • Shatawari/folhas de Amora/folhas de graviola/inhame mexicano. • Guduchi. • Brahmi/acariçoba. • Ashwaganda/ginseng. • Bala/raiz de Guanxuma.

Preparação das substâncias medicadas	
Decocção da erva	• Realizar uma decocção da erva mais adequada, na proporção de uma parte da erva para 16 partes de água (1:16), com redução à quarta parte.
Preparação do leite	• Acrescentar ao decocto o mesmo volume de leite, que não deverá ser fervido. • O leite medicado poderá ser guardado na geladeira de um dia para o outro.
Ghee/óleo	• Acrescentar ao decocto o mesmo volume de ghee ou óleo, que deverá ser fervido até eliminar toda a água existente, reduzindo o volume da mistura à metade.
Leitelho ou soro de leite (*buttermilk*)	• Na preparação do decocto, deverão ser utilizadas as seguintes ervas, em partes iguais: amalaki, musta e jatamansi. **Primeiro método:** • Preparar na noite anterior o mesmo volume de leite fervido, que após resfriado deverá ser adicionado coalho, suco de limão ou isca de iogurte. • No dia seguinte (utilização), separar o soro e misturar o decocto na mesma proporção, devendo ser utilizado de imediato. **Segundo método:** • Fazer o iogurte utilizando um volume necessário de leite. • Misturar uma parte do iogurte em duas partes do decocto (1:2). Bater no liquidificador, coar e utilizar. **Nota:** O medicado poderá ser utilizado algumas vezes, desde que acondicionado corretamente na geladeira.

Recomendações gerais	• Na prática das aplicações se utiliza o óleo de girassol preparado, adicionando uma colher de sopa de óleo brahmi/acariçoba com duas colheres de sopa do óleo do dosha, utilizado na oleação externa do abhyanga. • Nos períodos de calor intenso, o óleo mais indicado é o de coco. • Para os casos de distúrbios mais graves de natureza Pitta utiliza-se o óleo de coco. • Para os casos de doenças e distúrbios de natureza Pitta, como psoríase, seborreia e hipertensão, utilizam-se o leite e o leitelho (buttermilk). • Para os pacientes com constituição energética Vatta, apresentando ansiedade, pele excessivamente seca, desnutrição, etc., utiliza-se o óleo de gergelim. • Para os pacientes com constituição energética Kapha, apresentando obesidade, depressão, etc., utiliza-se o leitelho (buttermilk). • Para os pacientes com constituição energética Pitta, utilizar a mistura de uma parte de ghee para três partes do óleo de girassol (1:3).

Aplicação	
Preparação do paciente	• Fazer uma oleação do corpo, por meio de uma abhyanga antes de iniciar o procedimento. Na sua impossibilidade, realizar um padabhyanga (oleação do pé) ou um shiroabhyanga (oleação da cabeça). • O paciente não deverá estar com o estômago cheio ou com fome, devendo-se respeitar um intervalo mínimo de duas horas após a alimentação. • Usar roupas folgadas e confortáveis, preferencialmente de algodão. • Usar roupa de cama de algodão. • O paciente deverá estar deitado confortavelmente em decúbito dorsal, podendo ser colocado um apoio na parte posterior dos joelhos, para dar mais conforto à coluna. Seus olhos deverão ser vedados por uma compressa ou chumaço de algodão, embebidas em chá morno de camomila, erva-doce ou essências aromáticas. • Os cabelos do paciente deverão ser removidos ou afastados da área de aplicação do fluxo de óleo. Cabelos compridos deverão ser divididos ao meio, de modo a favorecer o escorrimento da substância utilizada, por meio do sulco originado pela divisão do cabelo.

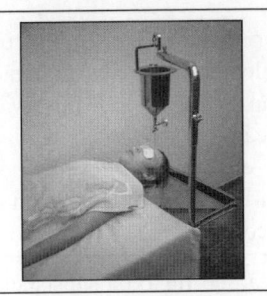

Procedimentos para aplicação

- O vasilhame deverá estar suspenso por um suporte adequado, afastado a uma distância de quatro anguli (quatro dedos) do ponto de aplicação, direcionando o fluxo da substância medicada inicialmente para a base do cabelo, até que o paciente se acostume com a temperatura, posicionando posteriormente para a região do Ajna Chacra.
- A substância medicada utilizada deverá ser aquecida a uma temperatura mais quente para pacientes com características constitucionais Vatta e Kapha e morna para os de Pitta, verificadas por meio da inserção do dedo mínimo (mais sensível) no recipiente.
- Deverá existir um recipiente para o recolhimento do óleo aplicado, que poderá ser reaquecido e reutilizado, observando sempre a manutenção de uma temperatura constante.
- Durante a aplicação da substância medicada, promover um movimento giratório suave do fluxo sobre a área de aplicação, mediante um pequeno toque no vasilhame, que realizará pequenos movimentos oscilatórios.
- A substância medicada deverá ser individualizada para cada paciente, visando evitar contaminação energética.

Duração da aplicação	• O período ideal de aplicação é de 1h30. • Iniciando por um período de 30 minutos, ampliando o tempo gradativamente a cada sessão, de modo a evitar desconforto e inquietação do paciente. Quando alcançar 1h30, deverá reduzir o tempo gradativamente, até o valor do período inicial.
Períodos de aplicação	• Os horários de aplicação mais adequados são das 7h às 10h e das 16h às 18h. • São contraindicados os horários compreendidos entre as 12h e 16h, por serem os períodos mais quentes do dia. • Não deverão ser realizadas aplicações durante a noite, para não ocasionar efeitos similares aos de aplicação excessiva e causar dor de cabeça e depressão no paciente.
Número de aplicações	• Poderá ser utilizado um programa de 7, 14 e 21 aplicações. Após a realização das aplicações programadas de longa duração (21 dias), o paciente deverá cumprir intervalo de um mês antes de recomeçar com as demais etapas do tratamento. • O mais benéfico é uma aplicação diária. Em casos de impossibilidade do paciente, poderão ser realizadas até três aplicações semanais.

Número de aplicações	• Pacientes que apresentam distúrbios neurológicos graves, estados maníacodepressivos, etc., poderão receber mais de uma sessão diária, devendo observar os sintomas do excesso de aplicações. • Em situações de estresse e depressão, deverão ser realizadas sessões a cada três dias, para ocasionar um efeito cumulativo no corpo.
Procedimentos após a aplicação	• Após o término da aplicação do fluxo da substância medicada, deverá ser retirada a venda dos olhos e removido o excesso de óleo dos cabelos do paciente. • Fazer a massagem especificada abaixo, na região da cabeça e do rosto. • Poderá ser aplicado pó de cálamo no couro cabeludo, seguido de massagem ativadora, para pacientes com estados mentais alterados ou portadores de insanidade mental, potencializando o efeito do shirodhara. • Envolver a cabeça do paciente com uma toalha, devendo ser realizado um período de repouso até que a temperatura da cabeça esteja estabilizada. • Em períodos de vento frio e chuva, o paciente deve proteger a cabeça com chapéu, touca ou boné, devendo aguardar no mínimo 1h em recinto fechado para que o corpo estabilize sua temperatura. • Caso o paciente necessite retornar ao trabalho, após um descanso de 30 minutos, deverá lavar a cabeça com água morna sem sabão.

Abhyanga na região da face e cabeça

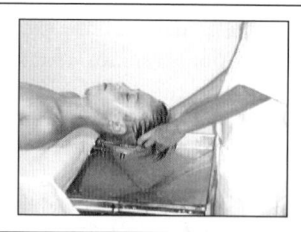

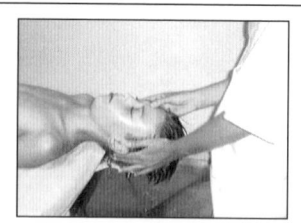

1) Remover o excesso de óleo do cabelo do paciente.
2) Realizar movimentos circulares no centro da testa (Sthapani), utilizando a ponta do polegar da mão dominante.

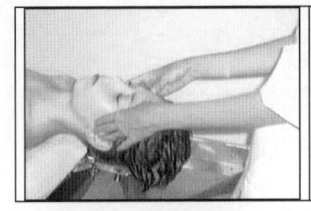

1) Realizar movimentos alternados, paralelos entre si, em toda a extensão da testa, utilizando a polpa dos polegares.

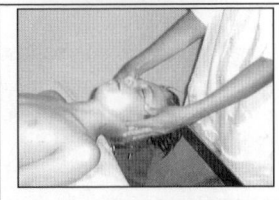

1) Com a polpa dos polegares posicionados sobre o centro da testa, realizar deslizamentos simultâneos para suas extremidades finalizando com um pequeno movimento circular na lateral externa dos olhos (Apanga).

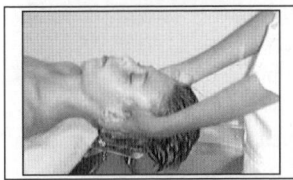

1) Realizar simultaneamente um pequeno movimento circular, com a polpa dos dedos médios na região temporal (Avarta).

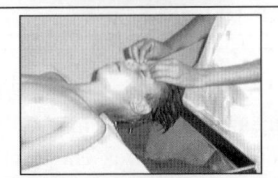

1) Com a ponta dos dedos, realizar deslizamentos simultaneamente em toda a extensão das sobrancelhas.

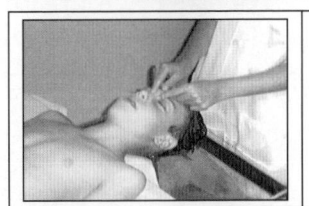

1) Pressionar suavemente por alguns instantes, com a polpa dos dedos médios, a região interna dos olhos (Shrigatakani).

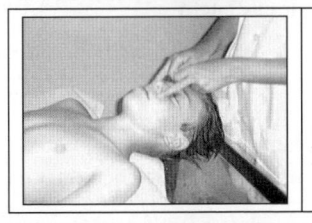

1) Com a polpa dos dedos médios, realizar deslizamentos simultâneos sobre as laterais do nariz, finalizando na região lateral das narinas, realizando uma leve pressão (Phana).

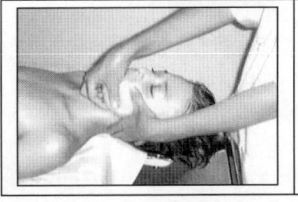

1) Com os polegares, realizar deslizamentos alternados descendentes em toda a extensão lateral da face.

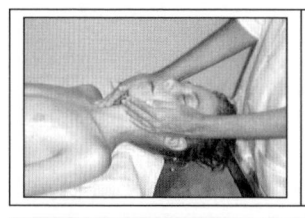

1) Realizar deslizamentos alternados ascendentes em toda a região do pescoço.

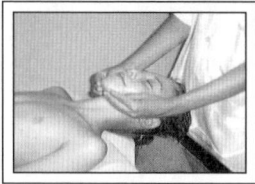

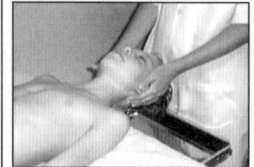

1) Realizar deslizamentos alternados em toda a extensão da mandíbula, finalizando com movimentos circulares na sua base (Vidhura).

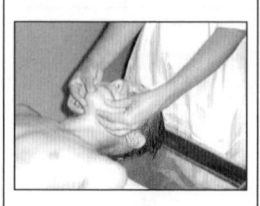

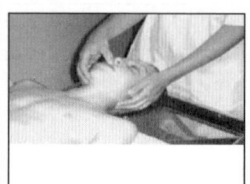

1) Apoiar os dedos sobre a região do queixo.
2) Com a polpa dos polegares, realizar suaves pressões circulares simultâneas e progressivas em toda a região, finalizando na parte superior do lábio (Shrigatakani).

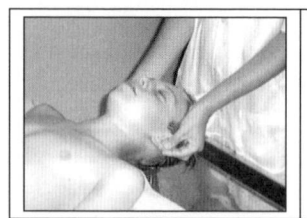

1) Envolver as orelhas simultaneamente com as mãos.
2) Realizar suaves deslizamentos circulares em toda a extensão.

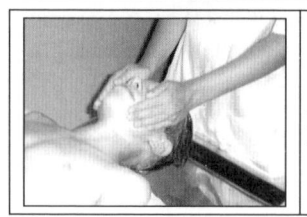

1) Posicionar as duas mãos abertas sobre o rosto do paciente, mantendo suave pressão. Simultaneamente realizar vários deslizamentos para as laterais.

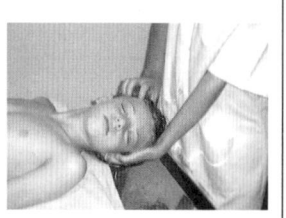

1) Envolver a cabeça do paciente com as mãos e suavemente virá-la para um dos lados.
2) Com a ponta dos dedos da mão dominante friccionar o couro cabeludo.
3) Virar a cabeça para o outro lado e realizar o mesmo procedimento.
4) Retornar a cabeça na sua posição normal e friccionar novamente o couro cabeludo, utilizando as duas mãos ao mesmo tempo.
5) Realizar puxões nos cabelos suavemente, utilizando a ponta dos dedos.

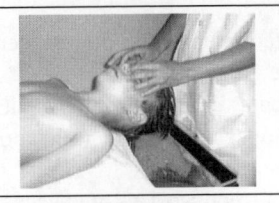	1) Mantendo as mãos apoiadas sobre o rosto do paciente, realizar batidas rápidas e suaves em toda sua extensão, utilizando a polpa dos dedos.
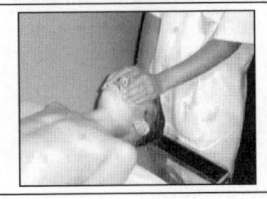	1) Friccionar as palmas das mãos e posicioná-las sobre os olhos do paciente, mantendo-as por alguns instantes.

Resultados da aplicação do shirodhara	
Aplicação insuficiente – ayoga	
Sintomas indicativos	• Desprazer e sensação de abandono. • Inexistência de relaxamento físico e mental. • Ausência de fome.
Causas	• Realização do procedimento em período e horário não recomendados, isto é, no meio do dia, com muito calor e insolação. • Interrupção do fluxo de óleo, mesmo que momentaneamente. • Substância utilizada com medicação inadequada. • Descumprimento de tempo mínimo de aplicação. • Não realização preliminar dos procedimentos de oleação externa, como abhyanga, padabhyanga e shiroabhyanga. • Necessidade de aplicação no paciente de uma terapia mais intensiva ou mais abrangente.
Correção	• Melhoria na técnica, observando o tempo de realização, horários adequados, medicamentos nas substâncias, etc. • Aumentar a quantidade de aplicações, ampliando o tempo de realização dos procedimentos. • Adequar o tratamento a uma terapia mais intensiva e abrangente. • Pingar duas gotas de óleo morno de gergelim medicado com alcaçuz, ou vacha taila, em cada narina do paciente durante a realização do procedimento e no decorrer do dia, por umas vezes, para a estimulação e o equilíbrio dos canais energéticos principais do corpo (Ida e Píngala).

Correção	• Caso não se tenha o óleo preparado, poderá ser utilizado o óleo morno de gergelim puro. • Caso o paciente apresente algum problema de natureza Pitta, como enxaqueca, poderá ser utilizado o Panchadrya. • Cumprimento de dieta, repouso e medicação prescrita pelo médico ayurvédico.

Aplicação excessiva – Atiyoga	
Sintomas Indicativos	• Sensação de peso ou dor de cabeça. • Desmaio. • Torpor mental e físico (hipocinesia). • Aumento da secreção no nariz (coriza), nos olhos (lacrimejamento) e na boca (salivação), durante ou após a realização do procedimento.
Causas	• Aplicação em pacientes em que a oleação interna ou externa (snehana) não é indicada. • Realização do procedimento em período noturno, após as 20h. • Substância utilizada com excesso de medicação. • Extrapolação do tempo de realização recomendado para o procedimento. • Extrapolação no número de aplicações recomendadas.
Correção	• Aplicação nas vias nasais de óleo de cálamo ou Vacha. • Aplicação de fumaça medicinal ou vaporização de ervas (Dhumapa), como cálamo, cânfora com eucalipto, menta. Para paciente com dosha constitucional Kapha, produz-se a fumaça aplicando a erva diretamente sobre a brasa do carvão. • Caso o paciente apresente dor de cabeça, aplicar uma pasta de gengibre na testa e logo após realizar massagem secante com pó (udwartana), utilizando vekandi ou alcaçuz, misturados com uma pequena quantidade de óleo. • Ingestão de chás picantes, como pimenta-do-reino, gengibre, chá digestivo, etc.

Efeitos do shirodhara	
Efeitos indesejados – Mitryoga	
Sintomas	<ul><li>Sensação de peso e ardência no corpo.</li><li>Desmaios, que poderão ser resolvidos aplicando o vacha taila ou óleo de gergelim medicado com alcaçuz nas narinas. Estimulação dos marmas dos centros das mãos e dos pés (Talahridaya) e do sistema nervoso autônomo (Apastamba).</li><li>Febre.</li><li>Herpes e afecções na pele.</li><li>Dificuldades na fala.</li></ul>
Causas	<ul><li>Realização do procedimento em horário e período do dia inadequado.</li><li>Espaçamento excessivo entre o recipiente (Dharapatra) e a cabeça do paciente.</li><li>Fluxo da substância excessivamente rápido ou lento.</li><li>Substância com temperatura muito alta, baixa ou variando constantemente.</li><li>Descumprimento da dieta prescrita.</li></ul>
Correção	<ul><li>Aplicação do vacha taila ou o óleo de gergelim medicado com alcaçuz, nas narinas, duas a três vezes ao dia.</li><li>Realização de gargarejos medicinais.</li><li>Realização de enemas medicinais.</li><li>Realização de vômito e diarreia terapêutica, sem a necessidade de preparação preliminar.</li><li>Utilização de chás de ervas medicinais desintoxicantes do fígado, como dente-de-leão, carqueja, boldo, neem, alcachofra, bardana, etc. Pode-se utilizar a erva em cápsulas de 500 mg, três vezes ao dia.</li></ul>

Efeitos desejados – Samyak Yoga	
Sintomas	<ul><li>Prazer em todos os órgãos dos sentidos.</li><li>Leveza na cabeça.</li><li>Aumento do fogo digestivo (agni).</li><li>Sono profundo.</li><li>Leveza e agudeza na mente.</li></ul>

Reaproveitamento do óleo utilizado no shirodhara	
Preparação	• Agrupar e coar todo o óleo a ser reaproveitado em um único recipiente. • Adicionar uma colher de sopa de ervas purificadoras: açafrão e manjistha, para cada 4 litros de óleo, misturando bem. • Colocar em fogo baixo até levantar fervura, deixando esfriar e coar. • Colocar em recipientes coloridos, deixando exposto ao Sol e à Lua durante 40 dias para purificação energética.
Utilização	• Misturar uma parte do óleo reaproveitado para cada três partes do óleo novo (1:3).

Garshana	
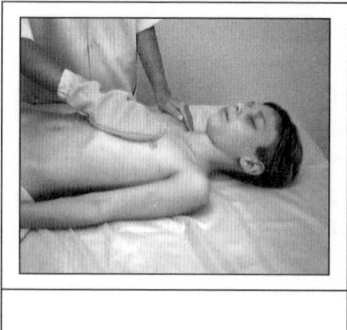	**Significado** Massagem com uma luva de seda, que produz uma ionização da pele. É um processo terapêutico desvinculado dos procedimentos do panchakarma, sendo utilizado basicamente para esfoliação da pele, chamado na Índia de massagem dos noivos.
Indicações	• Rejuvenescimento; • Estímulo geral do organismo; • Tratamento de celulites e gorduras localizadas. • Terapia para descarrego energético do organismo.
Período	Dar um intervalo de 15 a 20 dias para a recuperação da pele, antes de repetir o procedimento.
Substâncias utilizadas	• Óleo de gergelim. • Sal marinho granulado para churrasco. • Cânfora. • Essência aromática de acordo com o dosha do paciente: - Vatta: sândalo e vetivert. - Pittta: sândalo e rosa. - Kapha: ylang-ylang.

Preparação	• Triture cinco pedras de cânfora e meio copo de sal marinho em um almofariz, até ficar bem fino. • Umedecer a mistura com óleo de gergelim colocando posteriormente quatro ou cinco gotas de essência aromática, deixando por alguns minutos para que o óleo seja bem absorvido. **Nota:** Caso o paciente apresente uma pele seca ou sensível, utilizar mais óleo e menos cânfora.
Procedimento	O procedimento poderá ser executado por dois terapeutas. 1) Fazer um samvahana por todo o corpo, iniciando com o paciente de bruços, finalizando em decúbito dorsal. 2) Passar a mistura em todo o corpo, friccionando a pele com uma luva de seda, utilizando movimentos circulares intensos. 3) Aplicar suavemente sem friccionar a sobra da substância na região da face. 4) Envolver o paciente em um plástico, mantendo a cabeça exposta, colocando um cobertor por cima, deixando de 10 a 20 minutos. O paciente sentirá uma sensação inicial de frio e depois de calor. 5) Retirar a cobertura e limpar o corpo do paciente, que deverá tomar, logo após, um banho de chuveiro ou de banheira com água quente, sem sabonete. 6) Repousar por alguns instantes, evitando corrente de ar.

Shiroabhyanga

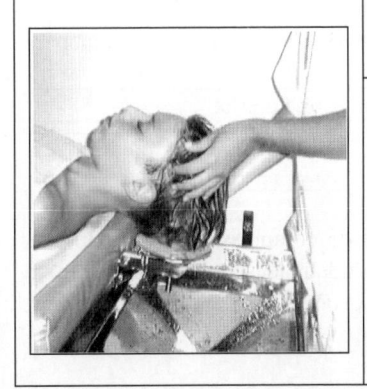

Significado
Massagem com óleo na cabeça.

Indicações
- Atuação no sistema nervoso central, a partir da estimulação dos marmas principais da cabeça, favorecendo maior fluidez de prana para todo o organismo;
- Tratamento de problemas mentais, melhorando a memória e a percepção;
- Estimulação dos órgãos dos sentidos;
- Redução da ansiedade.

Óleos que poderão ser utilizados	• Óleo de gergelim; • Óleo de sankapushpi/valeriana, indicado para insônia.
Ervas que poderão ser adicionadas ao óleo	Utilizando o óleo-base de gergelim, medicado com as ervas sedativas abaixo: • Alfavaca; • Brahmi; • Valeriana.
Procedimento	Massagem na região da cabeça e do pescoço, enfatizando os marmas ali existentes. Deverá ser realizado consorciado com a padabhyanga, sempre que houver a impossibilidade da realização da abhyanga completa. Poderá ser utilizado no tratamento de insônia, como procedimento da rotina diária, estimulando com movimentos circulares o marma adhipati localizado no centro da cabeça e os pontos reflexos e marmas localizados na sola do pé.

Padabhyanga

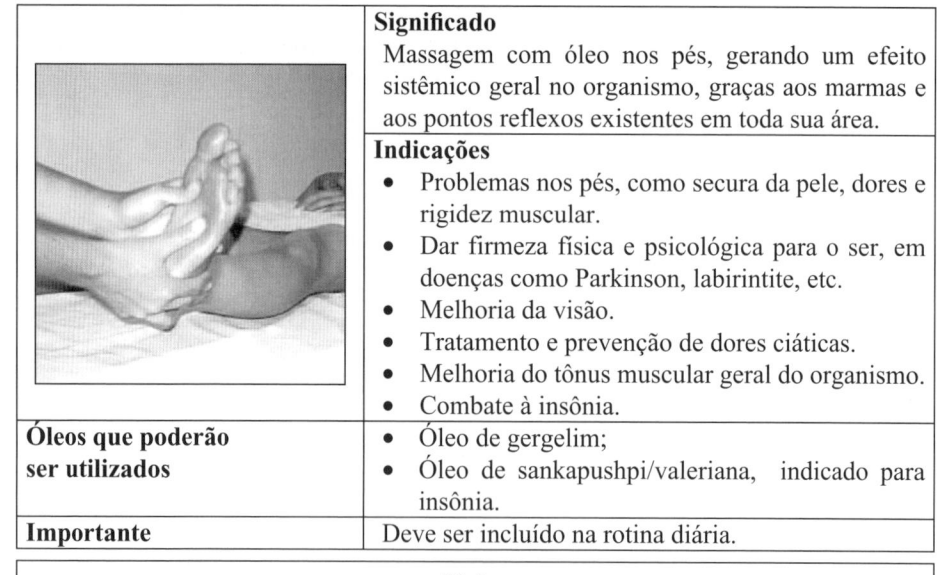

	Significado Massagem com óleo nos pés, gerando um efeito sistêmico geral no organismo, graças aos marmas e aos pontos reflexos existentes em toda sua área.
	Indicações • Problemas nos pés, como secura da pele, dores e rigidez muscular. • Dar firmeza física e psicológica para o ser, em doenças como Parkinson, labirintite, etc. • Melhoria da visão. • Tratamento e prevenção de dores ciáticas. • Melhoria do tônus muscular geral do organismo. • Combate à insônia.
Óleos que poderão ser utilizados	• Óleo de gergelim; • Óleo de sankapushpi/valeriana, indicado para insônia.
Importante	Deve ser incluído na rotina diária.

Pichu

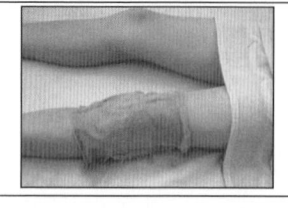

	Significado É a aplicação local de compressas de algodão cru, embebidas em ervas adequadas, preparadas por meio de infusões ou decocções, óleo do dosha, tinturas, pomadas, etc.

Compressas úmidas de ervas	
Material utilizado	Utiliza três pedaços de tecido dos seguintes materiais: 1) **Algodão branco, puro e liso:** dobrar três vezes para a absorção do líquido terapêutico, ficando em contato direto com o paciente. 2) **Flanela:** colocar sobre o de algodão. 3) **Lã**: deverá ser colocada sobre a flanela, visando manter a temperatura.
Temperatura das compressas	Como regra básica, a compressa úmida não deverá provocar suor nem sensação de frio. 1) **Gelada:** utilizada para tratamento de traumatismos agudos, devendo ser aplicada durante 24 horas. Exerce forte ação vasoconstritora, reduzindo a intensidade dos processos inflamatórios. 2) **Fria (15 a 20°C):** utilizada para refrescar e descongestionar órgãos e tecidos. A duração não deve ser prolongada nem utilizada sobre o abdome. 3) **Morna (25 a 35°C):** utilizada para acalmar. 4) **Quente (40 a 45°C):** utilizada para estimular, não devendo ser aplicada sobre a cabeça. 5) **Bem quente (acima de 45°C):** utilizada para estimular, não devendo ser utilizada sobre a cabeça
Preparação para aplicação	1) Preparar o líquido terapêutico em recipiente de inox ou vidro. 2) O paciente deverá ser orientado a ir ao banheiro, caso sinta necessidade. Poderá tomar banho uma hora antes ou três horas após o procedimento. 3) O paciente deverá permanecer deitado em decúbito dorsal, com a cabeça levemente levantada, podendo utilizar uma pequena almofada para apoiar os joelhos. Seus pés deverão ser mantidos aquecidos, utilizando cobertor, meia de lã ou bolsa quente.
Técnica de aplicação	1) Mergulhar o tecido de algodão no líquido terapêutico, que deverá ser torcido até não gotejar. 2) Aplicar o tecido contendo o líquido terapêutico sobre a parte do corpo a ser tratada. Imediatamente colocar a flanela, e sobre ela o tecido de lã, visando manter a temperatura.

Técnica de aplicação	3) Manter a aplicação durante um período de 30 a 60 minutos, devendo o paciente permanecer em total repouso. 4) Após a realização do procedimento, cobrir o paciente, evitando correntes de ar. 5) Após a retirada da compressa, lavar o tecido interno somente com água, evitando sabão ou detergente.

Algumas compressas úmidas de ervas ou tinturas	
Erva	**Preparo e atuação**
Alecrim	Tintura a 20% ou decocção, aplicada bem quente nas articulações, de 30 a 60 minutos, duas vezes ao dia, para atuar na correção de deformações corporais, quadros cardíacos que levam a deformação orgânica, como dilatação, hipertrofia, espasmos e processos inflamatórios, etc. Alivio da dor precordial, devendo ser aplicado no braço correspondente.
Arnica-do-campo	Tintura a 10% ou infusão, aplicada fria na testa, de 30 a 60 minutos, três vezes ao dia, para atuação em acidente cerebral, traumatismos cranianos e cefaleias.
	Tintura a 10% ou infusão, aplicada fria, morna ou quente nas articulações, coluna, etc., de 30 a 60 minutos, de uma a três vezes ao dia, para atuar em quadros reumáticos e artríticos agudos ou crônicos, traumatismos em geral, hematomas e lesões teciduais.
	Tintura a 10% ou infusão, aplicada fria no coração, de 30 a 60 minutos, duas vezes ao dia, para atuar em disfunções cardíacas, enfarte, etc.
Assa-peixe	Tintura a 20% ou decocção, aplicada bem quente nos pulmões, de 30 a 60 minutos, uma vez ao dia, para atuar em infecções pulmonares, bronquites, pneumonias, etc.
Canela de perdiz	Tintura a 10% ou decocção, aplicada fria (traumatismos), morna ou quente nas pernas, articulações, coluna, etc., de 30 a 60 minutos, duas a três vezes ao dia, para atuar em quadros reumáticos agudos ou crônicos, como edemas, dores e inflamação.
	Tintura a 10% ou decocção, aplicada fria no coração, de 30 a 60 minutos, duas a três vezes ao dia, para atuar em disfunções cardíacas, como inflamação, lesões, hipertrofia e sobrecarga.

Erva	Preparo e atuação
Carqueja	Tintura a 20% ou decocção, aplicada bem quente nos rins, de 30 a 60 minutos, uma vez ao dia, para atuar em processos inflamatórios e infecções. Também atua na tonificação e transmutação das sobrecargas psíquicas, geradas por distúrbios de filtragem e eliminação, hipertensão arterial, etc.
Confrei	Tintura a 20% ou decocção, aplicada morna nas articulações e estruturas ósseas, de 30 a 60 minutos, uma vez ao dia, para atuar em consolidação de fraturas em geral, dores ósseas, articulares e musculares.
Heliotrópio	Tintura a 20% ou decocção, aplicada bem quente nos rins, de 30 a 60 minutos, uma vez ao dia, para atuar em estases venosas, edemas, deficiências circulatórias, disfunções renais ligadas à filtragem e eliminação de urina, hipertensão arterial com retenção hídrica.
Heliotrópio	Tintura a 10% ou decocção, aplicada morna nas pernas, de 30 a 60 minutos, uma vez ao dia, para atuar em varizes superficiais e profundas, tromboflebites, estases venosas com edemas, dores e peso nas pernas. Trombose venosa profunda, aplicar duas vezes ao dia.
Limão	Infusão de um limão cortado ao meio de modo a aproveitar o sumo e o suco, aplicado bem quente nos pulmões, de 30 a 60 minutos, uma vez ao dia, para atuar em infecções pulmonares, pneumonias, bronquites, etc.
Limão	Infusão de um limão cortado ao meio de modo a aproveitar o sumo e o suco, aplicado morno no coração, de 30 a 60 minutos, uma a duas vezes ao dia, para atuar em insuficiência cardíaca e para melhorar a condição cardiorrespiratória.
Macela	Tintura a 20% ou decocção, aplicada bem quente no fígado, de 30 a 60 minutos, após o almoço, para atuar na reestruturação e disfunções hepáticas, biliares, deficiências digestivas, intolerâncias alimentares, intoxicação sanguínea, anemia, debilidade geral, desvitalização, apatia e depressão, etc.

Mentrasto	Tintura a 10% ou decocção, aplicada quente nas articulações, de 30 a 60 minutos, uma a duas vezes ao dia, para atuar em dissolução de nódulos inflamatórios e degenerativos crônicos nas articulações, reumatismos, artrites, gota e traumatismos articulares.
	Tintura a 10% ou decocção, aplicada quente no abdome, de 30 a 60 minutos, uma a duas vezes ao dia, para atuar na estimulação e purificação intestinal. Também tonifica os órgãos digestivos, facilitando a purificação geral do organismo.
Verbasco	Tintura a 10% ou decocção, aplicada fria no coração, de 30 a 60 minutos, duas vezes ao dia, para atuar em lesões e sobrecargas cardíacas, quadros hipertensivos, enfarte e outros.

Compressas de pomadas	
Característica	São indicadas para casos agudos e crônicos, trazendo renovação e reforço curativo.
Material utilizado	Utiliza apenas um tecido branco de puro algodão, com uma dobra somente, cortado no tamanho correspondente à região a ser tratada, porém com margem extra de aproximadamente 2 centímetros, em toda a volta, que permanece livre da pomada. O tecido não precisa ser lavado, podendo ser reutilizado.
Temperatura das compressas	São aplicadas geralmente na temperatura ambiente sem a utilização de bolsa de água quente.
Técnica de aplicação	1) A pomada é estendida sobre o tecido, com o auxílio de uma espátula, de modo a ser absorvida totalmente por ele. Esse tecido então é aplicado sobre a pele. 2) Na primeira aplicação, o tecido absorverá maior quantidade de pomada. Nas outras vezes, o mesmo tecido, apenas deverá ser renovado na quantidade de aplicação de pomada. 3) Após a aplicação, guardar o tecido dentro de um saco plástico. Caso a pomada seja de ervas, necessita a renovação a cada duas ou três vezes por semana. As de metal deverão ser renovadas de uma a duas vezes por semana. 4) O tempo de aplicação poderá variar de 30 a 60 minutos, de uma a três vezes ao dia, podendo também ser aplicado durante toda a noite.

Técnica de aplicação	5) As compressas de pomadas de metais e de ervas poderão ser intercaladas com outras aplicações, principalmente com as compressas úmidas, desde que se observe um intervalo variável de 6 a 24 horas entre as mesmas, facilitando a absorção do organismo.
Confecção da pomada de ervas	**Preparação a quente:** 1) Colocar a parte da erva em um recipiente de inox ou vidro, umedecendo-a levemente, preferencialmente, com álcool de cereais puro. 2) Adicionar nove partes de vaselina. 3) Levar ao fogo em banho-maria até o ponto de fusão da vaselina, mantendo-a nessa temperatura por 30 minutos. 4) Filtrar em tecido fino e colocá-la em um recipiente para esfriar. **Preparação a frio:** 1) Misturar duas partes da tintura da erva com quatro partes de lanolina; o resultado, misturar com quatro partes de vaselina (2:4:4).
Confecção da pomada de metais	1) Levar a vaselina ao fogo, em banho-maria, até sua fusão. 2) Adicionar uma parte do metal triturado ou em pó para nove partes de vaselina (1:9), mexendo bem. 3) Colocá-la em um recipiente para esfriar.

Algumas Compressas de Pomadas

Elemento/erva	Preparo e Atuação
Cuprum	Pomada na concentração de 0,4 a 5%, aplicada na temperatura ambiente, de 30 a 60 minutos, de uma a três vezes ao dia ou durante a noite. Atua nos seguintes órgãos: • **Rins:** disfunções, inflamações e degenerações, promovendo o anabolismo geral. • **Nas pernas:** distúrbios circulatórios, como estases venosas, varizes e edemas. • **Baço (lado esquerdo do tórax):** estados de desnutrição e fraqueza em geral. • **Sola dos pés:** liberação de tensões e eliminações de espasmos em geral.

Ferrum	Pomada na concentração de 0,1 a 5%, aplicada na temperatura ambiente, de 30 a 60 minutos, de uma a três vezes ao dia ou durante a noite. Atua nos seguintes órgãos: • **Vesícula:** função lenta e congestão hepática. • **Fígado:** doenças hepatobiliares, deficiências digestivas, obstipação e meteorismo. • **Órgãos diversos:** doenças crônicas depauperantes, infecções crônicas, tuberculose pulmonar, diabetes e nefropatias graves.
Folha-da-fortuna	• Pomada na concentração de até 20%, aplicada no abdome, na temperatura ambiente, de 30 a 60 minutos, de uma a três vezes ao dia ou durante a noite. Atua na vitalização, energização e sustentação da estrutura orgânica.
Oxalis	• Pomada na concentração de até 20%, aplicada no abdome, na temperatura ambiente, de 30 a 60 minutos, de uma a três vezes ao dia ou durante a noite. Atua nas disfunções do estômago e do trato digestivo, causado por choques emocionais, preocupações, sentimentos negativos persistentes.
Stannum	• Pomada na concentração de 0,4 a 5%, aplicada na temperatura ambiente, de 30 a 60 minutos, de uma a três vezes ao dia ou durante a noite. Atua nos seguintes órgãos: • **Fígado:** disfunções hepáticas, como hepatite, ascite, fibrose, cirrose. • **Cabeça (testa):** distonias, flacidez tecidual, retenção hídrica, tendência para formação de muco. • **Articulações:** inflamações e deformações.
Tabaco	• Pomada na concentração de até 20% aplicada no abdome, na temperatura ambiente, de 30 a 60 minutos, de uma a três vezes ao dia ou durante a noite. Atua corrigindo as deformações e espasmos intestinais decorrentes do plano emocional.

Compressas de óleos essenciais	
Característica	Os princípios terapêuticos das compressas de óleos essenciais agem de modo um pouco mais lento, porém mais profundo que nas compressas úmidas. São indicados para casos agudos e crônicos em que haja estagnação da energia ou alteração da estrutura orgânica.

Material utilizado	Utiliza três pedaços de tecido, dos seguintes materiais: 1) **Algodão branco puro e liso:** que deverá ser dobrado três vezes para a absorção do líquido terapêutico, ficando em contato direto com o paciente. 2) **Flanela:** que deverá ser colocada sobre o de algodão. 3) **Lã:** que deverá ser colocada sobre a flanela, visando manter a temperatura.
Temperatura das compressas	Deverão ser aquecidos levemente antes da aplicação.
Preparação para aplicação	1) Preparar o líquido terapêutico em recipiente de inox ou vidro. 2) O paciente deverá ser orientado a ir ao banheiro, caso sinta necessidade. Poderá tomar banho uma hora antes ou três horas após a realização do procedimento. 3) O paciente deverá permanecer deitado, em decúbito dorsal, com a cabeça levemente levantada, podendo utilizar uma pequena almofada para apoiar os joelhos. Seus pés deverão ser mantidos aquecidos, utilizando cobertor ou bolsa quente. 4) Dobrar o tecido de algodão ao meio. Aplicar o óleo, enrolando e torcendo, visando facilitar a distribuição uniforme por toda sua superfície. Manter o tecido dentro de um saco plástico, evitando a volatização do aroma, interpondo-o entre duas bolsas de água morna, para manter a temperatura. 5) No momento da aplicação, retirar o tecido do plástico e aplicar sobre a região desejada, por um período de até 30 minutos, devendo o paciente permanecer em total repouso.
Técnica de aplicação	1) Após a realização do procedimento, cobrir o paciente, evitando correntes de ar. 2) Após a retirada da compressa, lavar o tecido interno somente com água, evitando sabão ou detergente.

Algumas compressas de óleos essenciais	
Erva	**Preparo e atuação**
Alecrim	• Óleo medicado a 10%, aplicado no abdome quente, de 30 a 60 minutos, uma vez ao dia; atua em disfunções orgânicas, como dilatação e hipertrofia cardíaca, degeneração de tecidos, etc.

Capim-cidreira	• Óleo medicado a 20%, aplicado quente nos órgãos, de 30 a 60 minutos, uma vez ao dia, atuando nos órgãos: • **Abdome:** elimina e descongestiona a energia dos órgãos. • **Coração:** alivia dores, tensões e descongestiona a energia da região.
Eucalipto	• Óleo medicado a 20%, aplicado na temperatura quente, de 30 a 60 minutos, uma vez ao dia, nas seguintes áreas e órgãos: • **Punhos e braços:** descongestiona as energias estagnadas na esfera torácica, responsáveis pelas disfunções cardíacas e quadros gerais de ansiedade e descompasso entre a vida externa e a realidade interna. • **Tornozelos:** descongestiona as energias estagnadas na região abdominal, responsáveis pelas disfunções digestivas. • **Panturrilha:** descongestiona as energias estagnadas na cabeça, responsáveis pelos acidentes vasculares cerebrais, enxaquecas e confusão mental. • **Pés:** auxilia na reestruturação do ser. • **Bexiga:** descongestiona as energias conflitantes, curando e aliviando dores.
Lípia	• Óleo medicado a 20%, aplicado no abdome quente, de 30 a 60 minutos, uma vez ao dia, atuando sobre o corpo emocional, corrigindo tendências negativas que se expressam em processos degenerativos, como enterite, enterocolite, etc.
Mamona	• Óleo puro, aplicado morno (coluna) ou quente, de 30 a 60 minutos, uma vez ao dia, nas seguintes áreas e órgãos: • **Tópica:** regeneração, reestruturação e cicatrização de feridas e tecidos traumatizados. • **Coluna e articulações:** quadros inflamatórios, degenerativos e dolorosos, como hérnia de disco e tensões musculares.

Shiropichu	
	Significado: Aplicação no alto da cabeça de uma compressa de algodão branco cru, embebida em óleo medicado aquecido.
	Indicações: • Problemas de natureza mental e neurológica; • Problema nos cabelos, como quedas, alopecia e grisalhos prematuramente.
	Óleos que poderão ser utilizados: Utilizar o óleo do abhyanga, conforme o dosha.
Ervas que poderão ser adicionadas ao óleo	Problemas de natureza mental ou neurológica: • Brahmi: • Alfavaca; • Valeriana; • Ginseng; • Ashwaganda; • Eucalipto; Nos problemas ginecológicos, como endometriose: • Triphala; • Shatawari; • Ashok. Problemas no couro cabeludo: • Bhringaraj/agrião-do-brejo.
Período	O mais adequado para a realização do procedimento é no final do período Vatta do dia, ou seja, próximo das 18h.
Duração	O procedimento deverá ser realizado durante um período mínimo de 20 minutos.
Número de aplicações	Deverão ser realizadas de 10 a 14 aplicações, se possível diariamente ou em dias alternados, podendo ser aplicado pelo próprio paciente.
Procedimento:	1) Realizar preliminarmente um abhyanga; 2) Colocar o paciente sentado confortavelmente, podendo ser colocada uma faixa de tecido na região da testa, para evitar o escorrimento do óleo nos olhos; 3) Embeber a compressa de algodão no óleo medicado aquecido; 4) Aplicar a compressa no alto da cabeça na região do marma adhipati, trocando-a frequentemente para evitar que resfrie. 5) Terminado o procedimento, cobrir a cabeça do paciente, mantendo repouso por período mínimo de 20 minutos, evitando correntes de ar. 6) Complementar o procedimento com um Swedana ou Nadisweda.

Shirobasti	
Significado	É a aplicação de óleo medicado aquecido no alto da cabeça, utilizando um cilindro de couro, de plástico ou outro material qualquer para sua contenção. Esse procedimento atua diretamente sobre o liquor (líquido encéfalo-raquidiano). Tradicionalmente na Índia, recomenda-se raspar a cabeça para aumentar o efeito do procedimento.
Indicações	<ul><li>Paralisia facial;</li><li>Problema nos olhos, como catarata, etc.;</li><li>Dores de cabeça e enxaqueca;</li><li>Insônia;</li><li>Fortalecimento dos cabelos;</li><li>Fadiga crônica;</li><li>Sinusite;</li><li>Para pacientes Kapha com extrema ansiedade;</li><li>Para pacientes Vatta asmático e com muco estomacal.</li></ul>
Período	O mais adequado para a realização é no final do período Vatta do dia, ou seja, próximo das 18h.
Duração	Doenças Vatta..................50 min; Doenças Pitta...................30 min; Doenças Kapha.................25 min; Prevenção de doenças........15 min.
Número de aplicações	Poderá ser utilizado um programa de três, cinco e sete aplicações, com os menores períodos de intervalo entre si, se possível realizadas diariamente ou intercaladas com um dia de descanso. Repetir o programa após dois meses.
Precauções	Deverá ser realizado após a abhyanga e o swedana, para não deixar o paciente ansioso, agitado e inquieto (distúrbio de Vatta).
Óleos medicados que poderão ser utilizados	<ul><li>Coco e gergelim: cabelo seco;</li><li>Brahmi, amalaki e bhringaraj: memória;</li><li>Gergelim preto, bhringaraj e amalaki: regulação hormonal em mulheres jovens;</li><li>Gergelim preto, germe de trigo e amêndoa: período pré-menopausa em mulheres na faixa de 40 a 50 anos;</li><li>Gergelim preto, óleo de coco, germe de trigo e gotas de óleo de sândalo: para mulheres acima de 50 anos;</li><li>Óleo de mostarda: dores e infecções no ouvido.</li></ul>

Óleos para os doshas	**Óleo para Vatta:** • Partes iguais de óleo de gergelim, de coco e de canola. Adicionar duas colheres de sopa de óleo brahmi. **Óleo para Pitta:** • Partes iguais de óleo de girassol e de coco. Adicionar duas colheres de sopa de óleo brahmi. **Óleo para Kapha:** • Partes iguais de óleo de canola e de mostarda. **Óleo tridosha:** • Partes iguais de óleo de gergelim, de brahmi, de bhringaraj e de amalaki.
	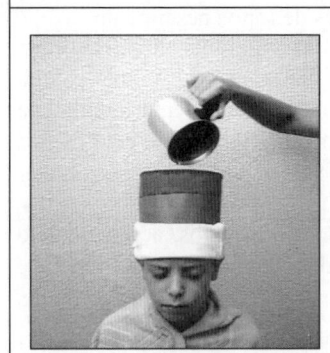 **Procedimento** 1) Realizar preliminarmente um abhyanga ou um samvahana; 2) Colocar o paciente sentado confortavelmente, cobrindo o seu corpo, para mantê-lo aquecido; 3) Preparar uma massa de farinha de trigo integral similar à utilizada no netra basti; 4) Fazer um rolo da massa e envolver todo o crânio, na região acima da testa e das orelhas; 5) Sobre a massa, envolver a estrutura de contenção do óleo de modo a evitar seu vazamento;

6) Aquecer um litro do óleo adequado. Despejar lentamente até cobrir a cabeça, mantendo-o aquecido durante todo o procedimento;
7) Concluído o procedimento, retirar a estrutura de contenção e a massa;
8) Realizar um shiroabhyanga, cobrindo a cabeça do paciente com uma toalha, no mínimo por 15 minutos, para mantê-la aquecida;
9) Lavar a cabeça na clínica com água quente.

Nota importante	Não consorciar o shirodhara com o shirobasti. O shirobasti tem uma atuação mais intensa que o shirodhara. Utilizar o óleo individualmente para cada paciente, evitando uma contaminação energética.

Pizichilli/Kaya seka

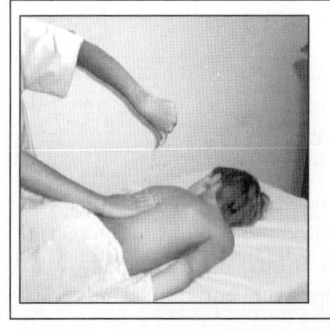

	Significado: É a execução da massagem abhyanga, derramando o óleo em um fio contínuo sobre o corpo do paciente, enfatizando a parte lesada ou paralisada. Visa estimular a criação de novas conexões neurais, buscando a recuperação de movimentos. É fundamental que seja executado por duas ou quatro pessoas, evitando que o corpo do paciente se resfrie.

Indicações	• Paralisias e distúrbios neurológicos, como distrofias e paralisias musculares, doenças degenerativas do sistema nervoso, neurites, etc. • Problemas articulares, como artrites e artroses; • Acidentes com lesões e fraturas; • Todos os tipos de dores, incluindo as dores crônicas; • Aumenta a nutrição e fortalece o fogo digestivo (agni); • Promove a estabilização dos sentidos; • Fortalecimento geral do organismo; • Prevenção contra o envelhecimento, tendo forte atuação nas terapias de rejuvenescimento.
Número de aplicações	Poderá ser utilizado um programa de 7, 14 e 21 aplicações. Realizado diariamente, estimula o fogo digestivo. Quando o paciente apresentar debilidade orgânica, deverá haver um intervalo de pelo menos dois dias entre as aplicações para não comprometer o fogo digestivo (agni).
Duração	Iniciar a aplicação com 30 minutos, acrescentando cinco minutos a cada dia. Quando chegar na metade do tratamento prescrito, reduzir cinco minutos progressivamente.
Substâncias de oleação que poderão ser utilizadas	• Mistura proporcional de ghee puro com óleo de gergelim medicado com as seguintes ervas rejuvenescedoras e tônicas: shatawari, ashwaganda e guduchi. Poderão ser acrescidas também o ginseng, o brahmi/acariçoba e o vacha.
Outras substâncias que poderão ser utilizadas	• No caso do paciente de natureza Kapha, substituir a substância de oleação por leite ou iogurte medicado com as ervas: shatawari, ashwaganda e guduchi, seguindo os mesmos procedimentos utilizados na preparação das substâncias medicadas do shirodhara.
Importante	Usar a substância de oleação durante três aplicações. Na quarta aplicação, reduzi-la à metade, completando o volume com a mistura proporcional especificada acima, seguindo esse procedimento enquanto durar o tratamento.
Procedimento	1) Fazer um samvahana ou uma abhyanga rápida, utilizando o óleo adequado ao dosha, antes de iniciar o procedimento; 2) Aquecer a substância de oleação, a uma temperatura que não cause queimaduras no paciente. O paciente com constituição energética Pitta deverá utilizar o óleo na temperatura mais próxima da sua temperatura corporal;

Procedimento	3) Embeber um tecido de algodão branco cru na substância de oleação aquecida; 4) Com uma mão segurar o tecido, a uns 15 angulis (15 dedos do paciente) da região a ser trabalhada, mantendo o polegar virado para baixo, visando direcionar o fluxo da substância de oleação; 5) Espremer o tecido lentamente para criar o fluxo contínuo e, com a outra mão, executar os movimentos sobre o corpo do paciente, enfatizando uma atenção maior na área lesada ou paralisada. O procedimento poderá ser realizado por dois terapeutas, um direcionando o fluxo da substância de oleação sobre a parte a ser trabalhada, e o outro realizando os movimentos; 6) Iniciar a aplicação da substância de oleação na região da cabeça, mantendo o paciente sentado sobre a maca. Proteger os olhos dele com uma tira de tecido posicionada na região da testa e envolvendo a cabeça; 7) Logo após, deitar o paciente confortavelmente sobre a maca, vedando seus olhos para evitar possíveis respingos da substância de oleação e continuar o procedimento nas demais partes do corpo, incluindo as laterais; 8) Terminada a aplicação da substância de oleação, fazer uma massagem com fricções vigorosas em todo o corpo para facilitar a absorção da pele; 9) Secar superficialmente com uma toalha, podendo, logo após, ser polvilhado o pó da farinha de grão-de-bico ou a sua pasta diluída em água morna sobre o corpo do paciente, cobrindo-o, deixando por uns 15 minutos; 10) Remover a pasta com uma decocção forte de camomila, realizando, a seguir, uma aplicação de vapor dirigido (Nadi Sweda) por todo o corpo. Pode-se utilizar também um banho quente sem o uso de sabonete, ou imersão em uma banheira com ervas, adequadas às necessidades do tratamento; 11) O paciente deverá manter repouso por alguns instantes até o corpo retornar à sua temperatura natural, devendo, nesse período, ingerir um chá de gengibre com camomila para estimular o fogo digestivo (agni), potencializando o efeito do procedimento.
Nota importante	Esse procedimento exige maca especial, com sistema de canaletas e laterais de contenção, que evite o derramamento da substância de oleação e favoreça sua drenagem até um recipiente coletor. O tecido embebido na substância de oleação aquecida poderá ser substituída por um recipiente, como o do Shirodhara, só que em menores proporções.

Pinda Sweda	
Significado	É considerado o mais importante de todos os procedimentos de Kerala (região sul da Índia), sendo também usado no Panchakarma tradicional, conhecido como Navarakizhi. Pode ser aplicado em pacientes de todas as idades.
Indicações	<ul><li>Principal indicação no tratamento de doenças do sistema nervoso central e do cérebro, como nas paralisias, na esclerose múltipla, no reumatismo crônico, nas osteoartrites, na gota, etc.</li><li>Torna o corpo flexível, forte, vigoroso e bem desenvolvido.</li><li>Remove a rigidez e o edema das articulações.</li><li>Trata as doenças de natureza Vatta.</li><li>Estimula a circulação, prevenindo a hipertensão, além de eliminar as toxinas sanguíneas.</li><li>Elimina as obstruções dos canais energéticos (srotas), removendo os dejetos corporais.</li><li>Fortalece a digestão, aumentando o vigor do organismo.</li><li>Melhora a qualidade do sono, tornando-o mais intenso e profundo.</li><li>Rejuvenescimento orgânico, prevenindo problemas de pele e rugas.</li><li>Intensifica o funcionamento dos sentidos.</li><li>Atua preventivamente na insônia, na hipertensão arterial, na diabetes.</li></ul>
Cuidados especiais	<ul><li>Cuidado especial com pacientes que tenham hipertensão arterial, devendo-se acompanhar a pressão arterial antes, durante e no final do procedimento. No caso de aumento da pressão arterial, resfriar o líquido, mantendo-o mais frio. É importante, também, reduzir a intensidade da aplicação no corpo do paciente.</li></ul>
Número de aplicações	<ul><li>São recomendadas 7, 9, 11 ou 14 aplicações, que poderão ser realizadas diariamente ou em dias alternados.</li></ul>

Preparação da substância medicada	
Preparação da decocção	<ul><li>Decocção de 2 litros de água adicionadas a 3 colheres de sopa de bala/guanxuma, que apresenta um aspecto nutritivo e tônico para a musculatura.</li><li>Ferver até reduzir o decocto a 500 ml.</li><li>Poderão ser utilizadas conjuntamente outras ervas, como:<ul><li>neen, manjistha, açafrão, arnica, etc.</li></ul></li></ul>

Preparação da mistura	• Adicionar ao decocto de bala/guanxuma o mesmo volume de leite (1:1).
	• Dividir a mistura em partes iguais, para as seguintes utilizações:
	  ▪ Cozimento do arroz.
	  ▪ Molhar as trouxinhas (pinda).

Preparação do arroz	• Cozinhar 250 gramas de arroz integral, utilizando a mistura do decocto de bala/guanxuma com leite, até ficar bem mole. Se necessário, poderá ser acrescentado um pouco de água até adquirir a consistência de papa, sem queimar. **Nota:** Fragmentar o arroz em pequenos pedaços, para facilitar o cozimento.
Preparação das pindas	• Preparar pedaços de tecido macio e forte, de preferência de algodão branco cru, de formato quadrado de mais ou menos 50 x 50 cm. • Colocar o arroz cozido com o decocto de bala/guanxuma com leite e amarrar as extremidades até formar uma pequena trouxa (pinda). **Nota:** Deverão ser providenciadas duas trouxinhas para cada terapeuta.

Aplicação do Pinda Sweda	
Preparação do local	• O local de aplicação do procedimento deve ser arejado, mas sem correntes de ar. • Deverá ser utilizada uma maca que favoreça a movimentação e a coleta da substância medicada.
Procedimento preparatório	• Manter o paciente sentado. • Aplicar a substância medicada aquecida no topo da cabeça do paciente na região do Chacra Coronário (Shirolepa), realizando movimentos circulares, no sentido horário. • Realizar uma abhyanga rápida de até 30 minutos ou um samvahana, utilizando os óleos adequados a cada dosha.
	Procedimentos do Pinda Sweda • Aquecer a mistura do leite com o decocto. Pode-se acrescentar o mesmo volume de leite integral, para torná-la mais nutritiva. • Molhar as trouxinhas (pinda) na mistura, que deverá ser mantida constantemente aquecida, a uma temperatura suficiente para não causar queimaduras no corpo do paciente.

- Colocar o paciente sentado e iniciar a aplicação das trouxinhas (pinda) aquecidas sobre a região dos ombros, realizando movimentos circulares constantes, substituindo-as todas as vezes que esfriar.
- Deitar o paciente de costas e seguir a aplicação. Iniciar na região dos ombros, finalizando nas pernas. Logo após, aplicar no paciente em decúbito lateral esquerdo, decúbito lateral direito, finalizando em decúbito ventral.
- Pode-se aplicar suavemente no rosto, devendo-se dar ênfase às articulações e às partes que se deseja intensificar o tratamento.
- Pressionar as trouxinhas (pinda) durante a aplicação, de modo que o decocto aquecido possa ser misturado com o cozimento medicado de arroz.
- Manter as partes que não estão sendo trabalhadas cobertas com uma toalha, para mantê-las aquecidas.

Procedimento da aplicação do arroz	<ul><li>Abrir as trouxinhas e retirar a pasta de arroz, umedecendo-a na mistura do leite com o decocto.</li><li>Aplicar em todo o corpo, inclusive no rosto do paciente.</li><li>Cobrir com um lençol, ou com um cobertor se necessário, para manter o aquecimento, durante dez minutos.</li></ul>
Limpeza do corpo do paciente	<ul><li>Descobrir o paciente e remover o resíduo da pasta de arroz do seu corpo, raspando delicadamente com objeto de madeira que possa alisar de modo brando a pele.</li><li>Aplicar um tecido embebido em uma decocção forte aquecida de camomila por todo o corpo do paciente.</li><li>Concluir o procedimento com um banho morno de chuveiro ou de imersão com aromaterapia adequada, não devendo em hipótese alguma utilizar sabão.</li><li>Secar o corpo e repousar por mais ou menos uma hora.</li></ul>
Importante	<ul><li>Para atuação em esclerose lateral, utilizar o procedimento do pinda sweda, realizando a seguinte adequação:</li><li>Fritar no óleo de girassol os seguintes ingredientes:<ul><li>3 a 4 folhas de mamona.</li><li>3 talos de arnica.</li><li>2 talos de alecrim.</li><li>1 dente de alho.</li></ul></li><li>Colocar as ervas fritas nas trouxinhas e amarrá-las.</li></ul>

Importante	• O óleo utilizado na fritura das ervas deverá ser acrescentado com óleo de rícino para molhar as pindas. • Mornar o óleo e seguir o mesmo critério de aplicação do pinda sweda na área afetada.

Lepa

	Significado É um procedimento que utiliza a aplicação local de cataplasma medicinal com a finalidade de absorver toxinas e impurezas além de lubrificar a pele. É considerado o mais importante método terapêutico para a redução de inflamações e edemas.
Preparação	Misturar as ervas adequadas com água, óleo ou ghee, de modo a formar uma pasta de consistência semissólida.
Proporção da mistura	**Vatta:** uma parte de óleo do dosha para três partes de ervas (1:3). **Pitta:** uma parte de óleo do dosha para cinco partes de ervas (1:5). **Kapha:** uma parte de óleo do dosha para sete partes de ervas (1:7).

Pralepa

Característica	É um cataplasma de espessura fina, aplicado frio sobre o local.
Finalidade	Absorção de toxinas e impurezas, além de lubrificação da pele.
Uso	• Restauração do fluxo irregular sanguíneo e desequilíbrios de Pitta.

Pradhena

Característica	É um cataplasma de espessura fina, aplicado frio ou quente sobre o local.
Finalidade	Absorção de toxinas e impurezas, além de lubrificação da pele.
Uso	• Redução de Vatta e Kapha em excesso. • Purificar e curar ulcerações cutâneas. • Redução de edemas e dor.

Alepa/Atepanam

Característica	É um cataplasma de espessura média, aplicado frio ou quente sobre o local.

Finalidade	Absorção de toxinas e impurezas, além de lubrificação da pele.
Uso	<ul><li>Depuração e higienização.</li><li>Hemostasia de hemorragias locais.</li><li>Regeneração de ulcerações.</li><li>Remoção de tecido necrosado e que apresenta secreções purulentas.</li><li>Desequilíbrios de Vatta: distúrbios ósteo-musculares, geralmente precedidos de dor.</li><li>Desequilíbrios de Pitta, que apresentam sensação de queimação local.</li><li>Distúrbios de Kapha, que apresentam coceiras intensas.</li><li>Limpeza da pele, sangue e tecidos.</li></ul>

Alguns tipos de Cataplasmas	
Couve	Atuação em gota, artrite e nevralgias.
	1) Lavar bem as folhas, amolecendo-as no vapor, após ter amassado totalmente as nervuras salientes. 2) Aplicar de hora em hora, diretamente na área, ainda quente, cobrindo com um tecido de algodão, seguido de um tecido de lã.
	Atuação em úlceras varicosas e inflamações.
	1) Lavar bem as folhas, após ter amassado totalmente as nervuras salientes. 2) Deixá-la de molho em água boricada por três horas. 3) Aplicar durante 60 minutos as folhas preparadas sobre a área, na temperatura ambiente, cobrindo com uma gaze ou pano limpo. 4) Repetir a operação duas vezes ao dia.
Gengibre com inhame	Afecções articulares, como quadros artríticos e reumáticos, agudos ou crônicos, com dor e edema. Abscessos, furúnculos e tumorações inflamadas.
	1) Ralar uma colher de sopa de gengibre e de inhame, para cada articulação ou área a ser trabalhada. 2) Adicionar água ou óleo quente na mistura, mexendo até formar uma pasta. 3) Aplicar quente ou morna, diretamente na área, por até duas horas, uma a duas vezes ao dia.

Gengibre	Afecções do pulmão, como pneumonias, broncopneumonias, pleurites, bronquites catarrais, etc.
	1) Misturar água quente em três colheres de sopa de gengibre em pó, até obter uma pasta homogênea. 2) Manter o paciente deitado. 3) Aplicar quente, diretamente na área do pulmão, por até 20 minutos, uma vez ao dia.
	Estimulação das funções renais, como deficiência renal, dissolução de espasmos, tendência a formação de cálculos, etc. **Importante:** Em decorrência da ação vigorosa, deverá ser usado com cuidado onde exista lesão renal aguda, que poderá ser acentuada.
	1) Misturar água ou óleo quente em três colheres de sopa de gengibre em pó, até obter uma pasta homogênea. 2) Manter o paciente deitado. 3) Aplicar quente diretamente na área dos rins, por até 20 minutos, uma vez ao dia.
	Afecções articulares, como quadros artríticos e reumáticos, agudos e crônicos, com dor e edema de articulações.
	1) Misturar água ou óleo quente em três colheres de sopa de gengibre em pó, até obter uma pasta homogênea. 2) Manter o paciente deitado. 3) Aplicar quente diretamente na área da articulação, por até duas horas, duas a três vezes ao dia.
Mandioca	Afecções articulares, como quadros artríticos e reumáticos, agudos ou crônicos, com dor e edema. Quadros degenerativos das articulações, como artrose, abscessos, furúnculos e tumorações inflamadas.
	1) Adicionar água ou óleo quente em duas colheres de sopa de farinha de mandioca, mexendo até formar uma pasta. 2) Aplicar quente, morna ou fria, diretamente na área, por até duas horas, uma a duas vezes ao dia.
Mostarda	• É o mais eficiente para tratamento de afecções do pulmão, como pneumonia, broncopneumonia, bronquite e pleurite. • Na panturrilha, dissolve os processos inflamatórios e congestivos na área da cabeça, como sinusite, cefaleia, tontura, etc. • Na nuca, elimina a tensão muscular cervical, cefaleia e depressão, atuando também em disfunções cardíacas e congestões cerebrais, etc. • Atua também em quadros nevrálgicos, reumáticos e gota.
	1) Adicionar água ou óleo quente, na quantidade de mostarda especificada para cada área, mexendo até formar uma pasta. Também poderá ser utilizada uma parte do óleo essencial de mostarda, diluído em 20 partes de álcool, sendo aplicado, sob a forma de compressa, na seguinte proporção:

Mostarda	a) Pulmão: três colheres de sopa b) Panturrilhas: quatro colheres de sopa c) Nuca: duas colheres de sopa d) Muscular/articular: quatro colheres de sopa 2) Aplicar quente, morna ou fria, diretamente na área, por até duas horas, uma vez ao dia ou em dias alternados. 3) Suspender a aplicação do cataplasma, quando apresentar vermelhidão no local. Retornar somente quando a vermelhidão estiver desaparecida total e naturalmente sem o uso de qualquer substância, principalmente aplicação de óleo no local, que favorece o fechamento dos poros.
Repolho	Quadros reumáticos, gota, artrite, feridas abertas, abscessos, furúnculos, gânglios edemasiados, mastite e inflamações nos olhos. Problemas de pele, como urticárias, micoses, manchas e placas, erupções, erisipela, herpes e acne.
	1) Amolecer as folhas no vapor ou macerar as folhas cruas até a formação de uma massa, aplicando no local quente ou na temperatura ambiente, por até 60 minutos, duas vezes ao dia.
Feno-grego	Absorção de toxinas, impurezas e purulências.
	1) Adicionar água ou óleo quente, na quantidade de feno-grego em pó, mexendo até formar uma pasta. 2) Aplicar quente, morno ou frio, diretamente na área, por até duas horas, uma a duas vezes ao dia.

Shirolepa
Significado É a aplicação de um cataplasma, no alto da cabeça, visando atuar diretamente sobre o cérebro e o liquor (líquido encéfalo-raquidiano), visando a complementação e a intensificação do Pinda Sweda.

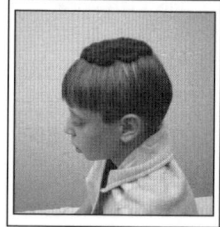

Preparação da substância medicada	
Preparação da decocção	• Decocção de um copo de água adicionadas a duas colheres de chá de Amalaki/Haritaki/Brahmi. • Ferver até reduzir o decocto à metade. • Coar o decocto.
Preparação da substância medicada	• Misturar a decocção de Amalaki/Haritaki/Brahmi com quatro colheres de sopa de iogurte ou buttermilk. • Levar ao fogo, desligando quando iniciar a fervura. • Deixar esfriar e fermentar durante toda a noite, o que aumenta o efeito terapêutico.

Sudação

	Swedana
Significado	Processo de sudação, utilizando diferenciados tipos de aquecimento corporal. É um procedimento indispensável após a realização de qualquer processo de oleação externa.
Objetivo	• Desalojar e liquefazer as toxinas presentes nos tecidos (dhatus). • Dilatar os canais energéticos do corpo (srotas), facilitando o retorno do excesso do dosha ao seu local de origem.
Outros processos de sudação	• Fazem parte desta terapia os banhos quentes, os cataplasmas, os pedilúvios e as técnicas de geoterapia.
Finalização do processo de sudação	Todo o processo de sudação deverá ser finalizado com a ingestão de chás ou sucos digestivos, à temperatura ambiente, que auxiliarão a digestibilidade da substância de oleação externa, observando as características de cada dosha: • **Vatta:** sucos ou líquidos acrescidos de sal de rocha/marinho/dietético. • **Pitta:** chá de camomila com hortelã. • **Kapha:** chá de gengibre com canela, que deverá ser fornecido no intervalo entre a oleação externa (snehana) e o processo de sudação (swedana).

Processos de sudação

	Tapa
Procedimento	Aquecimento do corpo utilizando um agasalho adequado, cobertor, pedra aquecida ou qualquer objeto que forneça calor. No início da sudorese retirar a fonte de caloria, deixando o corpo resfriar até que atinja sua temperatura normal, longe de correntes de ar, removendo o excesso da substância de oleação utilizada.

	Upanaha
Procedimento	Aquecimento do corpo ou de suas partes pela utilização de emplastros medicados, que poderão ser aplicados diretamente sobre a pele ou envolvidos por tecido, devendo o paciente ser aquecido por um cobertor. Antes da aplicação, deverá ser observada a temperatura no fundo do recipiente, para evitar possíveis queimaduras no paciente. Os textos antigos incluem nesse procedimento os banhos de Sol.

Bases que poderão ser utilizadas nos emplastros medicados	As bases dos emplastros medicados indicados pela ayurvédica são: • Farinha de grão-de-bico; • Farinha de centeio; • Farinha de trigo integral. Também poderão ser utilizadas as seguintes bases para os emplastros medicados: • Farinha de milho, indicada para a constituição energética Kapha; • Farinha de mandioca; • Emplastro de inhame, indicado para a constituição energética Vatta.
Ervas que poderão ser adicionadas aos emplastros	• **Distúrbios Vatta:** cálamo, alcaçuz, cedro, óleo de rícino, ghee, lassi e leite. • **Distúrbios Vatta-Pitta, como queimação, dor estomacal e diarreia:** guduchi e alcaçuz. • **Distúrbios Vatta-Kapha, como asma e gripe:** trikatu e triphala.

Ushma

Procedimento	Aquecimento do corpo com utilização de vapor medicado. O Ushma Swedana é um processo desenvolvido em uma câmara vedada, no qual o paciente recebe vapor no corpo, excluindo a região da cabeça. O vapor poderá ser fornecido por equipamento especial ou gerado por meio de panela de pressão, sendo conduzido por uma mangueira até o interior da câmara de sudação. Outro processo, conhecido como Nadi Sweda, utiliza o vapor gerado pela panela de pressão, sendo conduzido por uma mangueira e aplicado diretamente sobre o corpo do paciente.

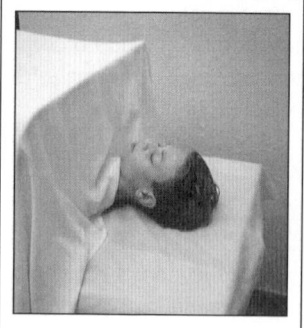 Câmara na maca	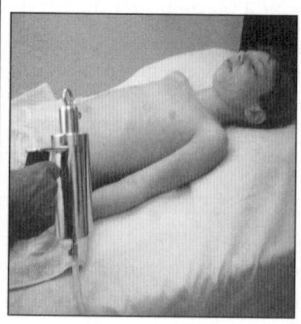 Nadi Sweda	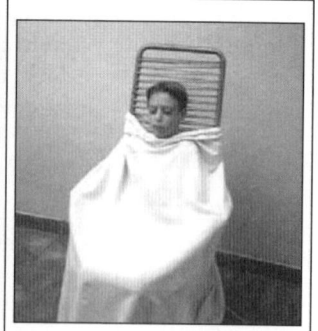 Câmara na cadeira

Ervas que deverão ser acrescidas na geração do vapor	A água utilizada para geração de vapor deverá ser acrescida de uma colher de chá cheia de uma das ervas classificadas abaixo: • **Ervas aromáticas:** são as responsáveis pela limpeza dos canais energéticos do corpo (srotas): eucalipto, canela, cânfora, alfavaca, cálamo, sálvia, dashmool, cravo e alecrim. • **Ervas emolientes tônicas:** são as que dissolvem as toxinas e tonificam o organismo: shatawari, bala/guanxuma, ashwaganda, raiz do confrei, ginseng.
Conclusão do swedana	• O processo de sudação na câmara deverá ser finalizado quando forem constatadas gotas de suor na testa do paciente. • No processo do nadi sweda, o vapor deverá ser aplicado sobre o corpo por um período mínimo de dez minutos, abrangendo todas as partes do corpo, com exceção da cabeça. • Após a aplicação do vapor, o paciente deverá repousar, resguardado de correntes de ar, até que sua temperatura corporal esteja normalizada.
Sinais de aplicação excessiva	A aplicação excessiva desta terapia de sudação será percebida quando o paciente apresentar: • Sensação de cansaço; • Sede excessiva; • Vertigem; • Convulsão.

Drava ou Dhara	
Procedimento	É a aplicação de um líquido quente sobre parte ou todo o corpo do paciente. É dividido em dois processos: • Parisheka. • Avagahan.
Parisheka	Utiliza uma pequena vasilha com vários furinhos, posicionada de 20 a 30 centímetros acima da área de aplicação para derramar uma decocção quente sobre uma área específica do corpo do paciente, que deverá estar protegida por um tecido de algodão cru branco. O líquido utilizado deverá ser recolhido, reaquecido e reutilizado em fluxo constante. Esse procedimento é indicado para tratamento de artrites e reumatismos.

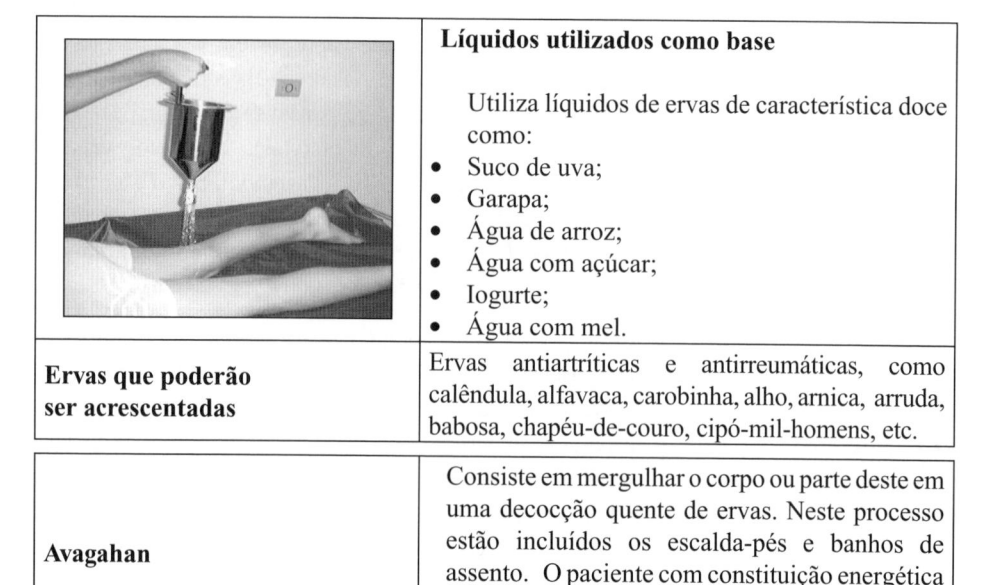

	Líquidos utilizados como base
	Utiliza líquidos de ervas de característica doce como: • Suco de uva; • Garapa; • Água de arroz; • Água com açúcar; • Iogurte; • Água com mel.
Ervas que poderão ser acrescentadas	Ervas antiartríticas e antirreumáticas, como calêndula, alfavaca, carobinha, alho, arnica, arruda, babosa, chapéu-de-couro, cipó-mil-homens, etc.
Avagahan	Consiste em mergulhar o corpo ou parte deste em uma decocção quente de ervas. Neste processo estão incluídos os escalda-pés e banhos de assento. O paciente com constituição energética de Pitta não deve fazer o procedimento em água quente para não exacerbar o dosha.

Panchakarma

Evolução

No Charaka Samhita, a primeira obra ayurvédica editada, são apresentados os processos do Panchakarma abaixo relacionados:

Ato terapêutico	Procedimentos
Vamana	Vômito terapêutico.
Virechana	Diarreia terapêutica.
Anuvasana Basti	Enema com substâncias oleosas.
Niruha Basti	Enema com decocção de ervas terapêuticas.
Nasya	Desintoxicação de cabeça e face.

Posteriormente, na obra Sushruta Samhita, ocorre uma nova classificação de basti, incluindo o Uttara Basti (Basti da Bexiga), e a incorporação em um mesmo grupo dos enemas que utilizam substâncias oleosas e decocção de ervas terapêuticas. É incluída também a desintoxicação do sangue (Rakta Mokshana), utilização de sangrias por meio de punção local, sucção ou sanguessugas. Este conceito é utilizado pela Medicina ayurvédica moderna.

Atuação dos procedimentos		
Ato terapêutico	Sistema/órgão	Tratamento/distúrbios
Vamana	Estômago e pulmão	Excesso de Kapha
Virechana	Intestino delgado e fígado	Excesso de Pitta
Basti	Intestino grosso	Excesso de Vatta
Nasya	Cabeça	Doenças Vatta e/ou Kapha, como sinusite, rinite, sequelas de AVC, problemas do sistema nervoso central, epilepsia, etc.
Rakta Mokshana	Sangue	Doenças da pele, como psoríase, dermatite seborreica, hanseníase, etc.

Os procedimentos como virechana, vamana e basti somente eliminam o excesso do dosha, de toxinas (ama) e de materiais de excreção (malas) presentes no sistema digestivo após um movimento reverso, antagônico à produção da doença. Citando a hepatite como exemplo, ocorre um excesso do dosha Pitta, acompanhado da bile, que é o material de excreção (malas), além das toxinas (ama), provocadoras de febre, inapetência e cansaço físico. Para que ocorra esse movimento reverso é necessário o desbloqueio dos canais energéticos (srotas) que unem o sistema digestivo ao tecido (dhatu) comprometido, utilizando os procedimentos de mobilização do Purvakarma por meio da oleação (snehana) e da sudorese (swedana), estando o êxito da eliminação relacionado diretamente com a execução correta desses procedimentos de mobilização.

No caso da inexistência de toxinas (Nirama Dosha), verificadas por meio da observação da redução da coloração específica da língua, ausência de febre ou infecção em fase aguda, o processo de eliminação poderá ser iniciado de imediato, utilizando os atos terapêuticos mais adequados.

Finalidade

1) Eliminação do dosha em excesso, promovendo o reequilíbrio de uma forma mais ampla e duradoura;

2) Incrementação do fogo digestivo e do metabolismo celular;

3) Restabelecimento da saúde;

4) Intensificação dos sentidos, da capacidade mental e intelectual;

5) Intensificação da vitalidade;

6) Rejuvenescimento do corpo;

7) Prevenção de doenças.

Sequência Funcional

As terapias ayurvédicas seguem uma sequência funcional para a realização do panchakarma definida pelo médico ayurvédico, observando cada caso em particular, que utiliza dos seguintes procedimentos:

1º) **Vamana:** utiliza ervas com energias para realizar uma limpeza na parte superior do corpo.

2º) **Virechana:** utiliza ervas com energia para realizar uma limpeza na parte inferior do corpo.

3º) **Basti:** utiliza ervas com energia para evitar a contaminação do intestino grosso.

Principais Procedimentos

Vamana	
Atuação	Estômago.
Ervas utilizadas na oleação interna	Deverão ser utilizadas as ervas digestivas abaixo, na mesma proporção, misturadas na substância de oleação: • Chitrak ou espinheira-santa. • Sal de rocha ou dietético. • Gengibre em pó. • Pipalli ou pimenta-malagueta ou pimenta-do-reino.
Dosagem das ervas na oleação interna	Iniciar a oleação no primeiro dia adicionando 1/4 de colher de chá rasa da mistura proporcional das ervas (massala) na substância de oleação, aumentando progressivamente até uma colher rasa.
Programa padrão relativo à oleação interna	• Realização do processo preparatório (purvakarma) mediante oleação interna (snehana), utilizando a substância de oleação de acordo com cada dosha, acrescida do uso de chás de ervas digestivas; • Verificar diariamente os sinais de saturação e eficiência da oleação interna, pela percepção de presença de óleo nas fezes e na lubrificação da pele, sintomas de náuseas e dor de cabeça, visando dimensionar a dosagem da substância de oleação a ser ministrada; • Observar a utilização da dieta prescrita. A alimentação no período deverá constar de uma sopa leve no almoço e algo mais consistente no jantar, evitando uma sobrecarga digestiva ocasionada pela substância de oleação interna (snehana).

Importante	Quando o paciente apresentar muito catarro, bronquite, asma, secreção pulmonar e sinusite, as ervas poderão ser substituídas pelas relacionadas abaixo, obedecendo ao mesmo critério de dosagem. • Sal de rocha ou dietético. • Gengibre em pó. • Yasthmadu (alcaçuz).
Indicações	Geralmente indicados para distúrbios de Kapha e de baixo fogo digestivo (agni). • Rinites crônicas; • Doenças de pele em geral; • Tuberculose; • Candidíase em geral, sinal indicativo de baixa imunidade; • Bronquites; • Asma; • Infecções das vias aéreas superiores, como sinusite, amidalite e otites de repetição; • Caxumba; • Anorexia crônica; • Hiperacidez; • Náusea constante, que deverá ser verificada se não é decorrente de gravidez; • Distúrbios psicológicos e mentais, como epilepsia, histeria, psicose maníacodepressiva, etc.; • Edemas não específicos provocados por um problema local; • Obesidade média.
Contraindicações	Estão relacionadas com as situações que poderão ocasionar o vômito, seguido de aspiração, direcionando o fluxo de secreções para os pulmões, causando asfixia. • Debilitação orgânica; • Rebaixamento de nível de consciência, verificado mediante estupor e letargia; • Derrame; • Indícios de sangramentos estomacais, como as úlceras gástricas, que deverão ser verificados com endoscopia. A úlcera duodenal não impede a realização do procedimento; • Tuberculose com cavidades em atividade, perceptíveis pelo escarro de sangue; • Obesidade excessiva, decorrente da redução dos reflexos fisiológicos, como capacidade respiratória, etc.; • Gravidez;

Contra-indicações	• Hematese (vômito de sangue); • Pacientes cardíacos, podendo ocasionar desmaio, arritmia cardíaca, elevação de pressão arterial; • Grandes tumores abdominais; • Hérnia de hiato de grande extensão.
Programa padrão relativo à oleação externa	• Realizar no terceiro dia, juntamente com a oleação interna (snehana), os procedimentos de oleação externa, geralmente composto de abhyanga e swedana, visando estimular o fogo digestivo (agni) e a mobilização das toxinas (ama) para o seu local de origem; • Poderá ser utilizado o udwartana em substituição ao abhyanga, no caso de paciente apresentar características energéticas de Kapha, possuindo uma pele muito oleosa; • No sexto dia, descanso da oleação interna, realizar os procedimentos de oleação externa. Caso não seja possível no sexto dia, realizá-lo antes de execução do vamana. • Poderá ser utilizado o shirodhara, complementando os procedimentos, visando eliminar o estresse oriundo do tratamento.

Preparação para a realização do vamana	• Na noite do sexto dia, incrementar o aspecto Kapha, incluindo moderadamente no jantar alguns alimentos, como leite, queijo, peixe, pão, arroz, banana, coalhada.
	• Caso o intestino não funcione habitualmente pela manhã, deverá ser recomendada a utilização de um chá de sene com erva-doce antes de dormir.
	• No sétimo dia, o paciente deverá se apresentar na clínica, até as 10h, observando os seguintes cuidados:
	  ▪ Aparar e remover o esmalte das unhas;
	  ▪ Não usar lente de contato;
	  ▪ Não usar anéis;
	  ▪ Levar uma troca de roupa;
	  ▪ Evacuar pela manhã;
	  ▪ Tomar um banho;
	  ▪ No café da manhã tomar apenas um copo de leite morno ou um iogurte natural.

Preparação da pasta emética	Utilizar a massala emética (massala para vamana), contendo as seguintes ervas: • 60% Madhan phala, que corresponde em efeito a ipecacuanha (Psychotria ipecacuanha); • 10% Vacha; • 10% Sal de Rocha/Dietético; • 10% Cardamomo; • 10% Pippali; • 10% Kutaj; • 10% Jimutak.

Preparação da pasta emética	**Procedimento** Misturar uma colher rasa de sopa do pó de vamana com uma colher rasa de sopa de mel, até formar uma pasta bem homogênea.
Preparação da decocção	Misturar duas colheres de sopa de yasthmadu (alcaçuz) em 4 litros de água. Ferver até reduzir o volume para 3 litros. Deixar mornar e coar.
Preparação da água morna	Misturar uma colher de chá rasa de sal de rocha/dietético em seis copos de água morna.
Nota importante	• Antes de realizar a preparação para o procedimento, deverá ser verificada a pressão arterial do paciente. Caso apresente pressão acima do normal, deverá ser regularizada até a realização do procedimento. Se o aumento da pressão for em decorrência de taquicardia, poderá ser realizada uma massagem circular no seio carotídeo (região da garganta), devendo o paciente ser mantido na posição horizontal. • O muco que sai junto com o vômito apresenta uma consistência clara até uma mais viscosa, transparente e espumosa. • Junto com o vamana são eliminadas as energias negativas contidas no campo mental e emocional do paciente. • Pacientes com características Kapha poderão apresentar regurgitação no vômito, causando dificuldades respiratórias, ansiedade e riscos de desvios do muco para o pulmão, devendo nessa situação realizar o procedimento espaçado a cada três meses, iniciando de forma mais suave.
Realização do procedimento	1) Preparar o local, dando um enfoque espiritual para o procedimento; 2) Manter o paciente sentado para ingestão da pasta emética, aguardando 15 minutos ou até o início de uma sensação de náuseas, salivação e sudorese fria, sinais indicativos do retorno de Kapha para o estômago; 3) Conduzir o paciente ao local da realização do procedimento; 4) Mantê-lo sentado de frente para a pia, estando o terapeuta posicionado ao seu lado; 5) Explicar ao paciente o que vai ser feito, enfatizando que é normal a vontade de arrotar ou evacuar; 6) Ministrar a decocção morna, orientando para que seja tomado o copo inteiro de cada vez, em grandes goles e na quantidade necessária para a conclusão do procedimento; 7) Quando o paciente sentir o estômago totalmente cheio, geralmente entre o quarto e o sexto copo, sentirá náusea e sudorese; 8) O paciente deverá se levantar, abrir a torneira e inclinar levemente o corpo sobre a pia, posicionando os dedos indicador e médio na garganta, estimulando o vômito;

Realização do procedimento	9) O médico ayurvédico ou o terapeuta se posiciona ao lado do paciente. Com a mão esquerda realizar suaves deslizamentos ascendentes na região do centro da coluna, iniciando na região lombar até a região torácica. Com a mão direita, realizar movimentos circulares, comprimindo suavemente o estômago do paciente para cima. Muitas vezes o primeiro vômito é difícil de acontecer, só se concretizando quando o paciente chora ou tosse, assoando o nariz para eliminar o catarro pulmonar; 10) Durante os episódios de vômito, que deverão ser no mínimo em número de quatro e com jatos volumosos, o médico ayurvédico ou terapeuta deverá manter próximo uma luva para alguma eventualidade de entupimento do ralo da pia ocasionado por resíduos alimentares presentes no vômito; 11) Enquanto estiver saindo muco ou resíduo alimentar, novos episódios de vômitos precisam ser estimulados, devendo estar atento para a quantidade de decocção, necessária para a complementação do procedimento; 12) Os episódios de vômito deverão ser interrompidos somente quando o paciente sentir um gosto amargo na boca ou se perceber no vômito a presença amarelada de bile (estímulo de Pitta); 13) O procedimento deverá ser finalizado com uma lavagem do estômago do paciente, com a ingestão e vômito de água morna salgada.
Encerramento do procedimento	1) Observar se a roupa do paciente se encontra molhada por urina ou até mesmo por fezes ocorridas durante o procedimento; 2) O paciente lavará o rosto e assoará o nariz. Caso sinta necessidade, esvaziará a bexiga, sendo conduzido para uma sala onde deverá permanecer deitado, por um período de 15 a 30 minutos, com a cabeça apoiada em um travesseiro e coberto para se manter aquecido. Durante o descanso o paciente deverá ser orientado sobre a possibilidade de ocorrer novos episódios de vômito, o que deverá procurar imediatamente o banheiro; 3) Proceder a realização da aspiração de uma fumaça terapêutica, conhecida como Dhumapa, utilizando incensos conforme o dosha ou a queima de painço torrado e triturado sobre a brasa. Caso o procedimento tenha sido realizado em paciente asmático, fazer uma vaporização de água quente com cânfora.
Sinais da eficiência do vamana	As principais características de eficiência na realização do vamana é a sensação de leveza, relaxamento e disposição. Caso o paciente apresente náusea, sensação de dor de cabeça e fraqueza, é sinal que ainda existe muco, o qual deverá ser removido. Também, caso o paciente não tenha evacuado pela manhã, e tenha ocorrido distensão intestinal, é necessária a realização de um basti de limpeza.

Dieta pós-vamana	1) Manter jejum completo de água e alimentos durante quatro a cinco horas após o vamana, prevenindo contra possíveis vômitos ou diarreias; 2) Em seguida tomar um chá de gengibre com coentro; 3) Duas horas depois, tomar uma sopa leve de vegetais, temperada exclusivamente com pimenta-do-reino e cominho, observando as restrições alimentares da dieta antitoxinas (ama) prescrita, excluindo tomate, pimentão, couve-flor, repolho e berinjela; 4) No jantar se alimentar de arroz bem cozido com lentilhas; 5) No dia seguinte utilizar a seguinte dieta alimentar: • **Café da manhã:** pão integral torrado e chá; • **Almoço:** arroz bem cozido com lentilhas; • **Jantar:** retornar a alimentação, obedecendo as prescrições na dieta antitoxinas (ama) enquanto durar a realização do panchakarma. 6) No dia seguinte dar prosseguimento às demais etapas do panchakarma.

Virechana	
Atuação	Intestino delgado e fígado.
Ervas utilizadas na oleação interna	Utilizam a substância de oleação amarga (tikta ghrita), misturada com ervas, preferencialmente de sabor (rasa) amargo e de aspecto energético (virya) frio, relacionadas abaixo, que purificam o fígado e o sangue: • Neen (mais indicado). • Dente-de-leão. • Picão. • Mistura proporcional do neen com uma das ervas indicadas para cada situação, como no tratamento da psoríase.
Dosagem das ervas na oleação interna	Iniciar a oleação no primeiro dia, adicionando uma colher de chá rasa de neen ou da mistura proporcional com uma das ervas indicadas (massala) na substância de oleação, aumentando progressivamente até duas colheres rasas.
Importante	• Existe uma tendência inicial de elevação do colesterol no período de oleação, que é natural, reduzindo logo a níveis normais.

Importante	• Caso o paciente seja Pitta e com a digestão ruim, estando com característica Kapha, poderá ser adicionada às ervas a mesma quantidade de sal de rocha ou dietético. • O paciente com cálculos vesiculares deverá cumprir a dieta com rigor. Caso sinta dores durante o processo, a oleação poderá ter sua dose reduzida ou suspensa, dependendo da persistência e da intensidade do sintoma. • No caso de úlceras e gastrite, a oleação é benéfica no seu tratamento.
Indicações	• Quando ocorre o excesso de Pitta e de toxinas (ama) acumuladas no intestino delgado e no fígado; • Hiperacidez; • Alergias alimentares; • Colites; • Urticárias; • Úlceras pépticas.; • Dores de cabeça crônicas; • Diabetes; • Alergias.; • Qualquer doença de pele, como acne, psoríase, vitiligo, eczemas, hanseníase, etc.; • Má absorção intestinal.
Contraindicações	• Gravidez; • Lactentes; • Crianças abaixo de 6 anos; • Pacientes com fogo digestivo (agni) baixo, com as toxinas não digeridas adequadamente verificadas por meio da presença de muco na língua; • Desidratação.; • Todas as situações que apresentam sangue nas fezes, como nas colites ulcerativas; • Pacientes muito fracos e magros.
Programa padrão relativo à oleação interna	• Realização do processo preparatório (purvakarma), com a oleação interna (snehana), utilizando a substância de oleação, de acordo com cada dosha, acrescida de chás de ervas digestivas; • Verificar diariamente os sinais de saturação e eficiência da oleação interna, pela percepção de presença de óleo nas fezes e na lubrificação da pele, sintomas de náuseas e dor de cabeça, visando dimensionar a dosagem da substância de oleação a ser ministrada;

Programa padrão relativo à oleação interna	• Observar a utilização da dieta prescrita. A dieta no período deverá constar de uma sopa leve no almoço e uma alimentação mais consistente no jantar, evitando sobrecarga digestiva ocasionada pela substância de oleação interna (snehana); • Caso o paciente apresente o intestino preso, mesmo com o aumento do volume da substância de oleação e do tempo de realização do processo de oleação interna, poderá ser realizado um enema (basti) com 70 ml de óleo de gergelim ou óleo de rícino. Com o aumento do volume da substância de oleação, deverá ser ministrada maior quantidade de chás digestivos, para auxiliar no processo digestivo (agni).
Programa padrão relativo à oleação externa	• Realizar no terceiro dia, juntamente com a oleação interna (snehana), os procedimentos de oleação externa, geralmente composto de abhyanga e swedana, visando estimular o fogo digestivo (agni) e a mobilização das toxinas (ama), para o seu local de origem; • No sexto dia, descanso da oleação interna, realizar os procedimentos de oleação externa.; • Poderá ser utilizado o shirodhara, complementando os procedimentos, visando eliminar o estresse oriundo do tratamento; • No sétimo dia, realizar o processo de diarreia terapêutica (virechana).
Importante	Caso o paciente apresente náuseas e diarreias durante a oleação interna, poderá ser utilizada água morna, acrescida de cominho, limão e sal. A pacientes que não apresentam condições para realizar o virechana tradicional, é indicada a ingestão semanal, antes de deitar, de duas colheres de chá de óleo de rícino, misturado com água morna e algumas gotinhas de limão, durante o período de três meses, o que proporcionará uma limpeza gradativa, sendo considerado como um virechana suave.
Preparação para a realização do virechana	• No sétimo dia, deverão ser observados os seguintes cuidados: ▪ Manter jejum; ▪ Separar um banheiro exclusivamente para a utilização durante o processo.
Preparação da decocção	Misturar duas colheres de chá da massala para virechana (mistura de várias ervas, como triphala, ruibarbo, sene, pétalas de rosa branca, etc.) em 200 ml de água. Ferver até reduzir o volume para 100 ml. Deixar mornar e coar, acrescentando 20 ml de óleo de rícino.

Ervas purgativas	Utilizar as ervas purgativas, obedecendo as combinações descritas abaixo, de modo a intensificar o processo de purgação. Essa intensificação da purgação está relacionada com a característica das fezes do paciente. As fezes pastosas, com pouca consistência (amolecidas), necessitam de um processo de purgação suave. As fezes secas e de difícil eliminação requerem purgação forte. As de característica intermediária necessitam de uma purgação média. | Ervas purgativas	Comprimidos		
---	---	---	---
	Suave	Médio	Forte
01) Icchabheda	–	1	2
02) Abhyad modak	* 2	* 1	–
03) Ashwakanchuki	* 2	* 1	–	 * Optar entre uma das ervas purgativas.
Nota importante	Na presença de hemorroidas, evitar laxantes picantes, utilizando um mais oleoso, como o óleo de rícino.
Realização do procedimento	• O procedimento deverá ser programado, preferencialmente, para um dia em que o paciente puder ficar em casa; • O medicamento deverá ser ingerido estando ele sentado, iniciando pela ingestão dos comprimidos adequados, conforme a característica do paciente, finalizando logo após com a ingestão da decocção; • A diarreia deverá iniciar em um prazo variável de 30 minutos a duas horas, podendo apresentar inicialmente uma sensação de náuseas; • As fezes se apresentarão inicialmente sólidas, liquefazendo-se cada vez mais, devendo ser tomado de dois a três copos de água à temperatura ambiente, a cada 30 minutos, para manter a hidratação do corpo.
Encerramento do procedimento	• Quando Pitta em excesso é eliminado, as evacuações apresentarão resíduos de muco, podendo ser acompanhada de cólicas suaves, sinalizando a finalização da diarreia. • Tomar um chá quente de erva-doce, cominho e gengibre para eliminar as cólicas e contrações fortes intestinais que acompanham a diarreia; • Permanecer em repouso, evitando dormir; • Iniciar o basti de nutrição (sneha/anuvasana basti) dois dias após a realização do virechana, no período da tarde.
Sinais da eficiência do virechana	• Sensação de leveza e bem-estar. • Aumento do fogo digestivo.

Dieta pós-virechana	• Duas horas após, tomar o caldo do cozimento do arroz (peya), temperado com coentro e pimenta-do-reino.
	• À noite ingerir arroz bem cozido com legumes, exceto pimentão, berinjela, tomate, couve-flor e repolho, temperado com coentro e pimenta-do-reino.
	• No dia seguinte utilizar:
	  ▪ **Café da manhã:** pão torrado, pão de milho ou chapati com chá.
	  ▪ **Almoço:** arroz bem cozido com legumes, temperado com coentro e pimenta-do-reino.
	  ▪ **Jantar:** retornar a alimentação, obedecendo as prescrições da dieta antitoxinas (ama), enquanto durar a realização do Panchakarma.

Complicações que poderão ocorrer	• Não ocorrer a evacuação após a ingestão dos medicamentos de purgação:
	  1) Realizar um enema, utilizando 70 ml de óleo de gergelim ou rícino, acrescidos de uma colher de chá de mel e de sal de rocha ou dietético. Se não provocar a evacuação, retornar a uma alimentação bem leve, utilizando uma sopa de legumes, obedecendo as prescrições da dieta antitoxinas (ama);
	  2) À noite, ingerir novamente uma dosagem de laxante, contendo 200 ml da decocção de 30 gramas de triphala, em leite ou água, adicionado de uma colher de sopa de óleo de rícino.
	• No caso de queda de pressão durante a realização do virechana, principalmente em pacientes de constituição Vatta, utilizar os procedimentos em ordem sequencial:
	  a) Chá de casca de romã, com ingestão dos gominhos;
	  b) Soro caseiro, utilizando o mel e o sal dietético;
	  c) Soro glicosado (casos extremos).

Basti	
Definição	É considerado pelos antigos médicos ayurvédicos como um dos procedimentos mais importantes, correspondendo em eficiência à metade de um programa do tratamento ayurvédico. É realizado mediante enemas, visando limpar ou nutrir o organismo, por meio do intestino grosso. A aplicação de ervas via retal tem mais eficiência do que as ingeridas, que sofrem a influência do suco gástrico e duodenal, neutralizando ou minimizando suas potencialidades terapêuticas.

Classificação	- **Anuvasana Basti ou Sneha Basti:** é o enema de nutrição realizado com a aplicação de oleação interna. - **Niruha Basti:** é o enema de limpeza e eliminação realizado pela aplicação de decocção de ervas. - **Uttara Basti:** é o enema aplicado na uretra e na bexiga.

Indicação	- Este procedimento não interfere na vitalidade, devendo ser feito, preferencialmente, em pessoas saudáveis, mas que apresentam estados de desnutrição ou ansiedade, além de problemas como obstipação, problemas no nervo ciático, no aparelho reprodutor, no sistema urinário e dores na coluna.
	- Não é indicado para pessoas idosas, mas, sendo necessário, deverá ser utilizado o snehana (oleação interna) por um período menor, três a quatro dias, tendo-se o cuidado de reduzir o volume do preparado para 180 ml por exemplo, adequando proporcionalmente os ingredientes utilizados.
	- Atende problemas relacionados com:
	    - Constipação intestinal crônica;
	    - Dor lombar, sacral e ciática;
	    - Todos os tipos de reumatismo: gota, artrite, artrose, etc.;
	    - Doenças neuromusculares, como plegias, paresia, poliomielite, Alzheimer, Parkinson, esclerose múltipla, distrofia e atrofias musculares;
	    - Epilepsia;
	    - Retardo mental e disfunções sensoriais;
	    - Doenças nos ossos, como osteoporose, osteoartrose, etc.;
	    - Doenças relacionadas com o sistema reprodutor feminino e masculino.

Contraindicação	- Durante a menstruação, o procedimento deve ser interrompido.
Aplicação	- **Processo de tonificação (brimhana):** no programa deverá ser executado um número maior de basti de nutrição (Sneha/Anuvasana Basti) do que o de limpeza (Niruha Basti). - **Processo sodhana (mais intenso):** no programa deverá ser executado um maior número de basti de limpeza (Niruha Basti) do que de nutrição (Sneha/Anuvasana Basti). - **No processo shamana (mais suave):** aplicação conforme a especificação do dosha do paciente.
Número de aplicações	- Não realizar menos de 7 aplicações de basti consecutivas, podendo ser criados programas com 14 e 21 aplicações. - Iniciar e finalizar sempre pelo basti de nutrição (Sneha/Anuvasana Basti), evitando que o organismo resseque internamente, ocasionando um distúrbio de Vatta.

Número de aplicações	• Os programas de aplicação deverão atender às necessidades de cada paciente, sendo observado o pressuposto citado, intercalando a quantidade de procedimentos conforme a necessidade de nutrição ou de limpeza. • Realizar procedimentos de oleação externa, composto de abhyanga, shirodhara e swedana, visando auxiliar na mobilização das toxinas (ama).
Material utilizado	• Sonda retal descartável na numeração de 18 a 22; • Seringa descartável de 60 ml; • Luva descartável.

Preparação do basti de limpeza (Niruha Basti)	
Definição	O basti de limpeza deverá ser realizado pela manhã, com o paciente em jejum, podendo se alimentar 30 minutos após a realização do procedimento.
Decocção	• O processo suave (Shamana) utiliza uma decocção de duas colheres de sopa cheias de erva-doce, em 500 ml de água, que deverá ser reduzida a 350 ml. • O processo mais intenso (Sodhana) utiliza uma decocção de três a quatro colheres de Dashmool, adicionadas a uma pitada de massala de Vamana, em 500 ml de água, que deverá ser reduzida a 350 ml. Após a fervura, acrescentar uma pitada de Kalpa. **Nota:** Outras ervas poderão ser adicionadas atendendo a cada situação específica do paciente.
Substância de oleação	Em um recipiente graduado misturar duas colheres de chá de mel e uma colher de chá de sal de rocha/dietético, com 10 ml (uma colher de sopa) da mistura do óleo de gergelim com girassol. Coar a decocção preparada acima no recipiente graduado e misturar bem.

Preparação do basti de nutrição (Sneha/Anuvasana Basti)	
Definição	O basti de nutrição deverá ser realizado à tarde, entre 16h e 20h, após a ingestão moderada de alimentação.
Substância de oleação	Em um recipiente graduado, misturar uma colher de chá de mel com ¼ de colher de chá de sal de rocha/dietético, acrescido de 70 ml da mistura do óleo de gergelim com girassol. **Nota:** O volume da mistura do óleo de gergelim com girassol poderá variar conforme a eficiência do fogo digestivo (agni), de 30 a 240 ml, sendo utilizados em média 70 ml.

Outras substâncias de oleação	A substância de oleação tradicional, mistura do óleo de gergelim com girassol, poderá ser substituída por outras, visando atender a situações específicas, utilizando os óleos medicados abaixo:	
	Deficiências	**Óleo medicado**
	Desnutrição, problemas mentais, paralisias	Balashwaganda
	Artrites	Óleo medicado com ervas que atuam no sistema ósteo-esquelético
	Dores	Mahanarayana, danwantarie
	Pitta	Guduchi
	Kapha	Dashmool
Importante	Deverá ser utilizado antes do início do tratamento da osteoporose, que é uma doença de característica Vatta. Para um paciente com constituição energética Vatta e que se apresenta desvitalizado poderá ser utilizada a água de coco.	

Preparação para a aplicação dos enemas (Basti)

Procedimento preparatório	Os procedimentos utilizados para a preparação do basti, nos métodos suave (Shamana) e intenso (Sodhana), são: • Uma abhyanga localizada, precedida de uma oleação da pele (snehana); • Um processo de swedana, com aplicação de vapor localizado ou utilização de bolsa de água quente; • Eliminação, pelo basti de limpeza (Niruha Basti); • Nutrição, pelo basti de nutrição (Sneha/Anuvasana Basti), que deverá ser retido no intestino durante um maior período de tempo possível para facilitar a absorção pelo organismo; • Durante a realização da massagem completa (abhyanga, shirodhara e swedana), deverá ser dada ênfase maior na região abdominal.
Orientação	O paciente deverá ser orientado sobre o procedimento e seus critérios de realização.
Importante	Caso o paciente apresente o intestino muito preso, poderá ser utilizado o óleo de rícino, na proporção de 80 ml, nos bastis de nutrição e limpeza.

Abhyanga localizada para o basti	
Observar	• Realizar um sankalpa, antes do procedimento, oferecendo este para a divindade, solicitando auxílio dos grandes seres para o trabalho terapêutico. • Utilizar o óleo adequado para cada dosha ou a mistura de óleo de gergelim com girassol, suavemente aquecido. • A massagem deverá ser realizada por um período mínimo de cinco minutos nas costas e no abdome. • Repetir cada manobra, no mínimo por três vezes.

Paciente posicionado em decúbito ventral

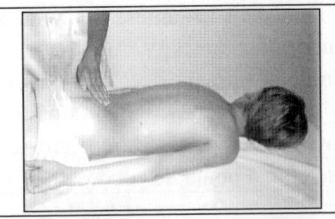

1) Aplicar o óleo aquecido em toda a extensão lombar.
2) Posicionar a palma da mão dominante sobre a região sacral (Kukundara) e realizar movimentos circulares.

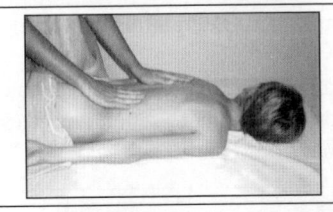

1) Realizar movimentos alternados intensos, curtos e rápidos sobre toda a coluna.
2) Repetir a manobra completa, no mínimo por três vezes.

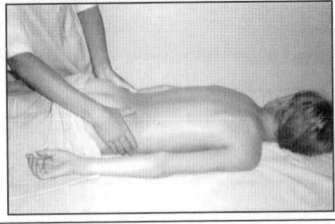

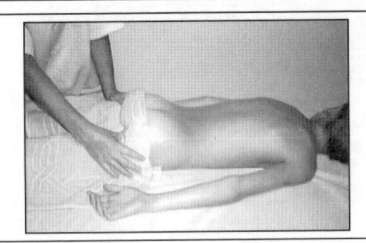

1) Envolver com as mãos a região do quadril e realizar três movimentos circulares no sentido horário, abrangendo toda a crista do ilíaco.
2) No quarto movimento, realizar deslizamentos circulares, utilizando a polpa dos polegares na base das nádegas (Katikataruna).
3) Repetir a manobra completa, no mínimo por três vezes.

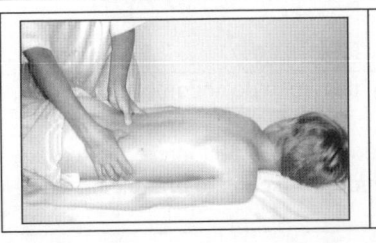

1) Posicionar as mãos paralelas entre si no início da região torácica.
2) Com a polpa dos polegares, realizar movimentos alternados envolvendo cada vértebra, descendo lentamente até a região sacral, repetindo este movimento, no mínimo por três vezes.

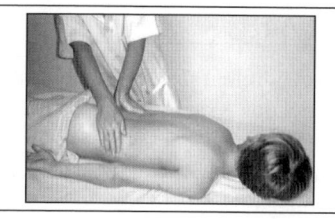

1) Posicionar as mãos nas laterais do dorso e realizar deslizamentos simultâneos em direção à coluna.
2) Solicitar gentilmente que o paciente se posicione em decúbito dorsal.

Paciente posicionado em decúbito dorsal

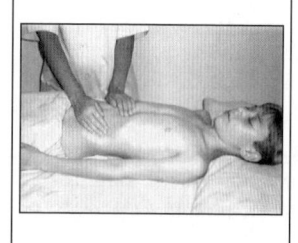

1) Fazer a oleação na região do abdome, enchendo o umbigo do paciente com óleo.
2) Colocar a palma da mão sobre o umbigo do paciente e pressionar suavemente por alguns instantes, aliviando a pressão em pequenos intervalos.
3) Com as duas mãos, simultaneamente, realizar movimentos circulares, no sentido horário, bem amplos e intensos em todo o sentido do intestino grosso, pressionando suavemente com a ponta dos dedos.

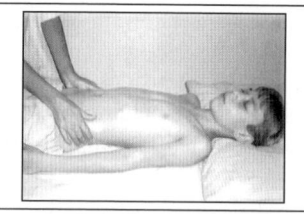

1) Posicionar as mãos nas laterais do quadril do paciente.
2) Realizar deslizamentos circulares simultâneos, envolvendo a crista do ilíaco, repetindo estes movimentos, no mínimo por três vezes.

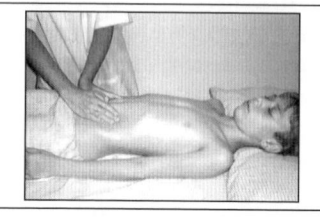

1) Posicionar as mãos nas laterais do abdome, deslizando as mãos simultaneamente em direção à região pubiana.

Aplicação do swedana

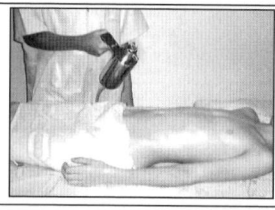

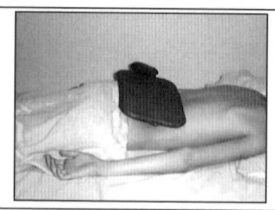

1) O mais eficaz é a aplicação de vapor localizado na região do abdome e das costas, durante cinco minutos em cada posição.
2) O mais usual é a aplicação de bolsa de água quente no abdome e nas costas, durante cinco minutos em cada posição, mantendo-a em contato direto com a pele para facilitar a absorção do óleo.

Aplicação do basti

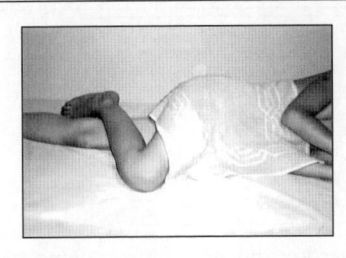

	1) Posicionar o paciente em decúbito lateral esquerdo, mantendo a cabeça apoiada sobre um travesseiro para evitar a tensão muscular; 2) Manter a perna esquerda esticada, dobrando a direita.
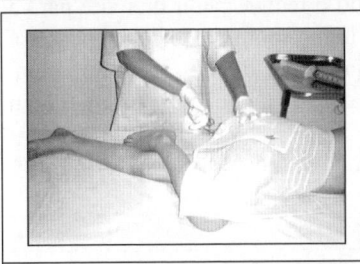	1) Solicitar ao paciente que abaixe a peça íntima, mantendo sua nudez coberta por um lençol ou uma toalha; 2) Colocar as luvas e abrir a sonda lubrificando-a na solução que será aplicada; 3) Com a mão esquerda levantar o glúteo, expondo o ânus.;

4) Solicitar ao paciente para respirar pela boca de modo a evitar a contratura da musculatura do reto e ampliar a atuação do Apana vayu;
5) Introduzir a sonda delicadamente até que atinja o cólon descendente, deixando uns 10 centímetros exposto. Caso encontre alguma resistência, retorne a sonda, reposicionando-a, tendo bastante cuidado com hemorroidas, fístulas, etc.

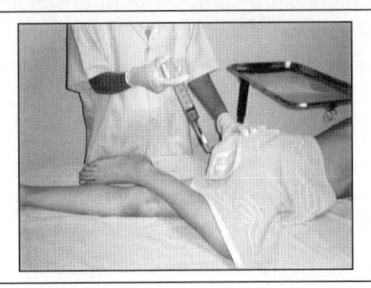

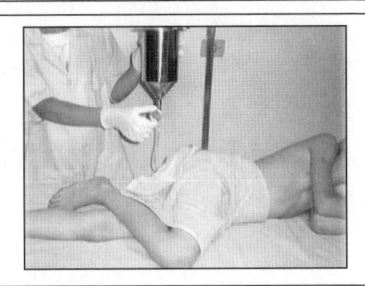

1) Manter a solução que será aplicada na temperatura corporal. Uma temperatura muito quente ocasiona uma vontade incontrolável de evacuação, comprometendo a eficiência do procedimento.
2) Quando for aplicar o enema de limpeza (Niruha Basti), conectar a sonda no recipiente adequado ou em uma seringa sem o êmbolo, deixando a solução descer por gravidade.
3) Quando for aplicar o enema de nutrição (Sneha/Anuvasana Basti), utilizar o êmbolo para impulsionar o medicamento, tendo o cuidado de retirar todo o ar existente na seringa, para não ocasionar a necessidade súbita de evacuação.
4) Concluído o procedimento, desconectar a seringa, retirando a sonda e a luva, depositando-as no coletor de lixo.

Aplicação do swedana
1) Mantendo o paciente em decúbito lateral esquerdo, aplicar a bolsa quente na região do abdome por cinco minutos. Terminado o tempo, pedir que vire para a lateral direita, mantendo a aplicação da bolsa pelo mesmo período de tempo. Essa movimentação favorece o deslocamento do líquido por toda a região do cólon. Pode-se também inclinar o corpo do paciente, calçando a região das nádegas com um travesseiro. 2) O mesmo procedimento poderá ser utilizado quando se utiliza o vapor localizado.

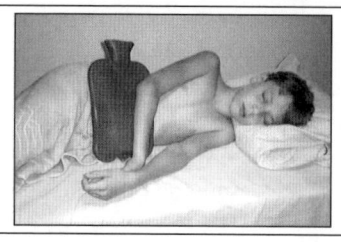

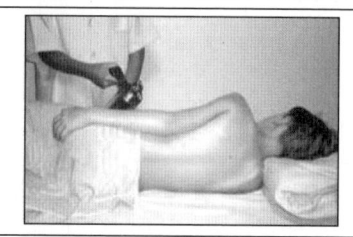

Conclusão do basti	
Procedimentos finais	• Concluído o basti de limpeza (Niruha Basti), o paciente deverá evacuar imediatamente, eliminando o muco e as toxinas presas na região do cólon. Após 30 minutos, ele poderá tomar o café matinal. • A solução do basti de nutrição (Sneha/Anuvasana Basti) deverá ser retida no intestino por, no mínimo três horas, para que seja absorvido pelo intestino e amoleça as toxinas fixadas na região do cólon.

Outros Tipos de Basti

Kati Basti	
Definição	É a estimulação das costas, da região cervical até a lombar.
Indicação	• Problemas de dores na coluna e no nervo ciático. • Osteoporose, hérnia de disco, osteoartrite, contraturas musculares, cólicas menstruais.
Duração do programa	• O programa de aplicação constará de nove aplicações, realizadas da seguinte forma: três aplicações, intervalo de descanso de três dias, e assim sucessivamente.
Tempo de aplicação	• O período mais adequado para a realização do procedimento é pela manhã, devendo ter a duração de no mínimo 10 minutos, podendo se estender até 20 minutos quando o problema for mais grave.

Características do local de aplicação	• O ambiente deverá ser calmo e tranquilo, com o mínimo de ruído possível.
Material utilizado	• Farinha de trigo integral ou farinha de grão-de-bico.
Preparo da massa	• Adequar a farinha de trigo ou de grão-de-bico, conforme a área a ser abrangida. • Adicionar água morna até a massa ficar consistente.

Preparação do ghee	
Preparação do ghee	Derreter o ghee em banho-maria, quando utilizado puro.
Utilização de ervas	O ghee poderá ser medicado, utilizando ervas como bala (dores) e triphala.

Aplicação do Kati Basti	
Moldagem da massa	• O paciente deverá receber todas as informações sobre a realização do procedimento. • O paciente deverá estar deitado em decúbito ventral. • Moldar a massa na região das costas, umedecendo as pontas dos dedos em água, de modo a evitar vazamentos.

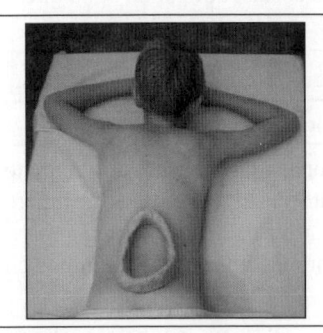

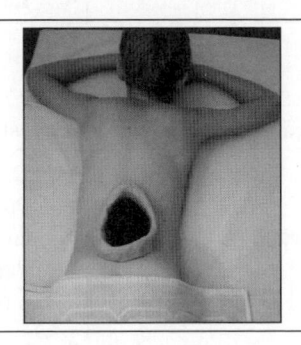

Aplicação

- Fazer antes do procedimento uma abhyanga rápida. Caso não seja possível, fazer um padabhyanga com shiroabhyanga ou um samvahana.
- Aquecer levemente o ghee puro ou medicado, inserindo o dedo para verificar a temperatura, que deverá estar no nível da temperatura do corpo.
- Estando a massa posicionada na região, iniciar a colocação do ghee puro ou medicado bem devagar, podendo-se utilizar uma seringa, uma colher ou uma bomba de lavagem de ouvido.
- O ghee puro ou medicado deverá ser mantido aquecido.
- Terminado o prazo de aplicação, o óleo deverá ser retirado. A massa deverá também ser removida, bem como seus resíduos.
- Poderá ser consorciada ao procedimento a aplicação de ventosas, moxibustão, que ampliam a eficiência do tratamento.

Abhyanga localizada para o Kati Basti

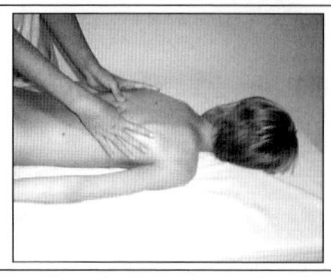

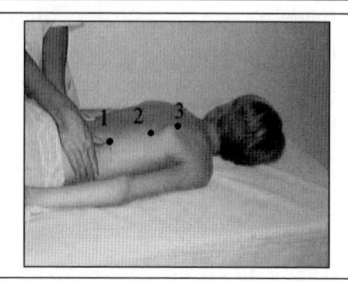

1) Realizar deslizamentos simultâneos, ascendentes, na região das costas, mantendo uma pressão maior na região central da coluna, por meio da polpa dos polegares.
2) Realizar movimentos circulares nos pontos nº 1 (Parshwasandhi), nº 2 (Brihati) e nº 3 (Amsaphalaka).

Conclusão do Procedimento	
Finalização do processo	• Terminada a massagem, manter o paciente em repouso, preferencialmente no escuro, ou utilizando uma toalha sobre a região das costas, durante dez minutos. • Lavar a região das costas, utilizando água quente.

Hridi Basti	
Definição	É a estimulação do coração.
Indicação	• Distúrbios emocionais, que causam dor no peito. • Problemas respiratórios e cardíacos, como hipertensão, angina, arritmia cardíaca, etc. • Para fortalecimento da circulação sanguínea em todo o organismo.
Duração do programa	• Constará de nove aplicações, realizadas da seguinte forma: três aplicações, intervalo de descanso de três dias, e assim sucessivamente.
Tempo de aplicação	• O período mais adequado para a realização do procedimento é pela manhã, devendo ter a duração de no mínimo 10 minutos, podendo se estender até 20 minutos, quando o problema for mais grave.
Características do local de aplicação	• O ambiente deverá ser calmo e tranquilo, com o mínimo de ruído possível.
Material utilizado	• Farinha de trigo integral ou de grão-de-bico.
Preparo da massa	• Adequar a farinha de trigo ou de grão-de-bico, conforme a área a ser abrangida. • Adicionar água morna até a massa ficar consistente.

Preparação do ghee

	Preparação do ghee
Preparação do ghee	Derreter o ghee em banho-maria, quando utilizado puro.
Utilização de ervas	O ghee poderá ser medicado, utilizando ervas como bala e Ashwaganda.

Aplicação do Hridi Basti

	Aplicação do Hridi Basti
Moldagem da massa	• O paciente deverá receber todas as informações sobre a realização do procedimento. • O paciente deverá estar deitado em decúbito dorsal, com a cabeça apoiada em um travesseiro. • Moldar a massa na região do coração, umedecendo as pontas dos dedos em água, de modo a evitar vazamentos.

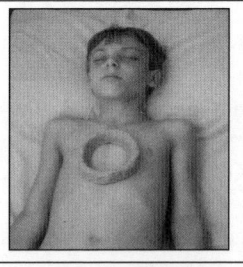

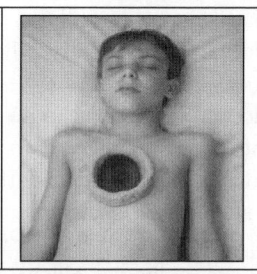

Aplicação

- Fazer antes do procedimento uma abhyanga rápida. Caso não seja possível, fazer um padabhyanga com shiroabhyanga ou um samvahana.
- Aquecer levemente o ghee puro ou medicado, inserindo o dedo mínimo para verificar a temperatura, que deverá estar no nível da temperatura do corpo.
- Estando a massa posicionada na região do coração do paciente, iniciar a colocação do ghee puro ou medicado, bem devagar, podendo-se utilizar uma seringa, uma colher ou uma bomba de lavagem de ouvido.
- O ghee puro ou medicado deverá ser mantido aquecido.
- Terminado o prazo de aplicação, o óleo deverá ser retirado. A massa deverá também ser removida, bem como seus resíduos.

Abhyanga localizada para o Hridi Basti

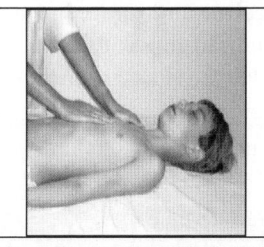

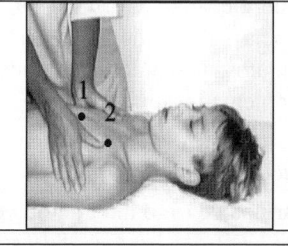

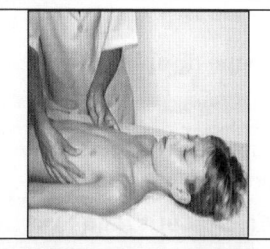

1) Posicionar a mão direita no esterno do paciente e deslizá-la até a ponta direita do ombro. Quando encerrar o movimento, posicionar a mão esquerda e deslizá-la até a ponta esquerda do ombro. Repetir o movimento alternadamente por algumas vezes.
2) Realizar movimentos circulares no ponto nº 1 (Hridaya) e nº 2 (Apastambha).
3) Deslizar simultaneamente a polpa dos polegares pelas laterais da caixa torácica.

	Conclusão do procedimento
Finalização do processo	• Terminada a massagem, manter o paciente em repouso, preferencialmente no escuro, ou utilizando uma toalha sobre a região do coração, durante dez minutos. • Lavar a região do coração, utilizando água quente.

	Netra Basti
Definição	É a estimulação dos olhos.

Indicação	• Atende a todos os doshas, sendo Pitta o mais beneficiado.
	• Atende também aos problemas de natureza mental, como ansiedade, depressão, pânico, etc.
	• Indicado para as seguintes doenças dos olhos:
	   ▪ Quando há secura nos olhos;
	   ▪ Quando há traumas nos olhos, como machucados, ulcerações, etc.;
	   ▪ Quando ocorre a restrição de movimentos das pálpebras (ptose);
	   ▪ Glaucoma, conjuntivite, distúrbios de refração (miopia, estigmatismo, etc.), catarata;
	   ▪ Nevralgias supraorbitárias, inclusive as paralisias faciais e na região dos olhos.
	   ▪ Estrabismo, devendo ser associados com exercícios para os olhos.

Contraindicação	• É contraindicado para pacientes que apresentam alergias ao ghee. Antes da aplicação, verificar se o paciente tem alergia ao ghee pingando uma gota em um dos olhos; caso apresente irritação interna, não utilizar.
Duração do programa	• O programa constará de nove aplicações, realizadas da seguinte forma: três aplicações, intervalo de descanso de três dias, e assim sucessivamente.
Tempo de aplicação	• O período mais adequado para a realização do procedimento é pela manhã, devendo ter a duração de no mínimo 10 minutos, podendo se estender até 20 minutos, quando o problema for mais grave.
Características do local de aplicação	• O ambiente deverá ser calmo e tranquilo, com o mínimo de ruído possível.
Material utilizado	• Farinha de trigo integral ou de grão-de-bico.
Preparo da massa	• Dez colheres de sopa de farinha de trigo ou de grão-de-bico. • Adicionar água morna até a massa ficar consistente. • Moldar a massa, em forma de meia-lua, de modo que as laterais fiquem mais altas.

Preparação do ghee	
Preparação do ghee	Derreter o ghee em banho-maria, quando utilizado puro.
Utilização de ervas	O ghee poderá ser medicado, utilizando ervas como o bala.

Aplicação do Netra Basti	
Moldagem da massa	• O paciente deverá receber todas as informações sobre a realização do procedimento. • O paciente deverá estar deitado com a cabeça apoiada em um travesseiro. • Realizar uma limpeza na região dos olhos, removendo o excesso de oleosidade, para que a massa fique bem aderida. • Moldar a massa nas laterais dos olhos umedecendo as pontas dos dedos em água, de modo que as laterais fiquem mais altas, evitando vazamentos.

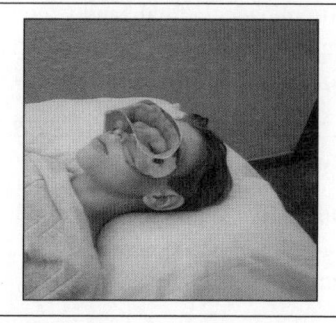

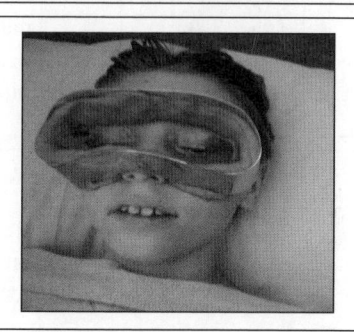

Aplicação
- Fazer antes do procedimento uma abhyanga rápida. Caso não seja possível, fazer um padabhyanga com shiroabhyanga ou um samvahana.
- Aquecer levemente o ghee puro ou medicado, inserindo o dedo mínimo para verificar a temperatura, que deverá estar no nível da temperatura do corpo.
- Estando a massa posicionada no rosto do paciente, iniciar a colocação do ghee puro ou medicado bem devagar nas laterais externas do olho, podendo-se utilizar uma seringa, uma colher ou uma bomba de lavagem de ouvido.
- O ghee puro ou medicado deverá cobrir os olhos do paciente, que permanecerão abertos suavemente e serão movimentados em todas as direções por alguns instantes, de modo a favorecer uma penetração profunda.
- O ghee puro ou medicado deverá ser mantido aquecido.
- Terminado o prazo de aplicação, o óleo deverá ser retirado pelas laterais. A massa deverá, também, ser removida, bem como seus resíduos.

Abhyanga localizada para o Netra Basti	
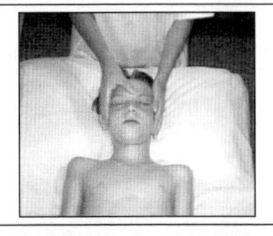	Realizar movimentos circulares no centro da testa (Sthapani), utilizando a ponta do polegar da mão dominante.
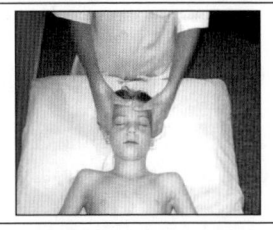	Realizar movimentos alternados, paralelos entre si, em toda a extensão da testa, com a polpa dos polegares.
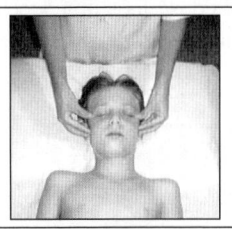	Com a polpa dos polegares posicionados sobre o centro da testa, realizar deslizamentos simultâneos para suas extremidades, finalizando com um pequeno movimento circular na lateral externa dos olhos (Apanga).
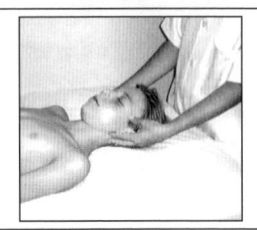	Realizar simultaneamente um pequeno movimento circular, com a polpa dos dedos médios na região temporal (Avarta).
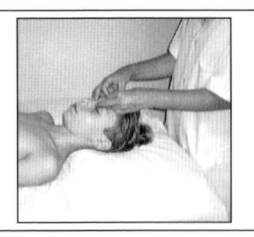	Pressionar suavemente por alguns instantes, com a polpa dos dedos médios, a região interna dos olhos (Shrigatakani).
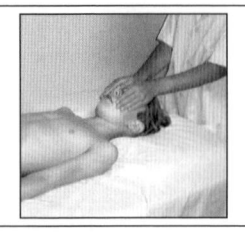	Friccionar as palmas das mãos e posicioná-las sobre os olhos do paciente, mantendo-as por alguns instantes.

Conclusão do procedimento	
Finalização do processo	• Terminada a massagem, manter o paciente em repouso, preferencialmente no escuro, ou utilizando uma toalha sobre os olhos, durante dez minutos. • Lavar os olhos suavemente, utilizando água quente. • O paciente deverá evitar a luminosidade, devendo utilizar, caso possível, um óculos de lentes escuras.

Karna Purana	
Indicação	Remoção de cerume do ouvido.
Duração do programa	• O programa de aplicação constará da quantidade necessária para a limpeza do cerume depositado no interior do ouvido, devendo ser acompanhada sua remoção com o uso de otoscópio. • Caso o cerume esteja muito compacto e em grande quantidade, poderá ser aplicado cerumim no interior do ouvido durante a noite, por três dias, para auxiliar seu amolecimento.

Preparação do cone de parafina*	

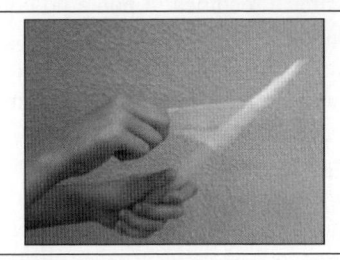

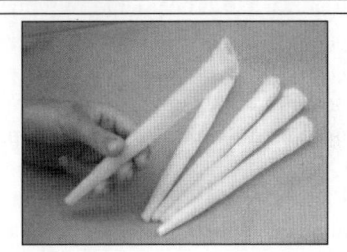

Confecção

1) Envolver um gabarito cônico com gazes.
2) Dissolver parafina em banho-maria.
3) Mergulhar o gabarito encharcando a gaze com a parafina.
4) Remover o gabarito do recipiente e deixar secar.
5) Retirar o cone do gabarito.

Preparação do vapor medicado	**Preparação da decocção** • Preparar a decocção de uma folha de mamona e uma colher rasa de chá de dashmool em 300 ml de água. **Preparação do vapor** • Adicionar três dedos de água na panela de pressão complementando com o decocto acima.

* N.E.: Sugerimos a leitura de *Cones Chineses*, de Susi Kelly Benevides, lançamento da Madras Editora.

Aplicação do vapor medicado	<ul><li>Posicionar o paciente de costas, mantendo sua cabeça apoiada sobre um travesseiro.</li><li>Aplicar o vapor medicado, direcionado durante dez minutos para cada ouvido.</li><li>Após a aplicação do vapor medicado, tapar a cabeça do paciente com uma toalha, mantendo em repouso por 15 minutos.</li></ul>

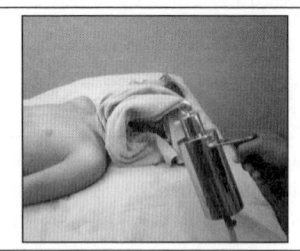

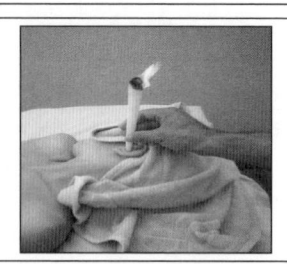

Aplicação do cone

- Posicionar o paciente em decúbito lateral, mantendo sua cabeça apoiada sobre um travesseiro.
- Abrir o pavilhão auditivo e introduzir a ponta do cone de parafina no interior do ouvido.
- Envolver uma toalha em volta do pavilhão auditivo, de modo a proteger os cabelos.
- Acender com um fósforo a ponta do cone.
- Realizar periodicamente movimentos para retirar e recolocar a ponta do cone de parafina no ouvido, de modo a facilitar a saída da fumaça na sua base.
- Observar frequentemente se a ponta do cone de parafina, que está posicionado no interior do ouvido, encontra-se desobstruída. Caso ocorra seu entupimento, introduzir a ponta de um palito para remover a parafina.
- Quando o cone estiver quase no seu final, apagá-lo e retirá-lo do ouvido.
- Remover o resíduo de parafina no pavilhão e no ouvido médio, utilizando um algodão embebido em óleo de gergelim. Logo após, pingar uma gota de óleo de gergelim dentro do ouvido e tapar com um algodão.
- Mudar o paciente de posição e realizar o procedimento no outro ouvido.
- Concluído o procedimento, virar o paciente e verificar a eficiência observando no interior do ouvido, utilizando o otoscópio.
- Após a utilização do cone, cortá-lo longitudinalmente e observar a presença de resíduos amarelados, provenientes da cera removida.

Rakta Mokshana	
Objetivo	Purificação do sangue, mediante processos de sangria que estimulam a produção de sangue pelo organismo. Quando o problema é generalizado, como edemas, gota, etc., a sangria poderá ser realizada em local específico do corpo, como nas articulações, aplicando-se em seguida a ventosa, sendo que, no passado, eram utilizadas sanguessugas.

Materiais usados	• Cateter 18 a 20, sendo o mais indicado o 18. • Esfignomanômetro.
Indicações	• Doenças de pele, como alergias, psoríase, dermatites seborreicas, acnes, etc. • Intoxicação do fígado, originada de alimentação inadequada e da raiva contida, do remorso e da culpa.
Ervas utilizadas	Poderão ser utilizadas a substância de oleação medicada com ervas depurativas na dosagem progressiva estabelecida ou o medicamento feito à base de ghee medicado, adicionado à substância de oleação. Existem dois tipos de ghee medicado com ervas depurativas: a) **Panchatikta Ghrita:** cinco ervas amargas. b) **Mahatikta Ghrita:** três ervas amargas mais intensas.
Dosagem	Iniciar a oleação no primeiro dia, adicionando uma colher de chá rasa do medicamento triturado contendo as ervas depurativas à substância de oleação na dosagem estabelecida. Aumentar progressivamente a dosagem até finalizar a oleação interna, adicionando duas colheres rasas do medicamento triturado.
Procedimento	• Ingerir a oleação diária, em jejum, iniciando com 30 ml; 40 ml no segundo dia e 50 ml no terceiro dia. • Verificar os sinais da eficiência da oleação, pelas fezes, do funcionamento do sistema digestivo e da maciez e lubrificação da pele. • No quarto dia, realizar uma abhyanga, que deverá ser finalizada com a ingestão de chá digestivo adoçado com mel para suavizar o efeito do jejum e logo após o swedana. Em seguida realizar no braço direito uma sangria de 80 a 100 ml, utilizando seringa descartável, podendo também ser uma ventosa. • Avaliar as características do sangue coletado, que indicará as próximas dosagens a ser utilizadas. • Reiniciar o processo de oleação interna, observando a dosagem, definida a seguir, pela avaliação do sangue coletado. Verificar novamente os sinais da eficiência da oleação. • No oitavo dia, realizar uma abhyanga e swedana, obedecendo aos mesmos critérios acima. Em seguida fazer uma nova sangria no braço esquerdo, obedecendo ao mesmo volume. A ordem dos braços está relacionada com os nadis e a posição do coração. • Reavaliar o sangue novamente, observando sua coloração e presença de oleação (mancha superficial de óleo).

Realização da sangria	a) Verificar a pressão do paciente. b) Insuflar o esfignomanômetro, mantendo a metade da pressão registrada. c) Puncionar a veia até a remoção do volume especificado. **Nota:** Caso o paciente reclame de formigamento na mão, retirar a pressão do aparelho, insuflando instantes depois.
Método para avaliação do sangue	Na verificação do sangue observam-se as condições de Pitta do paciente, por meio da sua consistência, cor, cheiro, viscosidade e eficiência da oleação. A avaliação é realizada com a colocação de um pouco de água em um copo descartável, despejando o sangue coletado por cima, que poderá apresentar os seguintes aspectos: a) **Sangue vermelho e espumoso com óleo superficial:** significa oleação adequada, indicando a eficiência do procedimento. Manter a dosagem de 50 ml até o sétimo dia. b) **Sangue escuro e espumoso sem óleo superficial:** significa oleação incompleta, indicando a eficiência parcial do procedimento. Aumentar a dosagem do ghee progressivamente para 50, 60 e 70 ml até o sétimo dia. **Nota:** O sangue coletado na primeira punção apresenta-se mais grosso e com cheiro mais forte.
Repetição do processo	Diante de um resultado da eficiência parcial do procedimento, deverão ser observados os seguintes critérios: a) Ministrar comprimidos de Neen, na dosagem de dois comprimidos de 500 mg, três vezes ao dia, durante um mês, mantendo a dieta. b) Reavaliar o estado do paciente, dando um intervalo de dois meses. Caso apresente os mesmos sinais iniciais, deverá ser repetido todo o processo, agora utilizando a substância de oleação, medicada com o Mahatikta ou o medicamento triturado misturado no ghee.

Nasya	
Definição	É também denominado como Shirovirechana, atuando na desintoxicação da cabeça, da face e dos seios nasais. É um procedimento que pode ser realizado independentemente de qualquer outro, não necessitando de uma sequência específica, principalmente em situações de alergias e rinites alérgicas muito intensas, atuando nesses casos como base preparatória para a realização de outros procedimentos.
Considerações	Evitar realizar os procedimentos em locais onde existam umidade excessiva e correntes de ar.

Indicações	• Doenças da cabeça, da face e do pescoço. • Sinusite crônica. • Rinite alérgica. • Enxaquecas. • Epilepsias. • Atua beneficamente nas doenças degenerativas do sistema nervoso central, como esclerose, Alzheimer, retardo mental, etc. • Auxilia nos problemas dos olhos e ouvidos, como glaucoma, zumbido, labirintite, etc. • Tratamento de dependentes químicos.
Contraindicações	• Desidratação infantil. • Fobia ao procedimento. • Tomar banho antes da realização do procedimento. • Realizar o procedimento com os cabelos molhados ou umedecidos.
Classificação	• **Shamana Nasya:** É um processo de limpeza suave, sendo utilizado nas congestões que apresentam pequena quantidade de muco e para o alívio das crises de asma, rinites crônicas, etc. • **Shodana Nasya:** É um processo de limpeza forte, sendo utilizado nas congestões muito intensas de muco na cabeça e na parte superior do pulmão (distúrbios Kapha). • **Bhrimhana Nasya:** É um processo de nutrição, sendo utilizado em situações de degeneração do sistema nervoso central, onde é necessária a nutrição do cérebro, nas doenças como Alzheimer, epilepsia, retardo mental, esclerose múltipla e nas situações de cansaço mental, distúrbio de memória, estresse, etc. • **Dhumapa Nasya:** É um processo que utiliza fumaça seca, apresentando maior penetração, sendo mais difícil de realizar graças à preparação das ervas.
Aplicações	• São utilizadas 7 aplicações consecutivas, podendo ser criados programas com 14 e 21 aplicações.

Adequação de óleos	Óleos	Utilização	Desequilíbrios
	1) Chad bindu	Shodana Nasya	Kapha, com muco
	2) Vacha	Shamana Nasya	Tridosha
	3) Panchendriya	Bhrimhana Nasya	Pitta e Vatta
	4) Anu taila	Shamana Nasya Bhrimhana Nasya	Tridosha

Abhyanga localizada para o Nasya	
Procedimento	Abhyanga na região da face e da cabeça e na região dorsal superior, utilizando a mistura proporcional de óleo aquecido de gergelim com girassol. A duração da massagem será de cinco minutos para cada região.

Paciente posicionado em decúbito dorsal

1) Apoiar a cabeça do paciente sobre um travesseiro.
2) Aplicar o óleo aquecido em toda a extensão da face, incluindo as orelhas.
3) Realizar os mesmos movimentos para o abhyanga na região da face e da cabeça, a mesma utilizada na complementação do shirodhara.

Paciente posicionado em decúbito ventral

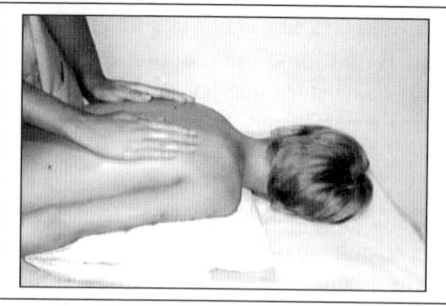

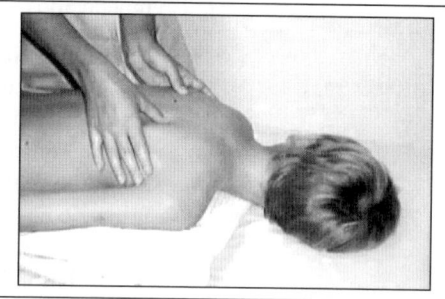

1) Posicionar o travesseiro sobre o tórax do paciente, de modo a projetar a região dorsal.
2) Aplicar o óleo aquecido em toda a extensão dorsal superior e no pescoço.
3) Realizar deslizamentos ascendentes simultâneos em toda a região dorsal superior. Periodicamente pressionar em círculos o centro das escápulas, utilizando a polpa dos polegares (Amsaphalaka).

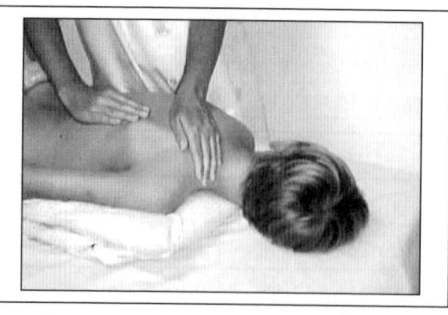

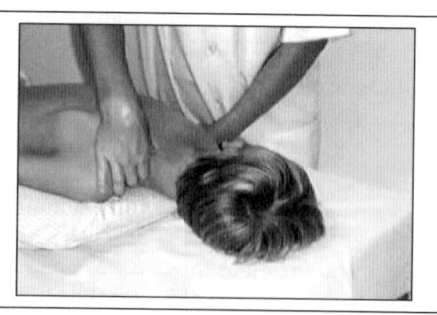

Realizar deslizamentos ascendentes, simultâneos e alternados, finalizando nos ombros, que deverão ser pressionados periodicamente, utilizando a polpa dos polegares (Amsa).

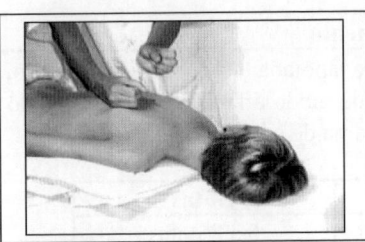

Realizar tapotagens em toda a região superior das costas, visando desprender o muco.

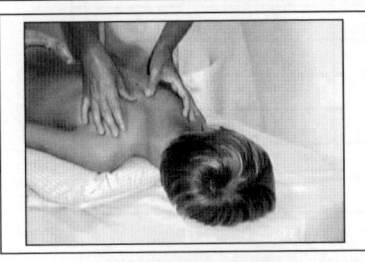

Com a polpa dos polegares nas laterais da coluna, realizar movimentos simultâneos progressivos, iniciando na região torácica e finalizando na base do pescoço.

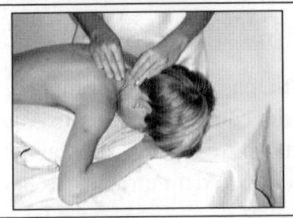

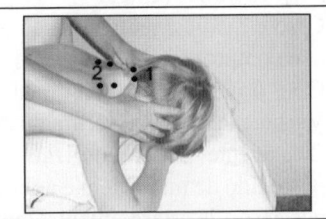

Realizar deslizamentos simultâneos na região do pescoço. Periodicamente realizar pressões simultâneas com a polpa dos polegares na base do crânio (Krikatika) no ponto nº 1 e nas laterais do pescoço (Shiramatrika) no ponto nº 2, no sentido descendente.

Aplicação do swedana

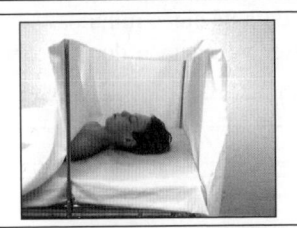

Aplicação de vapor medicado com manjericão (tulassi) ou alcaçuz (yasthamadu), durante cinco minutos, utilizando tenda de aplicação de vapor, sendo este o procedimento mais eficiente.

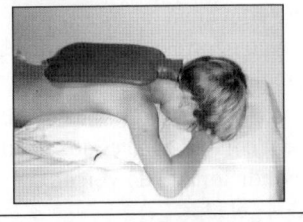

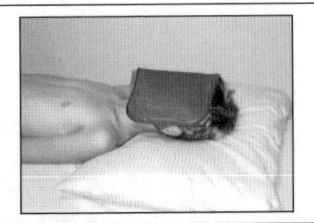

Iniciar a aplicação de bolsa de água quente na região dorsal superior, durante cinco minutos. Virar o paciente e aplicar na região do rosto, durante o mesmo tempo.
Nota: Manter a bolsa em contato direto com a pele, para facilitar a absorção do óleo.

Aplicação do medicamento

1) Manter a região dorsal superior do paciente apoiada sobre um travesseiro, favorecendo a inclinação da cabeça para trás, de modo a facilitar a aplicação do medicamento nas narinas, conforme o cronograma de aplicação abaixo:

Dia	Medicamento	Gotas
1º Dia	Shad Bindu.	6 a 8 gotas
2º Dia	Shad Bindu e Panchendriya.	4 gotas de cada
3º Dia	Vacha e Panchendriya.	4 gotas de cada
4º Dia	Vacha e Panchendriya.	4 gotas de cada
5º Dia	Vacha e Anu Taila.	4 gotas de cada
6º Dia	Vacha e Anu Taila.	4 gotas de cada
7º Dia	Anu Taila.	6 a 8 gotas

Observações importantes:
- Caso o medicamento apresente muita ardência, pingar duas gotas de ghee, o que não compromete o tratamento.
- Caso o paciente tenha evidenciado mais problemas de natureza mental, aplicar Vacha e Panchendriya, finalizando no último dia com a aplicação de Anu Taila.
- O paciente poderá utilizar diariamente duas a três gotas de Panchendriya, precedido de massagem e aplicação de bolsa, visando dar nutrição cerebral, como nos casos de retardo mental, etc.

2) Solicitar uma inspiração profunda, visando ampliar o alcance do medicamento no interior das narinas. Tamponar cada uma das narinas e solicitar algumas inspirações, orientando para que a expiração seja feita pela boca.
3) Realizar novamente uma massagem facial, durante cinco minutos, aproveitando o resíduo do óleo que foi aplicado nas narinas.
4) Repetir a aplicação do swedana na região da face, durante cinco minutos.
5) Ajudar o paciente a se levantar, pois pode ocorrer vertigem e dor de cabeça, acompanhando-o até o banheiro.

Conclusão do Nasya	
Procedimentos finais	Lavar o rosto com água quente, várias vezes. 1) Assoar o nariz várias vezes. 2) Fazer um gargarejo com água morna. **Nota:** A liberação do muco ocorre com mais intensidade a partir do segundo ou terceiro dia.
Cuidados	Em tempo frio ou chuvoso, aguardar o resfriamento da cabeça por um período mínimo de 20 minutos, antes de sair ao tempo. 1) Não utilizar o ar-condicionado do veículo. 2) Não ingerir líquidos gelados. 3) Evitar televisão, leitura e pensamentos em excesso. **Nota:** Os cuidados acima visam evitar dor de cabeça e até paralisia facial.

Uttara Karma

São os procedimentos ou ações que deverão ser implementados após a conclusão de cada um dos procedimentos do panchakarma, principalmente após o virechana (diarreia terapêutica) e o vamana (vômito terapêutico), visando retornar à dieta normal, seguindo gradualmente uma alimentação que vai favorecendo a recomposição da eficiência digestiva (agni), desgastada com a digestão das substâncias de oleação interna e externa utilizadas nos processos de preparação.

Samsarajana Karma

É o retorno à dieta que se inicia com a ingestão da água de arroz integral bem cozido, adicionado de temperos, denominado Peya. As próximas refeições deverão ser mais consistentes: uma sopa com legumes ou o arroz com lentilhas e legumes (Kichari), excluindo os vegetais e legumes relacionados na dieta antitoxinas (ama), adicionando temperos como cominho, gengibre, coentro, etc. Decorridos uns 30 dias, após avaliação do paciente, a dieta será direcionada para tipologia constitucional do paciente.

Dynacharya

São os procedimentos que deverão ser realizados diariamente, acrescidos de práticas regulares de yoga e meditação, considerados os elementos principais do tratamento, o que influenciará diretamente na qualidade de vida do paciente.

Tonificação (Brimhana)

Os métodos de tonificação são chamados de Samtarpana, que significa agradável, possuindo as características de nutrição, fortalecendo e vitalizando o organismo, promovendo um bem-estar físico, mental e emocional, sendo aplicados após a conclusão do Panchakarma.

A Ayurveda considera três fatores que influem no envelhecimento do corpo: o excesso de eliminação seminal, a alimentação incorreta e a mente perturbada. A abordagem terapêutica, utilizada para tonificar e nutrir as deficiências de algum tecido decorrentes de desnutrição e deficiência de peso, inclui os processos de rejuvenescimento e vitalização (rasayana). O processo de rejuvenescimento e vitalização (rasayana) utiliza ervas tônicas, como Chavan Prash, Shatawari, Ashwaganda, Brahmi, etc.

O processo de tonificação deverá ser precedido do de redução para evitar o aumento da toxicidade orgânica, que pode ser verificado quando um dosha revitalizado se mistura com o ama, aumentando o nível de toxinas já existentes.

O processo de tonificação pode ser utilizado na fase crônica das doenças, quando ocorre a desvitalização orgânica, sendo também realizado nas fases de convalescença e após os processos de desintoxicação orgânica. Existem situações de tonificação (nutrição) em que não ocorre a redução (eliminação) das toxinas, principalmente em estados de desnutrição e debilidades orgânicas acentuadas, decorrentes de doenças crônicas, como câncer, má absorção intestinal, etc.

Outros Procedimentos

Aromaterapia*

Aromaterapia	
Características	O aroma sofre a influência do elemento terra, que uma vez potencializado favorece a sublimação da mente rompendo o envolvimento terreno. Promove a nutrição e a integração do corpo sutil, equilibrando os doshas, além de estimular o prana, tejas e ojas. É utilizado sob a forma de incensos, essências aromáticas, sabonetes, sachês e óleos aromáticos.
Uso	Não é recomendada a aplicação de óleos essenciais nos olhos e mucosas corporais. O pó de ervas aromáticas pode ser misturado à água ou ao óleo e aplicado diretamente sobre os marmas ou chacras. Para não queimar a pele, os óleos essenciais para uso externo deverão ser utilizados diluídos, na proporção de 12 gotas para cada 25 ml de óleo base: | **Dosha**	**Óleo base** | |---|---| | **Vatta** | Gergelim | | **Pitta** | Coco | | **Kapha** | Canola, mostarda |

---

* N.E.: Sugerimos a leitura de *Aromaterapia – A Magia dos Aromas*, de Luanda Kaly, Madras Editora.

Aplicação nos marmas	Dosha	Marmas
	Vatta	Sthapani
	Pitta	Hridaya
	Kapha	Basti

Aplicação nos chacras	Chacras	Aromaterapia
	Básico	Gengibre e vetivert.
	Umbilical	Cedro, ylang-ylang e patchouli.
	Plexo Solar	Sândalo e lavanda.
	Cardíaco	Rosa, sândalo e lavanda.
	Laríngeo	Sândalo.
	Frontal	Sândalo, lavanda, eucalipto e manjericão.
	Coronário	Sândalo e mirra.

Almíscar	
Atuação Energética	Vatta Reduz. Pitta Aumenta. Kapha Reduz.
Atuação Terapêutica	Estimula a saída do estado de coma. Previne colapsos orgânicos, mentais e emocionais. Fortalece o coração e o sistema reprodutivo. Desperta os sentidos.
Nota	É o aroma que apresenta maior natureza rajásica.

Cânfora	
Atuação Energética	Vatta Reduz. Pitta Aumenta. Kapha Reduz.
Atuação Terapêutica	Amplia as funções da mente e dos sentidos, estimulando a percepção e a introspecção. Alivia as dores e as inflamações musculares e articulares. Atua em doenças de natureza nervosa e histerias. Pode ser usado como repelente de insetos. Utilizado para desinfecção energética de ambientes, sendo indicado antes da prática de rituais devocionais (pujas).
Nota	Não deve ser usado em altas doses, em virtude de toxicidades.

Cedro	
Atuação Energética	**Vatta** Reduz. **Pitta** Aumenta. **Kapha** Reduz.
Atuação Terapêutica	Diabete, artrite, edema e purificação do ar.

Eucalipto	
Atuação energética	**Vatta** Reduz. **Pitta** Aumenta. **Kapha** Reduz.
Atuação terapêutica	Abertura da mente e dos sentidos. Estimula o funcionamento pulmonar, facilitando a remoção de muco. Atua na limpeza do campo mental. Auxilia na redução da depressão.

Gardênia	
Atuação energética	**Vatta** Aumenta (excesso). **Pitta** Reduz. **Kapha** Aumenta (excesso).
Atuação terapêutica	Depuração sanguínea. Estimulação do funcionamento renal e cardíaco. Redução de febres e infecções.

Gengibre	
Atuação energética	**Vatta** Reduz. **Pitta** Aumenta. **Kapha** Reduz.
Atuação terapêutica	Dores de cabeça. Distúrbios respiratórios, como congestão pulmonar, gripe, resfriados. Estimula o funcionamento cardíaco. Estimula o apetite, a alegria e a criatividade.

Hortelã-pimenta	
Atuação energética	**Vatta** Equilibra. **Pitta** Equilibra. **Kapha** Equilibra.
Atuação terapêutica	Atuação na limpeza mental, da cabeça e do sinus.

Jasmim	
Atuação energética	**Vatta** Aumenta (excesso). **Pitta** Reduz. **Kapha** Aumenta.
Atuação terapêutica	Infecções uterinas, câncer linfático. Fortalecimento do sistema reprodutivo feminino. Auxiliar na redução de depressão.
Nota	No homem, aumenta Pitta.

Lavanda	
Atuação energética	**Vatta** Equilibra. **Pitta** Equilibra. **Kapha** Equilibra.
Atuação terapêutica	Acalma as emoções e os nervos, principalmente em crianças hiperativas.

Lótus	
Atuação energética	**Vatta** Equilibra. **Pitta** Equilibra. **Kapha** Equilibra.
Atuação terapêutica	Acalma a mente e o coração. Auxilia no aprofundamento do sono. Incrementa o amor, a fé, a devoção, a compaixão. Fortalece o sistema reprodutivo e os nervos, aumentado a vitalidade. Atua como antialergênico, antiespasmódico e nervino.

Manjericão	
Atuação energética	**Vatta** Reduz. **Pitta** Aumenta. **Kapha** Reduz.
Atuação terapêutica	Limpeza mental. Redução da febre, viroses e do muco. Estimulação do funcionamento do cólon. Purificação do ar. Incrementa a devoção e a intuição.

Mirra	
Atuação energética	**Vatta** Reduz. **Pitta** Aumenta. **Kapha** Reduz.
Atuação terapêutica	Estimula a limpeza sanguínea. Estimula a saúde dos tecidos, aliviando as infecções, reduzindo os tumores. Fortalece ossos, nervos, coração e útero. Reduz o excesso de gordura.

Patchouli	
Atuação energética	**Vatta** Reduz. **Pitta** Aumenta. **Kapha** Reduz.
Atuação terapêutica	Promove a limpeza e a estimulação funcional do sistema digestivo. Estimula os sentidos, promovendo a alegria e removendo a depressão. Estimula a diurese e a diaforese. É indicado como inseticida para formigas, traças e mosquitos.
Nota	É o aroma mais indicado para Kapha.

Rosa	
Atuação energética	**Vatta** Aumenta. **Pitta** Reduz. **Kapha** Aumenta.
Atuação terapêutica	Tonifica os olhos com o uso de água de rosas. Incrementa o amor, a compaixão, a devoção. Tonifica o funcionamento do sistema reprodutivo feminino, do trato urogenital. Auxilia no controle de febre e tosse.

Sândalo	
Atuação energética	**Vatta** Reduz. **Pitta** Aumenta (excesso). **Kapha** Reduz.
Atuação terapêutica	Tonifica o coração e os pulmões. Purifica os rins. Atua no controle da irritabilidade e ansiedade. Atua no controle de febre. Promove a meditação.
Nota	É o aroma que mais estimula a mente.

Essências aromáticas			
Uso	Utilizadas em incensários, sachês, sabonetes, etc. Podem ser aplicadas em vendas almofadadas para os olhos, tendo-se máximo cuidado para não entrar em contato com as mucosas.			
Estimula/propicia	**Essências Aromáticas**			
Afrodisíaco	• Anis			
	• Gengibre			
	• Ylang-ylang			
	• Musk			
	• Orquídea			
	• Sândalo			
Ambiental	• Desodorização		• Citronela	
	• Energias benéficas		• Violeta	
	• Energias negativas		• Eucalipto	

Estimula/propicia	Essências aromáticas	
Ambiental	• Harmonização	• Baunilha
	• Limpeza	• Arruda
	• Limpeza astral	• Cravo
	• Limpeza energética	• Cânfora
	• Maus espíritos	• Benjoim
	• Purificação	• Antitabaco • Cedro • Limão • Olíbano • Verbena • Vetivert
Amor	• Amor	• Absinto • Cravo • Flor de laranjeira • Lótus • Morango
	• Envolvimento	• Almíscar • Amor-perfeito • Patchouli
	• União físico-espiritual	• Rosa
Ansiedade	• Cedro	
	• Flor de laranjeira	
	• Gerânio	
Antidepressivo	• Alecrim	
	• Camomila	
	• Lavanda	
Apatia	• Gengibre	
	• Patchouli	
Atuação emocional e espiritual	• Autoconfiança	• Cedro • Hortelã
	• Autocontrole	• Erva-cidreira • Musk
	• Confiança	• Gengibre
	• Consciência	• Mirra
	• Coragem	• Cravo • Erva-doce • Gengibre • Musk
	• Criatividade	• Lótus • Ópium

Estimula/propicia	Essências aromáticas	
Atuação emocional e espiritual	• Determinação	• Canela • Ópium
	• Disciplina	• Musk
	• Espiritualidade	• Violeta
	• Frieza emocional	• Gengibre
	• Harmonização	• Baunilha
	• Indução à reflexão	• Gerânio
	• Inspiração	• Ópium
	• Intuição	• Sândalo
	• Longevidade	• Erva-Doce
	• Meditação	• Lótus • Orquídea • Sândalo
	• Moderador de paixões	• Gerânio
	• Otimismo	• Sândalo
	• Paciência	• Canela
	• Pensamentos negativos	• Hortelã
	• Renovação	• Eucalipto
	• Sabedoria	• Lótus
	• Segurança	• Canela
	• Sensibilidade	• Musk • Lótus
	• Trabalhos psíquicos	• Sândalo
	• União do amor físico com espiritual	• Rosa
	• Vigor	• Cravo
Atuação pessoal	• Alegria	• Canela • Maçã verde
	• Atração física	• Flor de laranjeira
	• Humor	• Flor de laranjeira
	• Jovialidade	• Canela
	• Rejuvenescedor	• Patchouli
	• Simpatia	• Canela
	• Tristeza	• Cedro • Lavanda • Limão • Pêssego
	• Vitalidade	• Maçã verde

Estimula/propicia	Essências Aromáticas	
Calmante	• Calmante	• Alfazema • Camomila • Eucalipto • Gerânio • Mel • Pêssego • Violeta • Ylang-ylang
	• Emocional	• Jasmim
	• Irritação	• Orquídea
Cérebro	• Aprendizado	• Gerânio • Orquídea
	• Compreensão	• Violeta
	• Concentração	• Lavanda • Madeira do Oriente • Verbena
	• Estimulante	• Alfazema • Lavanda
	• Memória	• Violeta
Contra inveja	• Baunilha	
Coração	• Fortalecimento	• Cânfora • Maçã verde
Depressão	• Gengibre	
	• Jasmim	
	• Lavanda	
Dinheiro e fortuna	• Dinheiro e fortuna	• Flor de Pitanga • Mel
	• Fartura	• Vetivert
Energizador	• Energizador	• Alfazema • Cedro
	• Energiza e relaxa	• Benjoim
Enxaqueca	• Anis	
Esgotamento	• Lavanda	
Estimulante	• Canela • Cedro	
Estimulante digestivo	• Anis	
Estimulante do sistema nervoso	• Limão	

Estimula/propicia	Essências aromáticas		
Estimulante do sono	• Camomila • Cravo • Violeta		
Estimulante sexual	• Almíscar		
Estresse	• Gengibre		
Expressões e decisões	• Benjoim		
Fecundidade	• Alfazema • Benjoim		
Frigidez	• Anis		
Hiperexcitação	• Lavanda		
Insônia	• Lavanda		
Inspiração	• Bálsamo		
Memória	• Aguçamento	• Alecrim • Cedro	
	• Estimulação	• Amor-perfeito • Cravo	
Paz	• Bálsamo • Cedro • Mel • Patchouli • Pau Rosa • Rosa		
Prosperidade	• Bons negócios	• Jasmim	
	• Fartura	• Vertivert	
	• Prosperidade	• Absinto • Canela • Erva-doce • Mel • Menta	
Proteção	• Alecrim • Mel • Mirra		
Purificação	• Corpo físico	• Cravo • Olíbano	
	• Corpo astral	• Alecrim • Cedro	

Estimula/propicia	Essências aromáticas	
Refrescante	• Corpo	• Gerânio • Hortelã • Lavanda • Limão • Maçã verde • Menta • Olíbano • Rosa
	• Mente	• Gerânio
Relaxante	• Alfazema • Benjoim • Flor de laranjeira • Gerânio • Lavanda • Sândalo • Verbena	
Repelente	• Insetos	• Citronela • Eucalipto
	• Traças	• Vetivert
Romance	• Romance	• Amor-perfeito • Dama-da-noite • Patchouli
	• Sedução	• Musk
Serenidade	• Alfazema • Erva-cidreira • Opium	
Sucesso	• Benjoim • Canela • Gengibre • Vetivert	
Vocações interiores	• Alfazema	

Óleos aromáticos	
Uso	Utilizadas geralmente como componentes de óleos de massagens.

Atuação	Óleos aromáticos
Afrodisíaco	• Patchouli
Analgésico	• Alecrim • Bálsamo chinês • Canforado

Atuação	Óleos aromáticos
Ansiedade	- Alfazema - Camomila - Capim cheiroso - Dama-da-noite - Flor de laranjeira - Jasmim - Lavanda - Patchouli - Sândalo - Ylang-ylang
Antidepressivo	- Canforado
Anti-inflamatório	- Aloe vera
Antisséptico	- Aloe vera - Canela - Canforado
Aquecimento muscular e recuperação após esportes	- Bálsamo indiano
Artrite, reumatismo	- Alecrim - Arnica/alecrim - Bálsamo chinês - Bálsamo indiano - Camomila - Capim cheiroso - Lavanda
Asma	- Camomila
Cãibras	- Bálsamo indiano
Calmante	- Rosas brancas/vermelhas - Violeta - Ylang-ylang (raiva/medo)
Cansaço físico e mental	- Alecrim - Bálsamo chinês - Capim cheiroso - Rosas brancas/vermelhas - Sândalo - Ylang-ylang

Atuação	Óleos aromáticos
Celulite	- Alecrim - Arnica/alecrim - Bálsamo indiano - Capim cheiroso
Cicatrizante	- Aloe vera
Circulação deficiente	- Alecrim - Arnica/alecrim - Bálsamo indiano - Canela - Flor de laranjeira - Rosas brancas/vermelhas
Constipação intestinal e gases	- Violeta
Contusões	- Arnica/alecrim - Bálsamo chinês - Flor de laranjeira
Crises emocionais	- Rosas brancas/vermelhas
Depressão	- Alfazema - Camomila - Canforado - Capim cheiroso - Dama-da-noite - Flor de laranjeira - Jasmim - Patchouli - Sândalo - Ylang-ylang
Descongestionante	- Canforado
Distúrbios hormonais	- Camomila (menopausa)
Diurético	- Patchouli
Doenças da pele	- Lavanda - Rosas brancas/vermelhas (problemas de pele) - Sândalo (pele seca/sensível/rejuvenescimento) - Ylang-ylang
Dores musculares e articulares	- Alecrim - Arnica/alecrim - Bálsamo chinês - Bálsamo indiano - Capim cheiroso
Drenagem linfática	- Bálsamo indiano

Atuação	Óleos aromáticos
Eliminação de toxinas	• Alecrim • Arnica/alecrim • Bálsamo indiano • Flor de laranjeira
Entorse	• Alecrim • Arnica/alecrim • Bálsamo chinês • Bálsamo indiano
Enxaqueca	• Alfazema • Lavanda
Estafa	• Alecrim • Lavanda
Estimula a inteligência	• Patchouli
Estimulante geral	• Alecrim
Estimulante sistema respiratório	• Aloe vera
Estímulo do fluxo do chi	• Violeta (óleo do massoterapeuta)
Estresse	• Alecrim • Arnica/alecrim • Bálsamo chinês • Camomila • Capim cheiroso • Dama-da-noite • Flor de cravo • Jasmim • Sândalo • Ylang-ylang
Estrias (prevenção e combate)	• Amêndoa doce • Bálsamo indiano • Semente de uva (gestação)
Excitação e desassossego	• Violeta
Fortalece nervos	• Violeta
Fraqueza em geral	• Canforado
Fungicida	• Aloe vera
Hipertensão	• Ylang-ylang
Histeria	• Flor de laranjeira • Lavanda

Atuação	Óleos aromáticos
Impotência sexual	• Canela • Dama-da-noite • Flor de laranjeira • Jasmim • Rosas brancas/vermelhas • Sândalo • Ylang-ylang
Inquietude sexual	• Lavanda
Inseticida	• Aloe vera
Insônia	• Alfazema • Arnica/alecrim • Camomila • Flor de laranjeira • Lavanda • Sândalo
Irritabilidade	• Camomila • Ylang-ylang
Mente superativa	• Flor de cravo
Padrões negativos	• Patchouli
Pânico	• Lavanda
Perturbações nervosas	• Canforado
Preguiça	• Canela
Problemas de coluna	• Bálsamo chinês
Problemas digestivos e intestinais	• Canela
Problemas do trato urinário	• Camomila
Problemas emocionais	• Flor de cravo (sentimento de isolamento, solidão, abandono) • Rosas brancas/vermelhas (crise)
Problemas menstruais	• Camomila
Problemas de reprodução e esterilidade	• Rosas brancas/vermelhas
Problemas uterinos	• Ylang-ylang
Queimaduras	• Alfazema • Lavanda

Atuação	Óleos aromáticos
Resfria e aquece a pele (conforme a temperatura)	• Canforado
Retenção de líquidos	• Capim cheiroso
Revitalização e estimulação das funções da pele	• Bálsamo indiano
Sedativo	• Rosas brancas/vermelhas
Situação de choque	• Flor de laranjeira
Tensão nervosa	• Alfazema • Camomila • Canforado • Dama-da-noite • Jasmim • Lavanda • Rosas brancas/vermelhas • Sândalo • Violeta • Ylang-ylang
Tensão pré-menstrual	• Dama-da-noite • Flor de laranjeira • Jasmim • Sândalo • Ylang-ylang
Tratamento de pele	• Amêndoa doce (emoliente/suavizante) • Capim cheiroso (pele seca/sensível/rejuvenescimento) • Flor de laranjeira (pele seca/sensível/rejuvenescimento) • Jasmim (pele seca/sensível/rejuvenescimento) • Semente de uva (purificante e tonificante de pele seca) • Patchouli (problemas de pele, rugas e rejuvenescimento)
Varizes	• Alecrim • Arnica/alecrim • Sândalo

Óleos essenciais	
Uso	É um óleo volátil extraído de certos vegetais, contendo substâncias odoríferas, utilizado na composição de perfumes e medicamentos para uso interno e externo, devendo ser diluídos antes de ser utilizados, podendo ser consumidos misturados com mel e açúcar, conforme a prescrição do médico ayurvédico.

Ação	Óleos essenciais
Acne	Alfazema
	Zimbro comum
Adstringente	Gerânio
Aerofagia	Erva-doce
	Cominho
	Estragão
	Menta
Afecções das vias respiratórias	Alfazema
Afecções do sistema nervoso	Alecrim
Afecções hepáticas	Alecrim
	Menta
Afecções nervosas	Sálvia
Afecções pulmonares	Alfazema
	Eucalipto
	Funcho
	Pinheiro silvestre
Afecções renais	Sálvia
	Zimbro comum
	Eucalipto
Afecções respiratórias	Eucalipto
	Sálvia
Afrodisíaco	Manjerona
	Segurelha
	Tomilho
Aftas	Sálvia
Amidalite	Limão
	Sálvia
Analgésico	Alfazema
	Copaíba

Ação	Óleos essenciais
Analgésico intestinal	Menta
	Menta comum
Anemia	Limão
Anorexia	Estragão
Ansiedade	Manjerona
Anticatarral	Pinheiro silvestre
Antidiabético	Zimbro comum
Antidiarreico	Cipreste
Antiespasmódico	Alfavaca
	Alfazema
	Erva-doce
	Menta
	Sálvia
	Canela
	Cidrão
	Cipreste
	Cominho
	Cravo-da-índia
	Estragão
	Funcho
	Manjerona
	Menta comum
	Orégano
	Segurelha
	Tomilho
Antifúngico	Segurelha
Antigotoso	Alecrim
	Limão
Anti-inflamatório	Copaíba
Antineurálgico	Cidrão
	Cravo-da-índia
Antipútrido	Pinheiro silvestre
Antirreumático	Alfazema
	Alecrim
	Cidrão
	Eucalipto
	Limão
	Zimbro comum

Ação	Óleos essenciais
Antisséptico	Alfavaca
	Alfazema
	Canela
	Capim-limão
	Cidrão
	Cravo-da-índia
	Gerânio
	Hissopo
	Laranja
	Limão
	Manjerona
	Menta
	Menta comum
	Pinheiro silvestre
	Segurelha
	Zimbro comum
Antisséptico externo	Tuia vulgar
Antisséptico intestinal	Tomilho
Antisséptico pulmonar	Alecrim
	Eucalipto
	Orégano
	Tomilho
Antisséptico renal	Eucalipto
	Tuia vulgar
Antissudorífica	Sálvia
Aperitivo	Cominho
	Estragão
	Funcho
	Laranja
	Orégano
	Sálvia
Aromatizante	Laranja
Arteriosclerose	Limão
Asma	Hissopo
	Orégano

Ação	Óleos essenciais
Astenia	Alecrim
	Canela
	Gerânio
	Laranja
	Menta
	Menta comum
Astenia nervosa	Alfavaca
Bactericida	Alfazema
	Eucalipto
	Laranja
	Limão
	Segurelha
Balsâmico	Eucalipto
	Tomilho
	Pinheiro silvestre
Béquico	Hissopo
Blefarite	Limão
Blenorragia	Alfazema
Bronquite	Pinheiro silvestre
Bronquite crônica	Hissopo
	Orégano
Cálculos renais	Zimbro comum
Calmante da excitabilidade cérebro-espinhal	Alfazema
Calos	Tuia vulgar
Cardiotônico	Alecrim
Carminativo	Capim-limão
	Cravo-da-índia
	Erva-doce
	Estragão
	Hissopo
	Limão
	Manjerona
	Menta comum
	Orégano
	Segurelha
Cáustico	Cravo-da-índia

Ação	Óleos essenciais
Chagas	Alfazema
	Cravo-da-índia
	Eucalipto
	Gerânio
	Hissopo
	Sálvia
	Segurelha
	Zimbro comum
Cicatrizante	Alecrim
	Alfazema
	Cravo-da-índia
	Eucalipto
	Hissopo
	Segurelha
	Zimbro comum
Circulação	Cipreste
Cistite	Alfazema
	Tuia vulgar
	Zimbro comum
Colagogo	Alecrim
Colerético	Alecrim
Cólicas infantis	Erva-doce
Convalescença	Alecrim
	Sálvia
Coriza crônica	Alfavaca
Deficiência de memória	Cravo-da-índia
Dentes	Cravo-da-índia
Depurativo	Hissopo
	Laranja
	Limão
	Zimbro comum
Dermatite	Tomilho
Desinfecções locais	Zimbro comum
Diabetes	Eucalipto
Diarreias	Segurelha
Digestão lenta	Canela

Ação	Óleos essenciais
Digestivo	Cidrão
	Estragão
	Funcho
	Manjerona
	Segurelha
	Zimbro comum
Disenteria	Copaíba
Dispepsia nervosa	Erva-doce
	Cominho
Dispepsias	Cravo-da-índia
Distonias neurovegetativas	Estragão
Diurético	Alecrim
	Alfazema
	Erva-doce
	Funcho
	Hissopo
	Sálvia
	Tomilho
	Tuia vulgar
Dores lombares	Gerânio
Dores musculares	Alecrim
Dores reumáticas	Cidrão
	Manjerona
Eczemas	Alfazema
	Hissopo
	Zimbro comum
Elasticidade da pele	Tuia vulgar
Emenagoga	Alecrim
	Alfazema
	Alfavaca
	Canela
	Estragão
	Funcho
	Menta
	Menta comum
	Orégano
	Sálvia

Ação	Óleos essenciais
Emenagoga	Zimbro comum
Energético	Cravo-da-índia
Enurese	Cipreste
	Tuia vulgar
Epilepsia	Alfavaca
Erupções	Limão
Esgotamento	Sálvia
Espasmos	Alfazema
Espasmos bronquiais	Erva-doce
Espasmos digestivos	Canela
Espasmos gástricos	Alfavaca
Estimula secreções gastro-hepáticas	Limão
Estimulante	Cominho
	Estragão
	Hissopo
	Menta
Estimulante cardíaco	Canela
Estimulante circulatório	Canela
Estimulante da circulação capilar	Tomilho
Estimulante da inteligência	Segurelha
Estimulante das suprarrenais	Pinheiro silvestre
Estimulante do couro cabeludo	Alecrim
Estimulante físico	Tomilho
Estimulante geral	Alecrim
	Sálvia
Estimulante imunológico	Tomilho
Estimulante nervoso	Menta comum
Estimulante psíquico	Tomilho
Estimulante respiratório	Canela

Ação	Óleos essenciais
Estomáquica	Alecrim
	Alfavaca
	Capim-limão
	Cominho
	Cravo-da-índia
	Erva-doce
	Estragão
	Hissopo
	Menta
	Menta comum
	Orégano
	Sálvia
	Tomilho
	Zimbro comum
Estomatite	Gerânio
	Sálvia
Eupéptico	Canela
Excitante	Cravo-da-índia
Expectorante	Cidrão
	Funcho
	Hissopo
	Manjerona
	Menta
	Menta comum
	Orégano
	Tuia vulgar
Febrífugo	Eucalipto
	Manjerona
Fermentações intestinais	Segurelha
Feridas	Cravo-da-índia
	Segurelha
Feridas infectadas	Limão
Ferimentos	Copaíba
Fermentações gástricas	Cravo-da-índia
Fístula	Alfazema
Flatulências	Estragão
Fluidificação de muco	Hissopo
Fluxo de humor catarral ou aquoso	Alfazema

Ação	Óleos essenciais
Fragilidade capilar	Laranja
Frigidez	Manjerona
Galactagogo	Cominho
	Erva-doce
	Funcho
Gastroenterites	Gerânio
Gengivas	Funcho
Gengivas e dentes	Tomilho
Gengivite	Manjerona
	Orégano
Gota	Alfavaca
	Pinheiro silvestre
	Zimbro comum
Gripe	Orégano
	Pinheiro silvestre
Gripes e resfriados	Canela
Halitose	Menta
	Menta comum
Hemoptise	Canela
Hemorragia	Cipreste
Hemorragias nasais	Laranja
	Limão
Hemorroidas	Cipreste
	Tuia vulgar
Hemostático	Canela
	Gerânio
	Limão
Hipertensor	Alecrim
	Alfazema
	Canela
	Manjerona
Hipoglicemiante	Eucalipto
Impotência	Alecrim
	Pinheiro silvestre
Inapetência	Laranja
Infecções	Alfazema
	Pinheiro silvestre

Ação	Óleos essenciais
Infecções bucais	Limão
Infecções gênito-urinárias	Copaíba
Infecções intestinais	Alfavaca
	Canela
Infecções respiratórias	Copaíba
Infecções urinárias	Pinheiro silvestre
Inseticida	Alfazema
Insônia	Alfazema
	Manjerona
Insônia nervosa	Alfavaca
Instabilidade psíquica	Manjerona
Insuficiência hepática	Limão
Intoxicação gastrointestinal	Menta
	Menta comum
Irritabilidade	Alfazema
Laringite	Manjerona
Leucorreia	Alfazema
	Canela
	Hissopo
	Tomilho
	Zimbro comum
Litíase biliar	Pinheiro silvestre
Litíase renal	Gerânio
	Hissopo
Menopausa	Cipreste
	Sálvia
Menstruações dolorosas	Zimbro comum
Meteorismo	Cominho
	Erva-doce
Metrorragia	Canela
	Cipreste
Micose	Tomilho
Moderador dos reflexos nervosos	Cominho
Modificador das secreções bronquiais	Alfazema
Nervosismo	Cidrão
Neuralgias	Cravo-da-índia

Ação	Óleos essenciais
Neuralgias	Gerânio
Neuralgias dentárias	Menta
Oligúria	Alfazema
Palpitações	Erva-doce
Parasitas intestinais	Estragão
	Menta
	Menta comum
Parasiticida	Alecrim
	Canela
	Capim-limão
	Cravo-da-índia
	Gerânio
	Zimbro comum
Pediculose	Canela
	Orégano
Perda de memória	Alecrim
Perda do olfato	Alfavaca
Picada de insetos	Alfazema
	Canela
	Segurelha
Piorreia	Manjerona
Pneumonia	Pinheiro silvestre
Preparação para o parto	Cravo-da-índia
Prevenção de enfermidades infecciosas	Cravo-da-índia
Prevenção de rugas	Limão
Processo crônico respiratório	Tuia vulgar
Processos inespecíficos urinários	Tuia vulgar
Protetor da mucosa estomacal	Copaíba
Pulmonar	Zimbro comum
Queda de cabelos	Tuia vulgar
Queimaduras	Alecrim
	Alfazema
	Eucalipto
Regras dolorosas	Alecrim
	Erva-doce

Ação	Óleos essenciais
Regras insuficientes	Alfavaca
	Canela
Regulador neurovegetativo	Capim-limão
Relaxador muscular	Cominho
Repelente de mosquitos	Cravo-da-índia
	Eucalipto
Reumatismo	Copaíba
	Orégano
	Pinheiro silvestre
	Tomilho
	Tuia vulgar
Rubefaciente	Pinheiro silvestre
Rugas faciais	Tuia vulgar
Sanguíneo	Zimbro comum
Sarna	Canela
	Menta
Sarna canina	Cominho
Sedativo	Cidrão
	Erva-doce
	Gerânio
	Manjerona
	Menta
	Menta comum
	Orégano
Sinusite	Capim-limão
	Eucalipto
	Limão
	Orégano
Sudorífico	Alfazema
	Cominho
	Estragão
Suores noturnos	Sálvia
Supressão acidental da menstruação	Tomilho
Surdez	Funcho
	Segurelha
Tônico	Alfavaca
	Gerânio

Ação	Óleos essenciais
Tônico	Laranja
	Menta comum
	Sálvia
Tônico cardíaco	Erva-doce
	Limão
Tônico da pele	Tuia vulgar
Tônico do couro cabeludo	Tuia vulgar
Tônico geral	Funcho
Tônico nervoso	Limão
	Tomilho
Tônico respiratório	Erva-doce
Tosse	Erva-doce
Tosse ferina	Cipreste
Tosse irritativa	Orégano
Tuberculose	Hissopo
Úlceras	Alecrim
	Cravo-da-índia
	Sálvia
Úlceras da boca	Orégano
Úlceras de pele	Copaíba
Vagotonizante	Manjerona
Varizes	Cipreste
	Laranja
Vasoconstritor	Cipreste
Vasodilatador	Manjerona
Vermífugo	Canela
	Cravo-da-índia
	Estragão
	Eucalipto
	Segurelha
Verrugas	Tuia vulgar
Vertigens	Alecrim
	Alfavaca
	Cidrão
Vômitos de origem nervosa	Menta
Vulnerário	Manjerona
	Menta

Gematerapia

Gematerapia	
Objetivo	• Utiliza o potencial energético das pedras para estimular, reduzir ou equilibrar o efeito sutil da energia dos planetas sobre o organismo. • Podem ser usadas a longo prazo para proteger e vitalizar o corpo físico e mental, além de fortalecer o campo áurico.

Procedimentos terapêuticos	• **Tintura de gemas:** a preparação é semelhante à tintura de ervas. As gemas são colocadas de molho por algum tempo em solução alcoólica na graduação variando entre 50 e 100%, observando os seguintes aspectos:
	  ▪ As gemas duras, como o diamante e as safiras, são colocadas de molho em solução alcoólica com graduação mais forte, entre os intervalos de lua cheia.
	  ▪ As gemas foscas, como o coral e as pérolas, são colocadas de molho em solução alcoólica com graduação mais fraca, por um período de tempo mais curto.
	• **Decocção com ervas:** utilização da gema conjuntamente com a erva durante sua preparação.
	• **Água energizada:** as gemas poderão ser colocadas de molho em um copo de água de um dia para o outro ou na presença de luz solar para potencializar o seu efeito, quando serão ingeridas.

Purificação	• As pedras podem ser purificadas quando expostas ao Sol ou em água salgada durante dois dias.

Gemas relativas ao mês de nascimento	
Mês de nascimento	**Gemas**
Janeiro	Granada
Fevereiro	Ametista
Março	Hematita
Abril	Diamante
Maio	Ágata
Junho	Pérola
Julho	Rubi
Agosto	Safira
Setembro	Pedra-da-lua
Outubro	Opala
Novembro	Topázio
Dezembro	Rubi

Ágata	
Atuação energética	**Vatta** Reduz. **Pitta** Aumenta. **Kapha** Reduz.
Atuação terapêutica	Proteção das crianças contra o medo. Estimulação para a deambulação infantil precoce. Desperta a percepção espiritual. Reduz os desequilíbrios de Kapha.
Utilização	Cordão de ouro no pescoço.

Ametista	
Atuação energética	**Vatta** Reduz. **Pitta** Reduz. **Kapha** Equilibra.
Atuação terapêutica	Dignifica o ser promovendo o amor, a compaixão e a esperança. Auxilia no controle do temperamento.
Utilização	Cordão de ouro no pescoço.

Berilo	
Atuação energética	**Vatta** Equilibra. **Pitta** Equilibra. **Kapha** Equilibra.
Atuação terapêutica	Desenvolve a inteligência, o poder e o prestígio social. Intensifica os valores artísticos e musicais.
Utilização	Cordão de prata no pescoço. Anel de prata no dedo anular esquerdo.

Coral vermelho	
Atuação energética	**Vatta** Reduz. **Pitta** Reduz. **Kapha** Aumenta (excesso).
Atuação terapêutica	Fortalece e purifica o sangue, o sistema reprodutivo, atuando como afrodisíaco. Energiza o organismo. Acalma as emoções e promove a coragem, auxiliando no controle das emoções intensas como raiva, ódio e ciúme. Amplia a capacidade para o trabalho. Amplia a constituição física e muscular masculina.
Utilização	Anel com estrutura de prata no anular direito.

Diamante	
Atuação energética	**Vatta** Aumenta. **Pitta** Reduz. **Kapha** Aumenta.

Atuação terapêutica	Fortalece os sistemas renal e reprodutivo. Aumenta a vitalidade, rejuvenescendo o organismo. Promove a beleza, a capacidade de sedução e a criatividade. Protege o organismo contra doenças e enfermidades. Energiza o cérebro, os tecidos profundos e o coração com vibrações sutis.
Utilização	Anel com estrutura de ouro branco no dedo médio ou mínimo.

Esmeralda	
Atuação energética	Vatta — Equilibra. Pitta — Reduz. Kapha — Aumenta.
Atuação terapêutica	Promove a saúde. Amplia a capacidade respiratória, fortalecendo os pulmões. Estimula a adaptabilidade e a flexibilidade mental. Equilibra o sistema nervoso. Auxilia na redução das dores, no tratamento do câncer e doenças degenerativas. Amplia a inteligência e a capacidade de expressão.
Utilização	Anel com estrutura de ouro para Vatta e Kapha e de prata para Pitta, no dedo médio.

Granada hessonita (grossularite dourada)	
Atuação energética	Vatta — Aumenta. Pitta — Equilibra. Kapha — Aumenta.
Atuação terapêutica	Estimulação e equilíbrio energético.
Utilização	Cordão de ouro no pescoço para Vatta e Kapha. Cordão de prata no pescoço para Pitta.

Hematita	
Atuação energética	Vatta — Equilibra. Pitta — Equilibra. Kapha — Equilibra.
Atuação terapêutica	Auxilia no controle de hemorragia e purificação sanguínea. Intensifica a educação espiritual de crianças. Atua nos distúrbios hepáticos, esplênicos e nas anemias.
Utilização	Cordão de ouro na altura do coração.

Lápis-lazúli	
Atuação energética	Vatta — Aumenta. Pitta — Equilibra. Kapha — Aumenta.
Atuação terapêutica	Fortalece os olhos, o corpo, a mente e a consciência. Sensibiliza para vibrações espirituais elevadas.
Utilização	Cordão de ouro para pescoço.

Olho-de-gato (crisoberilo)

Atuação energética	Vatta	Reduz.
	Pitta	Aumenta.
	Kapha	Reduz.
Atuação terapêutica		Fortalece o sistema nervoso, estimulando tejas. Amplia a percepção física e espiritual. Equilibra as desordens de natureza mental.
Utilização		Anel com estrutura de ouro no dedo médio da mão direita.

Opala

Atuação energética	Vatta	Aumenta.
	Pitta	Equilibra.
	Kapha	Aumenta.
Atuação terapêutica		Estimula o crescimento infantil. Desenvolve os sentimentos de benevolência, compaixão, amor, fé. Estimula a criatividade e a compreensão.
Utilização		Anel de ouro no indicador direito ou colar de ouro no pescoço.

Pedra-da-lua

Atuação energética	Vatta	Reduz.
	Pitta	Reduz.
	Kapha	Aumenta.
Atuação terapêutica		Acalma a mente e os sentidos, reduzindo o estresse emocional. Afeta a água corporal.
Utilização		Anel de prata no dedo anular direito.

Pérola

Atuação energética	Vatta	Reduz.
	Pitta	Reduz.
	Kapha	Aumenta.
Atuação terapêutica		Promove a nutrição dos tecidos e nervos. Fortalece o sistema reprodutivo feminino, intensificando a fertilidade. Acalma as emoções. Revigora e vitaliza o organismo. Promove a hemostasia.
Utilização		Anel com estrutura de prata, no dedo anular direito. Colocar quatro ou cinco pérolas de molho em um copo de água durante a noite para tonificar e aliviar queimações nos olhos e urina (distúrbios de Pitta).

Rubi

Atuação energética	Vatta	Reduz.
	Pitta	Aumenta.
	Kapha	Redução.

Atuação terapêutica	Fortalecimento do coração, da vontade. Estimulação da digestão, da circulação de energia e do fogo digestivo (agni). Promove a independência, a ampliação de consciência e o poder. Amplia a concentração e o poder mental.
Utilização	Anel com estrutura de ouro ou prata, usado no dedo anular direita.

Safira		
Atuação energética	Vatta	Equilibra (reduz em excesso).
	Pitta	Equilibra (aumenta em excesso).
	Kapha	Equilibra.
Atuação terapêutica		Promove a saúde, aumentando a vitalidade. Auxilia na convalescença, em diabetes e na regulação hormonal. Atua em reumatismos, dores ciáticas, epilepsias e histerias.
Utilização		Anel com estrutura de ouro nos dedos médio ou mínimo. Cordão de ouro no pescoço.

Topázio		
Atuação energética	Vatta	Reduz.
	Pitta	Equilibra.
	Kapha	Reduz.
Atuação terapêutica		Aumenta a paixão e reduz o medo. Promove a força e a inteligência.
Utilização		Anel de ouro no indicador direito. Colar de ouro no pescoço.

Metais	
Objetivo	• Utiliza o potencial energético dos metais para estimular, reduzir ou equilibrar o efeito sutil da energia dos planetas sobre o organismo.
Procedimentos terapêuticos	• O contato do metal com a pele influencia eletromagneticamente as camadas mais profundas da pele. • Adição de pedaços de metal na água de decocção da erva para potencializar seu efeito terapêutico. • Utilização de panela confeccionada com metal específico para ampliar o efeito terapêutico no preparo dos medicamentos.

Cobre	
Atuação terapêutica	Tonifica o fígado, o baço, o sistema linfático. Elimina o excesso de água e de gordura corporal. Atua na redução da anemia, obesidade e distúrbios hepáticos e esplênicos.

Utilização	Lavar dez moedas de cobre em água com limão para remover a crosta oxidada. Adicionar 250 ml de água e ferver até reduzir a metade do volume. Tomar duas colheres de chá da água, três vezes ao dia durante um mês. Uso de bracelete.

Chumbo

Atuação terapêutica	Nas afecções cutâneas. Em doenças venéreas, como blenorragia, sífilis, corrimentos vaginais e leucorreia.

Estanho

Atuação terapêutica	Atua no rejuvenescimento, diabete, obstruções linfáticas e em anemias. Em doenças venéreas, como blenorragia e sífilis e em afecções respiratórias, pulmonares e na asma.

Ferro

Atuação terapêutica	Estimula a medula óssea, tecido ósseo e os glóbulos vermelhos. Atua na hepatoesplenomegalia. Fortalece os tecidos musculares e nervosos, promovendo o rejuvenescimento.

Mercúrio

Atuação terapêutica	Transformação e regeneração dos tecidos. Estimula a inteligência e a percepção.
Nota	Deve ser utilizado sempre em conjunto com o enxofre, aumentando o poder terapêutico das ervas medicinais.

Ouro

Atuação terapêutica	Tonifica os nervos, atuando em histerias e epilepsia. Estimula e desenvolve a inteligência, a percepção e a memória. Fortalece o coração, o pulmão e o baço.
Utilização	Na decocção da erva, adicionar um adorno de ouro, sem pedra, fervendo até reduzir o volume à metade. Tomar uma colher de chá, duas a três vezes ao dia.
Nota	Deve ser usado com cautela, pois pode apresentar erupções cutâneas, em virtude do desequilíbrio de Pitta.

Prata

Atuação terapêutica	Graças ao seu poder refrescante, auxilia no tratamento de distúrbios de Pitta, como febre, inflamações intestinais, excessivo fluxo menstrual, superatividade hepática, etc. Atua também nos desequilíbrios de Vatta.
Utilização	Na decocção da erva, adicionar um adorno de prata, sem pedra, fervendo até reduzir o volume à metade. Tomar uma colher de chá, duas a três vezes ao dia.

Geoterapia

Princípios curativos	• A argila possui vários componentes geológicos fundamentais, entre eles quartzo, feldspato e mica. Também estão incluídos os componentes químicos presentes na formação do solo, com suas características energéticas e radioativas naturais. • A argila possui uma energia telúrica proveniente da terra, intensificada pela absorção constante da energia calórica solar. • A argila possui uma ação antibactericida contra germes, fungos e bactérias, removendo as inflamações e puxando as matérias mórbidas e pútridas, absorvendo e purificando os abscessos e as ulcerações. • A aplicação interna sempre auxilia a aplicação externa e vice-versa.
Atuação no processo de cura	• **Ação vitalizante:** a argila torna o organismo mais vitalizado, saudável e dinâmico. • **Ação antirradioativa:** o contato com a argila remove a radioatividade presente no corpo. • **Ação harmonizante:** a argila promove a harmonização energética na área afetada, removendo a energia inadequada. • **Ação térmica:** a argila promove o equilíbrio térmico do corpo.
Tipos de argila	Existem vários tipos de argila, com várias colorações, sendo a dolomítica a mais abrangente, substituindo com vantagem as demais espécies.
Critérios de manipulação	• A argila deve apresentar uma coloração brilhante e um cheiro característico agradável. • Quando umedecida deverá ceder e deixar marca quando pressionada. • Antes de ser processada ou utilizada deverá ser exposta à luz solar para absorção energética.
	Argila para uso interno
Tipos de argila	Poderão ser utilizadas misturadas em água, encapsuladas ou sob a forma de comprimidos ou drágeas. a) **Argilas de cor verde, cinza, branca e rosa:** • Ações anti-inflamatórias e antiulcerosas; • Ações absorventes sobre gases, toxinas e microorganismos patogênicos. b) **Argila branca:** mais eficaz nas ações contra gastrites, úlceras gástricas, duodenal ou colite;

Tipos de argila	c) **Argila verde:** mais eficiente em tumores, câncer do tubo digestivo, eczema, furunculose, acne ou artrose, etc. d) **Dolomitica:** eficiente na reposição de cálcio e magnésio ao organismo, auxiliando no tratamento de problemas ósteo-musculares, como artrite, artrose, osteoporose, LER, etc., sendo contraindicado para portadores de problemas renais graves.
Principais efeitos internos	Anti-inflamatório; cicatrizante; absorvente dos gases intestinais; desintoxicante; anticatarral; combate aos oxiúros e ascárides; normalizador do processo digestivo e excretório; antidiarreico, prendendo o intestino quando usada em doses constantes; analgésico, combatendo as cólicas; aumento do volume da urina e das fezes acompanhada de odor forte.
Preparação da argila	a) **Primeiro dia:** • Alimentar somente com suco de frutas. • Fazer uma limpeza intestinal, em jejum, utilizando 1,5 litro de decocto de camomila ou malva. b) **Segundo dia:** Iniciar o tratamento, misturando uma colher rasa de chá de argila em um copo de água, obedecendo ao seguinte critério: • **Jejum:** tomar uma hora antes do desjejum. • **Refeições:** tomar uma hora antes ou quatro horas após as refeições. • **Outros critérios que deverão ser observados:** ▪ Na primeira semana de tratamento, utilizar água de argila. Após esse período, usar a água argilosa. ▪ A argila poderá ser utilizada durante toda a vida, devendo ser interrompido o uso durante uma semana, a cada três semanas, evitando criar a dependência orgânica. ▪ Após 40 dias de tratamento, aumentar a dosagem de argila para duas ou três colheres rasas de chá. ▪ Evitar os seguintes alimentos: leite e seus derivados; café, chá preto ou mate; bebidas alcoólicas, refrescos e refrigerantes; carnes e gorduras animais; produtos farmacêuticos. ▪ Utilizar somente água de mina, mineral sem gás ou de poço artesiano na preparação da argila, devendo ser evitada a água encanada, clorada ou tratada. ▪ A utilização da argila promove uma sensação de bem-estar e de alívio. ▪ O tratamento deverá ser suspenso quando apresentar sensação de fraqueza, peso, irritação ou mal-estar.

Preparação da água	a) **Água de argila:** deverá ser utilizada durante a primeira semana de tratamento. É preparada colocando uma colher de chá rasa de argila em pó em meio copo de água, misturando até ficar bem homogeneizada. Deixar a argila assentar no fundo do copo durante algumas horas, antes de beber. b) **Água argilosa:** deverá ser utilizada a partir da segunda semana de tratamento. Utiliza os mesmos critérios de preparação da água de argila, devendo a mistura ser ingerida imediatamente após a sua homogeneização.
Dissolução bucal	Uma colher rasa de café de argila poderá ser colocada dentro da boca e dissolvida lentamente, favorecendo a digestão, o fortalecimento das gengivas e dos dentes.
Contraindicações do uso interno	Não deverão tomar argila as pessoas que apresentarem: a) Prisão de ventre. b) Hérnia de hiato. c) Utilização de óleo de parafina nos últimos 15 dias. d) Utilização de alimentação gordurosa. e) Pressão alta. f) Diarreia provocada pelo uso da argila. g) Obstipação provocada pelo uso da argila. h) Nervosismo, insônia, palidez e náuseas.

Argila para uso interno

Tipos de argila	a) **Argilas de cor verde, cinza e rosa:** aplicadas como cataplasmas espessos e quentes são eficazes no tratamento do reumatismo crônico, artrose, descalcificação, osteoporose, osteomalacia, etc. b) **Argila verde:** aplicadas quando é necessário na neutralização e absorção de toxinas, microorganismos, pus, flóculos, células doentes em virtude de tumores, úlceras varicosas, supurações crônicas, antrazes, furuculoses, etc. c) **Argila branca:** é a menos eficaz no tratamento externo.
Principais efeitos externos	Anti-inflamatório; antisséptico; absorvente; antirreumático; anti-infeccioso; analgésico; antitraumático; cicatrizante; antitumoral; desobstruente; antitóxico; emoliente; regulador orgânico; tonificador; estimulante; vitalizante e refrescante.
Preparação da argila	a) Coletar a argila a ser utilizada, de local virgem, de barranco ou buraco cavado de 0,50 a 1,00 metro de profundidade, visando eliminar possíveis contaminantes presentes do solo. b) Utilizar recipientes esmaltados, de vidro, louça ou madeira, devendo ser evitados os de plástico ou metal.

Preparação da argila	c) Misturar a argila com água mineral sem gás, de mina ou poço artesiano, podendo também ser utilizados decoctos ou sucos de ervas medicinais, como alfafa, guiné, camomila, etc. d) Segundo o prof. Jaime Bruning, em seu livro *Existem Doenças Incuráveis*, da Editora Gráfica Expoente, a utilização do decocto do cipó-mil-homens realiza uma intensificação perfeita no potencial terapêutico da argila, sendo recomendada para a eliminação de tumores e cistos de uma forma geral. e) Poderá também ser utilizado na mesma proporção carvão vegetal, intensificando o potencial de absorção de toxinas e odores fétidos.
Critérios de aplicação	a) Antes de iniciar o tratamento com argila, limpar o intestino utilizando clister. b) Realizar uma depuração orgânica auxiliar, utilizando limão ou outro depurativo, mantendo uma dieta mais natural possível. c) Durante a aplicação da argila poderão ser ingeridos sucos de bardana e dente-de-leão para intensificar o poder depurativo. d) Estender um pano de linho ou algodão em uma superfície que tenha no mínimo o dobro da área a ser ocupada pela argila. e) Com uma espátula ou colher de madeira, espalhar a argila sobre a superfície do tecido, mantendo uma espessura de até três centímetros. f) Após a aplicação da argila, cobrir o corpo do paciente com uma colcha de modo a mantê-lo aquecido. g) O período de aplicação poderá ser de 20 minutos até 12 horas, dependendo da disponibilidade do paciente. Geralmente utiliza-se a aplicação de duas a três horas para adultos e de uma a duas horas para crianças menores de 8 anos. h) Nas aplicações de argila, respeitar um intervalo mínimo de duas horas após as refeições. i) Em casos graves, a compressa deverá ser trocada a cada duas horas, até cinco vezes consecutivas. j) A argila pode provocar feridas, comichões, ulcerações, graças à eliminação das impurezas do interior do organismo. l) Jamais utilizar plástico ao redor da argila para não esquentá-la.
Temperatura da argila	a) **Argila fria:** deverá ser aplicada em partes do corpo que se apresentam aquecidas, como em casos de reumatismos inflamatórios ou infecciosos, doenças congestivas e infecciosas e sobre articulações que apresentarem vermelhidão, calor e dor. A argila deverá ser substituída quando se aquecer ou secar. A argila fria não poderá ser aplicada em períodos menstruais.

Temperatura da argila	b) **Argila quente:** aquecer sob os raios solares ou em banho-maria, sendo aplicadas em partes do corpo que se apresentam frias, como em casos de antraz, furunculoses, panarício e reumatismo crônico. Deverá também ser aplicada sobre fígado, pulmões, rins, ossos, articulações e vértebras.
Temperatura nas áreas de aplicação	a) Se durante a aplicação o corpo estiver frio e não conseguir esquentar a argila, retirá-la imediatamente. A caloria desprendida pela febre interna seca rapidamente a argila. b) Para auxiliar a retomada da temperatura do corpo, deverá ser utilizado o aquecimento dos pés com bolsa quente, cobertor, meias, etc. c) A argila removida após aplicação não deverá ser reutilizada, pois contém impurezas em sua estrutura. d) Lavar bem os panos usados na aplicação de argila, utilizando apenas a água sem sabão. e) Observar as áreas do abdome que apresentarem equimoses, pois poderão esconder hemorragias internas.
Contraindicações do uso externo	As contraindicações na aplicação externa da argila se manifestam por meio dos seguintes sintomas: a) Mal-estar indefinido e persistente. b) Fadiga intensa e duradoura. c) Irritabilidade, nervosismo, insônia, que se manifestam durante alguns dias.
Técnicas de aplicação de argila	
Absorvente higiênico	• É uma técnica em que se aplica a argila entre tecidos ou gaze, na região íntima masculina ou feminina, promovendo um alívio imediato. • É eficaz no tratamento de coceira, odores na área genital, hemorroidas, etc., podendo ser utilizado várias vezes ao dia. Quando a argila aquecer deverá ser removida e lavar bem o tecido ou gaze utilizada sem sabão para ser reaproveitada.
Banhos	• É uma técnica em que se utiliza a aplicação da argila durante o banho: ▪ **Banheira:** adicionar três colheres de sopa de argila em pó para um banho de 20 minutos. ▪ **Chuveiro:** acrescentar uma quantidade de argila na bucha vegetal, previamente umedecida, e esfregar todo o corpo, procedendo o enxágue. Caso haja disponibilidade de tempo, aplicar uma fina camada de lama. Repousar durante 20 minutos, procedendo o enxágue. Esse procedimento promove um relaxamento.

Banhos	• Poderão ser utilizados banhos de imersão nos membros inferiores em água argilosa, durante 15 minutos para tratamento de dores, frieiras, varizes, doenças nos ossos, do baixo ventre, dos rins, etc. Logo após, realizar banhos de assento por mais 15 minutos. Em casos crônicos, repetir o procedimento duas vezes ao dia.
Cataplasma	• É uma técnica que atua em áreas profundas do organismo, requerendo uma camada espessa de argila de um a dois centímetros. Quanto mais espessa for a camada de argila, mais profundamente serão os órgãos atingidos. • É indicada para casos crônicos ou que exijam continuidade no tratamento, devendo permanecer sobre o corpo por até duas horas, estando o paciente deitado. • Não aplicar o cataplasma em dois órgãos ao mesmo tempo, nem após as refeições, de modo a não comprometer o processo digestivo. • A areia de mar ou de rio poderá também ser utilizada, acondicionada em saco de tecido, devidamente aquecida em forno, para tratamentos de neuralgias e desmineralização orgânica.
Compressas	• É uma técnica que utiliza uma camada de argila de até um centímetro durante período de tempo inferior a uma hora, sendo indicada para casos de dores repentinas ou febre, que não exijam tratamento prolongado. • No tratamento de queimaduras, manter a umidade da argila, sobrepondo folhas de bananeira ou de repolho. • No tratamento de febre e cólicas abdominais, aplicar a compressa, retirando-a quando aquecer.
Fricção	• É uma técnica em que se atrita a lama nas partes do corpo, friccionando-a de forma suave no início, aumentando progressivamente a pressão com movimentos de baixo para cima nos braços e pernas e de forma circular nas articulações e costas. Após a fricção, cobrir a região deixando a argila secar naturalmente. • É utilizada em casos de artrite, artrose, reumatismo, paralisias e tuberculose, não devendo ser friccionadas áreas inchadas, abertas ou feridas ou mesmo nas suas proximidades. • O gengibre ralado misturado à lama poderá ser utilizado para dissolver a congestão na área.
Gargarejos	• É uma técnica que auxilia na limpeza, desinfecção e eliminação de resíduos bucais, até mesmo o odor de cigarro, além de aliviar a garganta. Pode ser acrescentada a argila, o sal grosso, a própolis ou chá de alguma erva.

Gargarejos	• A argila diluída em água salgada auxilia no tratamento de amidalite, faringite, otites e dores de cabeça. No tratamento de afecções de garganta poderão ser adicionados a argila, a cebola e o alho amassado. • O pó da argila utilizada na escovação dentária contribui para a fortificação das gengivas, extirpando os resíduos não eliminados pelas pastas dentais, podendo também trazer benefícios para quem sofre de obstipação intestinal crônica. • O pó da argila pode substituir os ingredientes químicos utilizados na escovação de aparelhos ortodônticos ou dentaduras.

Lavagens e irrigações	• É uma técnica utilizada para irrigação interna e lavagens:
	  ▪ **Para clister:**
	    a) **Adultos:** utilizar uma colher de sopa de argila para 500 ml de água pura, na temperatura corporal.
	    b) **Crianças:** utilizar a metade da dosagem.
	    c) **Tratamentos específicos:** auxilia no tratamento de problemas renais, do reto, da próstata, inflamações, parasitoses intestinais e hemorroidas, facilitando a eliminação fecal e a tonificação de toda a região do baixo ventre. Também pode ser utilizado para lavagens intestinais.

Lavagens e irrigações	▪ **Para irrigação nasal:** água argilosa diluída em soro fisiológico, utilizada no tratamento de sinusites, inflamação da mucosa nasal e nas dificuldades respiratórias.
Máscara ou cobertura	• É uma técnica que atua em lesões superficiais ou em áreas de difícil fixação de compressas, podendo ser utilizada em qualquer parte do corpo. • A argila deverá ser mantida úmida, perdendo sua função terapêutica quando seca, sendo as áreas machucadas ou com alteração as últimas a secarem. • Finalizar a utilização da argila, com a aplicação de óleo ou creme nas peles secas e suco fraco de limão nas peles oleosas.
Polvilhamento	• É uma técnica em que se aplica o pó da argila seca, polvilhada sobre feridas, cortes, escoriações e erupções úmidas da pele, nas áreas de excessiva transpiração e que apresentam fortes odores. • Pode ser utilizado como descongestionante em casos de catarro e sinusite, aspirando o pó fino pelas narinas.

Sepultamento	• É uma técnica em que se cobre totalmente o corpo do paciente com argila, exceto a cabeça, mantendo-o à sombra, tomando bastante líquido ministrado frequentemente. Deve ser realizada fora dos períodos digestivos, iniciando com períodos de 15 minutos até uma hora, repartidos em três ou quatros sessões, durante dez dias. • A técnica não deverá ser realizada caso o paciente sinta indisposição ou sensação de frio. • É indicada para remoção de energia residual proveniente de descarga elétrica de raio ou corrente elétrica. • Poderá ser utilizado o sepultamento com areia do mar ou do rio, visando tratar debilidades orgânicas, desmineralização, raquitismo, afecções ósseas, artritismo, reumatismo e intoxicações graves.

Tratamentos geoterápicos	
Indicação	Tratamento geoterápico
Abscessos dentários	• Aplicação de argila fria sobre face.
Abscessos, furúnculos, antraz e panarício	• Caso a área apresente calor, aplicar argila fria, substituindo-a a cada duas horas. Para favorecer o amadurecimento e a supuração, poderá ser aplicado alternadamente, por uma hora, cataplasma quente de cebolas cozidas ao forno.
Abscessos, furúnculos, antraz e panarício	• Quando a supuração finalizar, aplicar durante o dia argila fria por até duas horas. À noite aplicar compressas de água lamosa ou decocção de buxo ou de feno-grego. • Adotar dieta natural e desintoxicante, ingerindo à noite uma colher rasa de café de argila em água.
Acne	• Aplicação local de máscara de argila, mantendo-a até secar. Retirar o excesso com água e passar suco de limão. • Ingerir pela manhã em jejum, ou antes das refeições, uma ou duas colheres de café rasa de água com argila.
Aderências e sequelas operatórias	• Quatro semanas após a cirurgia, realizar aplicação local de argila fria ou aquecida de meio centímetro, durante duas horas ou estendida durante a noite. Ir aumentando a espessura do cataplasma gradativamente.
Afecção da bexiga	• Aplicação local de argila quente, com dois a três centímetros, por até quatro horas, em período longe das refeições. • Em caso de febre local, utilizar argila fria. • Complementar o procedimento realizando massagem circular, no sentido horário, com azeite de oliva.

Indicação	Tratamento geoterápico
Afecção da bexiga	• Aplicação de uma camada de argila morna, preparada com decocto de cipó-mil-homens, na região da bexiga, no mínimo por três horas.
Afecção da medula	• Aplicação de argila tépida em toda a extensão da coluna, por até duas horas, em horário longe das refeições.
Afecção da pele	• Aplicação de uma camada de argila comum ou dolomítica morna, preparada com decocto de cipó-mil-homens, sobre a pele, no mínimo por três horas.
Afecção do coração	• Aplicação local de argila aquecida misturada com suco de cebola.
Afecção dos ossos	• Aplicação de argila tépida em toda a extensão da coluna por até duas horas, em horário longe das refeições.
Afecção dos ouvidos	• Aplicação de argila fria sobre a orelha durante duas horas. • Aplicação de uma colher de suco de limão no ouvido durante uma semana, exceto em tímpano perfurado. Se provocar dores na véspera, à noite aplicar uma colher de óleo morno e pela manhã, o suco de limão. • Aplicação de uma camada de argila morna, preparada com decocto de cipó-mil-homens, atrás dos ouvidos, na nuca, no mínimo por três horas.
Afecção dos ovários	• Aplicação local de argila quente, com dois a três centímetros por até quatro horas, em período longe das refeições. • Em caso de febre local, utilizar argila fria. • Complementar o procedimento realizando massagem circular, no sentido horário, com azeite de oliva.
Afecção dos pulmões	• Aplicação no peito e nas costas de argila aquecida de dois centímetros durante três horas. • Caso apresente febre, aplicar cataplasma aquecido de farinha de mostarda. • Aplicação de uma camada de argila morna, preparada com decocto de cipó-mil-homens, na região dos pulmões, no mínimo por três horas.
Afecção dos rins	• Aplicação local de argila quente, de três centímetros, por até quatro horas. • Complementar com massagens utilizando água lamosa misturada com alho macerado. • Aplicação local de argila morna, preparada com decocto de cipó-mil-homens, no mínimo por três horas, sendo recomendada até para cálculos renais.

Indicação	Tratamento geoterápico
Afecção do sistema nervoso	• Aplicação de uma camada de argila morna preparada com decocto de cipó-mil-homens na cabeça, no mínimo por três horas, durante 30 dias.
Afecção no baço	• Aplicação local de argila morna preparada com decocto de cipó-mil-homens, no mínimo por três horas.
Afecção ou deformação nos membros	• Aplicação local de banho com lama espessa durante uma hora. • Complementar com massagens com água lamosa misturada com alho macerado.
Afecção nos olhos	• Aplicação local de argila morna de um centímetro por duas horas. • Aplicação de uma camada de argila morna preparada com decocto de cipó-mil-homens sobre os olhos, no mínimo por três horas.
Afecção hepática	• Aplicação de uma camada de argila morna, preparada com decocto de cipó-mil-homens, na região do fígado, no mínimo por três horas.
Afonia	• Aplicação local de argila morna com cebola ralada ou decocto de cipó-mil-homens, no mínimo por três horas.
Amidalite, faringite, etc.	• Aplicação local de argila fria, de dois centímetros durante uma hora. • Realizar gargarejos com água salgada, alternando com água argilosa ou água com suco de limão.
Anúria (pouca urina)	• Aplicação sobre os rins de argila morna preparada com decocto de cipó-mil-homens, no mínimo por três horas.
Apendicite	• Aplicação local de argila morna preparada com decocto de cipó-mil-homens ou cebola ralada, no mínimo por três horas.
Artrite	• Aplicação de argila tépida em toda a extensão da coluna por até duas horas, em período longe das refeições. • Aplicação local de argila morna, se a região estiver fria, preparada com decocto de cipó-mil-homens, no mínimo por três horas.
Ascite	• Aplicação na região dos rins e fígado de argila morna preparada com decocto de cipó-mil-homens, no mínimo por três horas.
Blenorragia	• Aplicação na região genital de argila morna preparada com decocto de cipó-mil-homens, no mínimo por três horas.
Cabeça quente	• Aplicação de argila tépida na nuca que atuará sobre as glândulas pineal e hipófise, por até duas horas, em período longe das refeições.

Indicação	Tratamento geoterápico
Cabeça quente	• Caso ocorram perturbações e sensações de vertigens, mal-estar, tonturas, etc., interromper a aplicação na nuca, transferindo-a para o baixo ventre.
Calcificações ósseas	• Aplicação de uma camada de argila morna, preparada com decocto de cipó-mil-homens, na região da garganta, no mínimo por três horas.
Calos	• Aplicação local de argila morna de um centímetro, por no mínimo duas horas. • Friccionar o local com a mistura de duas partes de óleo canforado e uma de alho. • Aplicação de uma camada de argila morna, preparada com decocto de cipó-mil-homens, na região afetada, no mínimo por três horas, friccionando antes dente de alho ou seiva de dente-de-leão.
Catarata	• Aplicação de uma camada de argila morna, preparada com decocto de cipó-mil-homens, sobre os olhos, no mínimo por três horas.
Cirrose hepática	• Aplicação de uma camada de argila morna, preparada com decocto de cipó-mil-homens, na região do fígado, no mínimo por três horas.
Congestão	• Aplicação, pelo maior número de vezes possível, de argila fria e espessa na nuca, por até uma hora, em período longe das refeições. Complementar com a aplicação de argila fria no baixo ventre, por até duas horas, e cataplasma de couve crua na cabeça.
Contusões, entorses	• Aplicação local de argila fria de um a dois centímetros, por até duas horas. • À noite realizar aplicação local de água lamosa.
Coxartrite, coxartrose	• Aplicação, pelo maior número de vezes possível, de argila morna, em toda a extensão da coluna vertebral e do quadril correspondente, por até duas horas. • Ingerir pela manhã, em jejum, uma colher de café de argila diluída em água, alternando diariamente com suco de cavalinha para remineralizar.
Dentifrício	• Utilizar argila misturada com hortelã para escovação dos dentes.
Depressão	• Aplicação de uma camada de argila morna, preparada com decocto de cipó-mil-homens, na região da cabeça ou na sua parte posterior, no mínimo por três horas.
Descalcificação	• Aplicação de argila tépida em toda a extensão da coluna por até duas horas, em período longe das refeições.

Indicação	Tratamento geoterápico
Diabetes	• Aplicação de uma camada de argila morna preparada com decocto de cipó-mil-homens, na região do pâncreas, no mínimo por três horas.
Doença de Chagas	• Aplicação de uma camada de argila morna, preparada com decocto de cipó-mil-homens, sobre o coração, no mínimo por três horas.
Doenças da coluna	• Aplicação de uma camada de argila morna, preparada com decocto de cipó-mil-homens, na região da coluna, no mínimo por três horas.
Eczema	• Ingerir pela manhã, em jejum, uma colher de café de argila diluída em água. • Aplicação de uma massa de argila fina que, quando seca, deverá ser removida com água com limão ou com sal marinho. • Caso apresente comichões, aplicar uma fina camada de argila em pó misturada com óleo de amêndoas doce ou azeite de oliva. • Aplicação de uma massa de argila fina, preparada com decocto de cipó-mil-homens.
Enxaqueca	• Aplicação, sobre a fronte, de camada fina de argila fria misturada com suco de limão, durante uma hora. Alternar com a aplicação sobre a nuca, de uma camada de argila morna, durante duas horas. • Aplicação de uma camada de argila morna, preparada com decocto de cipó-mil-homens com cordão-de-frade, em toda a região da cabeça, no mínimo por três horas.
Feridas	• Aplicação local de pó de argila sobre ferida recente, que deverá ser coberta com uma camada de argila fria e grossa durante até duas horas. A ferida ou ulceração poderá ser protegida por uma casca de cebola. • Lavar a ferida com água salgada ou misturada com suco de limão, aplicando logo após água lamosa.
Feridas supurantes ou úlceras gangrenosas	• Aplicação local de argila fria, substituindo a argila a cada duas horas, se esta apresentar caloria. Nos intervalos de substituição da argila, banhar o local com a decocção quente de buxo ou feno-grego. • Para úlceras dolorosas, alternar a aplicação de argila a cada duas horas, com folhas de couve crua ou maceradas em água com suco de limão.
Fraturas	• Após a retirada do gesso, aplicar uma camada de argila fria, de dois centímetros, durante duas horas.

Indicação	Tratamento geoterápico
Frieiras	• Aplicação de uma camada de argila morna, preparada com decoto de cipó-mil-homens, na região afetada, durante a noite.
Gangrena	• Aplicação de uma camada de argila morna, preparada com decoto de cipó-mil-homens, no local, no mínimo por três horas.
Gengivites	• Aplicação local de argila.
Gravidez	• Utilizar regime vegetariano para favorecer a formação do feto e a realização do parto. • Ingerir diariamente uma colher de café de argila diluída em água, em semanas alternadas, visando favorecer a lactação. • Aplicação de argila morna sobre o ventre, de dois centímetros, o que favorece o posicionamento normal do feto. • Aplicação de argila morna na região lombar, minimizando as dores nessa região. • Aplicação de argila fria no ventre, eliminando o risco de infecção pós-parto.
Hemorragias	• Aplicação local de argila fria, de pouca espessura, durante uma hora. • Em hemorragias nasais, aplicar argila fria na nuca e suco de limão embebido em algodão na narina.
Hemorroidas	• Aplicação local de uma camada fina de argila, por até duas horas, fixando a peça íntima com gaze. Nas hemorroidas sangrantes, aplicar por menos tempo. • No lugar da água, utilizar decocção de tanchagem.
Hepatite	• Aplicação local de argila fria, de dois centímetros, duas horas após as refeições. • Ingerir uma colher de café diluída em água. • Aplicação de uma camada de argila morna, preparada com decoto de cipó-mil-homens, na região do fígado, no mínimo por três horas.
Hérnia com menos de dois anos	• Aplicar constantemente argila fria de dois centímetros, prendendo-a com o suporte adequado, por até quatro horas, quando deverá ser renovada. Quando a hérnia for reduzindo, a quantidade de argila também deverá ser diminuída, até o desaparecimento total. • Massagear pela manhã e à noite com azeite e alho amassado. • Não realizar esforço físico ou movimentos sem o suporte adequado.

Indicação	Tratamento geoterápico
Hérnia de disco	• Aplicação do maior número possível de vezes de argila morna, de um centímetro, em toda a extensão da coluna vertebral, por até três horas. • Aplicação de uma camada de argila morna, preparada com decocto de cipó-mil-homens, na região da garganta, no mínimo por três horas, durante 20 dias, utilizando, por tempo indeterminado, a aplicação na região da hérnia.
Hipertiroidismo	• Aplicar cataplasmas quentes de folhas de couve ou compressas com decocção de louro. • Na manifestação de bócio interno ou externo aplicar argila morna, de um centímetro, duas vezes ao dia, por até quatro horas ou durante todo o período noturno. • Aplicação na região do bócio de argila morna preparada com decocto de cipó-mil-homens, no mínimo por três horas.
Histeria	• Aplicação de uma camada de argila morna, preparada com decocto de cipó-mil-homens, na região da cabeça, no mínimo por três horas.
Icterícia	• Aplicação de uma camada de argila morna, preparada com decocto de cipó-mil-homens, sobre o fígado, no mínimo por três horas.
Impotência	• Aplicação de uma camada de argila morna preparada com decocto de cipó-mil-homens, sobre o púbis e o cóccix, no mínimo por três horas, durante 15 dias.
Malária	• Aplicação de uma camada de argila morna, preparada com decocto de cipó-mil-homens, na região do fígado, baço e intestino, no mínimo por três horas, durante 30 dias.
Manchas da pele	• Aplicação durante um longo período de argila fria, bem grossa, por até uma hora, renovando-a com frequência.
Menopausa	• Aplicação de camada de argila fria, preparada com decocto de cipó-mil-homens, na região dos ovários, do útero e da cabeça, no mínimo por três horas, durante 30 dias.
Micose de unha	• Aplicação de essência de alfazema, embebida em algodão, três vezes ao dia.
Miomas	• Aplicação de uma camada de argila morna, preparada com decocto de cipó-mil-homens, na região afetada, no mínimo por três horas, durante 30 dias.
Obesidade	• Aplicação de uma camada de argila morna, preparada com decocto de cipó-mil-homens, na testa, garganta e parte posterior da cabeça, no mínimo por três horas, durante 30 dias.

Indicação	Tratamento geoterápico
Poliomielite	• Aplicação de uma camada de argila morna, preparada com decocto de cipó-mil-homens, na parte posterior da cabeça, no mínimo por três horas, durante 30 dias.
Queimaduras	• Aplicação ininterrupta de argila fria, de um centímetro, que deverá ser renovada de hora em hora. Quando começarem a aparecer novos tecidos, reduzir para três ou quatro aplicações diárias, com duração de até duas horas. • Poderá ser utilizada uma gaze entre a pele e a argila. • Beber muita água para a hidratação corporal. • As queimaduras de extremidades poderão ser tratadas durante uma hora, mergulhando-as em um recipiente contendo argila bem pastosa.
Reumatismo, dor ciática, nevrite	• Aplicação local de argila espessa fria ou quente, durante duas horas ou estendida à noite. Em crise aguda poderá ter o tempo de aplicação ampliado para até quatro horas. • Intercalar com fricção local de argila misturada com a mesma proporção de alho em pó ou amassado.
Sinusite	• Aspirar água argilosa nas narinas, aplicando suco de limão em seguida. • Aplicação de argila morna, preparada com decocto de cipó-mil-homens, sobre o nariz e a fronte, no mínimo por três horas.
Transpiração excessiva	• Mergulhar os pés durante uma hora em lama espessa, aplicando logo a seguir o suco de limão.
Tumores benignos externos	• Iniciar aplicando no local argila fria com um centímetro, uma vez ao dia por três horas, durante uma semana. Aumentar progressivamente para dois a três centímetros, duas a três vezes ao dia, por até três horas. • Nos tumores na coluna ou nas regiões vizinhas utilizar a argila aquecida. • Aplicação de uma camada de argila morna, preparada com decocto de cipó-mil-homens, na região afetada, no mínimo por três horas.
Tumores benignos internos	• Caso o tumor apresente calor aplicar argila fria, de um centímetro, substituindo-a a cada duas horas. • À noite aplicar emplastro de sal marinho com argila. • Para forçar o amadurecimento do tumor, usar cataplasma de argila com cebolas cozidas ao forno, aplicado quente por uma hora. Quando a supuração finalizar, aplicar argila fria por até duas horas. À noite utilizar compressas de água lamosa.

Indicação	Tratamento geoterápico
Úlceras, gastrite	• Aplicação local de argila quente, de dois centímetros, uma hora após as refeições, durante uma hora. Logo após substituir por argila fria, que deverá ser retirada uma hora antes da próxima refeição.
Varizes	• Aplicação local de uma camada fina de argila por até uma hora, lavando e reaplicando no máximo quatro vezes ao dia. • À noite aplicar compressas de decocção de tanchagem, aplicando uma camada fina de argila, cobrindo com folhas de tanchagem ou de couve.
Vitiligo	• Aplicação de uma camada de argila morna, preparada com decocto de cipó-mil-homens, na região do baço, no mínimo por três horas, durante 30 dias.

Hidroterapia

Hidroterapia	
Definição	É um processo terapêutico que utiliza a água, promovendo a dilatação e/ou a contração dos vasos sanguíneos e a abertura dos poros seguida de eliminação de material tóxico presente no interior do organismo.
Reações provocadas	• **Circulatória:** influi na circulação sanguínea. • **Nervosa:** equilibra a atividade nervosa, acalmando ou estimulando o sistema nervoso. • **Térmica:** estimula a temperatura corporal, aquecendo ou esfriando o corpo.
Efeitos fisiológicos	• **Térmico:** efeito relacionado com a aplicação da temperatura da água (quente e frio), ocasionando um maior efeito no corpo. • **Mecânico:** efeito relacionado com processo adotado na aplicação da água sobre o corpo, como borrifos, duchas, fricções, etc. • **Químicos**: efeito relacionado com a forma de aplicação da água, por meio da ingestão ou clister.

Aplicações externas		
Banhos externos		
Temperatura da água	• **Fria:** aquece a pele. • **Quente:** resfria a pele.	
Recomendações	• Antes do banho, aquecer o corpo com exercícios físicos. • Quanto mais frio for o banho, menor deverá ser sua duração. Quanto mais extensa a área a ser banhada, menos fria deverá ser a água. • A sensação de frio após o banho indica que não houve reação térmica, sendo necessário o uso de agasalho. • Iniciar o banho com dois minutos, aumentando progressivamente até 15 minutos, observando as condições e características do paciente. • Pacientes com extrema sensibilidade ao frio, ir aumentando gradativamente a temperatura da água. • Realizar o banho 15 minutos antes ou três horas após as refeições. • Após o banho é necessário o aquecimento do corpo, deitando, caminhando ou exercitando fisicamente. • Poderá ser misturado um quilo de argila para cada 20 litros de água. • Pacientes com marcapasso não deverão utilizar banho para reação térmica. • Molhar primeiro os pés e não a cabeça, principalmente se tiver algum problema cardíaco. • Como efeito terapêutico, pode-se de manhã bem cedo tomar um banho frio, enrolando em uma toalha sem enxugar, retornando para a cama, cobrindo-se até se secar com o calor do corpo. • O banho, com temperatura alternada, deve iniciar e terminar sempre com água fria. • Pacientes muito doentes ou idosos não devem tomar banho frio, pois seu corpo está muito fraco para resistir ao impacto térmico. • Abster-se de banho frio no período menstrual.	
Banhos energizantes de ervas		
Definição	É o banho que utiliza a decocção de ervas, realizado logo após a higienização do corpo. Geralmente é aplicado morno, do pescoço para baixo, com exceção de algumas ervas que são energeticamente benéficas para a cabeça.	
Abertura áurica	Cânfora.	

Abertura de caminhos	Abre caminho.
Desobsessão	Alecrim, benjoim e mirra.
Energizante	Cravo, losna, erva-doce.
Estimulante sexual	Gengibre.
Limpeza áurica	Arruda, guiné e alho.
Limpeza corporal	Canela, erva-doce, cravo.
Movimentação financeira	Folhas de amoreira.
Prosperidade	Erva-doce, mirra, melissa, camomila e alfazema.
Proteção áurica	Água com leite, água de arroz.
Transmutação energética	Folhas de jabuticabeira.
Vencer obstáculos	Espada-de-são-jorge.

Banhos de água com jato direcionado
Procedimento: Projetar a água sob pressão no corpo utilizando uma mangueira a uma distância de no mínimo três metros. Também está incluído o posicionamento sobre uma queda de água natural ou artificial.
Aplicações   • Realizar o procedimento até duas vezes ao dia, direcionando inicialmente o jato de água para a sola dos pés, abrangendo depois todo o corpo ou a parte que se queira estimular.
Indicações   • Estimulação da circulação sanguínea.   • Purificação orgânica, por intermédio da eliminação de toxinas.   • Anemia.

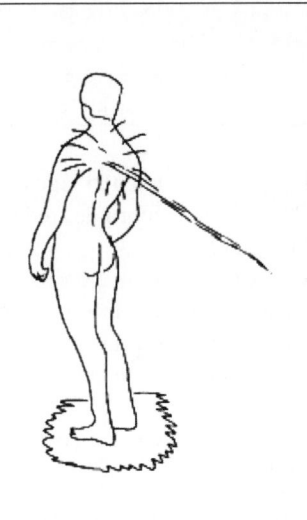

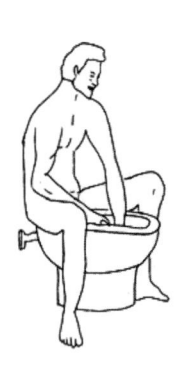

Banho genital	
	Procedimento • Encher o bidê com água na temperatura entre 10° e 15°C, de modo que o corpo não entre em contato com a água. • Lavar a região genital, esfregando suavemente, com um pano macio, a região da glande e da genitália externa, sem introduzir água no interior da vagina.
	Aplicações • Realizar várias ao dia, com duração média de 15 a 20 minutos, fora dos períodos digestivos (30 minutos antes e duas horas após as refeições). • Não deverá ser realizado durante o período menstrual.
Indicações	• Expectoração bronquial. • Melhoria da circulação dos órgãos do baixo ventre. • Descongestiona a cabeça, tonificando o cérebro e fortalecendo os nervos. • Estimulação da força vital. • Estimulação da função estomacal, hepática, renal e intestinal. • Cura a obstipação intestinal.

Banho de tronco	
	Procedimento • Utilizar uma banheira grande contendo água na temperatura entre 17° e 22°C, cobrindo todo o quadril e o tronco do paciente. • Deverá ser realizado sempre com o estômago vazio. • Durante o banho, esfregar delicadamente a região do baixo ventre, com um pano ou as próprias mãos. • No período frio, manter aquecidas as partes que permanecem fora da água. • Concluído o banho, realizar exercícios físicos, expor-se ao sol ou se recolher no leito.
Aplicações	• Tomar em média dois banhos por dia, com duração máxima de dez minutos, podendo se estender até 30 minutos, dependendo do caso. • Pessoas idosas, fracas e crianças não devem permanecer mais do que cinco minutos. • Em febre muito alta, a água deve ser mais quente, podendo-se permanecer por até meia hora.

Indicações	• Descongestionamento da cabeça, cérebro, coração e pulmões. • Infecções internas, como renais, hepáticas, estomacais, etc. • Redução da febre. • Cura de enfermidades crônicas. • Inflamações do útero e ovários. • Hemorroidas. • Obstipação intestinal. • Insônia.
Contraindicação	• Afecções dos rins, bexiga, tuberculose, coração e anemia grave.

Banho de assento	
	Procedimento • Utilizar uma banheira grande, contendo água na temperatura entre 8° e 15°C, que não deverá ultrapassar a altura do umbigo do paciente. • Durante o banho esfregar delicadamente a região do baixo ventre, utilizando um pano ou as próprias mãos.
	Aplicações • Tomar em média dois banhos por dia, com duração máxima de cinco minutos, tendo-se o cuidado de manter os pés aquecidos e o estômago vazio.
Indicações	• Congestão e dores abdominais. • Combate a prisão de ventre. • Normalização digestiva. • Equilíbrio do sistema nervoso. • Dores. • Cólicas. • Hipotermia do baixo ventre. • Lombalgias. • Dores reumáticas. • Estimulação da circulação sanguínea. • Congestão da cabeça. • Afecções do estômago, intestino, fígado, dos órgãos sexuais, rins, do coração, etc. • Combate dores menstruais. • Anúria. • Hemorragias internas. • Cálculos renais e hepáticos.

	Banho de vapor
	Procedimento • Utilizar sauna adequada, ou cadeira coberta com um lençol grande ou capa plástica contendo uma mangueira condutora de vapor gerado por uma panela de pressão. • Na sauna normal, sobre a cabeça uma toalha molhada. Na sauna improvisada, manter a cabeça exposta. • A cada três ou quatro minutos de banho de vapor, resfriar o corpo com uma toalha molhada ou com uma ducha fria sem molhar a cabeça.
	Aplicações • Em situações normais de saúde, tomar um banho de vapor por dia, de até uma hora, estando sempre com o estômago vazio. Nas situações de intoxicação mais graves, tomar o banho de vapor até três vezes ao dia. • Pessoas idosas ou que não transpiram deverão tomar até dois banhos semanais. • Após a realização do banho, ingerir água para compensar a perda.
Indicações	• Normalização da circulação sanguínea. • Purificação e eliminação das impurezas orgânicas e toxinas. • Recomendado para doenças venéreas crônicas, como sífilis, gonorreia, e outras, como reumatismo, afecções renais, cardíacas e de origem nervosa.

	Banho de vapor direcionado
Procedimento	• Gerar o vapor com panela de pressão e com uma mangueira, acoplada na saída da válvula, direcionar o vapor na parte do corpo que se queira tratar.
Ervas que poderão ser adicionadas à água	• **Cabeça:** eucalipto, sálvia, orégano, arnica, etc. • **Ouvido:** camomila, alfafa, confrei, etc. • **Articulações:** arnica, etc. • **Expectoração:** eucalipto, cavalinha, etc.
Aplicações	• Aplicar o vapor durante 20 minutos, passando frequentemente na região uma toalha com água fria para causar reação térmica.

	Banho helioterápico
Definição	É a exposição à ação do Sol, do corpo nu e coberto, envolvido por uma manta de lã, mantendo a cabeça na sombra.

Aplicações	• Em intervalos periódicos, quando o corpo estiver bastante aquecido, umedecê-lo ou molhá-lo com água fria, cobrindo novamente sem se secar. • Repetir o procedimento por até oito vezes, concluindo com uma sessão de água fria.

Enfaixamentos úmidos

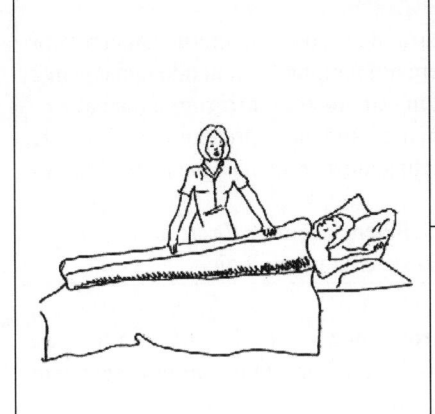

	Definição Manter o paciente deitado, envolvendo o seu corpo com um lençol ou toalha umedecida em água fria, desde os braços até os pés, ou das axilas até os joelhos, ou dos joelhos até os pés, ou na parte que se queira tratar. Logo após, cobrir com um cobertor.
	Aplicações • Uma vez por semana, enfaixar o corpo inteiro. Os enfaixamentos parciais poderão ser repetidos mais frequentemente. • As aplicações poderão durar até duas horas, devendo o corpo transpirar diante do estímulo térmico.
Indicações	• Purificação e eliminação das impurezas orgânicas e toxinas. • Estimulação de todos os órgãos e sistemas do corpo.

Esponjamento

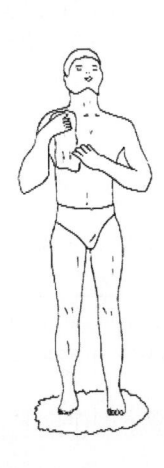

	Procedimento Ao levantar, passar uma toalha ou esponja com água fria em todo o corpo. Mantendo-o ainda molhado, vestir a roupa e retornar imediatamente para o leito. Pode-se aplicar o procedimento em partes do corpo que se queira trabalhar, como cabeça, garganta, estômago, etc.
	Aplicações • **Febre e doenças agudas:** realizar até seis aplicações diárias. • **Febre muito intensa:** realizar o procedimento a cada 15 minutos, com recolhimento no leito, para uma reação mais ampla do organismo.
	Indicações • Estimulação da circulação sanguínea. • Purificação orgânica, por meio da eliminação das toxinas. • Equilíbrio do sistema nervoso. • Eliminação de dores e mal-estar.

	Pedilúvios (Escalda-pés)
Definição	É uma forma de aplicação externa, na qual os pés são mergulhados em um recipiente que poderá conter água pura aquecida ou fria, ou uma solução terapêutica.
Aplicações	• O procedimento deverá ser realizado em um período de até 20 minutos, se possível antes de dormir.
Tipos de pedilúvio	**1) Alternados** • **Procedimento:** colocar os pés, alternadamente, por três minutos em um recipiente contendo água quente (até 40°C) e um minuto em outro com água na temperatura ambiente. Repetir o procedimento por até dez vezes, finalizando sempre na água na temperatura ambiente. • **Finalidade:** deficiência circulatória, nervosismo e estimulação do sistema imunológico.
	2) Frio • **Procedimento:** colocar os pés, até a altura da panturrilha, por até três minutos em um recipiente contendo água fria. • **Finalidade:** combater insônia e estimular a circulação periférica dos pés.
	3) Quente • **Procedimento:** colocar os pés, até a altura da panturrilha, por até três minutos em um recipiente contendo água quente (até 40°C). • **Finalidade:** aquecer os pés, auxiliar no tratamento de doenças do cérebro, gripes, resfriados e atraso de menstruação (realizar até três vezes ao dia).
	4) Água salgada com cinza: misturar a água quente (até 40°C) com uma colher de sopa de sal grosso e duas de cinza vegetal. • **Finalidade:** dores de cabeça.

5) **Decocção de capim-cidreira:** colocar a decocção de sete colheres de sopa de folhas secas em um litro de água ou três colheres de sopa da tintura a 20%, misturadas diretamente na água quente (até 40°C) do recipiente.
• **Finalidade:** descongestionamento e liberação de tensões, melhorando a qualidade energética, favorecendo a indução ao sono.

6) **Decocção de eucalipto:** colocar a decocção de sete colheres de sopa de folhas secas em um litro de água ou três colheres de sopa da tintura a 20%, misturadas diretamente na água quente (até 40°C) do recipiente.
• **Finalidade:** purificação e transmutação energética, ampliando o nível de vitalidade.

7) **Sal amargo (sulfato de magnésio)**: dissolver cinco colheres de sopa na água quente (até 40°C) do recipiente.
- **Finalidade:** liberação de toxinas acumuladas no corpo.

Observação: Lavar os pés com água pura após a aplicação que não deverá ultrapassar 15 minutos.

Aplicações internas	
Clenoterapia	
Definição	É o processo terapêutico que utiliza águas minerais, tanto em nível externo como interno.
Água destilada	Utilizada para aumentar a diurese, podendo ser usados até dois litros ao dia.
Água carbogasosa alcalina	É utilizada para tratamento das seguintes doenças: • Afecções agudas do fígado, como hepatite. • Afecções agudas e crônicas dos rins, incluindo os cálculos renais. • Anemia. • Distúrbios digestivos. • Convalescências.
Água ácido ferruginosa	É utilizada para tratamento das seguintes doenças: • Anemia. • Clorose (anemia ocasionada por menstruação abundante). • Fraqueza em geral. • Neurastenia. • Estrias.
Água alcalina gasosa bicarbonatada mista	É utilizada para tratamento das seguintes doenças: • Azia. • Fermentação intestinal. • Úlceras estomacais e duodenais. • Aftas. • Acidez.
Água magnesiana	É utilizada para tratamento das seguintes doenças: • Colites. • Diarreias. • Estimulação do apetite. • Afecções crônicas do fígado. • Infecções agudas de qualquer natureza. • Hipertensão arterial. • Insuficiência cardíaca. • Cálculos renais. • Distensões abdominais. • Azia. • Gastrite.

Água magnesiana	• Fraqueza nervosa. • Distúrbios circulatórios cerebrais. **Nota:** Seu uso pode ocasionar leve obstipação intestinal.
Água alcalina gasosa	É utilizada para tratamento das seguintes doenças: • Tratamento de doenças nervosas. • Auxiliar no tratamento de doenças crônico degenerativas, como câncer, diabetes, colite, arteriosclerose, etc. • Obstipação intestinal. • Manchas e doenças da pele. • Inflamações dos olhos, como colírio. • Cerosidade excessiva nas otites. • Gargarejos em faringites, amidalites, laringites, inflamações da boca, abscessos, etc.

Enemas ou clister

Critérios de aplicação	• Deve ser usada somente água pura, sem tratamento químico, como as de fonte ou nascente limpa. • A aplicação deve ser realizada somente precedida de jejum. • Não deve ser utilizada por mais de três dias consecutivos. • Deve ser aquecida na temperatura corporal.
Melhores horários para aplicação	• Pela manhã, em jejum. • Quatro horas após as refeições.

Tipos de aditivos utilizados

Água do mar	• **Finalidade:** tonificante para diabéticos e debilitados. • **Volume:** 500 ml de água do mar para cada 500 ml de água doce.
Alho moído no azeite de oliva	• **Finalidade:** desinfecção intestinal e vermífugo. • **Medida:** quatro dentes de alho para cada duas colheres de azeite, misturados em um litro de água.
Camomila	• **Finalidade:** atuar em inflamações do intestino grosso e reto, além de eliminar flatulências. • **Medida:** decocção de uma colher de sopa para cada litro de água.
Garapa (suco de cana)	• **Finalidade:** estimulação da peristalse. • **Medida:** quatro colheres de sopa para cada 500 ml de água.
Iogurte natural	• **Finalidade:** enriquecimento da flora intestinal. • **Medida:** um iogurte natural para cada litro de água.
Suco de limão	• **Finalidade:** limpeza das toxinas e estimulação da flora intestinal. • **Medida:** 500 ml de água com suco de limão.

Tomilho no azeite	• **Finalidade:** amolecimento de fezes agarradas no intestino grosso. • **Medida:** infusão de duas colheres de sopa de tomilho em 500 ml de água, misturada a uma colher de azeite. **Nota:** Utilizar antes de dormir, intercalando uma lavagem intestinal de um litro de água para uma colher de sopa de sal amargo ou sal grosso de churrasco torrado.

Cromoterapia*

Cromoterapia	
Característica	As cores atuam nos órgãos de percepção, alterando a mente e as emoções, além de ampliar nossa energia vital promovendo a cura mental e espiritual. As cores podem ser consorciadas com mantras, formas geométricas (yantras), visualizações, etc.
Atuação	As cores possuem em sua constituição o elemento fogo, responsável pela motivação, pela energização e estimulação da circulação cerebral, ampliando o nível de discernimento. No seu aspecto negativo também é responsável pelas manifestações emocionais intensas, como a raiva. A coloração característica presente no corpo sutil é uma resposta aos estados emocionais, como raiva, angústia, avareza, facilmente identificada por meio da Kirliangrafia.
Critérios de utilização	A cromoterapia pode ser utilizada na pintura de ambientes, mobiliários, vestuários, roupas de cama, etc., tornando-os terapêuticos e relaxantes. Na iluminação ambiental pode ser utilizada a coloração adequada ou sistemas de aplicação que direcionam o foco de luz para a região a ser trabalhada terapeuticamente, como na cromopuntura. Possui efeito mais intenso quando utilizada pelo processo de visualização mental, direcionando a coloração específica sobre o corpo, chacras ou ambientes que se deseja energizar.

Tabela cromoterápica		
Cor	Função	Atuação
Azul	Regeneradora	Nervos, músculos, artérias, veias, vasos e pele
	Limpeza áurica	Eliminando influências espirituais

* N.E.: Sugerimos a leitura de *Cromoterapia para Crianças – O Caminho da Aura*, do Dr. Med. Neeresh F. Pagnamenta, e *As Cores em Sua Vida – A Aura das Cores*, de Koward e Dorothy Sun, ambos da Madras Editora.

Cor	Ação	Aplicação
Azul	Sedativa e analgésica	Sistema nervoso
	Equilíbrio cromoterápico	Remove o excesso na aplicação de outras cores
Verde	Antisséptica	Prevenção de estados infecciosos
	Anti-infecciosa	Local de infecção
	Dilatadora	Sistema circulatório, muscular e em partos
	Relaxante	Sistema nervoso, calmante sobre o chacra frontal (verde-claro)
	Regeneradora	Órgãos internos
	Isolante de área	Evitar a disseminação de infecção
Rosa	Ativadora	Corrente sanguínea
	Purificadora	Eliminação das toxinas da corrente sanguínea
	Estimuladora	Chacra esplênico
	Nota: Excesso pode alterar a pressão arterial.	
Amarelo	Reativadora	Sistema muscular e pele (consorciando o rosa e o azul)
	Fortificadora	Tecidos
	Tonificadora	Sistema nervoso
	Estimuladora	Sistema nervoso, muscular e órgãos internos
	Desintegradora	Cálculos biliares e renais
	Ampliadora intelectual	Sobre o chacra frontal
	Regenedora	Problemas nos ossos e na medula óssea (concluir com o verde)
	Restauradora	Tecidos corporais e nervosos (consorciando o azul e o verde)
	Preparadora	Problemas ósseos e musculares para a aplicação do laranja
Lilás	Cauterizadora	Processos infecciosos em geral (concluir com verde para dilatar e azul para corrigir o excesso)
	Higienizadora	Bactericida
	Estimuladora	Controle de anemia
	Nota: Quando trabalhar na cabeça, utilizar uma tonalidade bem clara, não ultrapassando o tempo de aplicação de dois minutos. Concluir sempre com o azul para corrigir excessos.	
Índigo	Coaguladora	Corrente sanguínea

Laranja	Energizadora	Traumatismos ósseos e musculares e orgânicos
	Eliminadora	Redução da taxa de gordura da corrente sanguínea
	Nota: Iniciar aplicando o amarelo, principalmente em debilitados, em áreas nervosas e sobre a coluna.	

Trajetória de aplicação cromoterápica na corrente sanguínea

1) Saída do centro do coração pela lateral esquerda, direcionando até o lóbulo da orelha esquerda, retornando ao coração.
2) Saída do coração, dirigindo para sua lateral direita, direcionando até o lóbulo da orelha direita.
3) Descer até a região do ombro esquerdo, retornando ao ombro direito indo até o coração.
4) Saída do coração indo até a mão esquerda, deslocando pelo pulmão e retornando pela lateral esquerda, voltando ao coração (na região das costas). Repetir pelo ombro direito indo até a mão direita, finalizando no coração.
5) Pelas costas, sair do coração indo até a altura do umbigo, cobrindo os rins e retornando até a região do umbigo.
6) Da região do umbigo descer pelo ilíaco até o pé esquerdo, retornando ao umbigo e direcionando até o pé direito, até a região do umbigo.
7) Do umbigo (no abdome) subir até a região do fígado (lado direito), do baço (esquerdo), retornando ao umbigo e finalizando no coração.

Trajetória de aplicação cromoterápica nas vias respiratórias

1) Deslocar sobre a região das sobrancelhas, da direita para a esquerda.
2) Descer pelo nariz até a traqueia.
3) Da traqueia, deslocar até as costas e realizar movimentos horizontais em toda a região dos pulmões.

Atuação cromoterápica nos chacras

Chacra	Cor	Função	Atuação
Básico	Vermelha	Promove a vitalização, a lucidez e o dinamismo.	Sistema nervoso, coluna vertebral, medula óssea, aparelho reprodutor e rins.
Umbilical	Laranja	Estimula a afetividade humana e a sensibilidade para influências astrais, individuais e ambientais. Ponto de atuação de obsessores espirituais.	Fígado, intestino, rins, vesícula biliar, pâncreas, bexiga e estômago.

Chacra	Cor	Função	Atuação
Esplênico	Amarela	Captação e distribuição de prana pelo corpo. Ponto de vampirização espiritual.	Baço, sistema circulatório.
Cardíaco	Verde	Equilíbrio vital e fisiológico do sistema circulatório, além de promover a intuição. Ponto de atuação de mentores espirituais em passes e curas.	Coração.
Umeral	—	Localizado nas costas sobre o pulmão esquerdo, atuando no equilíbrio mediúnico.	Recepção de energias espirituais de natureza mediúnica.
Laríngeo	Azul-turquesa	Regulação das funções orgânicas e ponto de atuação psicofônica.	Sistema respiratório.
Frontal	Índigo	Promove a conexão espiritual, estimulando a intuição, a vidência e a audiência.	Órgãos da audição e visão.
Coronário	Violeta	Sede da consciência espiritual.	Cérebro.

Gematerapia:
Aplicação preferencialmente no domingo por até 15 minutos. Para limpeza e desenergização das pedras, utilizar sal grosso por 24 horas, seguida de exposição ao Sol por 30 minutos.

Processo geral para aplicação cromoterápica

I – Preparação:
01) Aplicação de cor azul em volta do corpo (aura) durante 30 segundos.
02) Aplicação de cor azul na região da coluna durante 30 segundos.
03) Estimulação do sistema nervoso central:
   a) Na região sacra até a lombar, utilizando a aplicação durante 30 segundos das cores sequenciais: verde, azul e rosa forte.
   b) Aplicação de azul a 20 centímetros de distância na cabeça, durante dez segundos.
   c) Aplicação de azul a 15 centímetros de distância no chacra frontal, durante cinco segundos.

II – Terapêutica local:
01) Adequação das cores terapêuticas durante 30 segundos, observando as indicações da tabela.
02) Encerramento da aplicação cromoterápica sempre com o azul.

Manual de orientação para Terapias Ayurvédicas

Modelo de manual informativo que auxilia na orientação do paciente, favorecendo uma maior compreensão da realização dos procedimentos e eficiência do tratamento.

Terapia Ayurvédica

Ayurveda significa a ciência (Veda) da longevidade (Ayur), que se baseia na harmonia e na felicidade. Também pode ser considerada como a ciência que traz a verdade para a vida. É o sistema de manutenção de saúde mais antigo do mundo, que se mantém atualizado por se basear em textos sagrados, concebidos mediante expansão de consciência. Utiliza diagnósticos da tipologia energética constitucional e do desequilíbrio energético, avaliação do estilo de vida, principalmente da alimentação, consorciação de suplementos alimentares e princípios da Yoga e da Meditação.

Conceituação de Saúde

A Ayurveda reconhece um princípio vital inteligente, mantenedor do funcionamento do corpo e da mente. A saúde é caracterizada como uma sensação de bem-estar físico, mental e social, sendo a doença toda e qualquer expressão de desequilíbrio energético, podendo se expressar física, psicológica e socialmente pela infelicidade no convívio. Os desequilíbrios energéticos são gerados por fatores externos ambientais, tais como temperatura, clima, umidade, alimentação, cansaço, etc. Os fatores internos estão relacionados com a genética, com os desequilíbrios energéticos, aspectos cármicos, desequilíbrio mental e emocional.

1) Desintoxicação Orgânica

A desintoxicação orgânica é a base para uma terapia ayurvédica eficiente, fornecendo a leveza orgânica funcional para a execução dos procedimentos que virão a seguir.

a) [ ] **Jejum total**

Utilização apenas de chás de ervas digestivas, como gengibre, pimenta-do-reino, etc., com duração de até três dias.

b) [ ] **Monodieta à base de lima-da-pérsia**

Utilização de monodieta à base de lima-da-pérsia durante três dias.

c) [ ] **Monodieta à base de inhame**

Utilização de monodieta à base de inhame durante três dias.

d) [ ] **Peya**

É o processo mais eficiente e abrangente para tratar o processo de intoxicação e para hidratação orgânica.

Ingredientes

- 4 colheres de sopa de arroz integral, que pode ser substituído por feijão azuki, ervilha seca partida ou lentilha verde.

Período de utilização

Usar por um período de três dias, devendo ser acompanhado de chás digestivos à base de gengibre e pimenta-do-reino.

Preparação

a) Ferver os ingredientes em 500 ml de água, até que fique bem mole;

b) Coar em um pano, espremendo para separar a parte sólida;

c) Na parte líquida, acrescentar uma pitada de trikatu, cominho e sal marinho ou dietético;

d) Tomar uma chávena do líquido duas vezes ao dia, durante alguns dias;

e) Aplicação no dia seguinte do virechana e do basti.

e) [ ] **Odana**

É um processo desintoxicante, utilizado quando existe apetite.

Consiste no cozimento do arroz integral, utilizando bastante água, até o ponto de papa, devendo adicionar o trikatu, o cominho e o sal marinho ou dietético.

Período de utilização

Usar por um período de três dias, devendo ser acompanhado de chás digestivos à base de gengibre e pimenta-do-reino.

f) [ ] **Tikta Iusha**

É um processo desintoxicante, também utilizado quando existe apetite.

Ingredientes

- 640 ml de água;
- 50 g de arroz integral ou paraboilizado;
- 50 g de ervilha seca partida ou lentilha verde;
- 1 colher de chá de trikatu (mistura proporcional de gengibre, pimenta-do--reino, pimenta-malagueta/chilli);
- 1 pitada de sal marinho ou dietético.

Período de utilização

Usar por um período de três dias, devendo ser utilizado com chás digestivos à base de gengibre e pimenta-do-reino.

Preparação

a) Cozinhar até ficar bem cozido;

b) Bater no liquidificador, transformando o cozido em uma pasta rala;

c) Alimentar-se da pasta durante o dia.

g) [ ] Trikatu com mel
Utilizado preferencialmente para desintoxicação de pacientes obesos, devendo ser tomado pela manhã, em jejum.

2) Dieta Antitoxinas

É a dieta a ser adotada após a de desintoxicação orgânica. Deverá ser mantida enquanto durar todo o procedimento terapêutico a ser realizado, quando então será apresentada uma dieta adequada à constituição energética do paciente. Deverá estar acompanhada de chás estimulantes digestivos, como o gengibre e a erva-doce.

Essa dieta não determina a quantidade dos alimentos a ser ingeridos e, sim, sua capacidade de geração de toxinas (ama) no organismo.

Relação dos alimentos que deverão ser excluídos, temporariamente, da dieta habitual

- Queijos, iogurte, coalhada e manteiga de leite;
- O leite somente poderá ser utilizado com o uso de ervas digestivas, como açafrão ou gengibre;

- Carnes vermelhas, peixe e ovos. Pode-se utilizar, moderadamente, a carne de frango e peru;
- Ovos;
- Frituras de todos os tipos;
- Pães que contenham farinha branca, podendo utilizar o pão integral. Os pacientes asmáticos deverão consumir somente o pão de centeio;
- Açúcares e adoçantes artificiais, podendo utilizar o mel, a stévia pura e a frutose natural;
- Vegetais que aumentam a fermentação intestinal, como tomate, berinjela, pimentão, couve-flor e repolho;
- Chocolate, café, bebidas alcoólicas, gasosas e refrigerantes. Nos casos de desequilíbrio de Kapha, poderão ser utilizadas diariamente, como estimulante, até duas xícaras de café com adoçante natural;
- Bebidas e alimentos gelados;
- Amendoim, nozes e todos os tipos de castanhas;
- Utilizar moderadamente feijões, combinados com temperos adequados, como cominho, coentro, mostarda e gengibre.

Alimentos liberados para consumo condicional

- Pimenta poderá ser utilizada para quem está com a digestão deficiente, sendo contraindicada para os pacientes que apresentam hiperacidez, doenças inflamatórias no trato gastrointestinal, etc.
- Batata e banana poderão ser utilizadas apenas por pacientes que têm digestão eficiente e não apresentam acúmulo de muco.

3) Substância de oleação interna

Durante cinco dias serão ministradas, em jejum, substâncias de oleação interna consorciadas com ervas terapêuticas, visando mobilizar as toxinas até serem eliminadas do organismo, por meio do vômito terapêutico (vamana), diarreia terapêutica (virechana) e da desintoxicação do sangue (rakta mokshana).

a) Critérios para preparação da substância de oleação

a) A substância de oleação interna poderá, dependendo da disponibilidade de cada paciente, ser enviada por um kit, contendo:
- Recipientes com a substância de oleação interna, enumerados com dias sequenciais de ingestão.

- Saquinho com as dosagens de chás digestivos, que deverão ser ingeridos após a substância de oleação.

b) O recipiente, correspondente à dosagem diária, deverá ter a tampa removida e colocado em banho-maria até derreter.

c) Preparar o chá digestivo, colocando uma colher de chá rasa do pó para um copo de água, deixando ferver por alguns instantes, coando em seguida.

d) O paciente deverá se sentar para ingerir a substância de oleação interna, mexendo bem o conteúdo do recipiente. Logo após, ingerir o chá digestivo.

b) *Critérios após a ingestão*

a) A substância de oleação interna é de digestão pesada, devendo ser ingerida em jejum absoluto, permanecendo o paciente nas próximas três horas sem nenhum tipo de alimento, tomando apenas chás digestivos, sem adoçante ou açúcar, de ervas, como canela, hortelã, camomila, gengibre, etc. Esse chá digestivo deverá ser tomado a cada 30 minutos após a ingestão da substância de oleação, devendo ser repetido no mínimo por três vezes, dependendo da dificuldade digestiva apresentada.

b) No almoço, alimentar-se com uma sopa leve feita de vegetais, exceto os que são altamente fermentativos no aparelho digestivo, como pimentão, couve-flor, tomate, beringela e repolho. Utilizar temperos como pimenta-do-reino, cominho, gengibre, coentro, etc.

c) No lanche da tarde, ingerir somente uma fatia de pão integral torrado, acompanhado de chá de ervas digestivas.

d) No jantar, utilizar uma alimentação mais consistente, obedecendo às restrições da dieta antitoxinas.

c) *Eficiência do nível de oleação interna*

a) Verificar diariamente, durante a ingestão da substância de oleação, por meio do toque, o nível de lubrificação externa da pele, verificando o aumento crescente da sua oleosidade e suavidade.

b) Verificar a consistência das fezes durante as evacuações, observando se uma suave camada de óleo sobrenada no vaso.

c) Outras intercorrências que poderão ocorrer deverão ser relatadas ao terapeuta, visando à correta condução do processo.

4) Procedimentos terapêuticos

a) Virechana (diarreia terapêutica)

É a purificação do fígado e do intestino delgado, utilizando ervas terapêuticas por intermédio da substância de oleação, mobilizando as toxinas (ama) até o intestino grosso, no qual serão eliminadas por meio de uma diarreia terapêutica.

Preparação da decocção

- Pela manhã, em jejum, preparar uma decocção das ervas fornecidas, utilizando um copo e meio de água, o qual pela fervura ficará reduzido a um copo do líquido. Coar e aguardar amornar, misturando o óleo de rícino.
- Tomar os dois comprimidos com um copo de água natural.
- Tomar a decocção em seguida.

Realização do procedimento

- A diarreia terapêutica poderá variar de 30 a 90 minutos ou até um pouco mais, dependendo do paciente.
- Durante a diarreia deve-se tomar água na temperatura natural de 30 em 30 minutos, enquanto durar todo o processo, visando manter a hidratação do organismo e auxiliar na limpeza interna.
- Na diarreia é normal sentir um pouco de fraqueza, sendo recomendável repousar nos intervalos das evacuações.

Após o procedimento

- Após terminar a diarreia, tomar um chá quente de gengibre e coentro, sem açúcar ou adoçante.
- Duas horas após o término da diarreia, alimentar-se com o caldo da sopa de vegetais – excluindo pimentão, couve-flor, tomate, berinjela e repolho – acrescido de temperos, como cominho e pimenta-do-reino.
- No jantar, ingerir somente arroz cozido com lentilhas.
- No dia seguinte utilizar a seguinte dieta:
    - Café da manhã: chá de ervas como hortelã, gengibre, erva-doce e um pão integral torrado.

- Almoço: arroz bem cozido com lentilhas.
- Jantar: utilizar uma alimentação mais consistente, obedecendo às restrições da dieta antitoxinas.

b) *Vamana* (vômito terapêutico)

É a limpeza do estômago, removendo o muco que reduz a eficiência digestiva. Utiliza ervas terapêuticas digestivas, conduzidas através da substância de oleação que direciona todo o muco do organismo até o estômago, no qual será eliminado pelo vômito terapêutico. O tempo de duração do vamana é variável para cada paciente, sendo indicado um repouso até a sua recuperação, devendo retornar às suas atividades habituais a partir das 16 horas.

Preparação para o procedimento

- No sexto dia, após a última ingestão da substância de oleação, utilizar no jantar, caso sinta necessidade, alimentos como leite, iogurte, queijo, banana, peixe, etc.

Antes de vir para a clínica

- Fazer o intestino trabalhar pela manhã e tomar um banho. Comunicar ao terapeuta, caso não tenha o hábito de funcionamento desse órgão nesse período.
- Aparar e remover o esmalte das unhas.
- Não utilizar batom e nenhum tipo de joias ou acessórios.
- Se tiver cabelos longos é necessário prendê-los.
- Utilizar roupa folgada e confortável, sendo necessário trazer uma camiseta de reserva.
- Tomar no café da manhã somente leite ou iogurte.

Após o procedimento

- Manter um jejum total durante quatro ou cinco horas.
- Logo após, ingerir somente chá e uma sopa de vegetais – excluindo pimentão, couve-flor, tomate, berinjela e repolho – acrescido de temperos como cominho e pimenta-do-reino.
- No jantar ingerir somente uma porção de arroz integral bem cozido.

- No dia seguinte, utilizar a seguinte dieta:
    - Café da manhã: chá de ervas, como hortelã, gengibre, erva-doce, adoçado com mel, e um pão integral torrado.
    - Almoço: arroz bem cozido ou uma sopa de vegetais – excluindo pimentão, couve-flor, tomate, berinjela e repolho – acrescido de temperos como cominho e pimenta-do-reino.
    - Jantar: utilizar uma alimentação mais consistente, obedecendo às restrições da dieta antitoxinas.

c) Rakta Mokshana (limpeza do sangue)

É a purificação do sangue, utilizando ervas terapêuticas depurativas conduzidas pela substância de oleação até o sangue, no qual, por um processo de punção venosa, estimula a renovação sanguínea. Essa punção venosa retira de 80 a 100 ml de sangue e vem sempre precedida pelos procedimentos complementares abhyanga e swedana, que deverão ser realizados com o paciente em jejum. O tempo para a realização do rakta mokshana é de duas horas.

d) Basti (enema)

É a limpeza do intestino grosso, pela aplicação de sonda retal, visando remover as toxinas (ama), além de promover a nutrição orgânica. O procedimento tem a duração de sete dias e cada sessão, 40 minutos, sendo precedido de uma massagem abdominal localizada.

Realização do procedimento

- O Basti da manhã tem como finalidade a limpeza das toxinas (ama) presentes no intestino, devendo o paciente estar em jejum.
- O Basti da tarde tem como finalidade a nutrição orgânica, devendo ser realizado após a ingestão de um chá de hortelã, gengibre ou erva-doce, adoçado com mel e um pão integral torrado.
- É recomendado que o paciente traga um absorvente íntimo.

e) Nasya

É a limpeza da cabeça, removendo as toxinas (ama) e muco através das narinas. O procedimento tem a duração de sete dias e cada sessão, 40 minutos, sendo precedido de uma massagem facial e dorsal localizada.

Após o procedimento

- Evitar correntes de vento e ar-condicionado.
- Não assistir à televisão nem realizar leitura.
- Manter um estado de relaxamento em casa.

5) Procedimentos complementares

Durante a ingestão da substância de oleação interna, serão realizados procedimentos complementares que auxiliarão na mobilização de toxinas (ama). Esses procedimentos têm duração de aproximadamente duas horas, sendo compostos de:

- Massagem mobilizadora, conhecida como abhyanga, que atua sobre o corpo físico.
- Aplicação de um fluxo constante de óleo medicado sobre a testa, conhecido como shirodhara, visando estimular a mente e os centros sensoriais do organismo, atuando sobre os corpos mental e emocional.
- Estimulação do processo de sudação, pela aplicação de vapor medicado em todo o corpo, visando eliminar as toxinas (ama) provenientes dos corpos físico, mental e emocional. Esse procedimento é conhecido como swedana.

a) Adequação de horário

a) Procurar escolher o horário mais adequado à sua rotina diária.

b) Cumprir o horário escolhido, chegando pelo menos 15 minutos antes do horário programado. O atraso com mais de 15 minutos acarretará no agendamento de nova data e horário, o que causará prejuízo na sua terapia. Também as impossibilidades inesperadas deverão ser comunicadas e reestruturadas a um novo agendamento, adequado à nova situação.

b) Adequação do Local

a) Trazer uma roupa mais velha, até a roupa íntima, que poderá ser substituída por uma roupa de banho.

b) Desligar o celular e procurar se manter em silêncio, em perfeita comunhão com você mesmo.

c) *Após o Término da Massagem*

a) Repousar, até o corpo normalizar sua temperatura.

b) Tomar banho, no mínimo duas horas após os procedimentos.

c) Não permanecer em locais com corrente de vento ou que tenham ar condicionado.

d) Manter o estado de relaxamento em casa, evitando assistir à televisão ou realizar leituras.

Capítulo IV

Dietética Ayurvédica

Dravya Guna Rasa Vipaka Yipyadi Siddhanta

É a ciência que estuda o efeito energético das ervas e dos alimentos sobre o organismo, obedecendo aos princípios de atuação dos sabores.

Princípios	Característica	Exemplo
Samanya	Semelhante aumenta semelhante.	• Um alimento seco reduz a água corporal, agravando Vatta. • Uma erva quente aquece o organismo, aumentando Pitta.
Visesha	Oposto reduz oposto.	• Um alimento picante reduz as influências de um alimento doce. • Uma emoção fria como o medo pode ser tratada com uma emoção quente, como a alegria.

O efeito energético das ervas e dos alimentos sobre o organismo apresentam as seguintes características:

Rasa (sabor)
Está relacionado com a energia contida nos alimentos e nas ervas perceptíveis pelas papilas gustativas, provocando prazer. Essa energia promove a **curto prazo** alterações metabólicas no organismo, além de interferir nos estados mentais.

Sabores	Elementos (Mahabhutas)	Influência orgânica/ mental	Alguns alimentos que agravam	Alguns alimentos que equilibram	Agravam o dosha
Ácido	Terra e Fogo	Agrada e refresca	Álcool	Iogurte, frutas ácidas.	Pitta
Adstringente	Terra e Ar	Desagrada, torna áspero e resseca	Tanino	Lima-da-Pérsia.	Vatta
Amargo	Ar e Éter	Agrada e refresca	Ervas amargas	Babosa.	Vatta
Doce	Terra e Água	Agrada e estimula	Açúcares	Carboidratos, como cereais integrais e frutas.	Kapha
Picante	Fogo e Ar	Agrada e aquece	Pimentas fortes	Picantes suaves: gengibre, cardamomo.	Pitta
Salgado	Água e Fogo	Agrada e estimula	Sal refinado	Algas marinhas.	Pitta

Sabores	Elementos (Mahabhutas)	Efeitos mentais	
		Positivos	Negativos
Ácido	Terra e Fogo	Desperta a mente e os sentidos.	Estimula a raiva e a impaciência. Causa incômodo e desconforto.
Adstringente	Terra e Ar	Esfria a mente. Elimina a letargia.	Amplia o medo e a ansiedade. Estimula a preocupação.
Amargo	Ar e Éter	Amplia os sentidos e as emoções.	Amplia o medo e a ansiedade. Produz a insônia.
Doce	Terra e Água	Contentamento e prazer.	Produz letargia (Kapha). Aumenta a ansiedade (Vatta).
Picante	Fogo e Ar	Amplia a mente e os sentidos.	Estimula a raiva e a impaciência.
Salgado	Água e Fogo	Acalma os nervos. Reduz a ansiedade.	Estimula a raiva e a impaciência. Produz letargia.

Rasa (sabor) das emoções negativas
O sabor (Rasa) está relacionado com o nível mental e emocional, qualificando as emoções vivenciadas durante o processo da vida como prazerosas e desprazerosas. Esse contexto é percebido claramente em expressões como o amargo da vida, a doce paixão, etc.

Sabores	Elementos (Mahabhutas)	Emoções negativas	Efeitos sobre o organismo
Ácido	Terra e Fogo	Inveja e ressentimento.	• Hiperacidez estomacal. • Sensação de queimação no corpo.
Adstringente	Terra e Ar	Medo e terror.	• Constipação intestinal. • Tensão muscular.
Amargo	Ar e Éter	Melancolia, tristeza, indiferença e depressão.	• Redução energética.
Doce	Terra e Água	Paixão e apego.	• Aumenta o muco. • Estagnação dos canais energéticos.
Picante	Fogo e Ar	Inimizade e ódio.	• Aquecimento interno. • Hiperatividade.
Salgado	Água e Fogo	Ambição e avareza.	• Aumenta a estrutura e o peso corporal.

Efeito dos sabores sobre os doshas	
Dosha	Sabores que equilibram o dosha
Vatta (Ar e Éter)	1º) Salgado (Água e Fogo).
	2º) Ácido (Terra e fogo).
	3º) Doce (Terra e Água).

Dosha		
Vatta **(Ar e Éter)**	**Sabores que desequilibram o dosha**	
	1º) Amargo (Ar e Éter).	
	2º) Adstringente (Terra e Ar).	
	3º) Picante (Fogo e Ar).	
	Sabores ideais para o dosha	
	1º) Ácido (Terra e Fogo).	
	2º) Doce (Terra e Água).	
	3º) Picante (Fogo e Ar).	

Dosha	Sabores que equilibram o dosha
Pitta **(Água e Fogo)**	1º) Amargo (Ar e Éter).
	2º) Adstringente (Terra e Ar).
	3º) Doce (Terra e Água).
	Sabores que desequilibram o dosha
	1º) Ácido (Terra e Fogo).
	2º) Picante (Fogo e Ar).
	3º) Salgado (Água e Fogo).
	Sabores ideais para o dosha
	1º) Amargo (Ar e Éter) – atua descongestionando e limpando a bile e o sangue.
	2º) Doce (Terra e Água) – nutre e resfria acalmando.

Dosha	Sabores que equilibram o dosha
Kapha **(Terra e Água)**	1º) Picante (Fogo e Ar).
	2º) Amargo (Ar e Éter).
	3º) Adstringente (Terra e Ar).
	Sabores que desequilibram o dosha
	1º) Doce (Terra e Água).
	2º) Salgado (Água e Fogo).
	3º) Ácido (Terra e Fogo).
	Sabores ideais para o dosha
	1º) Picante (Fogo e Ar).
	2º) Salgado (Água e Fogo) – deve ser usado por até três dias para descongestionar o muco.

Relação entre os sabores			
Sabores com efeitos opostos			
São aqueles sabores que neutralizam o efeito um do outro por terem propriedades opostas. Na prática são utilizados para reduzir o excesso do outro sabor.			
Sabores	Atributos	Utilização	Ervas/alimentos
Ácido/ salgado	Ácido: ácido Salgado: alcalino	• O uso do sabor salgado reduz o sabor ácido do alimento. • O uso do sabor ácido reduz o sabor salgado.	• Sal em frutas e sucos ácidos para reduzir a acidez. • Ácido para reduzir o sal de peixes e frutos do mar.
Amargo/ doce	Amargo: leve Doce: pesado	• O sabor amargo reduz o desejo pelo sabor doce, sendo utilizado para o controle de diabete, perda de peso, controle e correção alimentar, etc.	• Babosa (Aloe vera). • Yasthmadu (alcaçuz). • Etc.
Picante/ adstringente	Picante: expansão Adstringente: contração.	• O sabor adstringente auxilia no controle de diarreias, sudoreses excessivas e sangramentos ocasionados pelo consumo de substâncias picantes. • O sabor adstringente pode ter efeito minimizado com o uso do sabor picante, o que pode ser observado no uso de pimenta em frutas verdes para reduzir o processo de formação de gases intestinais.	• Sálvia. • Canela, • Etc.
Sabores equilibrantes			
São aqueles sabores que têm propriedades de reduzir o efeito colateral do outro.			
Sabores	Efeito		Ervas/alimentos
Doce/ picante	• O sabor doce reduz o efeito aquecedor do sabor picante. • O sabor picante reduz o aspecto pesado do sabor doce.		• Uso de cravo nos doces, para favorecer a digestibilidade. • O arroz, o trigo com sal e cravo ficam mais digestivos.
Sabores sinérgicos			
São aqueles sabores que têm propriedades em comum, potencializando o efeito um do outro.			
Sabores	Efeito		Ervas/alimentos
Amargo/ adstringente	Efeito resfriante, desintoxicante e diurético.		• Todas as folhas verdes. • Uva-ursi. • Dente-de-leão, etc.

Picante/ adstringente	Efeito secante e expectorante.	• Sálvia. • Canela.
Picante/amargo	Efeito desintoxicante.	• Artemísia. • Absinto.
Picante/ ácido/ salgado	Efeito digestivo.	• Gengibre, limão e sal: usados antes das refeições auxiliam na perda de peso. • Rodelas de cebola picada, pimenta vermelha sem casca, sal e shoyu para refogar o arroz, utilizando ghee ou azeite.

Virya

É a propriedade dos alimentos e ervas em promover uma energia quente ou fria, aquecendo ou resfriando o organismo.

Propriedades	Sabores
Aquecedora	1º) Picante (Fogo e Ar). 2º) Ácido (Fogo e Terra). 3º) Salgado (Água e Fogo). **Exceções:** nozes, castanhas (doce e oleoso) e mel (doce e energético). O uso de mel com água morna pela manhã ajuda a perder peso.
Resfriadora	1º) Amargo (Ar e Éter). 2º) Adstringente (Terra e Ar). 3º) Doce (Terra e Água).

O aspecto energético das emoções (Virya)

O aspecto energético (Virya) está relacionado com a intensidade com que as emoções se manifestam, aquecendo ou resfriando todo o organismo.

A Ayurveda considera as emoções negativas como um acúmulo de consciência em alguma parte do corpo trazendo o seu desgaste, como o efeito da raiva sobre o fígado. Preconiza como forma de tratamento o contato com a essência por meio da meditação, e não com a emoção em si.

As emoções estão relacionadas com as ondas mentais passageiras que se manifestam e se diluem. A repetição de uma mesma emoção seguidas vezes favorece seu enraizamento no ser, tornando parte da sua natureza pessoal e comportamental, passando a refletir o seu caráter. Uma explosão de raiva imediata se dilui algum tempo depois; sua repetição constante reflete na natureza pessoal, incorporando sua estrutura, ampliando sua influência negativa sobre o organismo, tornando-se na maioria das vezes imperceptível em nível consciente.

Os estímulos gerados pelas emoções estão relacionados com as reações internas de cada ser. Nesse processo não são os estímulos que importam, mas as reações. Na relação com a vida é fundamental a habilidade para se conviver com as diferenças e com as frustrações, o que promove a sabedoria.

Virya	Emoções mais comuns	Tratamento
Quente	Raiva, ódio e inveja.	Ervas frias, como a valeriana, etc.
Fria	Medo, pesar e tristeza.	Ervas quentes, como o gengibre, hipérico, etc.

Influência das gunas nos alimentos e nas ervas
São duas as principais propriedades influenciadas pelas gunas: se o alimento ou a erva é pesado ou leve, se é úmido ou seco.

Guna	Sabores
Pesados (digestão mais difícil. Atuam sobre a estrutura física)	1º) Doce (Terra e Água). 2º) Salgado (Água e Fogo). 3º) Adstringente (Terra e Ar).
Leve (digestão mais fácil. Atuam sobre a estrutura mental)	1º) Amargo (Ar e Éter). 2º) Picante (Fogo e Ar). 3º) Ácido (Fogo e Terra).
Úmido (fornece água e não resseca o organismo)	1º) Doce (Terra e Água). 2º) Salgado (Água e Fogo). 3º) Ácido (Fogo e Terra).
Seco (não fornece água e ainda resseca o organismo)	1º) Picante (Fogo e Ar). 2º) Amargo (Ar e Éter). 3º) Adstringente (Terra e Ar).
Nota	Devem ser analisados a longo prazo os aspectos úmido e seco no organismo.

Vipak
Tem característica mais sutil, provocando um efeito energético no organismo **a longo prazo**, após sua digestão.   Ex.: Um sabor amargo após a sua digestão provoca no organismo um efeito energético picante.

Sabores	Efeito pós-digestivo Vipak	Influência
Doce/salgado	Doce	• Nutre os sete tecidos (dhatus).
Ácido	Ácido	• Ativa a produção de enzimas digestivas; • Nutre todos os tecidos, exceto o tecido reprodutivo (sukra dhatu).
Picante/ amargo/ adstringente	Picante	• A longo prazo aquece, promovendo a desidratação orgânica.

Prabhava
São os efeitos especiais das ervas e dos alimentos, produzindo um efeito químico e energético específico no organismo. A ação química está relacionada com o seu efeito terapêutico, como o efeito laxante do óleo de rícino e a ação hepática do boldo. A ação energética está relacionada com o método de manipulação e preparação, utilizados durante todo o caminho seguido, desde a plantação, colheita até a transformação da erva em medicamento. A ação energética também está presente na preparação dos alimentos, que contém as mesmas características de quem os prepara e manipula. A introdução de energia nas ervas pode dar-se mediante rituais especiais, que utilizam cantos (mantras), auferindo bênçãos espirituais, como no caso dos rituais xamânicos de cura. A água magnetizada, utilizada nos rituais da prática da saúde, mantém suas características físico-químicas inalteradas, mas ao ser ingerida transmite um efeito energético especial à saúde.

Rasa (sabor)/ Vipak (efeito pós-digestivo)	Efeitos terapêuticos
Rasa: ácido **Vipak: ácido**	• Estimulante e nutritivo; • Carminativo; • Controla a sede; • Estimula a mente e os sentidos; • Fortalece o coração, favorecendo a circulação; • Nutre todos os tecidos, exceto o tecido reprodutivo (sukra dhatu), estimulando com mais intensidade o plasma (rasa dhatu).
Rasa: adstringente	• Evita e controla os sangramentos; • Possui controle sobre as eliminações em excesso, como suor, diarreia, menstruação, etc.; • Promove a saúde da pele, das membranas e das mucosas, evitando o envelhecimento precoce; • Possui efeito expectorante e diurético; • Fortalece os tecidos, recuperando e prevenindo contra prolapsos (quedas de órgãos), como útero, bexiga, etc.
Rasa: amargo	• Purifica o sangue; • Desintoxica o organismo; • Reduz a estrutura dos tecidos; • Aumenta a leveza da mente. Como auxiliar da meditação facilita a conexão com a consciência, desconectando-se do corpo físico; • Possui ação antibiótica e antisséptica; • Clareia e limpa a mente e as emoções; • Estimula a digestão, quando usado em pequenas quantidades; • Auxilia na digestão de açúcares e gorduras, principalmente em pacientes portadores de diabetes e colesterol alto.

Rasa: doce **Vipak: doce**	• Nutre e energiza os tecidos (dhatus); • Harmoniza a mente; • Transmite uma sensação de contentamento; • É demulcente (suaviza as mucosas); • Expectorante; • Laxante suave; • Controla a sensação de queimação no organismo.

Rasa: salgado	• Laxativo;
	• Desfaz e suaviza tumores;
	• Sedativo;
	• Efeitos conforme a quantidade utilizada:
	  ▪ Pequena: estimula a digestão;
	  ▪ Moderada: purgativo;
	  ▪ Grande: emético;
	• Fluidifica o muco mais consistente, sendo utilizado em vaporização;
	• Calmante, aliviando a ansiedade.

Rasa: picante **Vipak: picante**	• Estimulante; • Carminativo; • Diaforético; • Estimula o metabolismo e a digestão, promovendo todas as funções orgânicas pela incrementação dos fogos digestivos (agnis); • Promove a temperatura corporal, estimulando a circulação; • Amplia a mente e os sentidos, aquecendo as sensações frias, captadas pelas impressões sensoriais provenientes do ambiente, como temperatura, coloração, etc. Incluem-se também as emoções de natureza fria, como o distanciamento, tendências a depressão, melancolia, medo e fobias; • Elimina a estagnação circulatória, causadora de sensação de perna inchada, etc., e a obstrução do sistema circulatório; • Desobstrução dos canais energéticos (srotas) do corpo. • Reduz a dor neurítica e a tensão muscular.

Agravação dos doshas provocada pelos sabores	
Deficiência dos sabores	A deficiência dos sabores causa um descontrole no dosha que possui os mesmos elementos constitutivos (mahabhutas). O sabor amargo (ar e éter) reduz o dosha Pitta (fogo e água), realizando a limpeza do sangue pelo estímulo do fígado. As dietas radicais que eliminam o consumo do sabor doce (terra e água), mediante açúcares e amido, geram desnutrição e debilidade, forçando o organismo a consumir as reservas de hidratos de carbono armazenadas no fígado. Posteriormente, o organismo queima as gorduras, liberando

Deficiência dos sabores	a glicose anaeróbica, produzindo muitos radicais livres, o que gera muitas toxinas, trazendo como sintomas envelhecimento precoce, indisposição física, colesterol alto, hálito cetônico, etc.
Excesso dos sabores	Qualquer sabor em excesso tende a agravar inicialmente os doshas que possuem os mesmos elementos constitutivos (mahabhutas), influenciando posteriormente os demais. O sabor doce (terra e água) tende a agravar inicialmente o dosha Kapha (terra e água), influenciando depois os demais. O sabor salgado (água e fogo) em excesso inicialmente agrava o dosha Pitta (fogo e água) e Kapha (terra e água) e depois o dosha Vatta (ar e éter), provocando uma desidratação orgânica, por meio de diarreia. O excesso do sabor amargo (ar e éter) tem o maior potencial para agravar os três doshas.

Influência do excesso dos sabores sobre os órgãos	
Sabor	**Influência sobre os órgãos**
Ácido	Afeta o estômago, causando gastrite e úlceras. Afeta o fígado, causando distúrbios funcionais.
Adstringente	Afeta o intestino grosso, causando gases, distensão e constipação.
Amargo	Afeta o coração, causando anemia, hipotensão, insônia (distúrbios de Vatta).
Doce	Afeta o pâncreas, causando hipoglicemia e diabetes. Afeta o baço, reduzindo a produção dos linfócitos.
Salgado	Afeta os rins, causando edemas, hipertensão e cálculos renais.
Picante	Afeta os pulmões, gerando sua desidratação, tosse ou sangramento.

Natureza dos alimentos	
Rajas	São os alimentos que se encontram no nível intermediário entre os sátvicos e os tamásicos. Esses alimentos estimulam a vitalidade e excitam o organismo, como café, chá, leguminosas, carnes de aves, carnes de peixe, frutas ácidas, frutos do mar, etc.
Sátvicos	São os alimentos de fácil digestibilidade, pureza e suavidade que harmonizam o organismo, promovendo o discernimento, a sensibilidade, o equilíbrio, o bem-estar e a felicidade. São todos os alimentos de sabor adocicado, de consistência leve, frescos e *in natura*, como os cereais integrais, frutas doces, hortaliças, verduras, leite, água pura, sucos de frutas doces, etc.
Tamásicos	São os alimentos de difícil digestibilidade, fermentados, com sabor intensificado, como carnes industrializadas, gorduras animais, queijos fermentados, conservas, enlatados, etc. Esses alimentos, sobrecarregando o organismo, promovem a preguiça, a lassidão, a lerdeza, a insensibilidade, as emoções inferiores e o embotamento mental.

Dietas Ayurvédicas

A base da culinária ayurvédica é constituída de grãos, verduras cozidas e um tipo de leguminosa como feijão, lentilha, ervilha e grão-de-bico, além de temperos que favorecem a digestibilidade do alimento.

Na Ayurveda a relação entre alimentos, doença e saúde é muito clara, sendo os alimentos considerados medicamentos para a manutenção da saúde.

Dietas Desintoxicantes

São as dietas utilizadas para a eliminação de toxinas e o excesso do dosha. Relacionamos abaixo as principais receitas ayurvédicas para desintoxicação orgânica.

1) Peya

É o mais eficiente e abrangente procedimento para os processos de desintoxicação e hidratação orgânica. Deve ser utilizado em situações que apresentam digestão ruim, vômito, diarreia e falta de apetite decorrente de doença aguda.

Procedimentos:

   a) Ferver quatro colheres de sopa de arroz integral ou leguminosa, como o feijão azuki, ervilha seca partida ou lentilha verde, em 500 ml de água, até que fique bem mole;

   b) Coar em um pano, espremendo para separar a parte sólida;

   c) Na parte líquida, acrescentar uma pitada de trikatu, cominho e sal marinho ou de rocha;

   d) Tomar uma chávena do líquido duas vezes ao dia, por um período até três dias, conforme a gravidade da doença, como febre, pneumonia, hepatite, etc.

   e) Logo após, aplicar o virechana (diarreia terapêutica) e no dia seguinte, o basti (enema de limpeza).

Período de utilização:

Durante a dieta utilizar o acompanhamento de um chá digestivo composto de quatro partes de erva-doce ou camomila, três partes de gengibre em pó, duas partes de sal de rocha ou dietético e uma parte de pipalli ou pimenta-do-reino.

2) Odana

É um processo de desintoxicação que deverá ser utilizado quando existe apetite, durante o período de um a três dias.

Consiste no cozimento do arroz integral, utilizando bastante água, até o ponto de papa, devendo adicionar o trikatu, o cominho e o sal marinho.

3) Tikta Iusha

É um processo de desintoxicação, que também deverá ser utilizado quando existe apetite.

Ingredientes:

- 700 ml de água;
- 50 g de arroz integral ou parboilizado;
- 50 g de leguminosa, como o feijão azuki, a ervilha seca partida ou a lentilha verde;
- 1 colher de chá de trikatu;
- 1 pitada de sal de rocha ou marinho.

Procedimentos:

a) Cozinhar até ficar bem cozido;

b) Bater no liquidificador, transformando o cozido em uma pasta rala;

c) Alimentar-se da pasta durante o dia.

Período de utilização:

Usar por um período de um a três dias, devendo ser acompanhado por chás digestivos à base de gengibre e pimenta-do-reino.

4) Trikatu

É a mistura de três sabores picantes auxiliares na digestão das toxinas, sendo constituído por uma mistura em partes iguais de gengibre, pipalli/pimenta-malagueta/chilli e pimenta-do-reino. A proporção da mistura poderá ser alterada, dependendo do dosha a ser tratado, evitando o seu agravamento, por exemplo no Sama Pitta, usando um percentual maior de gengibre.

5) Trikatu com mel

Utilizado preferencialmente para desintoxicação de pacientes obesos, devendo ser tomado pela manhã, em jejum.

Monodietas

1) Monodieta à base de lima-da-pérsia

Utilizada para desintoxicação do fígado, devendo ser usado também o bagaço.

Procedimentos:

a) Preparar o organismo, ingerindo no primeiro dia uma sopa de verduras, utilizando temperos, como gengibre, coentro, cominho, etc.

b) Do segundo ao quarto dia, ingerir uma monodieta à base de lima-da-pérsia.

c) No quinto dia, ingerir novamente uma sopa de verduras, preparando o organismo para a dieta habitual.

2) Outras monodietas

Seguindo o mesmo princípio acima, poderão ser utilizadas monodietas à base de inhame, que estimula o sistema imunológico. A de laranja é utilizada para desintoxicação orgânica, etc.

Jejum*

O jejum é a paralisação total e as monodietas são as suspensões parciais na ingestão de alimentação durante certo período de tempo. Um jejum de três dias, utilizando apenas chás digestivos, é bastante recomendado para os tipos constitucional Kapha e Pitta. Para Vatta, as monodietas são mais aconselhadas.

O retorno à dieta normal deverá ser precedido de uma sopa de legumes, utilizando temperos, como gengibre, pimenta-do-reino e cominho, preparando o trato digestivo para sua normalidade funcional. Para um paciente com dosha constitucionais Vatta é recomendada a utilização do trigo quebrado bem cozido com sal, óleo ou ghee.

---

* N.E.: Sugerimos a leitura de *Jejum Curativo – Ar, Água, Luz, Sucos e Frutas*, de Mário Sanches, Madras Editora.

Dieta de Manutenção

No processo da alimentação devem ser observados os seguintes aspectos:

a) Café da manhã conforme o dosha;

b) Almoço no meio do dia, como principal refeição, acompanhando a influência máxima do fogo digestivo (agni).

c) Jantar leve, duas horas antes de dormir.

Para evitar o desequilíbrio do dosha que foi trabalhado, é importante dar conhecimento ao paciente sobre como perceber e restabelecer a normalidade. Apresentamos abaixo algumas situações, relacionadas com bidoshas e o princípio de normalização do processo digestivo:

Kapha-Pitta
Utilizar o sabor picante para atuar em Kapha sem agravar Pitta, observando a escala decrescente de intensidade: a) Pimenta vermelha;   b) Gengibre;   c) Hortelã;   d) Rúcula.   Para Pitta é importante utilizar verdura cozida temperada com gengibre e hortelã cru por cima.

Kapha-Vatta
Não usar nada frio, somente alimentos quentes.   Usar um picante suave.   Estimular Pitta.

Kapha-Pitta
Utilizar alimentos secos e adstringentes.   Alimentos nem muito quentes ou frios.   Utilizar pouco amargo e picantes suaves, como gengibre e semente de mostarda preta.

Dieta para Equilíbrio dos Doshas

Nos alimentos também estão presentes as energias de Vatta, Pitta e Kapha, reduzindo ou aumentando sua influência no organismo, isto é, aliviando ou agravando o dosha.

A boa nutrição depende da capacidade de digestão e utilização apropriada dos nutrientes contidos nos alimentos, mantendo o funcionamento e a vitalização da estrutura física e mental.

Um cardápio adequado deverá conter um cereal, uma leguminosa, um legume amargo e picante, uma verdura e uma raiz. Os tipos constitucionais Vatta deverão utilizar alimentos cozidos, úmidos e quentes, acompanhados de chás digestivos. Os Pitta precisarão ingerir mais alimentos frios e crus. Os Kapha deverão utilizar alimentos leves, secos e quentes, acompanhados de temperos digestivos.

Dieta para equilíbrio de Vatta	
Particularidades	• Os indivíduos com característica energética de Vatta sofrem de emagrecimento, má nutrição e deficiência dos tecidos, que somente poderão ter seus efeitos minimizados com a melhoria da qualidade e o aumento da quantidade e regularidade nos horários de alimentação.
Considerações gerais	• Por não suportar grandes volumes, a alimentação deverá ser feita regularmente, de três em três horas, no mínimo e em pequenas quantidades. • Deverão ser utilizados preferencialmente alimentos quentes, cozidos, consistentes, umedecidos com água e óleo. • Os sabores mais adequados são doce, ácido e salgado. • Deverão ser utilizados alimentos nutritivos, abandonando lanches, frituras, refeições rápidas e guloseimas. • Em razão da irregularidade metabólica, não deverá ocorrer a mistura de muitos alimentos na mesma refeição. • Para estimular o fogo digestivo e não formar toxinas (ama), deverão ser utilizados temperos picantes suaves, como o gengibre, acompanhados de sal dietético ou marinho. • Evitar estímulos sensoriais durante a alimentação, como assistir televisão, leitura, etc. • Evitar o uso de alimentos desvitalizados, como os industrializados, enlatados e congelados. • Evitar o uso de fornos de micro-ondas, que desvitalizam o alimento durante sua preparação. • Poderão aparecer alergias alimentares, principalmente no uso de batatas, tomates, beringelas e pimentas.
Café da manhã	• Mingau de aveia quente. • Chás aquecedores, como gengibre e hortelã. • Derivados do leite: iogurte, queijo branco, etc. • Mel. • Suco de frutas. • Pão integral quente. • Evitar leite com pão fermentado e mistura de café com leite.

Considerações nos períodos do ano	
Período quente	• Reduzir o consumo de frutas e verduras cruas. • As saladas cruas deverão ser usadas moderadamente com bastante azeite. • Utilizar alimentos mais nutritivos, quentes e pesados, como nozes, leite, cremes e sopas.
Período frio	• Utilizar alimentos quentes, cozidos e de alto valor energético.

Dietética Ayurvédica

	Frutas
Considerações	• Utilizar frutas doces e ácidas, de época, não misturadas com outros alimentos. Deverão ser consumidas, de maneira moderada, pelo menos uma vez ao dia.
Frutas adequadas	• Laranja, abacate, coco, figo, nectarina, uva, banana, pera, pêssego, ameixa, damasco, romã, caqui, limão, lima, cereja, uva, morango, framboesa, abacaxi, mamão, manga, etc.
Inadequadas	• Frutas secas, como ameixa, tâmara e passas, que poderão ser utilizadas após uma reidratação. • Maçãs cruas, exceto as cozidas. • Melões, romãs e amoras.

	Vegetais
Considerações	• Deverão ser preparados cozidos e associados com grãos integrais. • Alimentos que produzem gases deverão ser refogados rapidamente com óleo, ghee ou azeite, adicionados a temperos picantes, *buttermilk*, queijo branco ou sal. • As saladas cruas deverão ser usadas moderadamente com bastante azeite, durante o clima quente. • A cebola cozida é um dos melhores alimentos para equilíbrio de Vatta.
Vegetais adequados	• Beterraba, cenoura, pimenta, mostarda verde, quiabo, cebola, salsa, rabanete, batata-doce, inhame, etc.
Vegetais que poderão causar dificuldades digestivas	• Alcachofra, aipo, brócolis, beringela, ervilha, batata, abóbora, tomate, nabo, agrião, milho, vagens, pimentão, cogumelo, couve, couve-flor, repolho, etc. • A digestibilidade poderá ser melhorada com o uso de temperos picantes, *buttermilk*, sal e óleos.
Nota	• *Buttermilk*: uma parte de iogurte misturada com três partes de água, acrescido de temperos. • Para a redução de agrótoxicos: mergulhar os vegetais em quatro litros de água e uma colher de sopa de bicarbonato, deixando de molho por 15 minutos.

	Grãos
Considerações	• São bons, em virtude de seu aspecto nutritivo e pesado. • Se usados em excesso provocam a desidratação, em decorrência de seu efeito diurético.
Grãos adequados	• Aveia, arroz integral do tipo cateto (grão curto) ou basmati.

Grãos que poderão causar dificuldades digestivas	• Cevada, centeio, painço, trigo sarraceno e milho. • A digestibilidade poderá ser melhorada com o uso de temperos, como cominho, gengibre, mostarda e coentro.
Inadequados	• Grãos secos crus, como granolas e *corn chips*. • Pães com fermento, que são geradores de gases.

Feijões	
Considerações	• Deverão ser usados moderadamente. • Por conta de sua característica diurética, propiciam a formação de gases e a constipação intestinal. • Causam hiperexcitação graças à sua característica rajásica.
Feijões adequados	• Feijão mung dhal.
Feijões que poderão causar dificuldades digestivas	• Feijão aduki, grão-de-bico, ervilha fresca, lentilha, amendoim. • A digestibilidade poderá ser melhorada com o uso de temperos, como cominho, gengibre, mostarda e coentro.
Inadequados	• Soja e ervilhas partidas.
Nota	• O tofu acrescido de temperos picantes é um dos melhores produtos derivados da soja.

Nozes e sementes	
Considerações	• Apresentam um aspecto quente, pesado e úmido, nutrindo os pulmões, o sistema reprodutivo e os nervos. • Deverão ser usadas moderadamente. • Deverão ser ingeridas cruas ou levemente torradas com sal para ficar mais digestivas.
Nozes e sementes adequadas	• Amêndoas, nozes, pecãs, pinha e sementes de gergelim.
Nozes e sementes que poderão causar dificuldades digestivas	• Castanha de caju, castanha-do-pará, coco, sementes de girassol, sementes de abóbora.

Laticínios	
Considerações	• Apresentam os aspectos pesados, úmidos e nutritivos.
Laticínios adequados	• Todos os laticínios são bons, como o leite, o ghee, a nata e o creme de leite. • O leite de aveia e amêndoas são recomendados. • Os laticínios ácidos têm um efeito mais intenso, como a coalhada, o iogurte, o *kefir* e o *buttermilk*. • A digestibilidade dos laticínios ácidos poderá ser melhorada com o uso de temperos picantes. • A digestibilidade do leite de vaca poderá ser melhorada com o uso de açafrão e gengibre.
Laticínios que poderão causar dificuldades digestivas	• Os queijos amarelos, geradores de toxinas (ama), não deverão ser utilizados. Os queijos mais digestivos e adequados são o panir, a ricota, o cottage e os queijos frescos. • Os sorvetes devem ser consumidos com moderação e em dias quentes. O chá de cravo serve para minimizar o efeito redutor sobre o fogo digestivo.
Inadequado	• O leite de soja, que produz gases.

Produtos de origem animal	
Considerações	• A carne é muito tamásica, apresentando organicamente uma digestão muito difícil com geração de toxinas (ama). • No aspecto mental favorece o obscurecimento da mente como consequência da absorção da energia negativa contida na carne, proveniente no momento do abate dos animais. • No aspecto energético, as carnes poderão ser eficientes em condições de desnutrição. Caso exista necessidade de alimentação carnívora, o frango e o peixe são suficientes para atender às carências orgânicas. • A carne pode ser substituída com grande eficiência por preparados à base de soja, que é rica em proteínas, associadas às seguintes ervas tônicas: Chyavan Prash, Ashwaganda, Shatawari, Brahmi, Ginseng e Amalaki.
Produtos de origem animal adequados	• *Buttermilk*, ghee, ovos.
Produtos de origem animal substitutos da carne vermelha	• Carne de peixe, de frango, de peru. • Frutos do mar. • Ovos.
Inadequados	• Carne de cordeiro, bovina e suína.

Óleos	
Considerações	• São as principais substâncias indicadas para equilibrar Vatta, em virtude dos seus atributos quente e úmido. • Pela dificuldade digestiva apresentarão melhor eficiência se aplicados externamente.
Óleos mais adequados	• Gergelim, amêndoas e ghee.
Óleos que poderão ser utilizados	• Coco, mostarda, amendoim, oliva, abacate, manteiga de leite.
Inadequados	• Óleo de açafrão, milho, soja e margarina.

Adoçantes	
Considerações	• Os alimentos com sabores doces são bons para Vatta, que deve dar preferência aos açúcares naturais e carboidratos complexos. • Deve evitar ou usar com moderação: açúcar branco, massas, bolos e doces.
Adoçantes mais adequados	• Suco de cana (garapa).
Outros adoçantes que poderão ser utilizados	• Melado, açúcar mascavo, mel, açúcar das frutas (frutose).
Inadequado	• Açúcar branco.

Temperos	
Considerações	• Os temperos são bons para Vatta, regulando o apetite e eliminando os gases, devendo ser associados particularmente com alimentos pesados e doces.
Temperos mais adequados	• Alho, cardamomo, assa-fétida, erva-doce, noz-moscada.
Outros temperos que poderão ser utilizados	• Gengibre, anis, louro, manjerona, orégano, cravo, coentro, cominho, canela, manjericão, feno-grego, sal de rocha ou dietético, açafrão, hortelã, pimenta-do-reino, pimenta-malagueta e mostarda.

Bebidas e sucos	
Considerações	• O Vatta necessita tomar líquidos, preferencialmente laticínios líquidos e chás de ervas picantes. • O leite poderá ser consorciado com ervas tônicas e adoçantes naturais.

Considerações	• Sucos de frutas ácidas, como o de limão ou lima-da-pérsia. • Vinhos puros ou medicados (Draksha) em quantidades variáveis entre 50 e 100 ml, antes ou durante as refeições.

Vitaminas e minerais

Considerações	• São benéficas para deficiências vitamínicas: A, D, E (lipossolúveis) e suplementos minerais. • Vitaminas ácidas, como a C, são excelentes. • Os minerais são bons, particularmente o zinco e o cálcio quelados, acrescidos de temperos picantes, que facilitam sua digestibilidade.

Dieta para equilíbrio de Pitta

Particularidades	• Os indivíduos com característica energética de Pitta necessitam de uma dieta fria, levemente seca e pesada, de modo a favorecer o processo digestivo. Apesar de possuir um bom apetite e digestão eficiente, tendem a se alimentar em demasia, utilizando combinações inadequadas, gerando toxinas no sangue e intoxicação do fígado, além de favorecer o aparecimento de doenças infecciosas e problemas digestivos. • É o tipo constitucional mais difícil de ser convencido sobre a relação de causa e efeito entre alimentação, doença e saúde. Sua característica argumentativa mantém a predominância de conceitos que somente poderão trazer um bom estado de saúde quando desenvolver atitude crítica sobre sua alimentação, tornando-a mais adequada e saudável. Essa mudança alimentar deverá ser feita gradualmente, por conta dessa resistência natural. • Tem grande propensão para uma dieta carnívora.
Considerações gerais	• Diariamente, três refeições regulares, com desjejum, almoço reforçado e um jantar leve, são suficientes para manter uma boa nutrição. O hábito da ingestão constante de alimentos é um grande fator de geração de toxinas (ama), pois o processo digestivo em andamento é comprometido por uma nova ingestão, que exige divisão do esforço orgânico, mobilizando a produção de sucos digestivos, além de predispor ao aparecimento de úlceras, gastrites, etc. • Caso se alimentem em restaurantes, deverão evitar a ingestão de grandes quantidades e variedades de alimentos, que sobrecarregam o fígado durante o processo digestivo.

Considerações gerais	• Deverão ter moderação na utilização dos diversos sabores na dieta, não utilizando os muito intensos, como os excessivamente amargos, picantes, ácidos, doces, etc. • Os sabores mais adequados para a manutenção de seu equilíbrio são o doce, o amargo e o adstringente. • Deverão dar preferência para os alimentos frios e crus, temperados com moderação. Caso se utilizem temperos de natureza quente, como o picante, deverão ser incluídos temperos resfriadores, como o coentro e a erva-doce. • Deverão evitar o uso excessivo de óleo na alimentação, sendo saudável o abandono da ingestão de frituras e alimentos muito cozidos. • Deverão utilizar jejuns periódicos à base de suco de maçã afervantada e descascada, tomando o suco durante todo o período de sua realização, devendo estar incluídos, também, os chás digestivos de canela, erva-doce, camomila, adicionados com gengibre. • Evitar a ingestão de alimentos quando estiver com raiva, irritado ou preocupado. • Evitar a ingestão de alimentos antes de dormir.
Café da manhã	• Frutas doces e adstringentes da estação. • Chás resfriadores, como hortelã ou erva-doce. • Pão integral. • Queijo cottage. • Granola.

Considerações nos períodos do ano	
Período quente	• Evitar alimentos quentes, picantes, ácidos e oleosos. • Utilizar folhas verdes, brotos, verduras e frutas cruas, pouco temperadas, substituindo o óleo pelo ghee.
Período frio	• Utilizar uma dieta mais consistente, consorciada com ervas frias e amargas, como boldo, hortelã e babosa, que purificam o sangue e a bile.

Frutas	
Considerações	• Preferencialmente utilizar frutas doces e adstringentes, de época, que possuam as características resfriadora, calmante e harmonizadora do dosha, além de reduzir a sede.

Frutas adequadas	• Laranja doce, framboesa, manga, pera, abacaxi doce, caqui, melão, amora, ameixa seca, uva, figo, etc. • As maçãs e as romãs são excepcionais em virtude de suas características doce e adstringente.
Frutas ácidas que poderão causar dificuldades digestivas	• Frutas ácidas que poderão ser ingeridas esporadicamente: damasco, cereja, limão, lima, laranja azeda, ameixa, pêssego, morango, abacate e toranja.
Importante	• As bananas não deverão ser ingeridas em situações agudas de úlceras e em infecções urinárias. • O mamão e o abacaxi, utilizados antes das refeições, são benéficos para auxiliar o processo da digestão.

Vegetais	
Considerações	• Os vegetais são benéficos, especialmente se ingeridos crus durante os períodos quentes, temperados com azeite e sal, devendo ser evitados o vinagre e o limão. • Deverão ser ingeridos cozidos, nos processos normais ou no vapor, acrescentando ghee posteriormente, quando o fogo digestivo (agni) se apresentar reduzido ou durante os períodos frios. • Para incrementação do fogo digestivo (agni) também poderão ser utilizados refogados rápidos no ghee, acrescido de temperos picantes, como gengibre, pimenta, cebola, alho e shoyu.
Vegetais adequados	• Brotos em geral, como alfafa, girassol, etc., aipo, couve-flor, folhas de coentro, brócolis, repolho, couve-de-bruxelas, pepino, quiabo, cogumelo, aspargo, ervilhas frescas, vagens, alface, abóbora, batata-salsa, abobrinha, cogumelo, couve, pimentão, verduras de folhas, etc.
Vegetais que poderão causar dificuldades digestivas	• Beterraba, cenoura, folhas de beterraba, berinjela, folhas de mostarda, salsa, espinafre, batata-doce e inglesa, tomates, agrião, algas marinhas, nabo.
Inadequados	• Pimentas, alho, cebola, picles e rabanete.

Grãos	
Considerações	• Os grãos integrais e subprodutos, como pães e massas, são benéficos, em razão da capacidade de tonificação e harmonização do dosha, devendo ser ingeridos em temperatura moderada, evitando que estejam excessivamente aquecidos.

Considerações	• Não deverão ser utilizados como o principal alimento da dieta, podendo ingerir em pequenas quantidades, principalmente quando o organismo está acometido de doenças infecciosas e que provocam febre. • Em situações de dieta para perda de peso, o arroz integral poderá ser substituído pelo painço, cozido pelo mesmo processo do arroz integral.

Feijões	
Considerações	• É o tipo constitucional que melhor digere os feijões, que deverão ser acrescidos de temperos, como o cominho, para ampliar sua digestibilidade e evitar o agravamento do dosha.
Feijões adequados	• Mung Dhal e demais tipos de feijões, como azuki, aduki, etc.
Feijões que podem causar dificuldades digestivas	• Soja.
Inadequados	• Lentilhas e amendoim.
Importante	• Não adicionar o toucinho durante o cozimento e o preparo sob a forma de fritura. • A soja deverá ser substituída pelo tofu, que é mais digestivo.

Nozes e sementes	
Considerações	• Por serem oleosas e quentes, tendem a agravar o dosha. Caso o paciente necessite de maior nutrição proteica, poderão ser ingeridas substituindo os produtos de origem animal.
Nozes e sementes adequadas	• Coco, sementes de girassol.
Nozes e sementes que poderão causar dificuldades digestivas	• Sementes de abóbora e amêndoas.
Inadequadas	• Gergelim, pinhão, caju, nozes, pecãs, castanha-do-pará, principalmente se forem tostadas ou salgadas.
Nota	• As nozes são recomendadas para quem pratica meditação por sua capacidade de aumento da vitalidade.

Laticínios

Considerações	• Possui alta capacidade digestiva de laticínios, particularmente do leite e de sorvetes, que deverão ser tomados no verão e no horário mais quente do dia. • Os laticínios ácidos, por sua energia (virya) quente, tendem a desequilibrar o dosha. • Pode utilizar jejuns à base de leite, acrescido de ervas digestivas como gengibre e açafrão, durante o processo de fervura, para aumentar sua digestibilidade.
Laticínios adequados	• Queijos brancos sem sal, como a ricota, o panir e o cottage, que deverão ser acrescidos de temperos picantes, como o gengibre e a pimenta-do-reino. • Leite e creme de leite (nata).
Laticínios que poderão causar dificuldades digestivas	• Manteiga, kefir, iogurte, *buttermilk*.
Inadequados	• Creme de leite ácido, queijos amarelos, salgados e fermentados que bloqueiam os canais energéticos do corpo.

Produtos de origem animal

Considerações	• A carne desequilibra o dosha, estimulando a raiva e a agressividade. A carne vermelha é a que mais atua no aspecto emocional e psicológico, o que poderia ser reduzido com uma alimentação lactovegetariana.
Produtos de origem animal adequados	• Carnes brancas de frango e peru. • Ovos de granja.
Inadequados	• Carne de porco, peixe, bovinos, cordeiros e moluscos.

Óleos

Considerações	• Por sua energia (virya) quente, tendem a causar problemas de pele, devendo ser usados com moderação. • Os óleos de origem vegetal possuem uma energia (virya) quente mais suave do que os de origem animal.
Óleos adequados	• *Ghee* e a manteiga de leite, por possuírem energia (virya) fria.
Óleos que poderão causar dificuldades digestivas	• Coco, girassol e soja.
Inadequados	• Óleos de gergelim, amêndoas, amendoim, oliva, milho, açafrão, margarina, etc.

Adoçantes	
Considerações	• O sabor doce acalma e harmoniza as emoções, podendo até criar dependência, geradora de obesidade.
Adoçante adequado	• Garapa (suco de cana).
Outros adoçantes que poderão ser utilizados	• Açúcar mascavo, açúcar de frutas, mel colhido menos de seis meses e stévia.
Inadequados	• Melado, mel acidificado (colhido há mais de seis meses), açúcar branco (cristal e refinado) e adoçantes artificiais.

Temperos	
Considerações	• Utilizar temperos de energia (virya) fria, como o coentro e a erva-doce, quando ingerir alimentos de difícil digestão. • Os temperos picantes de energia (virya) quente, como as pimentas, são as principais causas de desequilíbrio do dosha.
Considerações	• Deve-se restringir o consumo de sal, exceto no verão, quando poderá ser ingerido com sucos de frutas ácidas, longe das refeições, como mecanismo de manutenção dos líquidos corporais. • Deverão ser utilizados, principalmente, no preparo de saladas.
Tempero adequado	• Coentro.
Outros temperos que poderão ser utilizados	• Cardamomo, açafrão, hortelã, cominho, erva-doce, coentro fresco, shoyu.
Inadequados	• Canela, manjericão, noz-moscada, sal de rocha e marinho, gengibre, cravo, assa-fétida, feno-grego, páprica, pimenta-malagueta, pimenta-do-reino, alho e mostarda.

Bebidas e sucos	
Considerações	• Necessita ingerir líquidos frequentemente para compensar a transpiração excessiva. • O café deverá ser substituído por chá preto ou verde. • A água mineral natural e o leite são recomendados. • Chás de ervas adstringentes, como de alfafa, folhas de framboesa, flor de hibisco, dente-de-leão e raiz de confrei. • Suco de frutas doces, como romã, abacaxi, framboesa. • Sucos de vegetais verdes (clorofilados), ingeridos no café da manhã em jejum. • Evitar bebidas alcoólicas, como cerveja e vinho.

	Vitaminas e minerais
Considerações	• Graças à sua alta capacidade digestiva, aproveita com eficiência os nutrientes dos alimentos. Necessita de suplementação de vitaminas do complexo B e K e de minerais, como cálcio e ferro, que serão melhor absorvidas com a consorciação de temperos como gengibre e pimentas.

	Dieta para equilíbrio de Kapha
Particularidades	• Os indivíduos com característica energética de Kapha têm tendência a se alimentar sem ter fome, transformando o alimento em consolo emocional e fonte de prazer. Nesse processo compulsivo existe a possibilidade de ganho de peso e propensão à obesidade, principalmente se são utilizados alimentos de sabor doce, salgado, ácido e com atributos frio, pesado e oleoso. • A redução e a adequação alimentar deverão ser realizadas gradativamente, em período mínimo de uma semana, favorecendo a estruturação do organismo. A intervenção alimentar brusca causa hipoglicemia, decorrente da existência de muita insulina na corrente sanguínea e pouca glicose para ser transportada para as células, gerando sensação de fraqueza, principalmente se existia o consumo regular de massas, doces e hidratos de carbono.
Considerações gerais	• Os sabores mais adequados são picante, amargo e adstringente. • Deverão ser utilizadas somente três refeições diárias, com ingestão de pequenas quantidades de alimentos quentes, leves e secos. A principal refeição, mais reforçada, deverá ser realizada ao meio do dia e as outras duas, bem mais leves, sempre acompanhadas de ervas que facilitem a digestibilidade dos alimentos. • A última refeição deverá ser realizada antes do anoitecer, não devendo ser ingeridos alimentos durante a noite. • Não é salutar dormir após as refeições.

Café da manhã	• Chás estimulantes, utilizando temperos picantes, como gengibre com canela, chá preto, café, etc. • Às 10 horas um lanche leve com um pedaço de pão de centeio torrado com *ghee* e chá, ou uma fruta.

Considerações nos períodos do ano	
Período quente	• Evitar o consumo de alimentos doces, pesados, gordurosos e fermentados, como queijos, leite e iogurtes. • Ingerir vegetais crus. • Utilizar uma dieta mais leve consorciada com temperos picantes, como gengibre, pimenta, etc. • Realizar jejuns periódicos.
Período frio	• Utilizar uma dieta mais consistente consorciada com temperos picantes, como gengibre, pimenta, etc. • Utilizar vegetais cozidos, preferencialmente no vapor, com um pouco de óleo e temperos picantes.

Frutas	
Considerações	• As frutas possuem um aspecto leve e hidratante, devendo ser usadas com moderação para não aumentar a água corporal e intensificar a formação de muco. • As frutas não devem ser ingeridas junto com outros alimentos, sendo as de sabor doce, redutoras da capacidade digestiva, inibindo o fogo digestivo (agni). • Os sucos de frutas ácidas, adoçadas exclusivamente com mel, ajudam na redução de gorduras e dissolução do muco.
Frutas adequadas	• As frutas secas, não cristalizadas, como uva-passa, ameixa seca, banana passa, etc, possuem uma ação adstringente e calmante, sem aumentar o peso. • Romãs, amoras e maçãs.
Inadequadas	• Frutas doces como mamão, pera, caqui, laranja, abacaxi, melões, figo, uva, banana, manga, tâmara, etc. • Frutas ácidas ou com muito sumo: limão, lima, toranja.

Vegetais	
Considerações	• Os vegetais são recomendados por possuir característica seca e leve, sendo alguns diuréticos, como a alface, a cenoura, o aipo, etc. • No clima frio deverão ser cozidos, preferencialmente no vapor, utilizando um pouco de óleo, acrescido de temperos picantes como pimenta, gengibre, de modo a compensar a sua característica energética (virya) fria. • No verão, os vegetais deverão ser ingeridos crus.

Vegetais adequados	• Vegetais adstringentes e picantes, como pimentas, alface, nabo, rabanete, folhas de mostarda, cenoura, vagem, aipo, cogumelo, feijões, beterraba, brócolis, couve-de-bruxelas, repolho, batata-inglesa, batata-salsa, aspargo, salsa, alcachofra, folhas de coentro, agrião, alfafa, ervilhas e todas as folhas verdes em geral.
Vegetais que podem causar dificuldades digestivas	• Couve-flor, tomate, berinjela, milho fresco, espinafre, abacate, pepino, abóbora e algas marinhas.
Inadequados	• Batata-doce.

Grãos	
Considerações	• Apesar de serem nutritivos, diuréticos e expectorantes, não são muito adequados por possuir característica pesada, favorecendo o aumento de peso, devendo ser utilizados consorciados com vegetais cozidos. • A cevada e a cevadinha são excelentes substitutos do arroz. • Os derivados do trigo presentes nos pães e massas favorecem a formação de muco.
Grãos adequados	• Milho seco, trigo sarraceno, cevada, cevadinha, centeio, granola sem açúcar.
Grãos que podem causar dificuldades digestivas	• Arroz integral e branco.
Inadequados	• Aveia e trigo.

Feijões	
Considerações	• São recomendados por possuir uma característica seca, adstringente e diurética. • Os derivados de soja, como o tofu, são os mais indicados como fonte de proteína, em substituição à carne, aos laticínios ou às nozes.
Feijões adequados	• Todos os tipos de feijões, incluindo o aduki, azuki. • Ervilhas secas partidas, soja e lentilhas.
Inadequados	• Ervilhas frescas.

Nozes e Sementes	
Considerações	• A maioria das nozes e sementes não é recomendável em razão de sua característica pesada, que aumenta a congestão em casos de sinusite e promove a formação de muco.

Considerações	• Podem ser substitutas das proteínas da carne e dos laticínios, devendo ser utilizadas com moderação.
Nozes e sementes adequadas	• Girassol e abóbora.
Inadequadas	• Gergelim, coco, amêndoas, caju, nozes, pecãs, pinhão e castanha-do-pará.

Óleos	
Considerações	• Por conta de sua característica pesada, devem ser usados exclusivamente os óleos vegetais, em pequenas quantidades, dando prioridade aos mais leves. • Uma mistura adequada de óleo é a de uma colher de sopa cheia de açafrão em um litro de óleo de girassol, deixando em repouso por um período mínimo de dez dias antes do consumo. • Os óleos de origem animal, como banha, toucinho, etc., não deverão ser utilizados.
Óleos adequados	• Milho, mostarda (mais digestivo), girassol, açafrão, ghee (usado em pequena quantidade).
Inadequados	• Os óleos de soja, margarina, amendoim, gergelim, amêndoas, oliva, abacate, manteiga de leite.

Laticínios	
Considerações	• Os laticínios, por serem pesados, podem causar alergias alimentares, além de promover congestão e formar muco. • O tofu deve ser utilizado em substituição aos queijos.
Laticínios adequados	• Leite de cabra, leite de soja, *buttermilk*.
Inadequados	• Kefir, leite, iogurte, creme de leite ácido, ghee, sorvetes, manteiga e queijos como amarelos, cottage, ricota.

Produtos Animais	
Considerações	• Pela eficiência constitucional dos tecidos, não necessita consumir produtos de origem animal. • As carnes brancas e magras, apesar de serem mais toleráveis, causam desequilíbrio com o passar do tempo.
Produtos animais adequados	• Carne de frango e peru.
Inadequados	• Carne bovina, suína e caprina. • Peixes, ovos e moluscos.

Adoçantes

Considerações	• Os adoçantes, pelo sabor doce, são a causa de desequilíbrios e de muitas doenças. • O mel é o único adoçante que possui propriedades expectorantes e adstringentes a longo prazo.
Adoçantes adequados	• Mel e stévia.
Inadequados	• Garapa, melado, rapadura, açúcares: cristal, refinado e mascavo.

Temperos

Considerações	• Todos os temperos são recomendáveis e adequados, por conta de suas características quente e secas que incrementam o fogo digestivo (agni), prevenindo contra o acúmulo de gordura e a retenção de água nos tecidos. • O sal em pequenas quantidades deverá ser usado exclusivamente no verão ou em situações de transpiração excessiva.
Temperos adequados	• Pimenta-do-reino, malagueta, feno-grego, alho, gengibre, açafrão, cravo, cardamomo, canela, noz-moscada, erva-doce, hortelã, salsa, sementes de mostarda, coentro, cominho, manjericão.
Inadequados	• Todo tipo de sal: de rocha, dietético e marinho. • Vinagres, picles e conservas.

Bebidas e sucos

Considerações	• Necessita de menor quantidade de água, preferencialmente em temperatura ambiente. • O café poderá ser tomado ocasionalmente, devendo ser substituído pelos chás picantes de gengibre, canela, etc. e adstringentes como dente de leão, hibisco, alfafa, raiz de chicória, etc., adoçados com mel.

Vitaminas e minerais

Considerações	• Necessitam de mais agentes enzimáticos e temperos picantes do que vitaminas e minerais. • Vitaminas do complexo B são adequadas. • Vitaminas A, D, E lipossolúveis devem ser tomadas com moderação. • Os suplementos minerais, graças à sua característica pesada, reduzem o fogo digestivo (agni).

Temperos e Especiarias

Uso de temperos conforme o clima	
Clima	**Temperos**
Frio e seco	Usar mais temperos. O Pitta deverá usar temperos suaves.
Clima quente e abafado	Evitar temperos. O Kapha deverá usar mais temperos.
Clima frio e úmido	Usar mais temperos.

Temperos básicos para uso diário	
Principais temperos	Gengibre, açafrão, coentro, cominho, erva-doce, mostarda preta e feno-grego.
Temperos básicos ayurvédicos	Para os tridoshas: sementes de mostarda preta, cominho inteiro. Para o Pitta: adicionar coentro e erva-doce.

Critério para o uso dos temperos conforme o dosha	
Dosha	**Temperos**
Vatta	Ervas picantes antes das refeições para aumentar o apetite.
Kapha	Ervas picantes na forma de chás, após as refeições, para melhorar a digestão.
Nota	Uma chávena de chá digestivo de gengibre com erva-doce, após as refeições, atende os tridoshas.

Tabela de temperos e especiarias		
Temperos/especiarias	Açafrão da terra (curcuma)	
Sabor (rasa)	Picante, amargo, adstringente.	
Efeito energético (virya)	Quente.	
Característica	<ul><li>É um dos principais medicamentos ayurvédicos, devendo ser utilizado diariamente;</li><li>Fortalece o sistema imunológico, prolongando a vida;</li><li>Possui ação expectorante, anti-inflamatória e depurativa do sangue, beneficiando o fígado;</li><li>Elimina os gases e a inflamação intestinal.</li><li>Ideal para alimentos proteicos, como carnes, leite, ovos, feijões, etc.</li></ul>	
Atuação nos doshas	Vatta	Aumenta.
	Pitta	Reduz.
	Kapha	Aumenta.

Temperos/especiarias	Alho
Sabor (rasa)	Doce, picante.
Efeito energético (virya)	Quente.
Característica	• É considerado um dos principais medicamentos ayurvédicos; • Fortifica o organismo, reduzindo as toxinas (ama); • Possui efeito antifúngico, antibactericida e antibiótico.
Atuação nos doshas	Vatta	Reduz.
	Pitta	Aumenta.
	Kapha	Reduz.

Temperos/especiarias	Assa-fétida (Hing)
Sabor (rasa)	Picante.
Efeito energético (virya)	Quente.
Característica	• Auxilia a digestão, reduzindo a formação de gases intestinais; • Deve ser aquecido antes de ser consumido e usado em pratos que contenham temperos picantes; • Um dos melhores temperos para Vatta.
Atuação nos Doshas	Vatta	Reduz.
	Pitta	Aumenta (excesso).
	Kapha	Reduz.

Temperos/especiarias	Canela
Sabor (rasa)	Doce.
Efeito energético (virya)	Quente.
Característica	• Auxilia na digestão; • Alivia a sede, estimulando a salivação; • Equilibra o efeito picante nos alimentos.
Atuação nos doshas	Vatta	Reduz.
	Pitta	Reduz.
	Kapha	Estimula.

Temperos/especiarias	Coentro
Sabor (rasa)	Picante.
Efeito energético (virya)	Frio.
Característica	• Elimina os gases intestinais; • Tonifica o sistema digestivo; • É considerado um dos melhores temperos que aumentam o fogo digestivo (agni), sem agravar Pitta.

Atuação nos doshas	Vatta	Aumenta.
	Pitta	Reduz.
	Kapha	Aumenta.

Temperos/especiarias	Cominho
Sabor (rasa)	Picante.
Efeito energético (virya)	Quente.
Característica	• Elimina as toxinas (ama); • Tonifica o sistema digestivo; • Deve ser utilizado no tempero de grãos para evitar a geração de gases intestinais.

Atuação nos doshas	Vatta	Reduz.
	Pitta	Aumenta.
	Kapha	Reduz.

Temperos/especiarias	Cravo
Sabor (rasa)	Doce, picante.
Efeito energético (virya)	Quente.
Característica	• Auxilia na digestão de alimentos doces, melhorando seu paladar, como nos doces, no arroz, etc.; • Possui efeito anti-inflamatório.

Atuação nos doshas	Vatta	Reduz.
	Pitta	Aumenta.
	Kapha	Reduz.

Temperos/especiarias	Dente-de-leão
Sabor (rasa)	Amargo.
Efeito energético (virya)	Frio.
Característica	• Resfria o organismo, atuando sobre o fígado. • Possui forte efeito diurético.

Atuação nos doshas	Vatta	Aumenta (excesso).
	Pitta	Aumenta (excesso).
	Kapha	Aumenta (excesso).

Temperos/especiarias	Erva-doce
Sabor (rasa)	Doce.
Efeito energético (virya)	Frio.
Característica	• Deve ser usado em pequenas quantidades para não predominar; • Usado refogado no óleo, libera seus óleos essenciais estimulantes da digestão; • Pode ser usado mastigado ou em forma de chás após as refeições.

Atuação nos doshas	Vatta	Reduz.
	Pitta	Reduz.
	Kapha	Aumenta.

Temperos/especiarias	Feno-grego
Sabor (rasa)	Amargo, picante e doce.
Efeito energético (virya)	Quente.
Característica	• Rico em vitaminas do complexo B; • Auxilia no processo de rejuvenescimento; • Atua nos distúrbios ginecológicos; • Estimula o sangue; • Auxilia na redução de peso; • Reduz a sensibilidade excessiva da dor.

Atuação nos doshas	Vatta	Aumenta (excesso).
	Pitta	Aumenta (excesso).
	Kapha	Reduz.

Temperos/especiarias	Folhas de louro
Sabor (rasa)	Amargo.
Efeito energético (virya)	Quente.
Característica	• Auxilia na digestão, reduzindo a produção de gases intestinais, principalmente na digestão de feijões.

Atuação nos doshas	Vatta	Reduz.
	Pitta	Aumenta.
	Kapha	Reduz.

Temperos/especiarias	Gengibre
Sabor (rasa)	Picante.
Efeito energético (virya)	Quente.
Característica	• Estimula o apetite, melhorando a digestão; • Usado na forma de pó, adicionado à pimenta-do-reino, elimina a fermentação intestinal; • O suco fresco é diurético, aliviando tosses e gripes; • A raiz fresca é melhor para Vatta. O pó, para Kapha, agravando menos Pitta; • Pode ser usado fresco, refogado no óleo; • Melhora a constipação intestinal, quando associado à erva-doce; • Estimula a circulação, podendo elevar a pressão, que pode ser evitada, utilizando junto com o gel da babosa; • O suco pode ser adicionado ao mel ou leite;

Característica	• Pode ser adicionado ao ghee para acelerar a digestão do Pitta obeso ou na preparação do vômito terapêutico (vamana), devendo ser utilizado o gel da babosa durante o dia.
Atuação nos doshas — Vatta	Reduz.
Atuação nos doshas — Pitta	Aumenta (excesso).
Atuação nos doshas — Kapha	Reduz.

Temperos/especiarias	Kombu
Sabor (rasa)	Amargo.
Efeito energético (virya)	Quente.
Característica	• É um tipo de alga que remove os metais pesados do organismo. • Auxilia no processo digestivo.
Atuação nos doshas — Vatta	Reduz.
Atuação nos doshas — Pitta	Aumenta (excesso).
Atuação nos doshas — Kapha	Reduz.

Temperos/especiarias	Neen
Sabor (rasa)	Amargo.
Efeito energético (virya)	Frio.
Característica	• Resfria o organismo, atuando sobre o fígado; • Remove as excreções (bile, muco, fezes e suor).
Atuação nos doshas — Vatta	Aumenta (excesso).
Atuação nos doshas — Pitta	Aumenta (excesso).
Atuação nos doshas — Kapha	Aumenta (excesso).

Temperos/especiarias	Outras pimentas
Sabor (rasa)	Picante.
Efeito energético (virya)	Quente.
Característica	• Estimula o fogo digestivo (agni) e o metabolismo intracelular; • Devem ser utilizadas em pequenas quantidades para Vatta, e em quantidade maior para Kapha; • O pipalli é a pimenta mais indicada; • Pode-se consorciar a erva-doce e a coentro para resfriar o seu efeito.
Atuação nos doshas — Vatta	Estimula.
Atuação nos doshas — Pitta	Aumenta.
Atuação nos doshas — Kapha	Reduz.

Dietética Ayurvédica

Temperos/especiarias	Pimenta-do-reino
Sabor (rasa)	Picante.
Efeito energético (virya)	Quente.
Característica	• É considerada um dos principais alimentos ayurvédicos; • Estimula o apetite e o fogo digestivo (agni) e o metabolismo intracelular; • Reduz os gases intestinais; • Reduz o diabete tipo II (adulto) no Kapha obeso, devendo ser utilizada no leite ou no chá; • Possui efeito antibiótico e anti-inflamatório; • Pode-se consorciar a erva-doce e a coentro para resfriar seu efeito.
Atuação nos doshas	Vatta	Estimula.
	Pitta	Aumenta.
	Kapha	Reduz.

Temperos/especiarias	Raiz da bardana
Sabor (rasa)	Amargo.
Efeito energético (virya)	Frio.
Característica	• Resfria o organismo, atuando sobre o fígado; • Atua purificando o sangue.
Atuação nos doshas	Vatta	Aumenta (excesso).
	Pitta	Aumenta (excesso).
	Kapha	Aumenta (excesso).

Temperos/especiarias	Sal marinho ou dietético
Sabor (rasa)	Salgado.
Efeito energético (virya)	Quente.
Característica	• Deve ser usado em pequenas quantidades, no máximo 4 g/dia; • No Vatta auxilia na retenção de água; • No Kapha é contraindicado pela ocorrência de retenção de água.
Atuação nos doshas	Vatta	Reduz.
	Pitta	Aumenta.
	Kapha	Aumenta.

Temperos/especiarias	Sementes de mostarda preta
Sabor (rasa)	Picante.
Efeito energético (virya)	Quente.

Característica	• Efeito diurético; • Estimula o fogo digestivo (agni), eliminando os gases intestinais quando usado no alimento. Deve ser refogada no óleo até a semente abrir; • Pode ser usada na forma de cataplasma e chás durante o tratamento de gota, artrite e em condições febris; • Auxilia na perda de peso.	
Atuação nos doshas	Vatta	Reduz.
	Pitta	Aumenta.
	Kapha	Reduz.

Algumas massalas

Panch massala

Ingredientes	Quantidade
Anis ou erva-doce	2 colheres de sopa.
Cominho inteiro	2 colheres de sopa.
Feno-grego inteiro	1 colher de sopa.
Grãos de mostarda preta	2 colheres de sopa.
Preparo	Misturar e guardar em local seco. Agitar antes de usar. Pode-se colocar no ghee para cozinhar.

Garam massala nº 1

Ingredientes	Quantidade
Canela	Pedaços.
Coentro em grãos	4 colheres de sopa.
Cravo-da-índia	1 colher de chá.
Cominho inteiro	2 colheres de sopa.
Pimenta-do-reino em grãos	2 colheres de sopa.
Sementes de cardomomo	2 colheres de chá.
Preparo	Colocar uma panela pequena, em fogo alto. Toste, colocando na panela, na seguinte sequência: 1) Coentro em grãos. 2) Cominho. 3) Pimenta-do-reino. 4) Cardamomo. 5) Cravo-da-índia. 6) Canela. Em seguida: moa no liquidificador, guardando em recipiente bem fechado.

Garam massala nº 2	
Ingredientes	**Quantidade**
Canela	2 pedaços.
Cardamomo ou erva-doce	2 colheres de chá das sementes.
Cravo-da-índia	1 colher de chá.
Noz-moscada	Metade ralada (não tostar).
Preparo	Colocar uma panela pequena, em fogo alto. Toste, colocando na panela, na seguinte sequência: 1) Cardamomo. 2) Canela. 3) Cravo-da-índia. Em seguida: moa no liquidificador, guardando em recipiente bem fechado. Quando estiver frio, adicionar a noz-moscada.

Antídoto dos alimentos	
Definição:	Todo alimento produz algum efeito negativo que poderá ser reduzido com o uso de temperos, facilitando sua digestibilidade.

Laticínios		
Alimento	**Efeito negativo**	**Antídoto**
Coalhada e iogurte	• Aumenta o muco e a congestão.	• Coentro. • Cardamomo. • Cominho. • Gengibre.
Doces	• Aumenta o muco e a congestão.	• Gengibre seco em pó.
Leite	• Aumenta a produção de muco.	• Açafrão. • Gengibre.
Queijo fresco	• Aumenta Kapha e Pitta. • Forma congestão (excesso de sangue com estagnação) e muco. • Os queijos amarelos ocasionam um efeito negativo mais acentuado.	• Pimenta-do-reino. • Pimenta-malagueta. • Chilli.
Sorvetes	• Aumenta o muco e a congestão.	• Cravo. • Cardamomo.

Produtos de origem animal		
Alimento	**Efeito negativo**	**Antídoto**
Carne vermelha	• Aumenta Kapha e Pitta. • Difícil digestibilidade, com ampla geração de toxinas (ama).	• Pimentas em geral, como: malagueta, do reino, chilli, etc. • Cravo, usado no cozimento. • Alho. • Cebola.
Frango	• Aumenta Pitta.	• Gengibre.
Ovos	• Aumenta Pitta. • Aumenta Kapha, quando ingerido cru.	• Salsa. • Folha de coentro. • Açafrão. • Cebola.
Peixe	• Aumenta Pitta	• Coco. • Lima. • Limão.

Grãos		
Alimento	**Efeito negativo**	**Antídoto**
Arroz	• Aumenta Kapha. • Aumenta a gordura corporal.	• Cravo. • Pimenta-do-reino.
Aveia	• Aumenta Kapha. • Aumenta a gordura corporal.	• Açafrão. • Semente de mostarda. • Cominho.
Trigo e derivados	• Aumenta Kapha. • Aumenta a gordura corporal.	• Chá de gengibre

Verduras e legumes		
Alimento	**Efeito negativo**	**Antídoto**
Alface	• Geração de gases intestinais.	• Azeite de oliva. • Limão.
Alho	• Aumento de Pitta	• Coco grelhado. • Limão.
Cebola	• Geração de gases intestinais.	• Cozimento com sal. • Limão. • Iogurte. • Semente de mostarda.
Legumes	• Geração de gases intestinais, ocasionando distensão abdominal.	• Alho. • Açafrão. • Cebola. • Cravo.

Legumes	• Geração de gases intestinais, ocasionando distensão abdominal.	• Pimentas, como: malagueta, chilly, do reino, etc. • Gengibre. • Sal.
Repolho	• Geração de gases intestinais, ocasionando distensão abdominal.	• Óleo de girassol. • Açafrão. • Sementes de mostarda.
Tomate	• Aumento de Kapha (quando maduro). • Aumento de Pitta (quando verde).	• Lima-da-pérsia. • Cominho.

Frutas		
Alimento	**Efeito negativo**	**Antídoto**
Abacate	• Aumento de Kapha.	• Açafrão. • Limão. • Alho. • Pimenta-do-reino.
Banana	• Aumento de Pitta. • Aumento de Kapha.	• Cardamomo. • Canela.
Frutas secas	• Aumento de Vatta	• Hidratação em água.
Manga	• Aumento de Pitta	• Ghee com cardamomo.
Melancia	• Retenção de água.	• Sal com pimenta. • Cominho.
Melão	• Retenção de água. **Nota:** Para redução de Vatta.	• Coco grelhado com cardamomo. • Sal para reter água.

Bebidas		
Alimento	**Efeito negativo**	**Antídoto**
Álcool	• Estimula, deprimindo o organismo.	• Mastigar ¼ de colher de chá de sementes de cominho.
Café	• Estimula, deprimindo o organismo.	• Noz-moscada. • Cardamomo.
Chá Preto	• Estimula, deprimindo o organismo.	• Gengibre.
Chocolate	• Estimula, deprimindo o organismo.	• Cardamomo. • Cominho. • Pimentas.

Outros		
Alimento	**Efeito negativo**	**Antídoto**
Tabaco	• Aumenta Pitta. • Estimula o organismo.	• Gotu kola. • Raiz de cálamo.

Combinações incompatíveis de alimentos	
Alimento	**Combinação incompatível**
Amido	Ovos, leite, banana, tâmara e caqui.
Batata	Iogurte, leite, melão e pepino.
Berinjela	Iogurte, leite, melão e pepino.
Iogurte	Leite, frutas ácidas, melão, bebidas quentes, carne, peixe, manga, amido e queijo.
Leite	Banana, peixe, carne, melão, coalhada, frutas ácidas, pães fermentados e cereja.
Limão	Iogurte, leite, tomate e pepino.
Manga	Iogurte, queijos e pepino.
Mel	Ghee.
Melão	Grãos, amido, frituras e queijos.
Milho	Tâmara, uva-passa e banana.
Ovo	Leite, carne, iogurte, melão, peixe e banana.
Pimenta	Iogurte, leite, melão e pepino.
Rabanete	Leite, banana e uva-passa.
Tomate	Iogurte, leite, melão e pepino.

Suplementos

Cloreto de Magnésio - PA	
Indicações	Calcificações da coluna, tais como bico de papagaio, ciática, esclerose, artrite, artrose, preventivo contra câncer, enfartos e envelhecimento, combate o colesterol, reumatismo, gota e osteoporose.
Contraindicações	Mau funcionamento renal e problemas da tireoide (bócio).
Reações	Pode provocar aparecimento de furúnculos e alergias, normais no processo de depuração do sangue.
Modo de usar	Diluir 33 gramas em dois litros de água de mina ou poço artesiano (sem cloro).
Posologia	• **Adulto normal:** tomar um copinho descartável de café, pela manhã, em jejum. Após uma semana, se não soltar o intestino, tomar ao deitar. • **Crianças abaixo de 10 anos:** uma colher de sopa ao dia.

Posologia	• **Crianças acima de 10 anos:** metade da dose do adulto. • **Grávidas:** uma dose ao dia (favorece o parto e a saúde do bebê). • **Após 70 anos:** três doses ao dia.

Lêvedo de cerveja	
Indicações	Prolonga a vida, melhora a pele, fortifica o cérebro, reconstitui a flora intestinal, promove a desintoxicação geral do corpo, ajuda a combater e evitar o câncer, melhora a digestão, ajuda a engordar ou emagrecer.
Contraindicações	Para quem sofre de asma e alergias.
Posologia	**Para perder peso:** diluir uma colher de sopa em suco ou água, tomar de 15 a 20 minutos antes das refeições. **Para ganhar peso:** diluir uma colher de sopa em suco ou água, tomar após as refeições.

Ovo/limão	
Indicações	Fadiga, anemia, descalcificação, desmineralização, artrite, reumatismo, depressões nervosas, osteopatias, fraturas.
Modo de preparar	Banhar um ovo de casca branca, em sumo de limão, durante a noite. Pela manhã, em jejum, ingerir esse líquido.
Observação	O conteúdo do ovo poderá ser aproveitado normalmente.

Óleos com propriedades medicinais	
Copaíba	**Uso externo:** dores reumáticas, blenorragia, cortes, lesões, etc., devendo ser aplicado nas bordas da região lesada. **Uso interno:** utilização de uma gota para cada dez quilos de massa corporal, podendo ser misturado ao alimento para facilitar a deglutição, não devendo ser utilizado por mais de 20 dias seguidos. É indicado para problemas das vias respiratórias, como bronquites, enfizema, tuberculose, etc.; para úlceras, gastrites estomacais, deficiência imunológica e como antibiótico.
Gergelim	**Uso externo:** lubrificação e nutrição de pele ressecada. **Uso interno:** utilização de uma colher de sobremesa antes das principais refeições, podendo ser adicionado ao alimento, principalmente nas saladas, devendo ser evitado por obesos. É indicado para o tratamento de úlceras, gastrites, hemorroidas, obstinação, hipertensão, etc. Também atua em problemas musculares, como reumatismo, artralgias, etc.

Girassol	**Uso interno:** utilização de uma colher de sobremesa antes das principais refeições, podendo ser adicionado ao alimento, principalmente nas saladas, devendo ser tomado com moderação por obesos. É indicado em problemas ósteo-musculares, como reumatismo, calcificações, osteoporose, problemas cardiocirculatórios, como hipertensão, arteriosclerose, taquicardia, etc.
	Bochechos: realização antes do desjejum ou três vezes ao dia antes das refeições (estômago vazio), durante um período de 15 a 20 minutos, sendo indicado para desintoxicação orgânica.
Linhaça	**Uso interno:** utilização de uma colher de sobremesa antes das principais refeições, podendo ser adicionado ao alimento, principalmente nas saladas, devendo ser tomado com moderação por obesos. É indicado em problemas ósteo-musculares, como reumatismo, artralgias, artrite, artrose, etc.; problemas no aparelho genital feminino, como menopausa, distúrbios uterinos e ovarianos, etc; e problemas cardiocirculatório, como hipertensão, hipercolesterolemia, deficiências circulatórias, etc.

Cura pelo limão	
Indicações	Cura no mínimo 160 doenças, além de ser depurativo do sangue, possui um grande poder alcalinizante. É chamado destruidor de ácidos, eliminando a acidez estomacal, as azias e o ácido úrico. É recomendado para quem sofre de varizes e pressão alta, pois purifica e fortifica o sangue, limpando-o. É um poderoso bactericida e cicatrizante.
Possíveis efeitos colaterais	Prisão de ventre, facilmente contornável tomando-se uma colher de mel puro em um copo de água ao deitar ou em jejum e comendo verduras cruas. Pode aparecer alergia ou vermelhidão na pele como sinal de limpeza do organismo.

Modo de usar
O sistema de cura por um ano é realizado durante 20 dias, com descanso de quatro meses entre cada etapa, até completar as três etapas do tratamento.
A quantidade de suco poderá ser repartida em duas doses, uma tomada pela manhã e a outra tomada à noite, não devendo ser ingerido durante as refeições.
Os limões a serem consumidos deverão ser espremidos na hora do consumo.
Os portadores de doenças que não sejam graves ou crônicas poderão realizar apenas a primeira etapa.

I etapa			II etapa			III etapa		
Dias	Qtde. suco		Dias	Qtde. suco		Dias	Qtde. suco	
1º	10 ml	Interromper durante quatro meses	1º	20 ml	Interromper durante quatro meses	1º	30 ml	Interromper durante quatro meses
2º	20 ml		2º	40 ml		2º	60 ml	
3º	30 ml		3º	60 ml		3º	90 ml	
4º	40 ml		4º	80 ml		4º	120 ml	
5º	50 ml		5º	100 ml		5º	150 ml	
6º	60 ml		6º	120 ml		6º	180 ml	
7º	70 ml		7º	140 ml		7º	210 ml	
8º	80 ml		8º	160 ml		8º	240 ml	
9º	90 ml		9º	180 ml		9º	270 ml	
10º	100 ml		10º	200 ml		10º	300 ml	
11º	90 ml		11º	180 ml		11º	270 ml	
12º	80 ml		12º	160 ml		12º	240 ml	
20º	10 ml		20º	20 ml		20º	30 ml	

Processo sintetizado:
Ingestão de suco de limão, que deverá ser tomado durante uma semana, com interrupção durante um mês, até obter a cura.
- **Enfermidade de pouca importância:** 50 a 100 ml de suco de limões por dia.
- **Enfermidade grave:** 100 a 150 ml de suco de limões por dia.
- **Enfermidade muito grave:** 150 a 200 ml de suco de limões por dia.

Carvão vegetal	
Indicações	Absorção de todo tipo de toxinas oriundas de medicamentos, drogas, tabagismo, álcool, etc. **Diarreia:** duas colheres de sopa a cada seis horas. **Picadas de animais peçonhentos:** aplicação local misturado na argila ou na compressa, podendo ser trocado a cada 15 minutos, dependendo da gravidade. Também poderá ser consorciado, a sua ingestão com água a cada duas horas, durante três dias no mínimo. **Feridas purulentas, afecções nos olhos, nariz, garganta e ouvidos:** aplicação local de cataplasma. **Contusões e traumatismo musculares:** aplicação local de cataplasma. Absorção de odores fétidos. Eliminação de energias negativas acumuladas em ambientes. Eliminação de energia telúrica. Purificação da água potável, devendo ser colocado dentro de filtros.

Contra-indicação	Não possui contraindicação, não devendo ser ingerido para combate da intoxicação por produto corrosivo.
Modo de usar	O carvão vegetal deve ser triturado a pó e misturado na água para ingestão ou na argila para aplicação externa.
Posologia	<ul><li>**Crianças:** recomendado na proporção máxima de 30 gramas para absorção de toxinas no trato digestivo.</li><li>**Adultos:** variação de uma a 15 colheres de sopa diariamente nos casos de intoxicação grave.</li></ul>

Capítulo V

Herbologia Ayurvédica

Herbologia Ayurvédica

É o estudo das ervas medicinais utilizadas no tratamento ayurvédico, integrado a um sistema que utiliza conjuntamente uma alimentação adequada, técnicas de desintoxicação (Panchakarma), meditação, vibraturgia (uso de mantras) e rotinas diárias que garantem a eficiência dos resultados. Cada etapa desenvolvida nesse sistema de tratamento ampara e potencializa a seguinte, dando sustentação a todo o processo.

Esse processo de integração poderá ser facilmente visualizado por meio de um tratamento específico, como em caso de sinusite em indivíduo de constituição Kapha, que se utiliza de alimentação à base de massas e doces. A utilização de uma erva específica não alcançará os resultados esperados se persistir uma base alimentar que preserva o quadro. Quando se utiliza a erva conjuntamente com alimentação equilibrante e estilo de vida mais adequado, o efeito terapêutico é potencializado, a produção de muco é reduzida, encontrando o organismo condições para restabelecer o estado normal de funcionamento.

No conceito ayurvédico, alimento, ervas medicinais e venenos são substâncias externas incorporadas ao organismo, interagindo entre si. Com dieta adequada, o alimento atua no organismo, nutrindo diretamente os tecidos, desempenhando também papel curativo. As ervas medicinais possuem efeito catalisador acelerando os processos de cura, atuando nos níveis energético e bioquímico, restituindo a harmonia ao organismo. Quando a dosagem dessa erva é extrapolada ou seu critério de utilização é excedido, pode transformar-se em veneno, produzindo lesões e trazendo desarmonia ao funcionamento orgânico. Alguns venenos, sob certos aspectos e dosagens, poderão ser utilizados como medicamentos.

Modelos de Atuação das Ervas

A Ayurveda utiliza modelos diferentes dos outros sistemas terapêuticos tradicionais em vigor. Esses modelos estão mais próximos dos utilizados pela Medicina Chinesa e pela antiga Medicina Grega, que adota conceitos de tipologia humana e efeitos energéticos das ervas medicinais sobre o organismo.

Modelo Bioquímico

É o conceito praticado pela maioria, considerando que as ervas medicinais e os alimentos possuem certas substâncias que atuam sobre determinados órgãos ou sistemas do organismo. Essas substâncias ativas, presentes nas plantas, são pesquisadas, extraídas e potencializadas pela indústria farmacêutica, que as utiliza na formulação dos medicamentos. A capsaicina, substância ativa da pimenta-malagueta, possui poderosa ação anti-inflamatória e vasodilatadora. Quando essa substância ativa é isolada ou modificada, tende a ser tóxica, trazendo dificuldades ao organismo em metabolizá-la, não podendo ser utilizada por longo tempo sem apresentar efeitos colaterais para o organismo, em virtude do aspecto inorgânico.

Já as ervas medicinais apresentam uma ação mais suave e têm seu custo reduzido, pois a substância ativa é equilibrada naturalmente com outras, evitando ou minimizando os efeitos colaterais, apesar de possuírem efeito terapêutico mais lento, apresentando um efeito global durável em comparação aos medicamentos industrializados que utilizam na sua constituição a base dos princípios ativos.

Modelo Bioenergético

A Ayurveda se ocupa do estudo bioenergético por meio de uma ciência conhecida como Dravya, a qual considera que as ervas medicinas e os alimentos são seres vivos que contêm as energias de Vatta, Pitta e Kapha e que, uma vez penetrando no organismo, interferem no seu equilíbrio, apaziguando ou reduzindo o excesso do dosha que está provocando a doença. Essa energia atua sobre o organismo, nos tecidos (dhatus), nos canais energéticos (srotas) e nos produtos de excreção (malas), mediante sabores (Rasa), do efeito aquecedor e/ou resfriador (Virya), do efeito pós-digestivo (Vipak) e do Prabhava que está relacionado com a presença de uma substância química específica ou uma maneira de potencialização energética, que não pode ser quantificada por nenhum equipamento ou metodologia científica.

Esse modelo exige um diagnóstico correto do dosha e das energias em desequilíbrio, além de um conhecimento bioenergético das ervas, sendo este um item necessário para a complementação do estudo das ervas nacionais.

Modelo Bioespiritual

O Yoga se ocupa do estudo bioespiritual, considerando que as ervas medicinais e os alimentos possuem, na sua estrutura interna, energias que promovem efeitos espirituais similares aos provocados pelos aromas, pelas cores, pelas vibrações sonoras, etc. Essa energia atua sobre a estrutura material sutil da consciência, utilizando-se dos atributos da natureza manifesta, conhecidos como trigunas, para promover a paz interna ou o equilíbrio (sattva), a agitação, a inquietude ou o movimento (rajas) ou a inércia (tamas).

Por estar voltado para a transformação da consciência, o efeito bioespiritual é superior ao bioenergético. A carne pode ser utilizada como alimento sob o enfoque bioenergético, sendo recomendada pela Ayurveda em situações de desnutrição grave. Sob o enfoque bioespiritual não existe nenhuma razão justificável para o seu consumo, pois a energia do animal, principalmente no momento do abate, é assimilada após sua ingestão. As ervas de sabor extremamente amargo no enfoque bioenergético são excelentes para desintoxicar o sangue, o fígado e como depurativo. No enfoque bioespiritual criam um movimento excessivo na consciência, dificultando o seu contato com a essência.

Manuseio de Plantas Medicinais

Colheita, secagem e conservação de plantas	
Colheita	• Identificar a planta a ser colhida. • O uso de erva viva é superior à seca em energia vital. • Sumidade florida (galho e flor) soma os princípios terapêuticos da planta. • A planta colhida na primavera (23/9 a 21/12) perderá mais peso do que a colhida no outono (20/3 a 20/6). • A raiz não pode ser usada fresca.
Horários mais indicados para colheita	• Escolher dia de tempo bom entre 9h e 12h ou no final do dia. • Plantas com óleos essenciais: das 7h às 8h, antes que o Sol tenha grande incidência na planta.
Fases da Lua para a colheita	• **Lua Nova:** as plantas renovam suas propriedades e seu principio ativo. Colheita de plantas que serão aplicadas em feridas externas, purulentas e úlceras ou cortes com hemorragia. • **Lua Cheia:** os princípios ativos ou mineral das plantas atingem sua maior concentração. Excelente período para se preparar compostos mais potentes. • **Lua Crescente:** os princípios ativo estão se elevando. Colheita de plantas que serão usadas em anemia, fraqueza, na convalescença, no pós-parto e nas doenças terminais. • **Lua Minguante:** momento ideal para a colheita de plantas muito tóxicas, que serão utilizadas para reduzir inflamações e tumores, e das que facilitam as eliminações.
Período para a colheita	• **Ervas:** antes de florescer ou durante o florescimento. • **Planta toda:** no momento da floração. • **Raízes e tubérculos:** quando as partes aéreas estão secas, na Lua minguante, ou antes de florescer na primavera (23/9 a 21/12). • **Caules:** no outono (20/3 a 20/6), quando estiverem bem desenvolvidos, mas ainda sem flores. • **Brotos:** no final do inverno (21/6 a 23/9) e começo da primavera (23/9 a 21/12), antes que a seiva comece a subir. • **Botões:** na primavera (23/9 a 21/12); • **Folhas:** antes da floração em plena primavera (23/9 a 21/12). • **Flores:** início do desabrochar e antes que as pétalas murchem e o ovário dê origem ao fruto. • **Frutos:** na maturação. • **Sementes:** quando a planta estiver seca ou antes que a planta as deixe cair.

Período para a colheita	• **Casca:** durante todo o ano, na primavera (23/9 a 21/12), quando estão cheios de seiva. • **Nota:** As raízes devem ser limpas com escova e não podem ser lavadas, a menos que se utilizem imediatamente.
Particularidades	• **Casca de quina:** colher da planta na idade ente 15 e 20 anos. • **Raiz de valeriana:** colher no outono (20/3 a 20/6) ou início da primavera (23/9), com a planta na idade de 2 a 3 anos. • **Rizoma de confrei:** colher no outono (20/3 a 20/6) ou no início da primavera (23/9), com a planta entre um ano e um ano e meio, desprezar a parte aérea; os rizomas devem ser bem lavados e enxutos, podendo ser utilizados de imediato. • **A casca do fruto da laranjeira amarga:** deve ser colhida de frutos verdes. • **As folhas da alcachofra:** colher na primavera (23/9 a 21/12) ou no início do verão (21/12), devendo ser secas ao Sol e guardadas por um ano. • **As folhas de guaçatonga:** colher no início da primavera (23/9 a 21/12) e pode ser usada fresca ou seca, podendo ser guardada durante um ano. • **O chá da espinheira-santa:** tem cor amarela-acastanhada; na cor verde é adulteração do produto.
Secagem das ervas	• A secagem de plantas pode ser feita em estufas na temperatura de 40°C, as raízes a 45°C, exceto camomila e valeriana. • Não secar espécies misturadas. • Nas melhores condições, a secagem é feita em seis dias e mais frequentemente entre dez e 12 dias, enrolando papel para evitar o contato com moscas. • Se necessitar de uma lavagem, secar após. • Raízes deverão ser lavadas e cortadas em pequenos pedaços de um ou dois centímetros, e secadas ao Sol. • Secar as folhas sempre à sombra. • Bagas e frutos esféricos devem ser limpos e depositados em uma caixa de papelão rasa. • A avaliação da secagem deve ser feita no toque. As partes da erva devem apresentar-se rígidas sem estar quebradiças, além de não conter umidade.
Conservação	• Proteger as ervas da presença do ar, da luz, da umidade, de insetos, fungos e poeira. • Utilizar recipientes escuros ou opacos, de louça, caixas, sacos de papel grosso bem fechados com fita adesiva com etiqueta de identificação da planta e a época da colheita. • Renovar o estoque anualmente.

Metodologia para Preparação de Medicamentos

Chás	
Preparo	1 a 2 colheres de chá de ervas secas ou frescas para cada chávena de água.
Medidas	• 1 colher de sopa de folhas verdes tem aproximadamente cinco gramas; • 1 colher de sopa de folhas secas tem aproximadamente dois gramas.
Critérios para preparação	• Usar recipientes esmaltados, inox, vidro, barro ou louça, evitando os de alumínio, ferro ou estanho; • Para gargarejo, inalações, compressas e outros usos externos, a concentração deve ser mais forte do que para uso interno; • Usar preferencialmente o mel como adoçante; • Preparar o chá e tomá-lo em seis horas, para evitar formação de toxinas; • Não utilizar o chá de uma erva por mais de dois meses consecutivos. Caso haja necessidade, substituir por outras de mesmo valor terapêutico. • Chá forte: doenças agudas. • Chá fraco: doenças crônicas. • Usar para crianças a metade da dosagem do adulto. • Tomar uma hora antes ou duas horas após as refeições, exceto os aperientes. • Para afecções catarrais, pulmonares, da garganta, resfriados e afecções febris, tomar o chá quente.
Importante	• As plantas verdes podem ser secas no forno a uma temperatura de 40° C, sem perder suas propriedades terapêuticas. • Para se eliminar os agrotóxicos, colocar a folha ou o fruto em água com uma pedra de carvão vegetal, o que reduzirá em até 70%. • Chás engarrafados poderão ser conservados por até um ano, colocando uma colher de café de benzoato de sódio, para cada litro.

Tipos de Chás	
Decocção	
Partes usadas	Partes mais duras, tais como raízes, cascas, talos e sementes.
Preparo	Levar ao fogo brando, cozinhar por três a 30 minutos, deixar em repouso, coar sem adoçar.
Posologia	Tomar de três a cinco chávenas ao dia.

Infusão	
Partes usadas	Flores, inflorescências e folhas tenras.
Preparo	Despejar água fervente sobre as ervas, tapar e deixar repousar de cinco a dez minutos sem adoçar.
Posologia	Tomar de três a cinco chávenas ao dia.

Maceração	
Processo	Retirada de óleos essenciais e substâncias mucilosas.
Preparo	Deixar de molho: • 12 a 18 horas: partes tenras; • 18 a 24 horas: partes mais duras.
Posologia	Aquecer levemente, coar e beber sem adoçar de três a cinco chávenas ao dia.

Sucos	
Importante	Os sucos devem ser preparados e consumidos imediatamente para não perder suas propriedades. O suco de fruta tem um efeito depurativo no organismo, enquanto o de verduras possui efeito nutritivo.
Preparo	• O uso de centrífuga ou liquidificador pode alterar a energia dos alimentos em consequência da movimentação das facas de cortes – anti-horário; • Ervas com muito líquido deverão ser cortadas em pedaços e esmagadas em um pilão ou liquidificador, acrescentando pequena quantidade de água.
Tipos	• Para evitar anemia, utilizar o suco de acerola com berinjela. • Para evitar radicais livres, utilizar o suco de folhas verdes (clorofiladas) com flores amarelas e azuis: couve, serralha, dente-de-leão, três vezes por semana.

Banhos	
Preparo da água	• Fazer um chá por infusão ou decocção, na proporção de uma mão cheia de ervas secas ou frescas para um litro de água, coar, misturando na água de banho.
Água aromatizada	• Três xícaras de água destilada. • ¼ de xícara de álcool de cereais. • Gotas de essências aromáticas.
Alguns tipos de banho	• Banho de manjericão: para crianças que trocam o dia pela noite. • Banho de relaxamento: manjericão, pétalas de rosas claras, alfazema, eucalipto e pinho. • Banho estimulante: utilizar alecrim, pétalas de rosas vermelhas e óleo essencial de laranja.

Cataplasma	
Preparo	- Aplicar as ervas frescas, bem limpas e amassadas, diretamente sobre as partes ou órgãos afetados, ou misturadas na água, leite, óleo ou vinho.
- Repetir a operação, trocando as ervas após 20 minutos.
- Na falta de ervas frescas, envolver as ervas secas em um tecido macio e fino, costurar em volta fazendo um saquinho, mergulhar em água quente, espremer e aplicar por 20 a 30 minutos, cobrindo com um pano de lã ou tecido mais grosso.
- O cataplasma poderá ser engrossado misturando às ervas farinha de mandioca, de trigo integral, fubá, etc.
Alguns tipos de cataplasma	- Para tirar inflamações: casca de banana nanica amassada com colher de pau.
- Para dores renais: compressa de argila com gengibre.
- Para tireoide: compressa de agrião com argila.
- Para gota, artrite e nevralgias: cataplasma de couve.
- Para úlceras varicosas e feridas inflamadas: cataplasma de couve.
- Para pneumonias, broncopneumonias, pleurites e bronquites catarrais: cataplasma de gengibre e de mostarda, etc.
- Para problemas renais: cataplasma de gengibre.
- Para quadros artríticos, reumáticos e articulares: cataplasma de gengibre, de mandioca, de repolho, etc.
- Para abscessos, furúnculos e tumorações inflamadas: cataplasma de gengibre com inhame, de mandioca, de repolho, etc.

Xaropes	
Preparo	- Misturar, na mesma proporção, sucos macerados ou decoctados com mel.
- Utilizando tinturas, misturar duas partes de mel e uma de tintura.
Medidas de base	- 1 kg de açúcar + 1,5 l de água + casca de angico;
- 1 kg de açúcar + 1,5 l de água + gravatá;
- 1 kg de açúcar + 1,5 l de água + erva-doce.
Posologia	- Adultos: uma colher de sopa, de uma a três vezes ao dia;
- Adolescentes e crianças maiores: uma colher de sobremesa, de uma a três vezes ao dia;
- Crianças pequenas: uma colher de chá de uma a três vezes ao dia.
Xarope de cebola	- Usado para interromper processo virótico.
- Sucos de cebola, com mel e limão, adicionar 3 a 4 colheres de água quente e bater no liquidificador.

	Tintura
Preparo	• O processo de tintura utiliza partes da erva seca, bem quebradinha ou em pó. Já a alcoolatura utiliza a planta verde. • Colocar a erva dentro de um frasco de vidro escuro, ou claro, envolto em plástico preto, cobrindo-o com álcool de cereais ou propileno glicol, mantendo-o bem fechado. • As partes tenras deverão ser mantidas por um período de cinco a dez dias em maceração, as raízes e as sementes por oito a 15 dias. Logo após coar, filtrar em filtro de papel químico, guardando em vidro esterilizado de cor escura, ou envolto em plástico preto. • Utilizar um percolador para a retirada dos princípios ativos da planta, em duas fases. Iniciando com o álcool de graduação maior para uma graduação menor, para depois misturar as duas substâncias. Ex.: álcool a 70% e 35% na mesma erva, para retirada de princípios ativos diferentes.
Porcentagem da tintura	• **Para droga seca:** uma parte da planta para cinco partes de álcool (1:5). • **Para drogas heroicas (tóxicas):** uma parte da planta para dez partes de álcool (1:10).
Princípios ativos das plantas	• **Alcaloide:** Substância nitrogenada de ph alcalino, geralmente de sabor amargo que tem função de regular o crescimento do vegetal durante sua formação. Ex.: cáscara sagrada, babosa, mamona, etc. • **Taninos:** Substância adstringente (travosa) encontrada na maioria das plantas medicinais. Ocasiona lesões nas membranas dos protozoários, fungos e bactérias. Ex.: barbatimão, tanchagem, etc. • **Flavonoides:** Substância presente em praticamente todo o reino vegetal, evitando a oxidação da planta. • **Saponinas:** Substância que faz espuma quando agitada com água e se parece com sabão, persistindo por algum tempo. Acelera a absorção pelo organismo de outra substância farmacologicamente ativa. Ex.: salsaparrilha, castanha-da-índia, etc. • **Óleos Essenciais:** Substância característica das plantas cheirosas, sendo seu óleo muito solúvel em álcool. Ex.: hortelã, capim-limão, etc. • **Resinas:** Substância associada ao óleo, à resina ou ao bálsamo. Ex: semente de sucupira, etc. • **Lactonas:** Substância amarga encontrada preferencialmente na família asterácea e angiospermas. Ex.: alcachofra, calêndula, etc.

Princípios ativos das plantas	• **Mucilagens:** Substância semelhante à goma, que absorve a água do intestino (efeito esponja). Ex.: espinheira-santa, agar-agar, etc. • **Glicosídeos:** Substância composta por uma fração de açúcar. • **Fitoteróis:** Plantas com hormônios. Ex.: inhame, cará, alfafa (estrógeno).
Principais incompatibilidades	• Tanino com alcaloides. Ex.: barbatimão com confrei, tanchagem com confrei. • Mucilagem e goma com sais de ferro. • Tanino com sais de ferro. • Fenol com sais de alcaloides. • Óleo com água, vaselina ou álcool. • Éter e água.
Percentual do álcool	• Álcool de cereais com graduação de 96 a 98%. • Para se medir a graduação do álcool utiliza-se o alcoômetro, adicionando água ou álcool para mudar o teor alcoólico necessário à tintura. • Caso não se tenha alcoômetro, para se graduar o álcool a 70%, utilizam-se três partes de álcool a 98% e uma parte de água.
Graduação do álcool	• Para se retirar o princípio ativo da planta utilizam-se as seguintes graduações: • **Alcaloides:** 45% a 55%. • **Taninos:** 35% a 50%. • **Flavonoides:** 65% a 75%. • **Saponinas:** 25% a 30%. • **Castanha-da-índia, salsaparrilha e saponária:** 35%. • **Óleos essenciais:** 80%. • **Resinas:** 96%. • **Lactonas:** 70%. • **Fitoteróis:** 70%. • **Tintura de própolis:** 30 gramas de própolis para 150 ml de álcool a 70%.
Posologia	• A tintura entra na circulação em 30 minutos, devendo ser diluída em água nas seguintes dosagens: • **Adultos:** 15 a 20 gotas, três vezes ao dia; • **Adolescentes e maiores de 7 anos:** 10 a 15 gotas, duas vezes ao dia; • **Crianças de 1 a 7 anos:** cinco a dez gotas, de uma a três vezes ao dia; • **Lactantes:** uma a cinco gotas, uma a três vezes ao dia.

Conversão de tintura para extrato fluido e seco	
Extrato fluido (1:1)	• Para se chegar ao extrato fluido pega-se a tintura e reduz o volume pela metade em banho-maria, minimizando o seu teor alcoólico. • Conserva até um ano com teor alcoólico entre 25 e 30%.
Extrato seco	• Coloca-se o extrato fluido na estufa ou forno até a secagem total do líquido. • O encapsulado seco entra na circulação em 30 minutos.

Loção	
Preparo	• Uma parte de óleo de semente de uva para três partes da tintura escolhida.
Alguns tipos de loção	• Centella-asiática com hamamélis: para estrias ainda vermelhas; • Calêndula com camomila: evita estrias na gravidez.

Sabonete sólido	
Dosagem	• 1 kg de base para 100 ml de suco ou chá forte da erva (cobertura com um centímetro de água sobre a erva).
Preparo	• Derreter a base em banho-maria. Quando estiver líquida, despejar o suco, mexendo bem. Deixar secar na fôrma de 12 a 15 horas. • Não usar alumínio, mas colher de pau para mexer a mistura.
Alguns tipos de sabonete	• Confrei com calêndula: pele; • Guaçatonga: coceiras, corrimentos, bactérias, fungos e higiene íntima; • Própolis com calêndula: pele ferida; • Hera terrestre com centella-asiática: celulite; • Arruda: sarna; • Barbatimão com calêndula: escaras (marcas no corpo de doente acamado).

Sabonete líquido	
Dosagem	• 50 ml de base perolada; • 100 ml de base líquida; • 200 ml de água; • 50 ml de extrato, ou chá forte, ou essência escolhida.
Preparo	• Misturar as partes, embalando-as. • Um sabonete ideal não pode ter pH acima de 5,5 e 6,0.
Alguns tipos de sabonete	• Dos mesmos tipos do sabonete sólido.

	Óleos medicados
Preparo	• Colocar uma mão cheia de ervas secas ou frescas em um frasco transparente. • Despejar sobre a erva o óleo, que poderá ser de semente de uva (cor amarela), abacate, germe de trigo ou de cozinha de boa qualidade, não devendo ser utilizado o de origem mineral. Intercalar outra camada de ervas e mais óleo, e assim sucessivamente. • Fechar bem e deixar exposto diretamente ao Sol de duas a três semanas. • Quando se verificar a formação de gotículas de água (bolhas), colocar em banho-maria por 30 minutos, com frasco aberto para evaporar. Coar e filtrar. • Caso se pretenda acelerar o processo, ou se utilize planta verde, colocar ao Sol por dez dias e em banho-maria com o vidro destampado por duas horas.
Técnica indiana	**Óleo e ghee medicado:** • Fazer uma decocção da erva a ser utilizada, na proporção de uma parte de erva para 16 partes de água (1:16), reduzindo-a à quarta parte. Misturar a decocção ao mesmo volume de ghee ou óleo, fervendo até reduzir à metade, retirando toda a água.
Alguns tipos de óleo	• **Calêndula:** queimadura, recuperação de pele, hidratação da pele; • **Camomila:** vasos vermelhos no rosto; • **Barbatimão:** feridas ressecadas (varicosas); • **Hamamélis e castanha-da-índia:** hemorroidas; • **Eucalipto:** desobstrução das vias respiratórias; • **Louro:** dores e picadas de insetos; • **Alecrim:** ativa a circulação; • **Erva-de-bicho:** hemorroidas; • **Massagem:** óleo de semente de uva (vidro de 100 ml) com 50 gotas de óleo essencial de alfazema; • **Artemísia:** dores (utilização com moxibustão elétrico); • **Conservação da pele (eliminando rugas e linhas de expressão):** óleo de rosa mosqueta (100 ml), geleia real (15 ml), óleo de amêndoa (500 ml).
Preparação do óleo de alho	• **Óleo de alho:** 300 gramas de alho descascado e amassado em um litro de óleo de milho, canola ou azeite de oliva (menos óleo de soja). • Deixar em repouso em local escuro de 20 a 30 dias. Após o prazo, coar e tomar uma colher de café na alimentação.
Óleo Danwantarie	• Traumatismos, lesões e dores musculares e articulares. • Preparação: ▪ Para um litro de óleo de gergelim com girassol, acrescentar uma colher de sopa dos ingredientes: timol, cânfora e mentol.

Óleo Kuzumbu	<ul><li>Fibromialgia, dores, artrites e bloqueios dos srotas.</li><li>Preparação:<ul><li>Uma parte de óleo de gergelim.</li><li>Meia parte de óleo de rícino.</li><li>Meia parte de ghee.</li></ul></li></ul>

Pomadas Verdadeiras

Dosagem 1	<ul><li>150 g de vaselina branca;</li><li>70 ml de glicerina;</li><li>30 g de erva seca (a escolher).</li></ul>
Preparo	<ul><li>Banho-maria por três horas, mexendo periodicamente, quando for coar colocar diretamente no recipiente.</li></ul>
Dosagem 2	<ul><li>Uma colher de sopa de cera de abelha ralada.</li><li>50 g de óleo (uva, gergelim, amêndoa, etc.).</li></ul>
Preparo	<ul><li>Colocar os ingredientes em banho-maria, misturando bem até derreter.</li><li>Acrescentar uma colher de sopa da decocção da erva utilizada.</li><li>Misturar bem, esfriar e envazar.</li><li>Se quiser a pomada mais mole é só acrescentar mais óleo.</li></ul>

Pomadas Falsas

Dosagem	<ul><li>Uma parte de lanolina anidra;</li><li>Uma parte de vaselina sólida;</li><li>Uma parte de tintura escolhida.</li></ul>
Preparo	<ul><li>Misturar e colocar diretamente no recipiente.</li></ul>

Cremes de limpeza

Dosagem	<ul><li>Decocção bem forte da erva.</li><li>50 g de lanolina.</li><li>20 g de cera de abelha.</li><li>150 g de óleo vegetal (uva, amêndoa, gergelim, etc.).</li></ul>
Preparo	<ul><li>Derreter a lanolina, a cera de abelha e o óleo vegetal, mexendo até ficar cremoso, retirando do fogo sem deixar ferver.</li><li>Misturar ¼ de copo da decocção forte da erva, mexendo até homogeneizar.</li><li>Esfriar e armazenar.</li></ul>

Cremes hidratantes

Dosagem	<ul><li>Uma colher de sopa de lanolina.</li><li>Uma colher de sopa de mel.</li><li>Uma colher de sopa de óleo de amêndoa.</li><li>Uma colher de chá de óleo de germe de trigo.</li><li>Uma colher de chá de cera de abelha.</li></ul>

Preparo	• Derreter todos os ingredientes em banho-maria. • Acrescentar duas colheres de sopa da decocção da erva escolhida. • Mexer bastante até esfriar. • Envazar e colocar na geladeira.
Nota	• Para se transformar o creme em loção, aumente a quantidade da decocção da erva e reduza a de cera de abelha, observando a consistência desejada.

Preparação de embalagens	
Esterilização de embalagens plásticas e tampas	• Utilizar álcool absoluto a 98%.
Esterilização de vidros	• Utilizar água quente.
Processo de esterilização em água quente	• Lavar os vidros, colocando-os de boca para baixo na panela. Quando a água estiver quente, retirar a água. • Colocar novamente sem desligar o fogo. Prensar os vidros com a tampa, evitando que a água quente entre neles. Para as tampas metálicas, fervê-las também.

Dosagens		
Recipiente	Líquidos	Pós
Colher de café rasa	2,5 ml	0,5 g
Colher de chá rasa	5 ml	1,0 g
Colher de sobremesa rasa	10 ml	3,0 g
Colher de sopa rasa	15 ml	5,0 g
Xícara de café	100 a 120 ml	–
Copo americano	150 ml	–
Nota: Essas dosagens podem variam dependendo da planta ou partes utilizadas.		

Utilização de Veículos (Anupana)

Poderão ser utilizados, para conduzir o medicamento, os seguintes veículos:

a) Água ou leite;

b) Ghee ou óleo: veículo adequado para ervas descongestionantes, expectorantes e nutritivas;

c) Comprimidos de mel: untar com ghee uma pedra de granito, derramando uma quantidade de mel por cima. Colocar as ervas em pó, obedecendo as proporções especificadas, misturando até que adquira consistência. Deixar secar, cortando em pequenos cubinhos, no mesmo volume de uma colher de café;

d) Melado ou rapadura;

e) Açúcar mascavo;

f) Gel de babosa: remover a casca e retirar o gel, que deverá ser batido no liquidificador, acrescido de ervas adequadas;

g) Vinhos medicados:

- **Forma Arishta:** utiliza uma proporção de 30 g da erva para cada 600 ml de vinho tinto doce, deixando em maceração durante três meses, mantendo a garrafa deitada, movimentada periodicamente.
- **Forma Asava:** decocção da erva misturada no vinho, tomado imediatamente;

h) Guggul: composto de ervas sob a forma de comprimidos resinados;

i) Tinturas de álcool puro com água destilada em partes iguais (1:1);

Melhores veículos para condução de medicamentos	
Dosha	**Veículo**
Vatta	Óleo de gergelim
Pitta	Ghee
Kapha	Mel

Estudo de Algumas Ervas Ayurvédicas com Similares Nacionais

Abutua	
Nome ayurvédico	Langu Pata
Nome científico	Cissampelos pareira
Parte usada	Raiz, casca e folhas.
Aspectos energéticos	▪ Sabor (rasa): picante/adstringente. ▪ Efeito energético (virya): quente. ▪ Efeito pós-digestivo (vipak): picante.
Atuação nos doshas	▪ Vatta: reduz. ▪ Pitta: aumenta. ▪ Kapha: reduz.
Formas de utilização	▪ Pó seco: 250 a 300 mg, misturados com água, mel ou leite, duas a três vezes ao dia; ▪ Cataplasma; ▪ Decocção; ▪ Extrato.

Atuação orgânica	• Atua nos tecidos (dathus): plasma, gordura e tecido reprodutivo. • Atua com mais intensidade nos sistemas urinário, digestivo, excretório e reprodutivo feminino.
Ação	• Estomáquica; tônica; diurética; litotrófico (redução de gordura no fígado).
Indicações	• Febre; diarreia e disenteria; acidez estomacal; edemas; inflamações renais e da bexiga; cistite crônica; emissão uretral; nefrite; após afecções intestinais, tomado com ervas aromáticas; ferimentos e coceiras (uso tópico).
Precauções	• Não tem.

Açafrão	
Nome ayurvédico	Haridra/gauri
Nome científico	Curcuma longa
Considerações	Um dos mais importantes medicamentos ayurvédicos. Promove a prosperidade e a conexão com a energia da mãe divina. Purifica os chacras intensificando a eficácia dos ásanas durante a prática do Yoga.
Parte usada	Rizoma e bulbo.
Aspectos energéticos	• Sabor (rasa): picante/amargo/adstringente. • Efeito energético (virya): quente. • Efeito pós-digestivo (vipak): picante.
Atuação nos doshas	• Vatta: aumenta, em excesso. • Pitta: aumenta, em excesso. • Kapha: reduz.
Formas de utilização	• Banhos, chás, óleos medicados, polvilhamento do pó; • Decocção: em água ou leite, duas vezes ao dia; • Infusão: uma colher de chá em três chávenas de água, tomar até três chávenas ao dia; • Pó seco: 250 a 300 mg, misturados com água, mel ou leite, duas a três vezes ao dia; • No leite e no ghee medicado; • Usos externos: óleos medicados, cataplasma, pós finos, compressas e banhos.
Atuação orgânica	• Atua em todos os tecidos (dathus). • Atua com mais intensidade nos sistemas circulatório, digestivo, respiratório e urinário.

Ação	- Alterativo (purificação do sangue); anti-helmíntico; antibiótico; carminativo; estimulante do sistema imunológico; potente ação antioxidante; anticancerígeno; cicatrizante e antisséptico (uso tópico); intensifica a digestão de proteínas, como leite, carnes, etc.
Indicações	- Deficiência digestiva, por conta do baixo fogo digestivo (agni); anti-hemorrágico (uso tópico); auxiliar no tratamento do diabetes; intensificação na circulação sanguínea; todas as afecções das vias aéreas superiores, como asma, bronquite, amidalite, faringite, sinusite, tosses, alergias respiratórias, etc; anemias; tônico para convalescenças; problemas menstruais, como amenorreias e fluxo excessivo; alergias e afecções da pele, como pruridos, eczemas, assaduras e feridas; uso tópico como anti-inflamatório e cicatrizante; histerias (como incenso em brasa); crise nervosa intensa (como rapé); hepatite crônica; coadjuvante no tratamento do câncer.
Precauções	- Não usar durante a gravidez; - Não usar durante o excesso de Pitta, em manifestações de doenças, como icterícia ou hepatite aguda.

Acariçoba/erva-capitão	
Nome ayurvédico	Brahmi
Nome científico	Hydrocotyle umbellata
Outros similares	Gotu Kola, centella-asiática.
Considerações	Considerada uma erva fundamental na ayurvédica, o mais harmonizador (sátvico) das ervas.
Parte usada	Toda a planta.
Aspectos energéticos	- Sabor (rasa): amargo (principal); doce (secundário). - Efeito energético (virya): frio. - Efeito pós-digestivo (vipak): doce.
Atuação nos doshas	- Vatta: reduz. - Pitta: reduz. - Kapha: reduz.
Formas de utilização	- Suco fresco: cinco folhas com água ou leite batido no liquidificador, tomar uma chávena três vezes ao dia. - Pó seco: 250 mg a 1 g misturado em água ou leite, tomar três vezes ao dia. - No ghee: 20 folhas frescas batidas em 1 kg de ghee, consumido normalmente. O ghee, misturado com o pó, tomar uma colher de chá, três vezes ao dia.

Formas de utilização	- Infusão: em água ou leite, tomar uma chávena três vezes ao dia. - Cru: em saladas de cinco a dez folhas. - Usos externos: óleos medicados, ghee medicado, cataplasmas e em banhos.
Atuação orgânica	- Atua em todos os tecidos (dhatus), exceto no reprodutivo. - Atua com mais intensidade nos sistemas digestivo, respiratório, circulatório e nervoso.
Ação	- Distonia do sistema nervoso (ansiedade e melancolia); antiansiolítico leve; tônico cardíaco; diurético; depurativo da pele e do sistema urinário; emenagogo (controle do fluxo menstrual); cicatrizante; promoção da longevidade e retardo no envelhecimento precoce.
Indicações	- Estresse; estafa; irritabilidade; insônia; dificuldade de atenção, concentração e memorização; coadjuvante no tratamento da epilepsia; auxiliar no tratamento de irritações e inflamações do sistema urinário; diurético e depurativo nos casos de edema; coadjuvante no tratamento da hipertensão; rejuvenescimento do cérebro e do sistema nervoso; fortalecimento do sistema imunológico, em doenças como AIDS, hepatite, etc.; nas sequelas de AVC, doenças crônicas da pele, como psoríase, eczemas (interno e externo).
Precauções	- As doses elevadas podem ocasionar dor de cabeça, tonturas, desmaios, náuseas, vômitos, agravação de pruridos na pele. - Iniciar com uma dosagem mínima (250 mg) com progressão para Vatta. - Iniciar com uma dosagem máxima (1g) para Kapha.

Agrião-do-brejo/erva-botão	
Nome ayurvédico	Bringaraj/kesharaj
Nome científico	Eclipta alba
Parte usada	Toda a planta.
Considerações	É considerado um dos principais tônicos hepáticos.
Atuação nos doshas	- Vatta: aumenta, em excesso. - Pitta: aumenta, em excesso. - Kapha: reduz.

Formas de utilização	- Óleos, pastas, decocção, suco, infusão e emplastros. - Pó: 250 mg a 2 g, usado de duas a três vezes ao dia. - Infusão quente ou fria: uma chávena até duas vezes ao dia; - Suco fresco: uma xícara com água quente até três vezes ao dia; - Ghee medicado: uma colher de chá até três vezes ao dia.
Atuação orgânica	- Atua no equilíbrio dos três doshas; - Atua nos tecidos (dathus), plasma, sangue, ossos e medula óssea. - Atua com mais intensidade nos sistemas circulatório, digestivo e nervoso.
Ação	- Tônico hepático e orgânico geral; rejuvenescedor para constituição energética Pitta; tônico sanguíneo e da medula óssea; ação hemostática; ação antipirética; laxativa e purgativa (dependendo da dose); colagogo (raiz e folhas).
Indicações	- Principal erva para os cabelos, evitando embranquecimento precoce; afecções da pele (raiz); cirrose hepática; preventiva contra o enfraquecimento dos dentes e osteoporose; preventiva contra a deficiência da memória; estimula a visão e a audição; redução de tumores; efeito antienvenenamento (cobras, metais pesados, etc.); hepatite (raiz); esplenomegalia (raiz); disfunções nervosas, como insônia, perturbações psíquicas e cefaleia.
Precauções	- Pode provocar alergias.

Alcaçuz	
Nome ayurvédico	Yasthamadu/mulathi
Nome científico	Glicirriza glabra
Parte usada	Raiz.
Considerações	É uma erva extremamente sátvica, promovendo o contentamento e a harmonia mental.
Aspectos energéticos	- Sabor (rasa): doce e amargo. - Efeito energético (virya): frio. - Efeito pós-digestivo (vipak): doce.
Atuação nos doshas	- Vatta: reduz. - Pitta: reduz. - Kapha: aumenta.

Formas de utilização	- Pó: 250 a 500 mg, tomado de duas a três vezes ao dia. - Decocção: 250 mg em leite, tomado de duas a três vezes ao dia. - Ghee medicado, indicado para não agravar Pitta.
Atuação orgânica	- Atua em todos os tecidos (dhatus). - Atua com mais intensidade nos sistemas digestivo, excretório, nervoso, reprodutivo e respiratório.
Ação	- Tônico; expectorante; antiespasmódico; antioxidante, combatendo a produção de radicais livres e toxinas; anti-inflamatório; laxativo suave; digestivo e cicatrizante.
Indicações	- A ação expectorante é a mais importante, dissolvendo todo tipo de muco, como vaginal, digestivo, respiratório, etc.; bronquites; tosses e resfriados; dores de garganta e melhoria da voz; gastrites e úlceras gastroduodenais; hiperacidez; debilidade geral; estados de convalescença; estimulação da produção de cortisol, substituindo a utilização do corticoide; regula o ciclo menstrual; laxativo suave que alivia os espasmos e as inflamações intestinais; alergias alimentares; nutre o cérebro, estimulando a produção do líquido encéfalo-craniano (liquor).
Precauções	- Todas as doenças com excesso de Kapha, como obesidade e edemas. - Interfere na absorção do cálcio e potássio, devendo os portadores de osteoporose evitar ou reduzir o seu consumo, visto que a decocção no leite evita essa interferência negativa no organismo. - Promove um aumento do líquido em torno do coração, interferindo no aumento de pressão, que será evitada, utilizando a decocção no leite.

Alfavaca ou manjericão	
Nome ayurvédico	Tulassi ou Surasa
Nome científico	Ocimum sanctum, Ocimum basilicum, Ocimum gratissimum.
Considerações	É uma erva harmonizadora (sátvica) que promove a abertura do coração e da mente, estimulando o amor, a devoção, a fé, a compaixão e a clareza mental. Limpa a aura e promove a proteção divina, aumentando o prana. Representa a personificação de Krishna e Vishnu.
Parte usada	Toda a erva, principalmente as folhas e as flores.
Aspectos energéticos	- Sabor (rasa): picante/amargo. - Efeito energético (virya): quente. - Efeito pós-digestivo (vipak): picante.

Atuação nos doshas	- Vatta: reduz. - Pitta: aumenta, em excesso. - Kapha: reduz.
Formas de utilização	- Infusão: 20 gramas da erva seca/fresca para um litro de água, tomar até três chávenas ao dia. - Pó seco: um a 2 gramas, misturado em água ou leite, tomar três vezes ao dia. - Uso externo: suco da planta com água, aplicado como emplastro. - No ghee: 20 folhas frescas batidas em 1 kg de ghee, usado normalmente. O ghee misturado com o pó, tomar uma colher de chá, três vezes ao dia.
Atuação orgânica	- Atua nos tecidos (dathus), plasma, sangue, sistema nervoso, medula óssea e tecido reprodutivo. - Atua com mais intensidade nos sistemas digestivo, nervoso e respiratório.
Ação	- Antibacteriano; antisséptico; antiespasmódico; diaforético; nervino; antipirético; purifica o ar, produzindo ozônio.
Indicações	- Combate espasmos do estômago e gases digestivos; indigestão e flatulência; cólicas intestinais; estomatites; aftas; otites; afecções respiratórias; galactagogo; enxaquecas; dispepsias nervosas; estafa mental, intelectual ou nervosa; oliguria (redução da urina); relaxante muscular; facilita a indução ao sono dificultado por tensão muscular; tônico do sistema nervoso central e do córtex da suprarrenal (cortisol); ação antisséptica em local de feridas purulentas; antimicótica (Aspergilus e Tricodermus) e antibacteriana (Staphilococus).
Precauções	- Não tem.

Alho	
Nome ayurvédico	Lashuna/rasonam
Nome científico	Allium sativum
Parte usada	Bulbo (rizoma) e o óleo extraído.
Considerações	Em razão de composição energética rajásica e tamásica, causa perturbação na mente durante as práticas meditativas, devendo ser substituído pelo Haritaki para não prejudicar o processo meditativo. Deve ser utilizado apenas como função terapêutica e não como tempero.

Aspectos energéticos	- Sabor (rasa): todos, exceto o ácido, mas com predomínio do sabor picante. - Efeito energético (virya): quente. - Efeito pós-digestivo (vipak): picante.
Atuação nos doshas	- Vatta: reduz. - Pitta: aumenta. - Kapha: reduz.
Formas de utilização	- Pó: 100 mg a 1 g, tomado de duas a três vezes ao dia; - Infusão quente/fria: meio copo, tomado duas a três vezes ao dia; - Suco fresco: uma colher de chá misturada à água, tomado duas a três vezes ao dia; - Alho fresco: até 4 g por dia; - Óleo de alho: 250 a 500 mg, tomado duas a três vezes ao dia; - Uso externo: como óleo medicado ou compressas.
Atuação orgânica	- Atua em todos os tecidos (dhatus). - Atua com mais intensidade nos sistemas circulatório, digestivo, nervoso, reprodutivo e respiratório.
Ação	- Digestiva, carminativa, anti-helmíntica e emenagoga; tônica e estimulante geral; imunizante, anti-inflamatória e antirreumática; expectorante; antimicrobiana, antisséptica, depurativa, antioxidante e desintoxicante; hipotensora, anticolesterol e antiadesivo plaquetário evitando trombos causadores de infartos e derrames; rejuvenescedora.
Indicações	**Melhores indicações:** - Baixo fogo digestivo (agni), com mal funcionamento hepático, causando digestão deficiente; elimina vermes intestinais; melhora os sintomas dolorosos e congestivos das hemorroidas. **Outras indicações:** - Em virtude de seu aspecto imunizante e expectorante é usado nas afecções das vias aéreas, como bronquite, tosse, resfriados, gripes, asmas, etc.; regulariza a circulação sanguínea, contribuindo no tratamento da hipertensão arterial e no combate à arteriosclerose; dores articulares causadas por artrites, reumatismos, etc.; reduz a sobrecarga cardíaca, melhorando a incidência de palpitações e taquicardias; o óleo é indicado no tratamento de doenças crônicas da pele, como psoríase, dermatites seborreicas, etc.; rejuvenescedor para constituição energética Vatta; eficiente removedor de toxinas (ama) da circulação sanguínea e linfática.

Precauções	• Usar com moderação em pacientes com natureza energética Pitta; • Evitar o uso na presença de hiperacidez gástrica, gastrites agudas, úlceras ativas e nos casos de hemorragia; • Utilizado cozido é menos agressivo para pacientes com natureza energética Vatta.

Amor-perfeito	
Nome ayurvédico	Trayman
Nome científico	Viola odorata
Considerações	Não tem.
Parte usada	Flores e raiz.
Aspectos energéticos	• Sabor (rasa): amargo/ adstringente. • Efeito energético (virya): quente. • Efeito pós-digestivo (vipak): picante.
Atuação nos doshas	• Vatta: equilibra. • Pitta: equilibra. • Kapha: equilibra.
Formas de utilização	• Pó: 100 mg a 500 mg, tomado de duas a três vezes ao dia; • Decocção; • Infusão; • Xarope.
Atuação orgânica	• Atua nos tecidos (dhatus): plasma, sangue, tecido reprodutivo. • Atua com mais intensidade nos sistemas respiratório, excretório, reprodutivo feminino, circulatório.
Ação	• Emética; demulcente; diaforética; diurética; aperiente.
Indicações	• Problemas respiratórios, como gripe, tosse, espirros (decocção); excesso de bile; afecções pulmonares; prolapso retal e uterino; interrupção de purgação purulenta; afecções renais e hepáticas; expectoração e tosse infantil (xarope da pétala); febre (flores); emético (raiz em altas doses).
Precauções	• Não tem.

Babosa	
Nome ayurvédico	Kumari
Nome científico	Aloe vera

Parte usada	Seiva das folhas (fresco ou em pó).
Considerações	É considerado um dos principais tônicos hepáticos, tonificando todos os fogos digestivos (agni) ao mesmo tempo. O gel deve ser usado sem resquícios da casca.
Aspectos energéticos	▪ Sabor (rasa): amargo/adstringente/doce/picante. ▪ Efeito energético (virya): frio. ▪ Efeito pós-digestivo (vipak): doce.
Atuação nos doshas	O gel e pequenas doses do pó são tridosha. O pó atua sobre os doshas: ▪ Vatta: aumenta. ▪ Pitta: reduz. ▪ Kapha: reduz.
Formas de utilização	▪ Pó: 100 mg a 1 g, tomado de duas a três vezes ao dia. ▪ O pó deve ser usado consorciado com ervas carminativas, como açafrão, pétalas de rosa e erva-doce, evitando cólicas intestinais. Também deve ser evitado em crianças de berço para não causar regurgitamento (aspiração e direcionamento para o pulmão). ▪ Gel: uma xícara duas a três vezes ao dia; ▪ Suco: gel diluído em água, temperado com gengibre e adoçado com mel. Tomar dois copos ao dia; ▪ Uso externo: emplastro, pó e gel.
Atuação orgânica	▪ Atua em todos os tecidos (dhatus). ▪ Atua com mais intensidade nos sistemas circulatório, reprodutivo feminino, digestivo, nervoso e excretório.
Ação	▪ Pequenas doses: tonifica o estômago; grandes doses: purgativo, emenagogo; tônico amargo, refrigerante, rejuvenescedor; a raiz é diurética, expectorante e antipirético; as flores são carminativas; o gel é vermífugo, abortivo, anti-inflamatório; em uso tópico local promove uma ação umectante, emoliente, demulcente, anti-inflamatória, regeneradora dos tecidos, antiqueda de cabelos, suavizadora nas queimaduras de raios solares.
Indicações	▪ Junto com o Bhringaraj é o principal tônico hepático, sendo indicado para hepatite, icterícia e hepato-esplenomegalia; controla o excesso de Pitta; regula o metabolismo dos lípides e açúcares, sendo indicado para diabéticos e portadores de colesterol alto; rejuvenescedor para constituição energética

Indicações	Pitta; obstipação crônica; purificador dos intestinos; distúrbios menstruais, como amenorreia, fluxo escasso, cólicas; distúrbios nos ovários, como cistos, miomas, além de tonificar e rejuvenescer o útero; febres de origem inflamatória, reumatismo, bursite, adenomegalia; doenças inflamatórias de pele: acne, psoríase, eczemas pruriginosos; uso externo: refresca, antiqueimaduras, picadas de insetos, auxiliar no tratamento de úlceras de pernas; o gel no couro cabeludo atua como tratamento de caspa e seborreia, escurecendo e dando brilho nos cabelos.
Contraindicação	▪ Prostatite, cistite, grandes varizes e hemorroidas com sangramento.
Precauções	▪ Evitar durante a gravidez. ▪ Hemorragias uterinas e em menstruações abundantes; ▪ Evitar durante a amamentação para não causar diarreia na criança.

Camomila-romana	
Nome ayurvédico	Não encontrada referências
Nome científico	Chamomilla recutita
Parte usada	Flores.
Considerações	É uma planta sátvica que promove o equilíbrio das emoções, sendo especialmente indicada para os tipos constitucionais Pitta.
Aspectos energéticos	▪ Sabor (rasa): picante, amargo. ▪ Efeito energético (virya): frio. ▪ Efeito pós-digestivo (vipak): picante.
Atuação nos doshas	▪ Vatta: aumenta (excesso). ▪ Pitta: equilibra. ▪ Kapha: equilibra.
Formas de utilização	▪ Pó: 250 mg a 1g, tomado de duas a três vezes ao dia; ▪ Infusão/decocção: uma colher de café rasa para cada chávena. Tomar uma chávena, duas a três vezes ao dia.
Atuação orgânica	▪ Atua nos tecidos (dhatus): plasma, músculo, gordura, tecido nervoso e reprodutivo. ▪ Atua com mais intensidade nos sistemas nervoso, digestivo e respiratório.

Ação	• Calmante; estomáquica; antiespasmódica.
Indicações	**Uso interno**: • Afecções no trato digestivo como indigestão, gastrites, colites e flatulência; cólicas gastrintestinais e biliares; reconstituição da flora intestinal; cefaleias de origem digestiva e nervosa; dores de origem nervosa; tensões no sistema nervoso; promove o relaxamento psíquico e o sono; distúrbios digestivos infantis, como cólicas intestinais, flatulência, etc.; distúrbios nervosos infantis, como agitação e insônia. **Uso externo:** • Afecções da pele, como eczemas, dermatites, ulcerações, etc.; conjuntivite; dores e inflamações musculares.
Precauções	• Não tem.

Canela	
Nome ayurvédico	Twak/tvac/dalchini.
Nome científico	Cinnamomum zeylanicum.
Parte usada	Casca e folhas.
Considerações	As qualidades sátvicas fazem desta planta um eficiente rasayana para o tipo constitucional Vatta, atuando sobre o fluxo circulatório (Vyana vayu).
Aspectos energéticos	• Sabor (rasa): picante, doce e adstringente. • Efeito energético (virya): quente. • Efeito pós-digestivo (vipak): doce.
Atuação nos doshas	• Vatta: equilibra. • Pitta: aumenta. • Kapha: equilibra.
Formas de utilização	• Pó: 500 mg a 1 g, tomado de duas a três vezes ao dia; • Infusão: uma colher de café rasa para cada chávena. Tomar de duas a três vezes ao dia. • Decocção: uma colher de café rasa para cada chávena. Tomar de duas a três vezes ao dia, fervida com água ou leite. • Ghee medicado.
Atuação orgânica	• Atua nos tecidos (dhatus): plasma, sangue, músculos e sistema nervoso e medula óssea. • Atua com mais intensidade nos sistemas urinário, respiratório, digestivo e circulatório.

Ação	• Aromática; diaforética; expectorante; diurética; analgésica; carminativa; digestiva; antidiarreica e antidisentérica; anti-helmíntica; cardiotônica; tônica do sistema nervoso; tônica geral.
Indicações	• Diarreias e disenterias; estimula o fogo digestivo (agni); afecções das vias aéreas, como resfriados, tosse, congestões dos seios da face e bronquites; dores e tensões musculares; fluxo menstrual escasso; anorexia; astenia, principalmente nos períodos de convalescença; espermatorreia; tônico cardíaco; estimula o funcionamento renal; estimula o fogo digestivo.
Precauções	• Deve ser evitado nos desequilíbrios de Pitta. • Não deve ser utilizado em estados hemorrágicos.

Capim-limão/capim-cidreira	
Nome ayurvédico	Dhyamaka/bhustrina
Nome científico	Andropogon citratus/cymbopogon citratus
Parte usada	Toda a planta.
Considerações	• Não tem.
Aspectos energéticos	• Sabor (rasa): amargo, picante. • Efeito energético (virya): frio. • Efeito pós-digestivo (vipak): picante.
Atuação nos doshas	• Vatta: neutro. • Pitta: equilibra. • Kapha: equilibra.
Formas de utilização	• Pó: 250 mg a 2 g, tomado de duas a três vezes ao dia. • Infusões: 120 g para cada 750 ml de água. Tomar uma chávena de duas a quatro vezes ao dia. • Óleo essencial: três a seis gotas, com chá ou mel, duas vezes ao dia. • Leite e ghee medicado.
Atuação orgânica	• Atua nos tecidos (dhatus): não encontrada referência. • Atua nos sistemas digestivo, nervoso e circulatório.
Ação	• Sudorífica; sedativa; carminativa; antiespasmódica.
Indicações	• Digestivo infantil; febres; refrescante; tônico da mucosa gastrointestinal; vômitos e diarreias; carminativo.

Cavalinha	
Nome ayurvédico	Não encontrada referência.
Nome científico	Equisetum arvense.
Parte usada	Partes aéreas.
Considerações	Em virtude de seus efeitos abrasivos e irritantes não deve ser usada acima da recomendação diária nem por período superior a três meses.
Aspectos energéticos	<ul><li>Sabor (rasa): amargo, doce.</li><li>Efeito energético (virya): frio.</li><li>Efeito pós-digestivo (vipak): picante.</li></ul>
Atuação nos doshas	<ul><li>Vatta: aumenta.</li><li>Pitta: equilibra.</li><li>Kapha: equilibra.</li></ul>
Formas de utilização	<ul><li>Pó: 1 a 5 g ao dia, tomado em três doses, durante o dia.</li><li>Decocção: 100 a 500 ml ao dia.</li></ul>
Atuação orgânica	<ul><li>Atua nos tecidos (dhatus): não encontrada referência.</li><li>Atua nos sistemas urinário, osteomuscular e circulatório.</li></ul>
Ação	<ul><li>Diurética; remineralizante orgânico (silício, cálcio, selênio, magnésio, etc.).</li></ul>
Indicações	<ul><li>Afecções das vias urinárias, como cistites, litíases renais, edemas, enurese noturna; prostatite; desmineralização e recalcificação orgânica; osteoporose; litíases biliares.</li></ul>
Precauções	<ul><li>Não tem.</li></ul>

Cinamomo/erva-de-santa-bárbara	
Nome ayurvédico	Mahanimba/bakayau/bakaim
Nome científico	Melia azedarach
Parte usada	Folhas, casca da raiz.
Considerações	<ul><li>Não tem.</li></ul>
Aspectos energéticos	<ul><li>Sabor (rasa): amargo.</li><li>Efeito energético (virya): quente.</li><li>Efeito pós-digestivo (vipak): doce.</li></ul>
Atuação nos doshas	<ul><li>Vatta: aumenta.</li><li>Pitta: reduz.</li><li>Kapha: reduz.</li></ul>

Formas de utilização	- Pó: 1 a 2 g, tomado de duas a três vezes por dia. - Chá ou infusão: 1 a 2 g em uma xícara, tomado de duas a três vezes ao dia.
Atuação orgânica	- Atua nos tecidos (dhatus): plasma, sangue e gordura. - Atua com mais intensidade nos sistemas imunológico, osteoarticular e cutâneo.
Ação	- Anti-inflamatória; antiálgica (contra dores); antifúngica; antisséptica; cicatrizante; vermífuga.
Indicações	- Coadjuvante no tratamento do diabetes do tipo II; obesidade; corrimento vaginal (uso interno); hemorroidas; inflamações; dores articulares e reumáticas; dermatites e dermatose inflamatórias.
Precauções	- O fruto produz paralisias e narcose.

Coentro	
Nome ayurvédico	Dhanyak/dhanyaka
Nome científico	Coriandrum sativum
Parte usada	Frutos, sementes e folhas.
Considerações	É muito eficiente nos distúrbios de Pitta ligados aos sistemas digestivo e urinário.
Aspectos energéticos	- Sabor (rasa): amargo, picante. - Efeito energético (virya): fria. - Efeito pós-digestivo (vipak): picante.
Atuação nos doshas	- Vatta: equilibra. - Pitta: equilibra. - Kapha: equilibra.
Formas de utilização	- Pó: 250 mg a 1 g, tomado de duas a três vezes ao dia; - Infusão: uma colher de café rasa para cada meio copo. Tomar de duas a três vezes ao dia. - Decocção: uma colher de café rasa para cada meio copo. Tomar de duas a três vezes ao dia.
Atuação orgânica	- Atua nos tecidos (dhatus): plasma, sangue e músculos. - Atua com mais intensidade nos sistemas urinário, respiratório, digestivo.
Ação	- Aromática; carminativa; estomáquica; digestiva; antibiliosa; alcalinizante; refrescante; antialérgica; diaforética; estimulante; tônica.

Indicações	• Afecções do sistema gênito-urinário, como cistites, queimações uretrais, etc.; urticárias; alergias; rinites; alergias cutâneas, com queimações na pele; queimação na garganta; distúrbios digestivos, como indigestão, gases, cólicas, náuseas e vômitos; diarreias e disenterias, associado com cominho e funcho.
Precauções	• Em situações de desequilíbrio de Vatta, pode estimular em excesso o tecido nervoso.

Cominho	
Nome ayurvédico	Jiraka/jirak/jeerak
Nome científico	Cuminum cyminum
Parte usada	Frutos.
Considerações	É uma erva inócua nas dosagens terapêuticas, atuando beneficamente no equilíbrio dos tridoshas, sendo recomendado para equilíbrio hormonal da mulher, especialmente quando ocorre distonia do sistema nervoso.
Aspectos energéticos	• Sabor (rasa): picante e amargo. • Efeito energético (virya): fria. • Efeito pós-digestivo (vipak): picante.
Atuação nos doshas	• Vatta: equilibra. • Pitta: equilibra. • Kapha: equilibra.
Formas de utilização	• Pó: 500 mg a 1 g, tomado de duas a três vezes ao dia; • Infusão: uma colher de café rasa para cada chávena. Tomar de duas a três vezes ao dia. • Decocção: uma colher de café rasa para cada chávena. Tomar de duas a três vezes ao dia.
Atuação orgânica	• Atua nos tecidos (dhatus): não encontrada referência. • Atua com mais intensidade nos sistemas digestivo, nervoso e reprodutor feminino.
Ação	• Digestiva; carminativa; tônica; estimulante do sistema nervoso; tônico uterino; antipirético; antidiarreico; antiespasmódico; depurativo.
Indicações	• Diarreias e disenterias; gastroenterites; dispepsias; flatulência; desconforto abdominal; intoxicações alimentares; cólica de recém-nascidos; alergias de pele.
Precauções	• Em situações de desequilíbrio de Vatta, pode estimular em excesso o tecido nervoso.

Crataegus/espinheiro-alvar	
Nome ayurvédico	Não encontrada referência
Nome científico	Crataegus oxyacantha
Parte usada	Frutos, flores e folhas.
Considerações	Erva indicada para tratamento de distúrbios cardíacos e circulatórios em pacientes de constituição Vatta, ligados a senilidade e fatores emocionais e nervosos.
Aspectos energéticos	<ul><li>Sabor (rasa): ácido.</li><li>Efeito energético (virya): quente.</li><li>Efeito pós-digestivo (vipak): ácido.</li></ul>
Atuação nos doshas	<ul><li>Vatta: equilibra.</li><li>Pitta: aumenta.</li><li>Kapha: aumenta.</li></ul>
Formas de utilização	<ul><li>Pó: 250 a 1 g por dose, tomado de duas a três vezes ao dia;</li><li>Encapsulados: 300 a 500 mg, tomado de duas a três vezes ao dia.</li></ul>
Atuação orgânica	<ul><li>Atua nos tecidos (dhatus): não encontrada referência.</li><li>Atua com mais intensidade nos sistemas digestivo, nervoso e reprodutor feminino.</li></ul>
Ação	<ul><li>Vasodilatadora; hipotensora; diurética; regulador do ritmo cardíaco; tonifica os sistemas cardíaco, nervoso e circulatório; antiansiolítico; antiespasmódico.</li></ul>
Indicações	<ul><li>Afecções cardíacas leves em seus estágios iniciais, como insuficiência cardíaca, insuficiência coronariana, arritmias cardíacas, palpitações, etc.; distúrbios no sistema neurovegetativo, ansiedade, insônia, etc.; distúrbios no sistema circulatório, como hipertensão arterial, arteriosclerose, etc.</li></ul>
Precauções	<ul><li>Em situações de desequilíbrio de Vatta, pode estimular em excesso o tecido nervoso.</li></ul>

Cravo-da-índia	
Nome ayurvédico	Lavanga, lavang
Nome científico	Eugenia caryophyllata
Parte usada	Botões floridos secos.
Considerações	Graças à sua alta potência energizante, pode irritar o tipo constitucional Pitta.
Aspectos energéticos	<ul><li>Sabor (rasa): picante.</li><li>Efeito energético (virya): quente.</li><li>Efeito pós-digestivo (vipak): picante.</li></ul>

Atuação nos doshas	- Vatta: equilibra. - Pitta: aumenta. - Kapha: equilibra.
Formas de utilização	- Pó: 250 a 500 mg, tomado de duas a três vezes ao dia; - Infusão: uma colher de café rasa para cada chávena. Tomar de duas a três vezes ao dia. - Decocção: uma colher de café rasa para cada chávena. Tomar de duas a três vezes ao dia, fervido no leite ou na água. - Óleo essencial: três a cinco gotas em água ou chá. Tomar de duas a três vezes ao dia. - Botões floridos secos: chupar ou mascar de dois a três cravos, duas a três vezes ao dia. - Uso externo: massagem com óleo essencial. - Ghee medicado.
Atuação orgânica	- Atua nos tecidos (dhatus): não encontrada referência. - Atua com mais intensidade nos sistemas digestivo, respiratório, circulatório e reprodutivo.
Ação	- Digestiva; estomáquica; carminativa; aromática; rubefaciente; antisséptico; analgésico; carminativo; tônico; estimulante geral e circulatório.
Indicações	- Coadjuvante no tratamento de bronquites e asmas; resfriados, gripes, tosses; faringites, laringites e amidalites; distúrbios digestivos, como dispepsias, náuseas, vômitos; soluços; cólicas e espasmos gastrintestinais; odontalgias; tônico pulmonar e estomacal; descongestiona os vasos linfáticos; estimulante da circulação e pressão sanguínea; estimulante do sistema reprodutor masculino; dores locais (óleo essencial).
Precauções	- Deve ser usado com cautela nos desequilíbrios de Pitta, como nos processos inflamatórios agudos e nos casos de hipertensão arterial.

Ébano-oriental/coração-de-negro	
Nome ayurvédico	Sirasa/sirish
Nome científico	Albizzia lebeck
Parte usada	Casca, folhas, flores e sementes.
Considerações	Não tem.

Aspectos energéticos	▪ Sabor (rasa): doce, amargo e adstringente. ▪ Efeito energético (virya): quente. ▪ Efeito pós-digestivo (vipak): picante.
Atuação nos doshas	▪ Vatta: equilibra. ▪ Pitta: aumenta (em excesso). ▪ Kapha: equilibra.
Formas de utilização	▪ Pó: 1 a 2 g, tomado de duas a três vezes ao dia. ▪ Suco: 10 a 20 ml, tomado até três vezes ao dia. ▪ Decocção: 30 a 70 ml, tomado até três vezes ao dia.
Atuação orgânica	▪ Atua nos tecidos (dhatus): plasma e sangue. ▪ Atua nos sistemas cutâneo, digestivo e imunológico.
Ação	▪ Antidiarreico; adstringente; antipruriginoso; depurativo; anti-inflamatório.
Indicações	▪ Diarreias e disenterias; hemorroidas; erisipela; furúnculos; erupções pruriginosas (uso interno e externo); gengivites.
Precauções	▪ Apresenta característica abortiva, devendo, na gravidez, ter somente uso tópico.

Erva-andorinha

Nome ayurvédico	Dudhika/dudhi
Nome científico	Euphorbia hirta/euphorbia pilulifera
Parte usada	Toda a planta.
Considerações	Não tem.
Aspectos energéticos	▪ Sabor (rasa): doce, amargo, picante. ▪ Efeito energético (virya): quente. ▪ Efeito pós-digestivo (vipak): picante.
Atuação nos doshas	▪ Vatta: equilibra ▪ Pitta: aumenta. ▪ Kapha: equilibra.
Formas de utilização	▪ Pó: 0,5 a 1 g, tomado de duas a três vezes ao dia.
Atuação orgânica	▪ Atua nos tecidos (dhatus): não encontrada referência. ▪ Atua nos sistemas respiratório, intestinal, reprodutor feminino.
Ação	▪ Depurativa; cicatrizante das mucosas ginecológicas; promove a fertilidade feminina.

Indicações	**Uso interno**: • Distúrbios menstruais, como amenorreias, leucorreias, etc.; infertilidade feminina. **Uso externo (látex):** • Tinea corporis; micoses interdigitais; verrugas.
Precauções	• Evitar contato do látex com as mucosas e com os olhos.

Erva-moura/maria-pretinha

Nome ayurvédico	Kakamachi
Nome científico	Solanum nigrum/solanum americanum
Parte usada	Toda a planta.
Considerações	O suco pode provocar efeitos tóxicos, apresentando mal-estar, dores abdominais, diarreias, midríase, cefaleias, vertigens, delírios, convulsões, podendo ocasionar coma e morte.
Aspectos energéticos	• Sabor (rasa): amargo, picante. • Efeito energético (virya): quente. • Efeito pós-digestivo (vipak): picante.
Atuação nos doshas	• Vatta: equilibra • Pitta: aumenta. • Kapha: equilibra.
Formas de utilização	• Pó: 1 a 2 g, tomado de duas a três vezes ao dia.
Atuação orgânica	• Atua nos tecidos (dhatus): plasma, sangue, ossos, gordura e tecido reprodutivo. • Atua nos sistemas circulatório e reprodutivo.
Ação	• Diurética; diaforética; expectorante; antibacteriana.
Indicações	**Uso interno:** • Reumatismo; psoríase; eczema; hemorroidas; febres. **Uso externo (cataplasma):** • Reumatismo; gota; psoríase; eczemas.
Precauções	• Ferver somente em panela de aço inoxidável, barro ou vidro. • Não misturar com pimentas, mel ou rapadura.

Erva-tostão

Nome ayurvédico	Purnarnava
Nome científico	Boerhavia diffusa
Considerações	Não tem.
Parte usada	Toda a erva, raiz.

Aspectos energéticos	- Sabor (rasa): picante/amargo. - Efeito energético (virya): quente. - Efeito pós-digestivo (vipak): picante.
Atuação nos doshas	- Vatta: aumenta, em excesso. - Pitta: aumenta, em excesso. - Kapha: reduz.
Formas de utilização	- Suco; - Decocção; - Pó: 100 a 500 mg, tomado de duas a três vezes ao dia; - Infusão; - Cataplasma com óleo, água ou mel.
Atuação orgânica	- Atua nos tecidos (dhatus): plasma, sangue, músculos, gordura, sistema nervoso e medula óssea, tecido reprodutivo. - Atua nos sistemas digestivo, reprodutivo feminino, circulatório, respiratório e nervoso.
Ação	- Tônica; estomáquica; laxativa; diurética; expectorante; rejuvenescedora; diaforética; emética (altas doses); purgativa (raiz); anti-helmíntica; febrífuga; vermífuga.
Indicações	- Sistema nervoso; afecções cardíacas; hemorroidas; afecções cutâneas; cálculos renais; edemas; mordidas de ratos e cobras (uso tópico); alcoolismo crônico; insônia; reumatismo; afecções oculares (suco da folha com mel); icterícia (suco da folha); uretrite; uso interno da raiz: laxativo, blenorragia e inflamações internas.
Precauções	- Não tem.

Feno-grego	
Nome ayurvédico	Methi/Medika
Nome científico	Trigonella foenum-graecum
Parte usada	Sementes, vagens, folhas e sumidades floridas.
Considerações	Não tem.
Aspectos energéticos	- Sabor (rasa): amargo, picante. - Efeito energético (virya): quente. - Efeito pós-digestivo (vipak): picante.
Atuação nos doshas	- Vatta: equilibra. - Pitta: aumenta. - Kapha: equilibra.
Formas de utilização	- Pó: 250 mg a 1g, tomado de duas a três vezes ao dia. - Infusões: uma colher de café rasa para cada chávena. Tomar de duas a três vezes ao dia. - Como alimento, em sopas, papas, etc.

Atuação orgânica	- Atua nos tecidos (dhatus): não encontrada referência. - Atua nos sistemas digestivo, respiratório, urinário e reprodutivo.
Ação	- Tônica; revitalizante; aperiente; imunizante; hematopoética; carminativa; emenagoga; tônica do sistema nervoso.
Indicações	- Debilidades e convalescenças; inapetência; anemia; neurastenias; emagrecimento causado por esgotamento nervoso; cólicas intestinais; flatulências; disenterias e diarreias; dispepsias com perda de apetite; inflamações intestinais; crescimento e queda de cabelos.
Precauções	- Deve ser evitado na gravidez, em virtude do seu potencial abortivo. - Desequilíbrios energéticos de Pitta.

Funcho	
Nome ayurvédico	Shatapushpa/satapushpa/madhurika
Nome científico	Foeniculum vulgare
Parte usada	Sementes.
Considerações	É uma erva inócua que equilibra todos os tipos constitucionais.
Aspectos energéticos	- Sabor (rasa): doce, picante. - Efeito energético (virya): fria. - Efeito pós-digestivo (vipak): doce
Atuação nos doshas	- Vatta: equilibra. - Pitta: equilibra. - Kapha: equilibra, em menor intensidade.
Formas de utilização	- Pó: 250 mg a 1 g, tomado de duas a três vezes ao dia. - Infusões: uma colher de café rasa para cada chávena. Tomar de duas a três vezes ao dia. - Decocção: uma colher de café rasa para cada chávena. Tomar de duas a três vezes ao dia, fervido no leite ou na água. - Ghee medicado.
Atuação orgânica	- Atua nos tecidos (dhatus): não encontrada referência. - Atua nos sistemas digestivo, urinário e nervoso.
Ação	- Digestiva; carminativa; antiespasmódica; laxante suave; tônico uterino; diurética; estimulação do fogo digestivo (agni); galactogogo.

Indicações	▪ Deficiências digestivas, como dispepsia; dores abdominais; cólicas intestinais e flatulência; cólicas intestinais de lactentes; estimulação do fluxo menstrual; estimulação do leite materno, antes e durante a amamentação.
Precauções	▪ Não tem.

Gengibre	
Nome ayurvédico	▪ Ardrak: quando seco ▪ Shunti: quando fresco
Nome científico	Zingiber oficinalis
Parte usada	Rizoma.
Aspectos energéticos	▪ Sabor (rasa): picante/doce. ▪ Efeito energético (virya): quente. ▪ Efeito pós-digestivo (vipak): doce.
Atuação nos doshas	▪ Vatta: reduz. ▪ Pitta: aumenta suavemente. ▪ Kapha: reduz.
Formas de utilização	▪ Suco fresco, infusão, decocção, pós, pílula e pasta. ▪ Ver recomendações terapêuticas.
Atuação orgânica	▪ Atua em todos os tecidos (dhatus). ▪ Atua com mais intensidade nos sistemas digestivo e respiratório.
Ação	▪ Analgésica; antiemética; afrodisíaca; carminativa; diaforética; digestiva; expectorante; nervino; estimulante e sialagogo.
Indicações	▪ Vômito; artrite; laringite; obstipação; falha na memória; obstrução nos srotas; incontinência urinária; flatulência; cólicas; espasmos; febre; doenças dos olhos; asma.
Precauções	▪ Pode agravar doenças de natureza Pitta, como erupções, inflamações de pele, sangramentos, úlceras, pressão alta, etc.

Guanxuma/vassourinha-alegre	
Nome ayurvédico	Bala
Nome científico	Cida cordifolia (guanxuma). Cida rhombifolia (malva branca) – mahabala Abutilon indicum – atibala
Parte usada	Raiz (a mais terapêutica), folhas e flores.

Considerações	Promove a força e a vitalidade. A raiz do algodoeiro (Gossypium herbaceum) tem as mesmas propriedades do Bala, possuindo um efeito energético (virya) quente. É uma erva altamente rejuvenescedora e tônica, principalmente para Vatta, após conclusão do panchakarma, como tonificador orgânico.
Aspectos energéticos	• Sabor (rasa): doce, adstringente. • Efeito energético (virya): frio. • Efeito pós-digestivo (vipak): doce.
Atuação nos doshas	• Vatta: equilibra. • Pitta: equilibra. • Kapha: equilibra. **Nota:** Desde que não haja excesso de toxinas (ama).
Formas de utilização	• Pó: 1 a 2 g, tomado de duas a três vezes ao dia. • Decocção no leite: uma xícara, tomada de três a quatro vezes ao dia.
Atuação orgânica	• Em todos os tecidos (dhatus), atuando com mais intensidade na medula óssea e no tecido nervoso. • Atua nos sistemas circulatório, nervoso, reprodutivo, urinário e reprodutor.
Ação	• Analgésica; afrodisíaca; demulcente; diurético; nervino; rejuvenescedor; estimulante; tônico.
Indicações	• Doenças cardíacas; fraquezas e astenia muscular; paralisia facial (usos interno e externo); dor ciática (usos interno e externo); nevralgias e neurites em geral; estados de insanidade; exaustão; debilidade sexual; leucorreia; artrite; tratamento da magreza excessiva.
Precauções	• Não deve ser utilizada quando o organismo apresentar presença de ama e congestão ocasionada por muco.

Hibisco/brinco-de-princesa/beijo	
Nome ayurvédico	Japapushpa/japa/jopa
Nome científico	Hibiscus rosa-sinensis
Parte usada	Flores
Considerações	Não tem.
Aspectos energéticos	• Sabor (rasa): doce, adstringente. • Efeito energético (virya): frio. • Efeito pós-digestivo (vipak): doce.

Atuação nos doshas	- Vatta: aumenta. - Pitta: equilibra. - Kapha: equilibra.
Formas de utilização	- Pó: 250 mg a 1 g por dose, tomado de duas a três vezes ao dia. - Infusão: uma colher de café em uma chávena, tomada de duas a três vezes ao dia.
Atuação orgânica	- Atua nos tecidos (dhatus): não encontrada referência. - Atua nos sistemas circulatório, reprodutor feminino, nervoso e na pele.
Ação	- Hemostática; antiespasmódica; demulcente; refrescante; antiestrogênica; anti-hipertensiva; anti-hemorrágica; diurética; digestiva; rubefaciente; antisseborreico.
Indicações	- Desequilíbrios do sistema reprodutor feminino, como cólicas menstruais, fluxo excessivo, hemorragias uterinas, leucorreias; cistites.
Precauções	- Não deve ser utilizada quando o organismo apresentar presença de ama e congestão ocasionada por muco.

Hortelã-pimenta/menta	
Nome ayurvédico	Phudina
Nome científico	Mentha pipperita/Mentha sp
Parte usada	Toda a planta, folhas, sumidades floridas.
Considerações	Com natureza sátvica, auxilia no alívio das tensões e congestões mentais e emocionais.
Aspectos energéticos	- Sabor (rasa): picante. - Efeito energético (virya): frio. - Efeito pós-digestivo (vipak): picante.
Atuação nos doshas	- Vatta: aumenta (excesso). - Pitta: equilibra. - Kapha: equilibra.
Formas de utilização	- Pó: 250 mg a 1 g, tomado de duas a três vezes ao dia. - Infusão: uma colher de café em uma chávena, tomada três vezes ao dia. - Leite medicado. - Ghee medicado.
Atuação orgânica	- Atua nos tecidos (dhatus): não encontrada referência. - Atua nos sistemas digestivo, circulatório, nervoso e respiratório.

Ação	- Digestiva; carminativa; estomáquica; eupéptica; colagoga; antiemética; vermífuga; antiespasmódica; analgésica; tônica; estimulante; diaforética; nervina; antisséptica; antifúngica; antiviral; antibacteriana; broncodilatadora; expectorante.
Indicações	- Disfunções digestivas, como atonias digestivas, gases, dores, náuseas e vômitos, inclusive os gravídicos; intoxicações intestinais; diarreias e disenterias; amebíase e giardíase; disfunções hepáticas e biliares; febres, gripes e resfriados; dores de ouvido e garganta; sinusites; laringites; bronquites e asmas; cefaleias; agitação nervosa; cólicas menstruais; neuralgias influenciadas pelo frio; analgésico muscular; descongestionante nasal.
Precauções	- Pacientes com desequilíbrio de Vatta, apresentando calafrios ou neurastenia intensa, devem utilizar com acompanhamento médico.

Jurubeba

Nome ayurvédico	Kantakari
Nome científico	Solanum paniculatum
Parte usada	Toda a planta.
Considerações	É uma das raízes que compõem o Dashmool.
Aspectos energéticos	- Sabor (rasa): amargo e picante. - Efeito energético (virya): quente. - Efeito pós-digestivo (vipak): picante.
Atuação nos doshas	- Vatta: reduz. - Pitta: aumenta. - Kapha: reduz.
Formas de utilização	- Decocção da planta, adoçado com mel: 10 a 20 ml, tomado de duas a três vezes ao dia. - Suco fresco da fruta: 10 a 20 ml, tomado duas vezes ao dia. - Pó da fruta e da raiz: 1 a 2 g, tomado de duas a três vezes ao dia.
Atuação orgânica	- Atua nos tecidos (dhatus): plasma, sangue, tecido nervoso e reprodutivo. - Atua com mais intensidade nos sistemas digestivo, respiratório e reprodutivo.
Ação	- Digestiva; purificadora do plasma.

Indicações	- Ação carminativa (ramos, frutos e flores); diurética (raiz); expectorante (raiz); antitérmico (raiz); preventiva na bronquite e asma; faringite crônica; amidalite de repetição; problemas hepáticos, agindo como tonificador; tuberculose; odontálgico; contraceptiva (decocção).
Precauções	- Não tem.

Mamona

Nome ayurvédico	Eranda
Nome científico	Ricinus communis
Parte usada	Folhas (uso externo), semente e pele da raiz.
Considerações	Os antigos textos ayurvédicos denomina o óleo de rícino como o mais indicado para distúrbios de Vatta.
Aspectos energéticos	- Sabor (rasa): picante e doce. - Efeito energético (virya): quente. - Efeito pós-digestivo (vipak): picante.
Atuação nos doshas	- Vatta: reduz. - Pitta: aumenta. - Kapha: aumenta.
Formas de utilização	- Pó da casca da raiz: 1 a 2 g, tomado de duas a três vezes ao dia. - Óleo da semente: uma colher de sobremesa, tomado antes de dormir. - Decocção da casca da raiz, tomado de duas a três vezes ao dia. - Cataplasma da folha.
Atuação orgânica	- Atua em todos os tecidos (dhatus). - Atua com mais intensidade nos sistemas excretório, urinário, nervoso, reprodutivo feminino e digestivo.
Ação	- Laxativo; purgativa, associada com o chá de gengibre ou dashmool; antirreumático; anti-inflamatório; reduz o tecido gorduroso; a casca da raiz possui ação anti-inflamatória comparada à aspirina e ao corticoide; o óleo possui ação purgativa e emoliente; possui uma ação abortiva e espermicida em virtude do ácido recinolênico.
Indicações	- Obstipação intestinal; reumatismo; dores nas articulações (artralgias); coadjuvante no tratamento da obesidade; oleação interna e externa das hemorroidas; oleação interna e externa após o parto, para equilíbrio energético geral.

Precauções	- Ação abortiva. - Não deve ser usada em infecções intestinais e da bexiga.

Melão-de-são-caetano	
Nome ayurvédico	Karella
Nome científico	Momordica charantia
Parte usada	Folhas, frutos e sementes.
Considerações	Ação no sistema imunológico, faz da erva um importante aliado no tratamento da AIDS. Quando se usa por um período prolongado, é recomendável fazer um acompanhamento na dosagem sanguínea de linfócitos.
Aspectos energéticos	- Sabor (rasa): amargo e picante. - Efeito energético (virya): quente. - Efeito pós-digestivo (vipak): picante.
Atuação nos doshas	- Vatta: reduz. - Pitta: aumenta. - Kapha: reduz.
Formas de utilização	- Pó: 1 a 2 g, tomado de duas a três vezes ao dia, misturado em água morna. - Suco da planta: 15 a 20 ml, tomado de duas a três vezes ao dia.
Atuação orgânica	- Atua em todos os tecidos (dhatus). - Atua com mais intensidade nos sistemas digestivo, metabólico e imunológico.
Ação	- Digestivo, estimulando o fogo digestivo (Jatharagni); desobstruente dos canais energéticos (srotas); purifica o plasma; hipoglicemiante (sementes, extrato das folhas, a decocção e suco das folhas); tolerância e absorção rápida da glicose nos tecidos (suco); estimula a glicogênese (aproveitamento de glicose) muscular; ação antitumoral; ação antiviral; moduladora do sistema imunológico.
Indicações	- Ação digestiva; tônico hepático e geral; deficiência imunológica, atuando em ojas (vitalidade); coadjuvante no tratamento do diabetes tipo II; parasitoses intestinais; anorexia; dispepsia; auxiliar no tratamento de doenças respiratórias e febre; leucorreia e desmenorreia.
Precauções	- Os frutos contêm substâncias abortivas capazes de induzir à teratogenese (má-formação embrionária). - Pode favorecer uma inibição de linfócitos.

Neen	
Nome ayurvédico	Neen
Nome científico	Azadirachta indica
Parte usada	Toda a planta. As partes mais usadas são: folhas, frutos, a casca dos galhos e o óleo essencial. Em menor escala são utilizadas as flores, as raízes e a resina.
Considerações	Não é recomendado para quem pratica meditação regular.
Aspectos energéticos	<ul><li>Sabor (rasa): amargo.</li><li>Efeito energético (virya): frio.</li><li>Efeito pós-digestivo (vipak): picante.</li></ul>
Atuação nos doshas	<ul><li>Vatta: aumenta.</li><li>Pitta: reduz.</li><li>Kapha: reduz.</li></ul>
Formas de utilização	<ul><li>Pó das folhas e frutos: 1 a 2 g, tomado de duas a três vezes ao dia.</li><li>Decocção das folhas: 1 a 2 g em uma xícara de chá, tomado de duas a três vezes ao dia.</li><li>Decocção da casca: 1 a 2 g em meia xícara de chá, tomado de duas a três vezes ao dia.</li></ul>
Atuação orgânica	<ul><li>Atua nos tecidos (dhatus): sangue e gordura.</li><li>Atua com mais intensidade nos sistemas digestivo, circulatório, respiratório, imunológico e cutâneo.</li></ul>
Ação	<ul><li>Tônica; hepatoprotetora; hipoglicemiante; antitérmica; carminativa; diurética; emenagoga; anti-inflamatória; anti-histamínica (reações alérgicas); antisséptica; bactericida; antiviral; fungicida; anti-helmíntico e nematicida; inseticida (uso comercial mais frequente); espermicida; reduz a secreção de ácido gástrico (antiúlcera); redução da pressão sanguínea; regulariza os batimentos cardíacos.</li></ul>
Indicações	<ul><li>Disfunções digestivas; hiperacidez gástrica; úlceras gastroduodenais; intoxicações intestinais; parasitoses; dermatites e dermatoses, incluindo as crônicas; psoríase; dermatites infecciosas e alérgicas; escabiose (sarna); micoses; pediculoses (piolhos); auxiliar no tratamento infeccioso das vias urinárias; obesidade; diabetes; hipercolesterolemia; auxiliar no tratamento da hipertensão e taquicardia; reumatismo, artrite e dores articulares; disfunções imunológicas; doenças autoimunes e baixa imunidade.</li></ul>

Precauções	- O uso oral é contraindicado na preparação para concepção e na gravidez. - O uso excessivo, acima da dose recomendada, sobrecarrega os rins. - Cuidados com a dosagem para pacientes com astenia (fadiga crônica) e hipotensão.

Noz-moscada	
Nome ayurvédico	Jatiphala
Nome científico	Myristica fragrans
Parte usada	Fruto.
Considerações	É considerado um dos melhores temperos para estimular a absorção de nutrientes pelo intestino delgado. Graças à sua natureza tamásica pode induzir ao torpor mental.
Aspectos energéticos	- Sabor (rasa): picante. - Efeito energético (virya): quente. - Efeito pós-digestivo (vipak): picante.
Atuação nos doshas	- Vatta: equilibra. - Pitta: aumenta. - Kapha: equilibra.
Formas de utilização	- Pó: 250 mg a 1 g por dose, tomado três vezes ao dia. - Infusão fria ou quente: uma colher de café do pó para cada chávena. Tomar uma chávena duas a três vezes ao dia. - Leite medicado. - Ghee medicado.
Atuação orgânica	- Atua nos tecidos (dhatus): não encontrada referência. - Atua com mais intensidade nos sistemas digestivo, nervoso e reprodutivo.
Ação	- Carminativa; digestiva; nervina; sedativa suave; tônica; afrodisíaca; estimulante; adstringente; antidiarreica.
Indicações	- Distúrbios no trato digestivo, como flatulência, dores e distensões abdominais, diarreias, disenterias, má absorção intestinal, etc.; distúrbios no sistema nervoso, como insônia, tensões, cefaleias, etc.; disfunções no sistema geniturinário, como impotência sexual, ejaculação precoce, incontinência urinária.
Precauções	Usar com precaução durante a gravidez. Tem efeito depressor do sistema nervoso central, quando usado em alta dosagem.

Pata-de-vaca	
Nome ayurvédico	Kanchanara
Nome científico	Bauhinia variegata
Parte usada	Folhas, casca, sementes, flores e resina.
Considerações	Não tem.
Aspectos energéticos	<ul><li>Sabor (rasa): doce, amargo e adstringente.</li><li>Efeito energético (virya): frio.</li><li>Efeito pós-digestivo (vipak): picante.</li></ul>
Atuação nos doshas	<ul><li>Vatta: aumenta.</li><li>Pitta: reduz.</li><li>Kapha: reduz.</li></ul>
Formas de utilização	<ul><li>Pó: 1 a 2 g, misturado com água, tomado três vezes ao dia.</li><li>Decocção: 1 a 2 g para cada xícara, tomado de duas a três vezes ao dia.</li><li>Óleo medicado.</li></ul>
Atuação orgânica	<ul><li>Atua nos tecidos (dhatus): plasma e sangue.</li><li>Atua com mais intensidade nos sistemas digestivo, reprodutivo, endócrino, imunológico e circulatório.</li></ul>
Ação	<ul><li>Hipoglecimiante; hipocolesterolemiante; anti-inflamatória; diurética; cicatrizante; antisséptica; antialérgica; laxativa e depurativa do sangue (flores).</li></ul>
Indicações	<ul><li>Tratamento do diabetes do tipo II; obesidade; corrimento vaginal; controle de tendências hemorrágicas; alergias, como eczemas, dermatites, inflamações de um modo geral na pele.</li></ul>
Precauções	Não tem.

Pimenta-do-reino	
Nome ayurvédico	Marich/Maricha
Nome científico	Piper nigrum
Parte usada	Frutos.
Considerações	Não tem.
Aspectos energéticos	<ul><li>Sabor (rasa): picante.</li><li>Efeito energético (virya): quente.</li><li>Efeito pós-digestivo (vipak): picante.</li></ul>
Atuação nos doshas	<ul><li>Vatta: equilibra.</li><li>Pitta: aumenta.</li><li>Kapha: equilibra.</li></ul>

Formas de utilização	- Pó: 100 a 500 mg, misturado em leite ou água, tomado de duas a três vezes. - Infusão/Decocção: 1 colher de café para cada chávena. Tomar meia chávena, duas a três vezes ao dia.
Atuação orgânica	- Atua nos tecidos (dhatus): plasma, sangue, gordura, sistema nervoso e medula óssea. - Atua com mais intensidade nos sistemas digestivo, circulatório e respiratório.
Ação	- Estimulante; expectorante; carminativa; anti-helmíntica; vasodilatadora; analgésica.
Indicações	- Indigestão crônica; acúmulo de toxinas no cólon; obesidade; sinusite (rapé); congestão nos seios da face; febres intermitentes; gripes e resfriados; friezas nas extremidades do corpo.
Precauções	Evitar o uso em pacientes com afecções no trato digestivo, como gastrite, úlceras digestivas, inflamações no trato intestinal e no sistema renal, como cistites e inflamações renais. Evitar em pacientes com excesso de Pitta.

Quebra-pedra	
Nome ayurvédico	Bhumiamalaki
Nome científico	Phillantus niruri
Parte usada	Toda a planta
Considerações	Não tem.
Aspectos energéticos	- Sabor (rasa): amargo. - Efeito energético (virya): frio. - Efeito pós-digestivo (vipak): doce.
Atuação nos doshas	- Vatta: aumenta. - Pitta: reduz. - Kapha: reduz.
Formas de utilização	- Pó: 1 a 2 g, tomado de duas a três vezes ao dia. - Suco fresco: 30 a 50 ml, tomado de duas a três vezes ao dia. - Chá e Infusão: 1 a 2 copos, tomado de duas a três vezes ao dia.
Atuação orgânica	- Atua nos tecidos (dhatus): plasma, sangue, gordura e sêmen. - Atua com mais intensidade nos sistemas digestivo, reprodutivo e urinário.

Ação	▪ Diurético; analgésico; hipoglicemiante; antibactericida, principalmente para o Staphilococus (bactérias geradoras de pus); antiespasmódico; hepatoprotetor; desobstrução dos canais energéticos (srotas); redução dos espasmos dos vasos, dutos e útero; ativo contra o vírus da hepatite B; promove a elevação da filtração glomerular; eleva a excreção do ácido úrico pela urina.
Indicações	▪ Litíase e infecções urinárias; acido úrico elevado; cistite; cólicas renais e biliares; diabetes tipo II; hepatite B; intoxicações do fígado; icterícia; bronquite; asma; tosse; faringite; indigestão; dispepsias; anorexia.
Precauções	▪ Não tem.

Romã	
Nome ayurvédico	Dadima
Nome científico	Punica granatum
Parte usada	Fruto (casca, sementes ou polpa).
Considerações	A decocção da casca do fruto tem melhor efeito adstringente e anti-inflamatório sobre as mucosas e membranas.
Aspectos energéticos	▪ Sabor (rasa): da casca do fruto / raiz: adstringente e amargo. Do fruto / semente: doce e ácido. ▪ Efeito energético (virya): frio. ▪ Efeito pós-digestivo (vipak): doce.
Atuação nos doshas	▪ A variedade doce equilibra os três doshas (tridosha). ▪ A variedade ácida pode aumentar Pitta.
Formas de utilização	▪ Pó: 250 mg a 1 g por dose, tomado de duas a três vezes ao dia. ▪ Suco fresco da fruta: um copo, tomado de duas a três vezes ao dia. ▪ Decocção: uma colher de café do pó em uma chávena, tomada de duas a três vezes ao dia.
Atuação orgânica	▪ Atua nos tecidos (dhatus): não encontrada referência. ▪ Atua nos sistemas digestivo, circulatório e respiratório (vias aéreas superiores).
Ação	▪ Adstringente; cicatrizante; anti-inflamatória; hemostática; estomáquica; refrescante; digestiva.
Indicações	▪ Amidalites crônicas; bronquites crônicas; gastrites e úlceras gástricas; colites; diarreias e disenterias; leucorreias.
Precauções	▪ Por causa do aspecto adstringente pode promover constipação intestinal.

Ruibarbo

Nome ayurvédico	Amla Vetasa/Aragwada
Nome científico	Rheum emodi/officinalis
Parte usada	Raiz seca.
Considerações	O uso pode tornar a urina muito amarelada, sem nenhuma alteração orgânica. Pode ser utilizado para fazer o virechana, misturado na mesma proporção com sal amargo.
Aspectos energéticos	▪ Sabor (rasa): amargo. ▪ Efeito energético (virya): frio. ▪ Efeito pós-digestivo (vipak): picante.
Atuação nos doshas	▪ Vatta: aumenta. ▪ Pitta: reduz. ▪ Kapha: reduz.
Formas de utilização	▪ Pó na dosagem laxativa: 1 g. ▪ Pó na dosagem purgativa: 3 g.
Atuação orgânica	▪ Atua nos tecidos (dhatus): plasma, sangue e gordura. ▪ Atua nos sistemas excretório e digestivo.
Ação	▪ Purgativa; depurativa; hemostático; antipirético; anti-helmíntico; tônico amargo; antiemético.
Indicações	▪ Constipação intestinal com febre; disenteria do tipo Pitta, apresentando ardência anal, febre, pus ou sangue; icterícia; tônico digestivo para crianças que apresentam intestino preso e falta de apetite; distúrbios hepáticos, facilitando a purgação da bile; redução do peso e da gordura corporal; redução do muco intestinal e estomacal.
Precauções	▪ Não utilizar na gravidez, na diarreia crônica, em casos de gota, reumatismo, epilepsia e nas hemorroidas do tipo Vatta (exposta e seca, apresentando como prolapso).

Tiririca

Nome ayurvédico	Musta
Nome científico	Cyperus rotundus
Considerações	Não tem.
Parte usada	Rizoma.
Aspectos energéticos	▪ Sabor (rasa): picante/amargo/adstringente. ▪ Efeito energético (virya): quente. ▪ Efeito pós-digestivo (vipak): picante.

Atuação nos doshas	- Vatta: aumenta, em excesso. - Pitta: reduz. - Kapha: reduz.
Formas de utilização	- Decocção. - Pó: 100 a 500 mg, misturado em leite ou água, tomado de duas a três vezes ao dia.
Atuação orgânica	- Atua nos tecidos (dhatus): plasma, sangue, músculos, tecido nervoso e medula óssea. - Atua nos sistemas digestivo, circulatório e reprodutivo.
Ação	- Alterativa; aperiente; emética; anti-helmíntica; antifúngica; antiparasitária; antirreumática; antiespasmódica; afrodisíaca; adstringente; carminativa; demulcente; diaforética; diurética; emenagoga; estimulante; estomáquica.
Indicações	- Candidíase; diarreia; disenteria; dismenorreia; febre; gastrite; indigestão; estimulação do fígado, baço e pâncreas; má absorção; cólicas; vômito e urina sanguinolenta; estimulação da memória; convulsões; atuação psicológica, como em variações de estado de humor, depressão; dor e espasmos menstruais; palpitações; menopausa; gripes e resfriados; muco; hipotensão; redução de tumores de mama.
Precauções	- Obstipação intestinal e excesso de Vatta.

Estudo de Algumas Ervas Ayurvédicas Importantes

Amalaki	
Similar nacional	Não tem
Nome científico	Emblica myrobilam/officinalis
Parte usada	É extraído de uma fruta chamada amla.
Considerações	A palavra amalaki significa aquele que cuida, a enfermeira. A fruta é rica em vitamina C, contendo 3 g por fruta. Atua no combate aos radicais livres, sendo considerado o principal ingrediente do Shavan Prash, o mais famoso tônico ayurvédico. É muito sátvica, promovendo o amor, a longevidade e a boa fortuna. Tradicionalmente é indicada para a mãe dar mais atenção ao filho, e para o filho se lembrar da mãe.

Aspectos energéticos	- Sabor (rasa): todos os sabores, evidenciando o ácido, menos o salgado. - Efeito energético (virya): frio. - Efeito pós-digestivo (vipak): doce.
Atuação nos doshas	- Vatta: reduz. - Pitta: reduz. - Kapha: agrava, aumentando o muco e as toxinas (excesso).
Formas de utilização	- Pó: 250 a 500 mg, tomado três vezes ao dia. - Decocção em água. - Doce da fruta.
Atuação orgânica	- Atua em todos os tecidos (dhatus). - Atua nos sistemas circulatório, digestivo e excretório.
Ação	- Afrodisíaca; hemostática; laxativa; tônica; nutritiva (principal função); principal tônico rejuvenescedor para Pitta; estomáquica.
Indicações	- Todas as doenças de natureza Pitta; cálculos e infecções urinários; sangramentos; colites; obstipação intestinal; diarreia; gastrites; gota; hemorroidas; problemas mentais de natureza Vatta e Pitta, como irritabilidade, ansiedade, demência, etc.; osteoporose; palpitação; vertigem; anemia; diabete; tônico cardíaco; hemorragias gengivais, com a aplicação local do pó; doença dos olhos, como conjuntivite, blefarite, etc.; úlceras intestinais.
Precauções	- Não deve ser utilizado quando o organismo apresenta toxinas (ama), sendo recomendado somente após a conclusão do Panchakarma, na nutrição do organismo. - Pode causar diarreia aguda em pacientes de natureza Pitta.

Arjun	
Similar nacional	Não tem
Nome científico	Terminalia arjuna
Parte usada	Casca.
Considerações	É considerado o melhor tônico cardíaco. Desperta o equilíbrio do coração espiritual.
Aspectos energéticos	- Sabor (rasa): adstringente. - Efeito energético (virya): frio. - Efeito pós-digestivo (vipak): doce.

Atuação nos doshas	▪ Tridosha: equilibra todos os doshas.
Formas de utilização	▪ Pó: 250 mg a 3 g, tomado três vezes ao dia. ▪ Vinho medicado (Arjuna Arishta): 30 g em 600 ml, tomado 50 ml antes das refeições.
Atuação orgânica	▪ Atua nos tecidos (dhatus): plasma, sangue e reprodutivo. ▪ Atua nos sistemas digestivo, circulatório e reprodutivo.
Ação	▪ Tônica cardíaca; rejuvenescedora; depurativa.
Indicações	▪ Prevenção e tratamento de problemas cardíacos, como taquicardia, hipertensão, etc.; angina; pós-operatório em cirurgias cardíacas; contusões e consolidação óssea; problemas de pele e acne (uso externo, aplicado como emplastro).
Precauções	▪ Não tem.

Ashok

Similar nacional	Não tem.
Nome científico	Sarca indica.
Parte usada	Casca.
Considerações	Planta cultivada em jardins, graças à beleza das flores. Considerada a principal erva para o tratamento uterino.
Aspectos energéticos	▪ Sabor (rasa): picante, adstringente. ▪ Efeito energético (virya): frio. ▪ Efeito pós-digestivo (vipak): doce.
Atuação nos doshas	▪ Tridosha: equilibra todos os doshas.
Formas de utilização	▪ Pó: 250 a 500 mg, tomado três vezes ao dia. ▪ Vinho medicado (Aristha), tomado um cálice antes das refeições.
Atuação orgânica	▪ Atua nos tecidos (dhatus): sangue, gordura e reprodutivo. ▪ Atua no sistema reprodutivo.
Ação	▪ Adstringente.
Indicações	▪ Cólicas uterinas em geral; cistos e fibromas uterinos; cistos ovarianos; fluxo menstrual excessivo (menorragias); hemorroidas com sangramento; disenterias sanguinolentas.
Precauções	▪ Não tem.

Ashwagandha

Similar nacional	Não tem
Nome científico	Wittania sonnifera
Parte usada	Raiz.

Considerações	Conhecida como o ginseng indiano, sendo considerada uma das melhores ervas para a mente por seu aspecto sátvico e vitalizante (ojas). Principal erva relacionada com terapias de tratamento para o câncer.
Aspectos energéticos	• Sabor (rasa): adstringente, amargo e doce. • Efeito energético (virya): quente. • Efeito pós-digestivo (vipak): doce.
Formas de utilização	• Pó: 250 a 500 mg, tomado três vezes ao dia. • Decocção em leite ou água, tomado três vezes ao dia. • Ghee medicado, principalmente para o dosha constitucional Pitta. • Óleo medicado para massagem. • Vinho medicado (Aristha), tomado um cálice antes das refeições. • Na quimioterapia do câncer: usar 25 g por dia.
Atuação nos doshas	• Vatta: reduz. • Pitta: agrava, aumentando o muco e as toxinas (excesso). • Kapha: reduz.
Atuação orgânica	• Atua nos tecidos (dhatus): músculos, gordura, ossos, tecido nervoso e reprodutivo. • Atua nos sistemas nervoso, reprodutivo e respiratório.
Ação	• Afrodisíaca; nervina; rejuvenescedora; sedativa; tônica.
Indicações	• AIDS; debilidade orgânica generalizada; exaustão nervosa; convalescença; problemas de senilidade; debilidade sexual; emagrecimento; perda de memória; perda da tonicidade muscular; excesso de trabalho; insônia; paralisias em geral; deficiências visuais em geral; reumatismo; problemas de pele em geral; dificuldades respiratórias; anemia; fadiga; infertilidade; problemas no sistema imunológico; alcoolismo; dores lombares; estabiliza o feto; regenera os hormônios.
Precauções	• Não deve ser utilizado quando o organismo apresenta toxinas (ama), sendo recomendado somente após a conclusão do Panchakarma, na nutrição do organismo.

Cálamo-aromático	
Nome ayurvédico	Vacha/Vekhand
Nome científico	Acorus calamus
Parte usada	Rizoma.
Considerações	Erva extremamente sátvica, que tem ação transmutadora de ojas em energia espiritual. Por isso deve ser utilizada sob a forma de incenso durante a meditação.

Aspectos energéticos	- Sabor (rasa): picante, amargo e adstringente. - Efeito energético (virya): quente. - Efeito pós-digestivo (vipak): picante.
Atuação nos doshas	- Vatta: reduz. - Pitta: aumenta. - Kapha: reduz
Formas de utilização	- Pó: 250 a 500 mg, tomado de duas a três vezes ao dia; - Infusão: uma colher de café rasa para cada duas chávenas. Tomar meia chávena, duas a três vezes ao dia. Pode ser feita a decocção com leite.
Atuação orgânica	- Atua nos tecidos (dhatus): plasma, músculo, gordura, tecido nervoso e reprodutivo. - Atua com mais intensidade nos sistemas circulatório, digestivo, nervoso, reprodutivo e respiratório.
Ação	- Sedativo; antiespasmódico; digestivo, estimulando o fogo digestivo (Jatharagni); expectorante; emético em dose alta.
Indicações	- Estados de ansiedade; estados de insanidade mental; dependência química; anorexia nervosa; histeria; cansaço físico e mental; crise de asma; indigestão; cólica abdominal e menstrual; flatulência; intoxicação alimentar; inapetência; redução do efeito tóxico da maconha no fígado e no cérebro.
Precauções	- Doses acima de 2 a 3 gramas provocam vômitos persistentes e tenazes. - Pode agravar doenças Pitta, como hemorroidas, problemas de pele, etc.

Gokshura	
Similar nacional	Não tem
Nome científico	Tribulus terrestris
Parte usada	Fruto.
Considerações	É a primeira opção para tratamento de cistites. É considerada uma erva sátvica, que promove a clareza mental e abre o chacra coronário.
Aspectos energéticos	- Sabor (rasa): doce e amargo. - Efeito energético (virya): frio. - Efeito pós-digestivo (vipak): doce.
Atuação nos doshas	- Tridosha: equilibra todos os doshas.
Formas de utilização	- Pó: 100 a 500 mg, tomado de duas a três vezes ao dia.

Atuação orgânica	▪ Atua nos tecidos (dhatus): plasma, sangue, tecido nervoso e reprodutivo. ▪ Atua nos sistemas nervoso, reprodutivo, respiratório e urinário.
Ação	▪ Analgésica; afrodisíaca; diurética; litotríptica (quebra de cálculos); nervina; rejuvenescedora; tônica.
Indicações	▪ Cistites crônicas e de repetição; dores lombares; diabetes; afecções urinárias com ardor, cálculos e queimação ao urinar; gota; impotência e infertilidade; reumatismo; dores reumáticas e ciática; doenças venéreas; tônico pós-parto.
Precauções	▪ Não usar em pacientes com desidratação e com fibromialgias.

Guduchi	
Similar nacional	Não tem
Nome científico	Balsamodendrum mukul, Tinospora cordifolia (principal)
Parte usada	Raízes e ramos.
Considerações	É uma erva que produz vitalidade (ojas).
Aspectos energéticos	▪ Sabor (rasa): doce e amargo. ▪ Efeito energético (virya): quente. ▪ Efeito pós-digestivo (vipak): doce.
Atuação nos doshas	▪ Tridosha: equilibra todos os doshas.
Formas de utilização	▪ Extrato alcoólico. ▪ Pó: 250 mg a 3 g, tomado três vezes ao dia.
Atuação orgânica	▪ Atua nos tecidos (dhatus): sangue e reprodutivo. ▪ Atua nos sistemas circulatório e digestivo.
Ação	▪ Depurativa; tônica amarga; diurética; antitérmica.
Indicações	▪ Estimulante do sistema imunológico, quando apresenta candidíase e herpes de repetição, etc.; doenças de natureza Pitta em geral; depuração do sangue; gota; reumatismo; complementar no tratamento com quimioterapia e radioterapia.
Precauções	▪ Não tem.

Haritaki	
Similar nacional	Não tem
Nome científico	Therminalia chebula
Parte usada	Fruta.

Considerações	É um dos componentes do triphala. Promove a iluminação graças à contenção da energia de Shiva. A fruta verde possui ação mais laxativa, enquanto a madura possui efeito mais adstringente.
Aspectos energéticos	▪ Sabor (rasa): todos, menos o salgado. ▪ Efeito energético (virya): quente. ▪ Efeito pós-digestivo (vipak): doce.
Atuação nos doshas	▪ Tridosha: equilibra todos os doshas.
Formas de utilização	▪ Pó: 250 mg a 3 g, tomado três vezes ao dia. ▪ Decocção. ▪ Cataplasma. ▪ Gargarejo da decocção.
Atuação orgânica	▪ Atua em todos os tecidos (dhatus). ▪ Atua nos sistemas digestivo, excretório, nervoso, respiratório e reprodutivo feminino.
Ação	▪ Rejuvenescedora; tônica; adstringente; laxativa; nervina; expectorante; anti-helmíntica; depurativa.
Indicações	▪ Anemia; asma; má absorção intestinal; distensão abdominal; tumores; purificação sanguínea; purificação do baço e do fígado; afecções dos nervos em geral; tônico cerebral; promove a longevidade; paralisias em geral; enxaquecas; epilepsia; melancolia; melhoria da memória e da capacidade perceptiva; eliminações excessivas, como muco nasal, menstruação excessiva, muco intestinal, enurese noturna, etc.; prolapso de órgãos.
Precauções	▪ Não usar durante a gravidez, em processos de desidratação e em estados de exaustão intensa. ▪ Pacientes com constituição energética Pitta, não tomar em excesso.

Jatamansi	
Similar nacional	Não tem
Nome científico	Nardostachys jatamansi
Parte usada	Rizoma e óleo do rizoma.
Considerações	Associar o uso com Brahmi. O uso estimula a iluminação espiritual.
Aspectos energéticos	▪ Sabor (rasa): amargo, doce e adstringente. ▪ Efeito energético (virya): frio. ▪ Efeito pós-digestivo (vipak): picante.

Atuação nos doshas	- Vatta: equilibra. - Pitta: equilibra. - Kapha: equilibra.
Formas de utilização	- Pó: 250 a 500 mg, tomado duas vezes ao dia.
Atuação orgânica	- Atua nos tecidos (dhatus): sangue e tecido nervoso. - Atua nos sistemas circulatório, nervoso, digestivo, respiratório e reprodutivo.
Ação	- Emenagoga; nervina; tônica; carminativa; desobstruente; estimulante dos sistemas digestivo e reprodutivo.
Indicações	- Aumento da força física; remoção das impurezas do sangue; episódios nervosos, que causam histerias com contrações musculares, desmaio, tiques, etc.; palpitações; dores de cabeça de origem nervosa; epilepsia; distúrbios neurovegetativos.
Precauções	- A valeriana é mais sedativa, provocando mais sonolência que o jatamansi.

Shatawari

Similar nacional	Não tem
Nome científico	Asparagus racemosus
Parte usada	Raiz.
Considerações	Possui natureza sátvica, estimulando o amor e a devoção espiritual. É o principal rejuvenescedor, aumentando a vitalidade, regulando as debilidades orgânicas e suprindo os hormônios femininos.
Aspectos energéticos	- Sabor (rasa): doce e amargo. - Efeito energético (virya): frio. - Efeito pós-digestivo (vipak): doce.
Atuação nos doshas	- Vatta: reduz. - Pitta: reduz. - Kapha: agrava, aumentando o muco (excesso).
Formas de utilização	- Pó: 500 mg a 3 g, tomado três vezes ao dia. - No tratamento do câncer, tomar 25 a 50 g por dia.
Atuação orgânica	- Atua em todos os tecidos (dhatus). - Atua nos sistemas circulatório, digestivo, reprodutivo e respiratório.
Ação	- Mucilaginosa, atuando na preparação de ambiente prebiótico, regulando a flora intestinal; antidiarreica; refrigerante; diurética; nutritiva; tônica; galactagoga; afrodisíaca; antiespasmódica; estomáquica.

Indicações	- Suporte ao tratamento de câncer; convalescença de doenças; debilidades orgânicas femininas; rejuvenescimento feminino; febres crônicas; herpes; impotência; infertilidade; leucorreia; menopausa; inflamações de membranas em geral; suprimento de hormônios femininos; deficiências imunológicas, em tratamento de AIDS, HPV, câncer, etc.
Precauções	- Não utilizar com o organismo em congestão e presença de toxinas (ama).

Alguns Compostos Ayurvédicos

Arogyavardini guggul	
Indicações	- Doenças de pele; edemas; obesidade; doenças do fígado; icterícia; ascite.
Posologia	- Um a três comprimidos, tomados de duas a três vezes ao dia, utilizando água morna.

Arogyameda guggul	
Indicações	- Obesidade, facilitando a redução de peso.
Posologia	- Um comprimido, tomado de duas a três vezes ao dia, antes das refeições.

Asthi pachak	
Componentes	- Mistura de partes iguais de pó de coral, osso calcinado de cabra e minerais.
Indicações	- Crescimento infantil; período de lactação; reposição de cálcio; osteoporose; osteomalacia.
Posologia	- Dois comprimidos, tomados de duas a três vezes ao dia, utilizando água ou leite.

Chandraprabha	
Indicação principal	- Diabetes.
Indicações	- Retenção de água; celulite; cistite; gengivite; obesidade; colesterol alto.
Posologia	- Tomar diariamente um a dois comprimidos, duas vezes ao dia, com água morna.

Chyavan prash

Indicações	▪ Reforço no sistema imunológico. ▪ É considerado o melhor tônico orgânico para todas as idades.
Posologia	▪ Uma colher de chá da geleia, tomado uma a duas vezes ao dia, utilizando leite ou água.

Lashunadi vati

Componentes	▪ Mistura de alho, gengibre, pimenta-do-reino, assa-fétida, enxofre e sal de rocha, preparados em suco de lima.
Indicações	▪ Problemas respiratórios; antibiótico natural; digestão de toxinas (ama); anorexia; dor abdominal; indigestão.
Posologia	▪ Duas cápsulas, tomadas duas vezes ao dia.

Mahasudarsana

Indicações	▪ Febres; dores; mal-estar.
Posologia	▪ Dois comprimidos, tomados após as refeições. ▪ Duas a quatro colheres de chá preparado, após as refeições.

Mahayogaraj guggul

Indicações	▪ Artrite; dores articulares; paralisias; doenças do sistema nervoso central; doença de Parkinson.
Posologia	▪ Dois comprimidos, tomados de duas a três vezes ao dia, utilizando água ou leite.

Sitopaladi

Componentes	▪ Partes iguais de pimenta-do-reino, canela, vamsa lochand (cerne do bambu) e cardamomo. Adicionar à mistura a mesma de proporção de açúcar mascavo. ▪ **Nota:** Pode-se substituir o cerne do bambu por manjericão e alfavaca.
Indicações	▪ Asma; tosse; problemas digestivos; tosse com catarro amarelo; febre.
Posologia	▪ Tomar de ½ a 1 colher de chá com mel ou água, duas a três vezes ao dia.

Sutshekar vati

Indicação principal	▪ Todas as doenças digestivas de natureza energética Pitta.

Indicações	▪ Hiperacidez; gastrite; dificuldade digestiva; deficiência do fogo digestivo (agni); etc.
Posologia	▪ Um comprimido, tomado de duas a três vezes ao dia, utilizando o leite.

Triphala	
Indicação principal	▪ Distúrbios de natureza energética Vatta, como artrites, obstipação intestinal, ansiedade, etc.
Indicações	▪ Laxativo; crescimento dos cabelos; melhoria da acuidade visual e da pigmentação da pele; gengivites.
Posologia	▪ Pó: tomar de ½ a uma colher de chá rasa, antes de dormir, misturada em água morna, mel ou ghee. ▪ Como laxativo: tomar a infusão de duas colheres de chá, antes de dormir.

Triphala guggul	
Indicações	▪ Artrite; obesidade.
Posologia	▪ Dois a três comprimidos, tomados de duas a três vezes ao dia, utilizando o leite.

Yogaraj guggul	
Indicações	▪ Artrite; dores articulares; paralisias; doenças do sistema nervoso central.
Posologia	▪ Dois comprimidos, tomados de duas a três vezes ao dia, utilizando água ou leite.

Atuação de Medicamentos Ayurvédicos em Alguns tipos de Doenças

Doenças	Procedimentos
Abscessos	• Cataplasma de folhas de mamona, sobre a região dolorida, realizando um samvahana com óleo de rícino.
Abortivo	• Mamona; babosa (gel).
Acidez estomacal	• Abutua.
Adstringente	• Ébano oriental; arjun; haritaki; noz-moscada; romã (casca); tiririca.
Afecções cardíacas	• Erva-tostão.

Doenças	Procedimentos
Afecções da garganta e língua	• Gargarejo e bochechos de suco de gengibre com sal de rocha/dietético/marinho, várias vezes ao dia; alcaçuz (dores de garganta); jurubeba (amidalite de repetição); romã (dores e amidalites crônicas).
Afecções das vias urinárias	• Neen (processo infeccioso); quebra-pedra; amalaki (litíase e infecções); gokshura (ardor, cálculos e queimação ao urinar); coentro (queimações uretrais e infecções); cavalinha (litíase, enurese noturna); noz-moscada (incontinência urinária); amor-perfeito; abutua.
Afecções de pele (manchas, pitiríase, alopecia, etc.)	• Aplicação local de uma parte de agrião-do-brejo, triphala, sariva na proporção de 16:1:1, em quatro partes de óleo de gergelim. Cozinhar lentamente e coar. • Pata-de-vaca, utilizando dez partes da casca da pata-de-vaca em pó, uma parte das seguintes ervas em pó: gengibre, pimenta-do-reino, pimenta dedo-de-moça, cardamomo, canela e triphala. Tomar uma colher de café misturado na água, de duas a três vezes ao dia. • Aplicação local de óleo de rícino ou coco medicado com pata-de-vaca. • Sangria de 80 ml, como estimulação orgânica. • Infusão de dente-de-leão para presença de acnes e espinhas. • Agrião do brejo; babosa (acne, psoríase, eczemas pruriginosos); alho (óleo no tratamento de psoríase, dermatites seborreicas, etc); arjun; ashwagandha. • Triphala (pigmentação da pele); composto arogyavardini guggul; manjistha (mancha da pele); acariçoba (eczema, aplicação externa e interna); coentro (urticária); erva-moura (uso interno/externo em eczemas); camomila. (uso externo em eczemas); abutua (ferimentos e coceiras); erva-tostão.
Afecções do ouvido	• Alfavaca ou manjericão (otite); pingar gotas de óleo de rícino aquecido no ouvido (perda da audição); ghee medicado com cálamo, aplicado na narina diariamente (zumbido no ouvido); hortelã (dores de ouvido).
Afecções dos nervos	• Haritaki.
Afecções dos olhos	• Erva-tostão (suco da folha com mel).
Afecções hepáticas	• Composto arogyavardini guggul; hortelã (disfunções hepáticas e biliares); amor-perfeito.
Afecções pulmonares	• Amor-perfeito.
Afecções respiratórias	• Alfavaca ou manjericão; melão-de-são-caetano (auxiliar no tratamento); açafrão (vias aéreas superiores, como asma, bronquite, amidalite, faringite, sinusite, tosses, alergias respiratórias, etc.); alho (bronquite, tosse, resfriados, gripes, asmas, etc.); ashwagandha (dispneia); • Infusão de capim-santo, hortelã, pimenta-do-reino e gengibre seco (obstrução nasal e infecções das vias aéreas superiores);

Doenças	Procedimentos
Afecções respiratórias	• Gel de babosa medicado com açafrão e gengibre. Tomar uma colher de chá três vezes ao dia. • Medicar 200 g de açúcar mascavo, acrescido de 10 g das seguintes ervas em pó: erva-doce, canela, cardamomo (sementes e casca), gengibre, cravo, açafrão e alfavaca. Tomar uma colher de café misturado em água, três vezes ao dia. • Comprimidos de mel, adicionados das seguintes ervas em pó: açafrão, cardamomo, alfavaca, cravo e canela. Comer um cubinho três vezes ao dia. • Composto lashunadi vati; canela; cravo-da-índia. (gripes, resfriados, tosses, faringites, laringites, amidalites, coadjuvante no tratamento de bronquites e asmas); erva-de-andorinha (tosses, dispneias, bronquites); hortelã (bronquite, laringite, asma); romã (bronquite crônica).
Afrodisíaco	• Óleo de rícino misturado com leite ao deitar; gengibre; guanxuma; amalaki; ashwagandha; gokshura; shatawari; tiririca.
Aftas	• Alfavaca ou manjericão.
Alcalinizante	• Coentro.
Alcoolismo	• Ashwagandha; erva-tostão.
Alergias	• Alcaçuz (alimentares); pata-de-vaca (pele, sendo utilizado como antialérgico); neen (reações alérgicas); açafrão (pruridos, assaduras, eczemas e feridas); cominho (alergias de pele).
Alterativo	• Açafrão; tiririca.
Amidalite	• Gargarejo e bochecho com haritaki.
Analgésica	• Gengibre; quebra-pedra; guanxuma; gokshura; canela; cravo-da-índia; pimenta-do-reino; hortelã.
Anemia	• Açafrão; amalaki; ashwagandha; haritaki; feno-grego
Animais peçonhentos	• Erva-tostão.
Anorexia	• Cálamo-aromático (anorexia nervosa); melão-de-são-caetano; quebra-pedra; composto lashunadi vati.
Ansiedade	• Ervas em pó: noz-moscada, hortelã, agrião-do-brejo (1:1:1), tomar uma colher de café misturada na água morna, três vezes ao dia. • Utilizar a valeriana, quando o paciente apresenta estados de insônia. • Acariçoba; cálamo-aromático; crataegus.

Doenças	Procedimentos
Antialérgico	• Coentro (rinites, alergias, queimações da pele).
Antialgia (contra dores)	• Cinamomo; ashwagandha (dores lombares); gokshura (dores reumática e ciática); composto mahasudarsana.
Antibacteriano	• Hortelã.
Antibiótico	• Infusão da película dos gomos da romã, principalmente em diarreias; açafrão; alho; composto lashunadi vati.
Antibilioso	• Coentro.
Antiemética	• Gengibre; hortelã.
Antienvenenamento	• Agrião-do-brejo (veneno de cobra, metais pesados, etc.).
Antiespasmódico	• Alfavaca ou manjericão; gengibre; cálamo-aromático; alcaçuz; quebra-pedra (vasos, dutos e útero); shatawari; cominho; cravo-da-índia; funcho; capim-santo; camomila; crataegus; hibisco; hortelã; tiririca.
Antifúngico	• Cinamomo; neen; hortelã; tiririca (candidíase).
Anti-hemorrágico	• Açafrão (tópico); agrião-do-brejo; amalaki; hibisco; romã.
Anti-inflamatório	• Gel de babosa com alcaçuz e gengibre, tomado uma colher de sopa, duas a três vezes ao dia (intestinal); acariçoba (sistema urinário); shatawari (membranas em geral); romã (casca).
Antimicótico	• Alfavaca ou manjericão (aspergilus e tricodermus).
Antioxidante	• Alcaçuz; açafrão; alho.
Antipruriginoso	• Ébano oriental.
Antisséptico local	• Infusão de quebra-pedras, aplicado na lavação de feridas e ulcerações. • Infusão de cinamomo, aplicado na lavação de feridas e ulcerações. • Alfavaca ou manjericão (feridas purulentas); pata-de-vaca; neen; cinamomo; açafrão: alho; cravo-da-índia; hortelã.
Antitumoral	• Melão-de-são-caetano.
Antiviral	• Melão-de-são-caetano; neen; hortelã.
Aperiente	• Feno-grego; amor-perfeito; tiririca.
Ardência urinária	• Agrião-do-brejo com sal de rocha ou sal dietético.
Aromático	• Canela; coentro; cravo-da-índia.

Doenças	Procedimentos
Artrite	• Gel de babosa com pimenta-do-reino (uso interno). • Pasta de cálamo misturada com óleo nas articulações. • Massagem com óleo de rícino. • Cataplasma de folhas de mamona sobre a região dolorida, realizando antes um samvahana com óleo de rícino. • Suco do fruto da jurubeba com pimenta-do-reino. • Óleos medicados com cinamomo aplicados com massagem no local. • Gengibre; guanxuma; composto triphala guggul; composto yogaraj guggul; composto mahayogaraj guggul
Ascite	• Composto arogyavardini guggul.
Asma	• Aspiração da fumaça de cálamo; ingestão de pó de cálamo; gengibre; jurubeba (preventivo); quebra-pedra; haritaki; composto sitopaladi; decocção de alcaçuz no leite.
Ativação do sistema nervoso e da memória	• Aplicação de óleo do dosha na nuca.
Aumento dos glânglios linfáticos	• Apamargakshar, tomado de duas a três vezes ao dia.
Bactericida	• Neen; quebra-pedra (principalmente staphilococus); alfavaca/manjericão (staphilococus).
Bronquites	• Alcaçuz; jurubeba (preventivo); quebra-pedra.
Cabelo	• Óleo de coco medicado com agrião-do-brejo. • Iogurte, babosa e bardana. • Agrião-do-brejo (embranquecimento precoce); babosa (antiquedas, escurecimento, brilho, caspa e seborreia); triphala; feno-grego (crescimento e contra queda); hibisco (seborreia).
Cálculos renais	• Pashambheda com gokshura, tomado três vezes ao dia. • Gokshura; quebra-pedra; erva-tostão.
Calmante	• Camomila
Câncer	• Ingestão durante 40 dias de uma ou duas colheres de chá de óleo de rícino, antes de deitar. • Açafrão (preventivo e coadjuvante no tratamento); shatawari.
Cansaço	• Decocção de gengibre, alcaçuz e ginseng (final da tarde do Vatta). • Cálamo-aromático (físico e mental); guanxuma (astenia).
Carminativa	• Gengibre; jurubeba (raiz); neen; açafrão; babosa (flores); alho; jatamansi; canela; coentro; cominho; cravo-da-índia; funcho; feno-grego; capim-santo; pimenta-do-reino; hortelã; noz-moscada; tiririca.

Doenças	Procedimentos
Cefaleias	• Camomila (digestivas e tensionais).
Celulite	• Composto chandraprabha.
Cicatrizante	• Aplicação tópica de gel de babosa misturado com as seguintes ervas em pó: cinamomo, açafrão, pata de vaca e ébano oriental (cicatrizante para ulcerações). • Acariçoba; alcaçuz; pata-de-vaca; cinamomo; açafrão; erva-andorinha (mucosas ginecológicas); romã (casca).
Cirrose hepática	• Agrião-do-brejo.
Cistite	• Mistura de amalaki e gokshura, tomada três vez ao dia. • Mistura de purnarnava guggul e triphala guggul, tomada três vezes ao dia (com dor durante o urinar). • Mistura de kirayata, gokshura, purnarnava e chandraprabha, tomada antes das refeições (com febre, dor e queimação ao urinar). • Mistura de gokshuradi guggul e purnarnava guggul, tomada três vezes ao dia (com queimação e dor ao urinar). • Mistura de purnarnava e apamargakshar, tomada três vezes ao dia (crônica de repetição). • Quebra-pedra; gokshura (cistite crônica e de repetição); composto chandraprabha; coentro; hibisco; cavalinha; abutua.
Cistos uterinos e ovarianos	• Ashok.
Colagogo	• Agrião-do-brejo (raiz e folhas). • Hortelã.
Cólica biliar	• Quebra-pedra; camomila.
Cólica intestinal	• Gengibre fresco aplicado ou esfregado em torno do umbigo, estimulando o marma Nabhi; • Suco de babosa com assa-fétida. • Alfavaca ou manjericão; cálamo-aromático. • Infusão de capim-santo, hortelã, pimenta-do-reino e gengibre seco. • Cominho (recém-nascido); cravo-da-índia; funcho (recém-nascido); feno-grego; camomila; tiririca.
Cólica menstrual	• Cálamo-aromático; ashok. • Capim-limão com pimenta-do-reino (formas congestivas e neurálgicas). • Hibisco; hortelã.
Cólica renal	• Quebra-pedra.
Colite	• Amalaki; romã.
Consolidação óssea	• Arjun; cavalinha.

Doenças	Procedimentos
Contraceptiva	• Jurubeba (decocção).
Contraturas musculares autônomas	• Valeriana (150 mg), acariçoba, sankhapushpi, flor de maracujá (250 mg), tomada duas vezes ao dia. • Valeriana com flor de maracujá, tomada duas vezes ao dia.
Convalescença	• Ashwagandha; shatawari; canela; feno-grego.
Convulsão	• Tiririca.
Corrimento vaginal	• Infusão de cinamomo, aplicado em duchas vaginais. • Pó da casca do fruto da romã, aplicado em duchas vaginais.
Crescimento infantil	• Composto asthi pachak.
Crise nervosa	• Açafrão (como rapé).
Debilidade	• Alcaçuz (debilidade geral); guanxuma (debilidade sexual); ashwagandha (debilidade geral); shatawari (femininas); feno-grego.
Delírio graças à febre alta	• Pasta de gengibre seco com água, misturados até adquirir consistência. Aplicar na testa, dois dedos acima das sobrancelhas. • Pasta de trikatu misturado com água, até adquirir consistência. Aplicar sobre as narinas.
Demulcente	• Amor-perfeito; tiririca.
Dependência química (drogas, medicamentos, etc.)	• Aspiração do pó de cálamo, reduzindo o efeito tóxico da maconha no fígado e no cérebro.
Depurativo	• Acariçoba (depurativo da pele e do sistema urinário); pata-de-vaca (sangue); ébano oriental; alho; arjun; guduchi; haritaki; jatamansi; cominho; erva-andorinha
Dermatites e dermatoses	• Emplastro de açafrão, manjistha e musta. A mistura de farinha de trigo ou de grão-de-bico evita que o açafrão deixe cor na pele. • Banho com a decocção das folhas e da casca dos galhos do neen (incluindo as infecciosas e alérgicas). • Sangria de 80 ml. • Cinamomo; camomila.
Desbloqueio dos srotas	• Açafrão como tempero; melão-de-são-caetano; quebra-pedra; gengibre; jatamansi.
Desequilíbrio psíquico	• Aplicação de uma gota de óleo de vacha, quatro a seis vezes ao dia. • Tiririca (variações do estado de humor e depressão).
Desmaios	• Pasta de gengibre seco com água, misturados até adquirir consistência. Aplicar na testa, dois dedos acima das sobrancelhas. • Pasta de trikatu misturado com água até adquirir consistência. Aplicar sobre as narinas.

Doenças	Procedimentos
Diabetes	• Suco ou chá de gengibre com açúcar mascavo, tomar uma colher de chá ou uma chávena, duas vezes ao dia (redução diabete tipo II – adulto). • Melão-de-são-caetano (auxiliar no tratamento diabete tipo II); pata-de-vaca (tratamento diabetes tipo II); neen; quebra-pedra (tratamento diabetes tipo II); cinamomo; açafrão (auxiliar no tratamento); babosa (regula metabolismo açúcares); amalaki; gokshura; composto chandraprabha.
Diaforética	• Gengibre; alfavaca ou manjericão; canela; coentro; capim-santo; hortelã; amor-perfeito; erva-tostão; tiririca.
Diarreia	• Gengibre fresco aplicado ou esfregado em torno do umbigo, estimulando o marma Nabhi. • Ébano-oriental; amalaki; shatawari; feno-grego frito no ghee, misturado com erva-doce e sal marinho até virar uma pasta; canela; coentro, com cominho e funcho; feno-grego; camomila; hortelã; noz-moscada; romã; abutua; tiririca.
Digestão de toxinas	• Composto lashunadi vati.
Digestivo	• Alcaçuz e gengibre em pó, em partes iguais. Uma colher de café diluído em água, tomar antes das refeições. • Gel de babosa medicado com açafrão e gengibre. Uma colher de chá após as refeições. • Medicar 200 g de açúcar mascavo, acrescido de 10 g das seguintes ervas em pó: erva-doce, canela, cardamomo (sementes e casca), gengibre, cravo, açafrão e alfavaca. Tomar uma colher de café misturado em água, após as refeições. • Comprimidos de mel, adicionados das seguintes ervas em pó: açafrão, cardamomo, alfavaca, cravo e canela. Comer um cubinho após as refeições. • Gengibre; cálamo-aromático; alcaçuz; jurubeba; melão-de-são-caetano; açafrão (digestão de proteínas); alho; shatawari; misturar: capim-santo, gengibre, canela e mel/açúcar mascavo (digestivo infantil); canela; coentro; cravo-da-índia; funcho; hibisco; hortelã; noz-moscada; romã.
Disenteria	• Folhas tenras de babosa com cominho e açúcar mascavo, batido e tomado aos poucos. • Ashok (disenteria sanguinolenta); canela; coentro com cominho e funcho; feno-grego; hortelã; noz-moscada; romã; abutua; tiririca.
Disfunções nervosas	• Agrião-do-brejo (insônia, perturbações psíquicas e cefaleias).
Dispepsia	• Alfavaca ou manjericão (dispepsia nervosa); melão-de-são-caetano; quebra-pedra; cominho; cravo-da-índia; funcho (adulto e criança); feno-grego

Doenças	Procedimentos
Displasias mamárias (caroços no período pré-menstruação)	• Cataplasma de folhas de mamona, sobre a região dolorida, realizando um samvahana com óleo de rícino.
Distensão abdominal	• Uso de fibras como linhaça e o psyllium (com cólica); haritaki.
Distúrbios do sono	• Alfavaca ou manjericão (induz ao sono); acariçoba, tomar 500 mg duas vezes ao dia (sonolência excessiva). • 500 mg de noz-moscada no leite morno (aprofunda o sono); camomila.
Distúrbios digestivos	• Camomila (distúrbios digestivos da criança, com agitação, insônia, cólicas intestinais, flatulência).
Distúrbios menstruais	• Babosa (amenorreia, fluxo escasso, cólicas); melão-de-são-caetano (dismenorreia); açafrão (amenorreia); alcaçuz; açafrão (excessivo); ashok (excessivo); capim-santo, com pimenta-do-reino (irregularidades menstruais, congestivas e com cólicas); erva-andorinha (amenorreias, leucorreias); hibisco (fluxo menstrual excessivo, hemorragias uterinas); romã (casca em pó para leucorreia – ducha vaginal); tiririca (dismenorreia, dores, espasmos e menopausa).
Distúrbios mentais	• Amalaki (irritabilidade, ansiedade, demência, etc.).
Distúrbios nos ovários	• Babosa (cistos, miomas, etc.).
Diurético	• Suco da fruta da jurubeba; acariçoba; jurubeba (raiz); pata-de-vaca; neen; quebra-pedra; guanxuma; babosa (raiz); gokshura; guduchi; shatawari; canela; coentro; funcho; crataegus; hibisco; cavalinha; amor-perfeito; abutua; erva-tostão; tiririca.
Doença de parkinson	• Composto mahayogaraj guggul.
Doença dos olhos: glaucoma, deficiências visuais, conjuntivite, etc.	• Compressa de ghee, misturado com gengibre e erva-de-santa-luzia. • Colírio de ghee misturado com decocto de arruda ou de gengibre. • Amalaki (conjuntivite, blefarite, etc.); ashwagandha (deficiências visuais); triphala; gel de babosa com ghee (conjuntivite); camomila (inflamação e congestão).
Doenças autoimunes	• Neen.
Doenças cardíacas	• Guanxuma.
Doenças do sistema nervoso central	• Compostos yogaraj guggul e mahayogaraj guggul; jatamansi (distúrbios vegetativos).
Doenças venéreas	• Pata-de-vaca guggul, utilizando dez partes da casca da pata-de-vaca em pó, uma parte das seguintes ervas em pó: gengibre, pimenta-do-reino, pimenta dedo-de-moça, cardamomo, canela e triphala. Tomar uma colher de café misturado na água, de duas a três vezes ao dia.

Doenças	Procedimentos
Doenças venéreas	• Gokshura; erva-tostão.
Dor ciática	• Guanxuma.
Dores articulares	• Aplicação local de argila quente misturada com decocto de folha de bananeira seca; mamona; neen; alho (artrites, reumatismos); composto yogaraj guggul; composto mahayogaraj guggul; canela.
Dores de cabeça	• Pasta de gengibre seco misturado ao gel da babosa até adquirir consistência. Aplicar na testa e na nuca ou em toda a cabeça antes de dormir.
Dores de cabeça causadas por estado nervoso	• Pasta de gengibre seco, canela, pele da raiz da mamona, cravo, misturados em partes iguais, adicionando água até adquirir consistência. Aplicar na cabeça antes de dormir. • Jatamansi. • Quatro partes de suco de gengibre misturado com uma parte de leite. Ferver até restar o pó, tomando cuidado para não queimar. Aspirar o pó nas crises.
Dores intensas no estômago	• Chá de gengibre seco, adicionado com duas colheres de chá de óleo de rícino para adulto ou algumas gotinhas para criança. Pode ser incluído no chá erva-doce ou hortelã para melhorar o paladar.
Dores musculares	• Massagem com óleo de rícino; cataplasma de folhas de mamona sobre a região dolorida; óleos medicados com cinamomo aplicados com massagem no local; ashwagandha (dores lombares); gokshura (dores lombares); composto lashunadi vati (dor abdominal); cravo-da-índia (óleo essencial); camomila (compressas).
Dores na face	• Pasta de gengibre seco misturado ao gel da babosa até adquirir consistência. Aplicar na face antes de dormir.
Dores nervosas	• Camomila.
Dores reumáticas crônicas	• Chá de gengibre seco e canela, tomado antes de dormir, devendo cobrir bem para provocar sudação. • Compressas quentes ou massagens com óleo de alho. • Cataplasma de folhas de mamona sobre a região dolorida, realizando antes um samvahana com óleo de rícino.
Edemas	• Pata-de-vaca guggul, utilizando dez partes da casca da pata-de-vaca em pó, uma parte das seguintes ervas em pó: gengibre, pimenta-do-reino, pimenta dedo-de-moça, cardamomo, canela e triphala. Tomar uma colher de café misturado na água, de duas a três vezes ao dia.

Doenças	Procedimentos
Edemas	• Acariçoba; composto arogyavardini guggul; cavalinha; abutua; erva-tostão.
Eliminação de toxinas	• Alho (circulação sanguínea e linfática).
Eliminações excessivas	• Haritaki (muco nasal e intestinal, menstruação, etc.).
Emagrecimento	• Ashwagandha; guanxuma (magreza excessiva); decocção de gengibre antes das refeições. Consorciar o uso de ginseng e coenzima Q-10.
Emenagogo	• O pó ou a decocção da raiz do algodoeiro, tomado de duas a três vezes ao dia. • Acariçoba; neen; babosa; alho; jatamansi; funcho; feno-grego; tiririca.
Emético	• Cálamo-aromático (dosagem alta); amor-perfeito (raiz em altas doses); erva-tostão (altas doses); tiririca.
Emissão uretral	• Abutua.
Emoliente	• Mamona; guanxuma; babosa.
Enfraquecimento dos dentes	• Agrião-do-brejo.
Enxaqueca	• Pasta agrião-do-brejo misturada com óleo de coco; pasta de cálamo aplicada na cabeça; alfavaca ou manjericão; haritaki.
Epilepsia	• Acariçoba; haritaki; jatamansi
Equilíbrio da flora intestinal	• Shatawari; linhaça; psyllium; camomila (reconstituição).
Equilíbrio de kapha	• Gengibre com mel.
Equilíbrio de pitta	• Gengibre com açúcar mascavo; babosa; composto sut-sherkar vati.
Equilíbrio de vatta	• Gengibre com sal de rocha ou sal dietético ou marinho; triphala.
Equilíbrio do funcionamento dos intestinos	• Babosa com triphala.
Equilíbrio energético pós-parto	• Mamona.
Equilíbrio mental	• 500 mg de noz-moscada no leite morno (calmante mental).
Erisipela	• Ébano-oriental.
Escabiose	• Neen.
Escamações nos pés, com sensação de caloria e presença de bolhas avermelhadas na pele	• Aplicação local de óleo de acariçoba com óleo de coco como base. Deve ser verificado o ácido úrico. • Óleo de coco com açafrão, musta e manjistha.

Doenças	Procedimentos
Escaras	• Aplicação local de pasta de gel de babosa, misturado com açafrão e mel; emplastro de açafrão, gengibre e alfavaca; emplastro de açafrão, manjistha e musta.
Esofagite de refluxo	• Elevar a cabeceira da cama, evitando alimentação antes de deitar.
Espermatorreia	• Canela.
Espermicida	• Mamona; neen.
Espirros	• Amor-perfeito (decocção).
Esplenomegalia	• Agrião-do-brejo (raiz).
Estados de convalescença	• Alcaçuz.
Estafa	• Acariçoba (mental); alfavaca ou manjericão (mental ou nervosa); guanxuma (exaustão).
Estimulação da circulação	• Açafrão; alho; cravo-da-índia.
Estimulação da memória	• Acariçoba (dificuldade na memorização e concentração); gengibre; agrião-do-brejo; ashwagandha (perda de memória); tiririca.
Estimulação da produção de cortisol	• Alcaçuz.
Estimulação do baço	• Tiririca.
Estimulação do fígado	• Tiririca.
Estimulação do fogo digestivo	• Mel de abelha usado em jejum pela manhã; aplicação de óleo do dosha no umbigo; utilizar o trikatu misturado com ghee, durante alguns dias; grão seco da romã; cálamo-aromático; melão-de-são-caetano; açafrão; amalaki; jatamansi; composto sitopaladi; composto sutsherkar vati; canela; funcho; camomila.
Estimulação do líquido encéfalo-craniano – liquor	• Alcaçuz.
Estimulação do pâncreas	• Tiririca.
Estimulação do sistema imunológico	• Melão-de-são-caetano; neen (baixa imunidade); açafrão; ashwagandha (baixa imunidade); shatawari; composto chavan prash; acariçoba; guduchi (candidíase, herpes de repetição, etc).
Estimulação do sistema reprodutivo	• Jatamansi; cravo-da-índia (sistema reprodutivo masculino); erva-andorinha (fertilidade feminina).

Doenças	Procedimentos
Estimulação dos sentidos	• Agrião-do-brejo.
Estimulação geral	• Gengibre; guanxuma; alho; jatamansi (força física); feno-grego; pimenta-do-reino; hortelã; noz-moscada.
Estimulação na excreção do ácido úrico	• Quebra-pedra.
Estimulação na produção de glóbulos brancos	• Pata-de-vaca guggul, utilizando dez partes da casca da pata-de-vaca em pó, uma parte das seguintes ervas em pó: gengibre, pimenta-do-reino, pimenta dedo-de-moça, cardamomo, canela e triphala. Tomar uma colher de café misturado na água, de duas a três vezes ao dia.
Estomáquico	• Abutua; erva-tostão; tiririca.
Estomatite	• Gargarejo e bochecho com haritaki; alfavaca ou manjericão.
Estresse com ansiedade	• Associação de acariçoba com jatamansi valeriana.
Estupor	• Pasta de gengibre seco com água, misturado até adquirir consistência. Aplicar na testa dois dedos acima das sobrancelhas. • Pasta de trikatu misturado com água, até adquirir consistência. Aplicar sobre as narinas.
Esvaziamento gástrico e intestinal	• Decocção das flores da pata-de-vaca, de 1 a 2 gramas por xícara, tomado de duas a três vezes ao dia.
Exaustão nervosa	• Ashwagandha
Excesso de bile	• Amor-perfeito.
Excesso de muco	• Duas gotas de suco de agrião-do-brejo misturadas com oito gotas de mel (recém-nascidos), duas a três vezes ao dia. • Chá de gengibre seco e canela, tomado antes de dormir, devendo cobrir bem para provocar sudação. • Leite de amêndoa (evita o muco).
Expectorante	• Xarope de guaco, com neen e mel. Tomar três vezes ao dia; alcaçuz; gengibre; cálamo-aromático; jurubeba (raiz); babosa (raiz); alho; haritaki; canela; pimenta-do-reino; hortelã; amor-perfeito; erva-tostão.
Faringite	• Jurubeba (faringite crônica); quebra-pedra.
Febre	• Decocto da raiz da jurubeba com gengibre e chyrayata. • Pó ou decocção de gengibre com guanxuma, tomar duas a três vezes ao dia (febre intermitente); infusão de trikatu (febre suave).

Doenças	Procedimentos
Febre	• Guduchi; decocção de trikatu (febre muito forte); fricção de abóbora-d'água na sola dos pés; gengibre; alfavaca ou manjericão; jurubeba (raiz); melão-de-são-caetano (auxiliar no tratamento); neen (antitérmico); agrião-do-brejo; babosa (febre de origem inflamatória); shatawari (febres crônicas); composto sitopaladi; composto mahasudarsana; infusão de capim-santo, hortelã, pimenta-do-reino e gengibre seco; cominho; erva-moura (uso interno); pimenta-do-reino (febres intermitentes); hortelã; amor-perfeito (flores); abutua; erva-tostão; tiririca.
Febre com presença de toxinas	• Medicar 200 g de açúcar mascavo, acrescido de 10 g das seguintes ervas em pó: erva-doce, canela, cardamomo (sementes e casca), gengibre, cravo, açafrão e pimenta-do-reino. Tomar uma colher de café misturado em água, três vezes ao dia.
Feridas abertas	• Pasta de açafrão com mel, aplicada no local. • Emplastro de confrei com mel, aplicado no local. • Ghee misturado com confrei e açafrão, aplicado no local.
Feridas crônicas	• Polvilhamento de açafrão com gengibre sobre a ferida. • Banho com a decocção das folhas e da casca dos galhos do neen.
Fibromas uterinos	• Ashok.
Fibromialgias	• Massagem com óleo de rícino. • Seguir os procedimentos a seguir: mudança para uma dieta essencialmente vegetariana, utilizando alimentos orgânicos, frescos, de estação e pobres em proteínas. Massagem ayurvédica utilizando óleo de mostarda adicionado à essência de winter green, realizando movimentos no sentido contrário à circulação arterial (das extremidades para o centro do corpo). Usar mamsa panchak guggul (erva digestiva e tônica muscular), tomando um comprimido, três vezes ao dia. Tomar regularmente uma colher de sobremesa de óleo de rícino via oral, antes de dormir, uma a duas vezes por semana. Realizar jejum semanal de 12 horas, tomando apenas chás digestivos de gengibre para aumentar o fogo digestivo. Fazer frequentemente ásanas de alongamento como o Suryanamaskar. Tomar sauna periodicamente.
Flatulência	• Gengibre; alfavaca ou manjericão; cálamo-aromático; infusão de capim-santo, hortelã, pimenta-do-reino e gengibre seco; funcho; feno-grego; camomila; noz-moscada.
Frieza das extremidades	• Pimenta-do-reino.

Doenças	Procedimentos
Furúnculos	• Cataplasma de folhas de mamona sobre a região dolorida, realizando um samvahana com óleo de rícino; ébano-oriental.
Galactagogo	• Alfavaca ou manjericão; shatawari; composto asthi pachak; funcho.
Gastrite, úlcera e esofagite	• Tomar uma colher de babosa, três vezes ao dia; alcaçuz (úlceras gastroduodenais); neen (úlceras gastrintestinais); amalaki; composto sutsherkar vati; camomila; romã; tiririca.
Gastroenterite	• Cominho.
Gengivite	• Gargarejo e bochecho com haritaki; ébano-oriental; composto chandraprabha; triphala.
Gota	• Amalaki; gokshura; guduchi; erva-moura (uso interno/externo).
Gripe	• Chá de gengibre seco e canela, tomar antes de dormir, devendo cobrir bem para provocar sudação. • Duas gotas de suco de agrião-do-brejo misturadas com oito gotas de mel (recém-nascidos), duas a três vezes ao dia. • Gel de babosa, mel e açafrão. • Decocção de alfavaca, açafrão e gengibre, tomar antes de dormir. • Decocção no leite de açafrão, pimenta-do-reino e gengibre, tomado antes de deitar. • Pimenta-do-reino; amor-perfeito; tiririca.
Hematopoético	• Feno-grego.
Hemorragias	• Decocção das folhas de agrião-do-brejo, tomar uma chávena duas vezes ao dia (uterina). • Pata-de-vaca (controle de tendências hemorrágicas). • Amalaki, inclusive as gengivais com a aplicação do pó local.
Hemorroidas	• Ghee com açafrão (uso tópico); mamona (oleação interna e externa); cinamomo; ébano-oriental; alho; amalaki; ashok (hemorroida com sangramento); erva-moura (uso interno); erva-tostão.
Hepatite	• Suco de gengibre com suco de manga, açúcar mascavo e ghee, em partes iguais, uma colher de chá duas vezes ao dia. • Extrato aquoso de quebra-pedra, administrado em cápsulas entéricas, hepatite B, tomar duas a três vezes ao dia. • Açafrão (hepatite crônica); agrião-do-brejo (raiz); babosa.
Hepatoesplenomegalia	• Babosa.
Herpes	• Shatawari.

Doenças	Procedimentos
Hiperacidez	• Alcaçuz; neen (gástrica); composto sutsherkar vati.
Hipertensão	• Utilizar gengibre com gel de babosa. Consorciar ervas amargas, como boldo, bardana, etc. • Rasaghandha (controle da pressão arterial); Acariçoba (coadjuvante no tratamento); pancharat nadi vati (hipertensão com ansiedade); neen (redução); alho; pimenta-malagueta, dissolvendo coágulos e reduzindo o risco de infartos e derrames (vasodilatador); hibisco.
Hipocolesterolemiante	• Pata-de-vaca; neen; babosa (regula metabolismo de lípides); alho (antiadesivo plaquetário); composto chandraprabha
Hipoglicemiante	• Sementes, extrato das folhas, decocção e o suco das folhas de melão-de-são-caetano, tomar 15 a 20 ml, duas a três vezes ao dia. O suco favorece a tolerância e absorção rápida da glicose nos tecidos (glicogênese). • Pata-de-vaca; neen; quebra-pedra.
Hipotensão	• Cravo-da-índia; crataegus; tiririca.
Histeria	• Cálamo-aromático; açafrão (queimado em brasas).
Icterícia	• Suco de gengibre com suco de manga, açúcar mascavo e ghee, em partes iguais, uma colher de chá duas vezes ao dia. • Quebra-pedra; babosa; composto arogyavardini guggul; erva-tostão.
Impotência sexual	• Gokshura; shatawari; noz-moscada (ejaculação precoce).
Inapetência	• Cálamo-aromático; feno-grego.
Incontinência urinária	• Gengibre.
Indigestão	• Xarope allaepauk. • Ingerir antes das refeições rodelas de gengibre fresco com suco de limão e sal de rocha ou sal dietético ou marinho (ideal para Kapha). • Uma pontinha de colher de chá de gengibre seco misturado com ghee aquecido. Tomar uma colher de chá após as refeições. • Chá de gengibre seco; alfavaca ou manjericão; cálamo-aromático; quebra-pedra; composto lashunadi vati; coentro; camomila; tiririca.
Infecção	• Enema da decocção da casca da paineira (intestinal); decocto da raiz da jurubeba com gengibre e chyrayata; cataplasma e infusão das folhas de cinamomo; feno-grego (intestinal).
Infertilidade	• Ashwagandha; gokshura; shatawari.
Insanidade mental	• Cálamo-aromático; guanxuma.
Inseticida	• Neen.
Insônia	• Gel de babosa, com gengibre e óleo de gergelim, aplicado na cabeça antes de dormir.

Doenças	Procedimentos
Insônia	• Acariçoba consorciada com valeriana. • Misturar cinco folhas de acariçoba no leite, ingerindo ao deitar. • Ashwagandha; crataegus; noz-moscada; erva-tostão.
Interrupção de purgação purulenta	• Amor-perfeito.
Intoxicação	• Medicar 200 g de açúcar mascavo, acrescido de 10 g das seguintes ervas em pó: dente-de-leão/neen/bardana, cardamomo, açafrão e erva-doce (intoxicação do fígado, apresentando erupção da pele, hipermenorreia). • Cálamo-aromático (intoxicação alimentar); neen (intoxicação intestinal); quebra-pedra (intoxicação do fígado); cominho (intoxicação alimentar); pimenta-do-reino (intoxicação no cólon); hortelã (intoxicação intestinal).
Irritabilidade	• Acariçoba.
Laringite	• Gengibre.
Laxativo	• Alcaçuz (suave); mamona; pata-de-vaca; agrião-do-brejo; amalaki; haritaki; triphala; funcho (suave); erva-tostão (raiz).
Leucorreia	• Melão-de-são-caetano; pata-de-vaca; cinamomo; guanxuma; shatawari.
Limpeza dos dentes	• Bochecho de uma colher de sopa de óleo de gergelim ou azeite de oliva com um punhado de sal, até o óleo ficar ralo.
Litotrófico	• Abutua.
Lubrificação das articulações	• Ghee e cera de abelha, ingerido antes de dormir.
Má absorção intestinal	• Haritaki; noz-moscada; tiririca.
Mastite	• Cataplasma de folhas de mamona, sobre a região dolorida, realizando antes um samvahana com óleo de rícino.
Melancolia	• Acariçoba; haritaki.
Melhoria da capacidade perceptiva	• Haritaki.
Melhoria da visão	• Aplicação de óleo dentro do umbigo e massagem horária ao seu redor utilizando o óleo do dosha. • Guanxuma e triphala. • Para visão fraca ou doença nos olhos, utilizar massagem entre o primeiro e o segundo pododáctilo, na coluna, no pescoço e sobre as pálpebras. Incluir o tratak e o jala netti.
Melhoria da voz	• Alcaçuz.

Herbologia Ayurvédica

Doenças	Procedimentos
Memória	• Leite quente com acariçoba e amêndoas descascadas. Tomar antes de dormir. • Acariçoba misturado com ghee. Tomar uma colher de chá antes de dormir. • Comprimidos de acariçoba. Tomar três vezes ao dia. • Suco de gengibre. Tomar três vezes ao dia. • Haritaki.
Micose	• Neen; cavalinha misturada com pinho sol (micose de unha). • Erva-andorinha – látex (tinea corporis e micoses interdigitais).
Muco	• Tiririca.
Narina quente	• Pó de cálamo (Vacha) misturado com ghee.
Náuseas e vômitos	• Suco de gengibre com suco de alho, em partes iguais. Tomar uma colher de chá. • Coentro; cravo-da-índia. • Decocção de gengibre com alcaçuz, tomar duas a três vezes ao dia (vômitos em quimioterapia). • Gengibre (vômitos); capim-santo; hortelã (inclusive os vômitos gravídicos).
Nefrite	• Abutua.
Nervino	• Gengibre; alfavaca ou manjericão; guanxuma; ashwagandha; gokshura; haritaki; jatamansi (histerias com contrações musculares, desmaios, tiques, etc.); hortelã; noz-moscada.
Neurastenia	• Feno-grego.
Neurite	• Guanxuma.
Nevralgia	• Guanxuma
Nutritivo	• Shatawari.
Obesidade	• Gel de babosa como redutor de apetite (Pitta); pata-de-vaca; neen; cinamomo; compostos chandraprabha, triphala guggul, arogyavardini guggul e arogyameda guggul; pimenta-do-reino.
Obstipação intestinal	• 300 mg de cáscara sagrada com 500 mg de sene, tomado à noite. • Mistura proporcional de ruibarbo, alcaçuz e psyllium, tomar uma colher de chá à noite (obstipação crônica, principalmente em pessoas idosas). Caso apresente cólica, acrescentar gengibre ou erva-doce na quarta parte da proporção de ruibarbo. • Ingestão de ghee misturado com leite antes de deitar. • Gengibre; mamona; babosa; amalaki.

Doenças	Procedimentos
Odontálgico	• Jurubeba; pó de jurubeba aplicado na gengiva.
Oligúria (redução da urina)	• Alfavaca ou manjericão.
Osteomalácia	• Composto asthi pachak.
Osteoporose	• Agrião-do-brejo; amalaki; composto asthi pachak; cavalinha.
Palpitação cardíaca	• Amalaki; jatamansi; tiririca.
Paralisias musculares	• Aplicação local de argila, misturada com amalaki com leite. • Guanxuma (paralisia facial – uso interno e externo); ashwagandha (paralisias em geral); haritaki (paralisias em geral); compostos yogaraj guggul e mahayogaraj guggul.
Parasitas intestinais	• Melão-de-são-caetano; Neen (anti-helmíntico e nematicida); pasta de agrião-do-brejo com óleo de rícino. Tomar uma colher de chá três vezes ao dia ou uma colher de sopa à noite; cinamomo.
Pediculose	• Neen.
Pedra na vesícula	• Dieta antipitta e gokshura.
Pneumonias infantis	• Gel de babosa com assa-fétida.
Problemas de pele (edemas, tumores, abscessos, inflamações)	• Emplastros das folhas de agrião-do-brejo; emplastro de arjun, misturado com água pura ou de rosas; emplastro de açafrão, babosa; emplastro de haritaki; camomila.
Prolapso de órgãos	• Haritaki; amor-perfeito (retal e uterino).
Prostatite	• Cavalinha.
Psoríase	• Ghee medicado com acariçoba, aplicado na pele; óleo de uva-ursi, aplicado sobre a pele; neen; erva-moura (uso interno/externo).
Purgativo	• Mamona, associado com chá de gengibre ou dashmool; agrião-do-brejo; babosa; erva-tostão (raiz).
Purificação do baço	• Haritaki.
Purificador do ar	• Alfavaca ou manjericão (produção de ozônio).
Purificador do fígado	• Haritaki.
Purificador do plasma	• Jurubeba; melão-de-são-caetano.
Purificador intestinal	• Babosa.
Purificador sanguíneo	• Haritaki.
Queimaduras de pele	• Gel de babosa com ghee; babosa (queimaduras solares).
Quimioterapia e radioterapia	• Programa utilizando uma colher de sobremesa de óleo de rícino à noite. Pó de guanxuma, na dosagem de 8 g, associado com açafrão e manjistha, tomar três vezes ao dia. Usar o amalaki em pó, tomar três vezes ao dia. • Guduchi.
Redução do tecido gorduroso	• Mamona.

Doenças	Procedimentos
Refrigerante	• Babosa; shatawari; coentro; capim-santo; hibisco; romã.
Regenerador celular	• Babosa.
Rejuvenescedor	• Acariçoba (cérebro e sistema nervoso); guanxuma; agrião-do-brejo (Pitta); babosa (Pitta); alho (Vatta); amalaki (Pitta); arjun; ashwagandha; gokshura; haritaki; shatawari (feminino); ginseng, tomar três vezes ao dia (vitalização orgânica); erva-tostão.
Relaxante muscular	• Alfavaca ou manjericão.
Relaxante psíquico	• Camomila.
Reposição de cálcio	• Composto asthi pachak.
Reposição de minerais	• Cavalinha (fraturas ósseas, recalcificação e reminera-lização).
Reposição hormonal	• Black colosh, com gel de babosa, consorciado com o uso de isoflavona. • Shatawari, ashock, ashwagandha e açafrão, tomar três vezes ao dia. • Shatawari (hormônios femininos); ashwagandha (estimulação hormonal). • Cominho (distônica causada pelo sistema nervoso); hibisco (antiestrogênico).
Resfriado	• Alcaçuz; pimenta-do-reino; hortelã; tiririca.
Ressecamento do corpo	• Aplicação de óleo do dosha no umbigo.
Retenção de líquidos	• Composto chandraprabha.
Reumatismo	• Suco do fruto da jurubeba com pimenta-do-reino. • Óleos medicados com cinamomo aplicados com massagem no local. • Mamona (antirreumático); neen; ashwagandha; gokshura; guduchi; alho (antirreumático); erva-moura (uso interno/externo); erva-tostão; tiririca.
Rubefaciente	• Cravo-da-índia; hibisco.
Sedativo	• Cálamo-aromático; ashwagandha; capim-santo; noz-moscada.
Senilidade	• Ashwagandha.
Sialagogo	• Gengibre.
Sinusite	• Óleo com folha de graviola. • Um copo de sal grosso, acrescentando duas buxinhas-do-norte e seis folhas de graviola. Torrar em uma panela, até reduzir a pó. Usar como rapé, várias vezes ao dia. • Pimenta-do-reino (rapé); hortelã.
Sistema nervoso	• Erva-tostão.
Soluços	• Cravo-da-índia.

Doenças	Procedimentos
Taquicardia	• Neen.
Tensão menstrual – Kapha	• Características: tristeza e inchaço. • Gel de babosa medicado com as seguintes ervas: açafrão e gengibre.
Tensão menstrual – Pitta	• Características: irritabilidade intensa, sensação de calor e queimação no corpo. • Gel de babosa medicado com as seguintes ervas: erva-doce, dente-de-leão, acariçoba e feno-grego; adicionar semente de aipo (adwan) se tiver cólica.
Tensão menstrual – Vatta	• Características: corpo frio, ansiedade, cansaço no período que antecede a menstruação. • Gel de babosa medicado com as seguintes ervas: acariçoba, ginseng e shatawari. • Outras ervas que poderão ser consorciadas: erva-doce e açafrão. • Oleação do corpo (Samvahana) e leite quente com açafrão e shatawari antes de deitar.
Tensão nervosa	• Camomila.
Tônico cardíaco	• Pó ou decocção da raiz da guanxuma com malva branca, tomar duas a três vezes ao dia. • Pó ou decocção da raiz da guanxuma com crataegus, tomar duas a três vezes ao dia. • Acariçoba; neen (regulariza batimentos); alho (reduz palpitações e taquicardia); amalaki; arjun; canela; crataegus (circulação coronariana, arritmias, palpitações, nutrição do músculo cardíaco, etc.).
Tônico cerebral	• Haritaki.
Tônico circulatório	• Cravo-da-índia.
Tônico estomacal	• Babosa (pequenas doses); cravo-da-índia.
Tônico feminino	• Quando apresenta extrema sensação de ardor e secura vaginal, utilizar a mistura na mesma proporção de amalaki, gokshura e shatawari, tomar 3 g de duas a três vezes ao dia. Consorciar massagem com óleo de rícino aquecido no marma Nabhi (umbigo) e irrigação vaginal diária, utilizando 30 ml de óleo de rícino, antes de deitar. • Babosa (tonificação uterina); gokshura (tônico pós-parto); cominho (tônico uterino); funcho (tônico uterino).
Tônico feminino na menopausa	• Utilizar a mistura na mesma proporção de amalaki, gokshura e guggul, tomar 3 g duas a três vezes ao dia; shatawari.

Doenças	Procedimentos
Tônico geral	• Gel de babosa com açafrão, tomar duas colheres de chá, duas vezes ao dia. • Pó da semente de melão-de-são-caetano, auxiliando no tratamento da AIDS, como redutor da carga viral, tomar 1 a 2 g, misturado em água, duas a três vezes ao dia. • Leite de amêndoa. • Óleo de rícino misturado com leite, para aumentar a longevidade e a força física. • Alcaçuz; melão-de-são-caetano; neen; guanxuma; açafrão; agrião-do-brejo; alho; amalaki (nutrição geral do organismo); ashwagandha; gokshura; haritaki (promove a longevidade); jatamansi; shatawari; composto chyavan prash; canela; coentro; cravo-da-índia; feno-grego; hortelã; noz-moscada; abutua; erva-tostão.
Tônico hepático	• Jurubeba; melão-de-são-caetano; neen; quebra-pedra; agrião-do-brejo; babosa.
Tônico muscular	• Óleo de guanxuma com ashwaganda, utilizando no pinda sweda ou no abhyanga. • Ashwagandha (perda da tonicidade muscular).
Tônico para os pulmões	• Pó dos nós internos do bambu maduro, tomar três vezes ao dia; cravo-da-índia.
Tônico sanguíneo	• Agrião-do-brejo.
Tônico tecido nervoso	• Deixar de molho cinco amêndoas em água. No dia anterior bater no liquidificador, adicionando os ingredientes a um copo de leite e mel. • Alfavaca ou manjericão; canela; cominho; feno-grego.
Tosse	• Gel de babosa, mel e açafrão; alcaçuz; quebra-pedra. • Pó do fruto e da raiz da jurubeba, tomar duas a três vezes ao dia (tosse em crianças). • Composto sitopaladi (tosse com catarro amarelo); amor-perfeito.
Tuberculose	• Jurubeba.
Tumores	• Kanchanara guggul, utilizando dez partes da casca da pata-de-vaca em pó, uma parte das seguintes ervas em pó: gengibre, pimenta-do-reino, pimenta dedo-de-moça, cardamomo, canela e triphala. Tomar uma colher de café misturado na água, de duas a três vezes ao dia. • Agrião-do-brejo (redução de tumores); haritaki; tiririca (tumores de mama).
Úlceras de pele	• Banhos da decocção da casca e/ou folhas da pata-de-vaca.

Doenças	Procedimentos
Úlceras de pele	• Kanchanara guggul, utilizando dez partes da casca da pata-de-vaca em pó, uma parte das seguintes ervas em pó: gengibre, pimenta-do-reino, pimenta dedo-de-moça, cardamomo, canela e triphala. Tomar uma colher de café misturado na água, de duas a três vezes ao dia. • Babosa; camomila.
Úlceras intestinais	• Amalaki.
Uretite	• Erva-tostão.
Urina sanguinolenta	• Tiririca.
Vaginite	• Babosa com açafrão.
Vasodilatação	• Pimenta-do-reino; crataegus.
Vermífugo	• Açafrão (anti-helmíntico); alho (anti-helmíntico); haritaki (anti-helmíntico); babosa (gel); hortelã (ameba e giardia); canela (anti-helmintos); pimenta-do-reino (anti-helmintos); erva-tostão (anti-helmintos); tiririca (anti-helmintos).
Verrugas	• Erva-andorinha (o látex da planta).
Vertigem	• Amalaki.
Vitiligo	• Polvilhamento do pó de açafrão, manjistha e musta, durante a massagem.
Vômito sanguinolento	• Tiririca.

Outras Ervas Medicinais

Antibiótico
Antibiótico: caroba, ipê-roxo, salsaparrilha, taiuiá.
Antifúngico: melaleuca.
Antisséptico: alecrim, calêndula, canforeira, carapiá, cebola, cenoura, cidrão, copaíba, hamamélis, hissopo, manjerona, melaleuca, pimentão (mucosa bucal e gástrica), sálvia, tomilho (vias urinárias), zimbro.
Bactérias gram positivas e negativas: alho.
Bactericida: abacateiro (folhas secas), alcachofra, alfazema, alumã, artemísia, canela, confrei, erva-de-bicho, erva-cidreira, eucalipto, goiabeira, guaçatonga, hortelã, macela, melaleuca, mil-em-ramass, picão-preto, pitanga, poejo, saião, sálvia, tanchagem.
Bactericida externo: capim-limão.
Doenças autoimunes: unha-de-gato.
Furunculose: alteia, arnica, camomila, cipó-suma, coração-de-negro, feno-grego, girassol.
Infecções da pele: bardana.
Infecções virais e bacterianas: hipérico, melaleuca.
Reduz a inflamação de mucosas e das vias respiratórias: tanchagem.
Staphylococus aureus, candida albican e trichomonas vaginalis: capuchinha, melaleuca.
Furunculose: erupção de furúnculo.

Parasitoses, doenças viróticas e similares
Amebíase: carobinha-do-campo, cebola, erva-de-santa-maria.
Anti-helmíntico: catinga-de-mulata, erva-de-santa-maria, melão-de-são-caetano, mentruz, romã, tuia.
Antiofídico: bananeira (seiva), cainca, erva-de-cobra, paratudo.
Antraz: bicuiba.
Áscaris: losna.
Bicho-de-pé: abricoteiro.
Caxumba: jaborandi.
Cólera: cabeça-de-negro, cinamomo, gerânio (infantil), perna-de-saracura.
Difteria: limão.
Escarlatina: dália.
Herpes simples e zooter: unha-de-gato.
Inibe a embriogenese helmíntica: pau-ferro.
Inibe a proliferação bacteriana: lúpulo.
Meningite: batata-de-purga, briônia.
Oxiúro: losna.
Parasiticida: coerana, mangueira.
Piolhos: anis, antúrio, arruda, grão-de-bico.
Sarampo: briônia, dália, limão, urtiga, violeta.
Sarna: arruda, cipó-suma, erva-de-lagarto, ipê-roxo, limão, mangueira, melão-de-são-caetano, panaceia, tussilagem.
Teníase: abacate, abóbora, catinga-de-mulata, coco-da-bahia (água), romãzeira.
Tétano: perna-de-saracura.
Tifo: agrião, limão.
Tinha: oxicedro.
Toxemia: limão.
Toxoplasmose: guaçatonga.
Tuberculose: abacate, agrião, alfavaca, alho, bananeira (seiva), cavalinha, confrei, dália, goiabeira, guanxuma, limão, nabo, sálvia, soja.
Varíola: dália.
Vermes intestinais: cinamomo, couve, cravo-de-defunto, erva-andorinha, erva-de--bicho, hortelã, jatobá, limão, lúpulo, mamoeiro, mamoneira, mangueira, melão-de--são-caetano, nogueira, oxicedro, pacová, poejo, segurelha, tiririca, tomilho, valeriana.
Antraz: grave infecção que ocorre em animais, produzida pelo Bacillus anthracis, transmitido ao homem por inoculação acidental de pele ou por inalação.
Escarlatina: doença infecciosa aguda, de origem estreptocócica, que incide preferencialmente em crianças.
Tinha: infecções cutâneas superficiais causadas por fungos.
Toxemia: difusão de produtos bacterianos na corrente circulatória.
Toxoplasmose: infecção causada pelo protozoário Toxoplasma gondii.

Anti-inflamatório
Anti-inflamatório: acônito, alteia, aperta-ruão, babosa, bardana, boswellia, calêndula, cânhamo, carrapicho-de-boi, cavalinha (glândulas), confrei, equinácea, erva-baleeira, fedegoso, garra-do-diabo, guiné, ipê-roxo, joão-da-costa, mentrasto, pfaffia, picão-roxo, prímula, raiz-de-cobra, unha-de-gato, vitex. **Antiulcerogênico:** guaçatonga.
Antiulcerogênico: contra a formação de úlceras.

Debilidades orgânicas
Antiescorbútico: rosela. **Astenia:** alecrim, alfavaca, araruta, boldo, casca-d'anta, cordão-de-frade, prímula. **Beribéri:** jaborandi, limão. **Cabelos:** abacate, alecrim, alfavaca, algas marinhas, avenca, babosa, bananeira (seiva), bardana, jaborandi (queda), jojoba (oleosidade natural). **Convalescença:** araruta, casca-d'anta, catuaba, cerejeira, chlorella, ginseng, mandioca, psyllium, spirulina, soja. **Contraveneno:** bambu (concreções formadas nos nós), limão, urucum. **Debilidades orgânicas:** chlorella, damiana, jatobá, verbena. **Depurativo:** agoniada, alcaçuz, amor-perfeito, angico, bardana (médio), beldroega, cana-do-brejo, carqueja, carvalho (intoxicação), cebola, cenoura, cevada, chá-de-bugre (médio), chapéu-de-couro (médio), chicória, cipó-azougue, cipó-suma, conta-de-lágrima, curraleira, dente-de-leão, douradinha, garra-do-diabo, guaco, hissopo, limão, mama-cadela, manacá, mangueira, mastruço, mil-em-ramas, orégano, panaceia, pau-ferro, picão-preto, rúcula, ruibarbo, sabugueiro (casca), salsaparrilha (médio), saponária, sassafrás, sete-sangrias, sucupira, taiuiá (forte), tanchagem, tomilho, urtiga (monofagia), velame-do-campo, verbasco, verbena, videira. **Desidratação:** videira. **Efeitos da quimioterapia, radioterapia e anestesia geral:** astrágalo, guanxuma, tiririca, rosa-mosqueta (externo). **Escorbuto:** agrião, alfafa, barbatimão, calêndula, casca-d'anta, cevada, couve, dente-de-leão, laranjeira, limão, mirra, pariparoba, rabanete, rúcula. **Esgotamento físico e mental:** alecrim, alfafa, alfazema, angélica, anis-estrelado, capuchinha, catinga-de-mulata, catuaba (casca), cordão-de-frade, damiana, gervão, guaraná, jatobá, marapuama, nó-de-cachorro, noz-de-cola, noz-moscada, orégano, poejo. **Estimulante físico e mental:** açafrão, alecrim, alfavaca, alfazema, angélica, anis-estrelado, arruda, carapiá, cassaú, catinga-de-mulata, catuaba, coentro, guaraná, hortelã, manjericão, manjerona, nó-de-cachorro, noz-moscada, orégano, poejo, tomilho, zedoária. **Excitante:** boldo, calêndula, canforeira, cominho, jaborandi, pacová, sálvia, sassafrás. **Fadiga crônica:** algas marinhas, alcaçuz, astrágalo, ginseng, ipê-roxo. **Fadiga motora:** chlorella, guaraná, louro, marapuama. **Febrífugos:** abutua, abutua-verdadeiro, alfavaca, alecrim, andiroba, artemísia, aroeira, briônia, cabeça-de-negro, camomila, canela, carapiá, cardo-santo, carrapeta-verdadeira,

carvalho, casca-d'anta, cinamomo, coerana, erva-de-bicho, eucalipto, fedegoso, feno-grego, ginseng, girassol, grama, grama-de-jardim, guaco, guanxuma, jurubeba, melão-de-são-caetano, mil-em-ramass, nogueira, pacová, paratudo, parietária, pariparoba, pau-pereira, picão-preto, pimenta-do-reino quebra-pedra, quina-quina, raspa de joá, rosela, simaruba, tanchagem, tília, verbena.
Fortificante: algas marinhas, agrião, alfafa, couve, espinafre, feno-grego, jatobá, limão, melissa, pau-pereira, salsa, sálvia.
Fortificante dos nervos: mil-em-ramas.
Hipocondria: melissa, valeriana.
Memória: catuaba, cebola, centella-asiática, ginseng.
Proteico: agár-agár, alfafa, chlorella, spirulina.
Raquitismo: abacate, agrião, alcachofra, alfafa, algas marinhas, limão, lúpulo, nogueira, soja.
Refrescante: amoreira, aveia, azedinha, beldroega, cenoura, cerejeira, cevada, dente-de-leão, flor-da-noite, grama-de-jardim, rosa-rubra, sabugueiro, sanguinária, videira, vulnerária.
Remineralização do organismo: algas marinhas, cacto-mandacaru, cavalinha.
Retirar metais pesados do sangue: cebolinha japonesa.
Sistema imunológico: chlorella, equinácea, hidraste, melaleuca.
Senilidade: psyllium.
Tônico: abutua, acariçoba, agripalma, alcachofra, angélica, angico, arruda, artemísia, aveia, azevinho, babosa, barbatimão, beldroega, boldo, cajueiro, cálamo-aromático, canela-da-china, canela-de-java, carapiá, cardo-mariano, cardo-santo, carqueja, cassaú, catinga-de-mulata, catuaba (casca), chicória, condurango, congonha-de-bugre, cordão-de-frade, cravo-da-índia, damiana, dente-de-leão, erva-de-bicho, espinheiro-alvar, eucalipto, fedegoso, fel-da-terra, guaco, guanxuma, hipérico, hortelã, jatobá, hipérico, jurubeba, lúpulo, marapuama, mil-em--ramas, mirra, noz-de-cola, pau-pereira, pfaffia, quebra-pedra, quina-quina, ruibarbo, sálvia, segurelha, sete-sangria, sucupira, tussilagem, urtiga, zimbro.

Astenia: debilidade, fraqueza.
Beribéri: doença causada pela deficiência de vitamina B-1.
Depurativo: eliminação do organismo de substâncias nocivas.
Escorbuto: doença causada pela deficiência de vitamina C.
Excitante: estimulante.
Febrífugo: contra a febre.
Hipocondria: preocupação excessiva com a saúde, criando estados patológicos inexistentes.
Tônico: energizante.

Doenças degenerativas
Alcoolismo: noz-vômica.
Câncer: aveloz, azevinho, beterraba, confrei, couve, dente-de-leão, espinho-de-carneiro, grão-de-bico, ipê-roxo (anticancerígeno), mostarda, serralha.
Câncer de estômago: espinheira-santa.
Câncer dos seios: salsaparrilha.
Elefantíase: pata-de-vaca (estabilização da doença).
Lepra: acariçoba, agave, coração-de-negro, limão.
Elefantíase: hipertrofia da pele e do tecido subcutâneo, cuja circulação linfática está obstruída por infecção de evolução crônica.

Doenças dos olhos e ouvidos
Afecções dos olhos: coração-de-negro, flor-da-noite, gergelim, girassol, mimo-de-vênus, pimenta-do-reino, rosa-rubra, salsa, saponária, trevo-cheiroso, verbena, videira. **Blefarite:** agave, erva-andorinha. **Bócio exoftálmico:** estrofanto, jaborandi. **Catarata:** cinerária marítima. **Conjuntivite:** arruda, camomila, carrapeta-verdadeira, eufrásia, limão. **Dores de ouvido:** abóbora, camomila, equinácea, gergelim, guanxuma, louro, sassafrás, trevo-cheiroso, valeriana, violeta. **Glaucoma:** briônia, eufrásia. **Irritação:** arruda, camomila. **Miopia:** violeta. **Otite:** bicuiba, catinga-de-mulata, pimentão. **Presbiopia:** couve, dente-de-leão. **Pterígio:** mel de abelha jataí (uma gota, em cada olho, durante dois meses).
Blefarite: inflamação da pálpebra. **Bócio exoftálmico:** saliência do globo ocular devido ao distúrbio tireoideano. **Glaucoma:** doença caracterizada pela dureza do olho, em virtude do aumento da tensão intraocular, causando perturbações visuais. **Otite:** inflamação dos ouvidos. **Presbiopia:** perda da elasticidade e redução da capacidade de acomodação do cristalino, dificultando a percepção de objetos próximos. **Pterígio:** formação de uma prega na conjuntiva, de forma triangular, com ápice voltado para a córnea, produzindo perturbação visual quando alcança a pupila.

Fungicida
Fungicida: alumã, cavalinha, erva-cidreira, melaleuca, pitanga, saião, tanchagem. **Frieira:** aipo, cipó-cabeludo, limão, mamoneira, melaleuca (óleo). **Fungos de unhas:** cavalinha (misturado com pinho sol), capim-limão, guaçatonga, melaleuca (óleo). **Fungos vaginais:** ipê-roxo.

Mecanismo mental e emocional
Angústia: estáquida, parnassia. **Antiansiolítico:** cava-cava, hipérico, melissa, valeriana. **Antidepressivo:** alecrim, alfavaca-cravo, alfazema, cava-cava, ginkgo biloba, hipérico, marapuama. **Esgotamento nervoso:** sálvia, tília, valeriana. **Estresse:** ginseng. **Hipnagogo:** alecrim, alfazema (cuidado uso interno), mulungu. **Melancolia:** açafrão, canforeira, cidrão, trevo-cheiroso.
Hipnagogo: hipnótico.

Sistema circulatório

Adenopatia: limão.
Afecções cardíacas: cebola, espinheiro-alvar, jaborandi, malva, parietária, sálvia, urucum.
Afecções do baço: acariçoba, mangabeira, pariparoba, verbena.
Afecções circulatórias: açafrão, canela-da-china, carqueja, cebola, congonha-do-campo, jaborandi, melissa, milho, parietária, umbaúba.
Anemia: agave, alcachofra, algas marinhas, carqueja, caruru, cavalinha, casca-d'anta, cordão-de-frade, dente-de-leão, fedegoso, feno-grego, gravatá (fruta), limão, quássia, quina-quina, spirulina, verbena.
Angina pectoris: alfavaca, angico, carqueja, cordão-de-frade, espinheiro-alvar, sete-sangria, soja.
Anticoagulante: prímula.
Anti-hemorroidal: castanha-da-índia, erva-de-bicho, tanchagem.
Arteriosclerose: alho, aveia, cebola, chapéu-de-couro, espinheiro-alvar, jurubeba, limão, parietária, sabugueiro, sete-sangria, soja.
Aumento de glóbulos vermelhos e taxa de hemoglobina: cavalinha, pfaffia.
Cardiopalmia: pimenta-do-reino, saponária.
Cardite, endocardite, pericardite: briônia, urucum.
Catarro do baço: jurema-preta.
Clorose: abutua-verdadeiro, agoniada, carapiá, jurubeba, saponária.
Colesterol: chlorella, salsaparrilha, tanchagem, zedoária.
Congestão cerebral: erva-de-bicho, escamoneia, flor-da-noite, sene.
Deficiência circulatória cerebral: ginkgo biloba.
Depurativo sanguíneo: equinácea.
Escrofulose (tuberculose ganglionar): acariçoba, agrião, cipó-azougue, coração-de-negro, dulcamara, laranjeira, limão, pariparoba, tanchagem.
Estimulante circulatório: algas marinhas, canela-da-china, canela-de-java, chlorella, erva-mate, ginseng.
Estimulante do coração: sálvia.
Estimulante do sistema linfático: pariparoba.
Excitante cardíaco: açafrão.
Flebite: castanha-da-índia, hamamélis, limão.
Hemoptise: cavalinha, jatobá (casca).
Hemorragia: açafrão, açoita-cavalo, aroeira, assa-peixe, bananeira (seiva), barbatimão, bolsa-de-pastor, carvalho, cavalinha, cipestre, confrei, erva-de-bicho (gástrica), erva-de-lagarto, gerânio, girassol, hamamélis, jaborandi, limão, mil-em-ramas, panaceia, pervinca.
Hemorragia nasal: cavalinha, trevo-cheiroso, urtiga.
Hemorragia uterina: hidraste.
Hemorroidas: assa-peixe, aveia, bardana, bicuiba, camomila, castanha-da-índia, cipó-suma, cipestre, coerana, coração-de-negro, erva-de-bicho, gengibre, guanxuma, hamamélis, limão, louro, melão-de-são-caetano, mil-em-ramas, pepineiro, sabugueiro, tanchagem, verbasco, videira.
Hemostático: açoita-cavalo, angico, cajueiro, cavalinha, hamamélis, mil-em-ramas, salgueiro, urtiga.

Hipertensão: alcachofra, alho, amoreira, alpiste, azevinho, colônia, erva-mate, salsa, sanguinária, sete-sangria, soja, stévia, tanchagem, tormentilha, urucum, videira.
Hemostático: açoita-cavalo, angico, cajueiro, cavalinha, hamamélis, mil-em-ramas, salgueiro, urtiga.
Hipertensão: alcachofra, alho, amoreira, alpiste, azevinho, colônia, erva-mate, salsa, sanguinária, sete-sangria, soja, stévia, tanchagem, tormentilha, urucum, videira.
Hipotensão: alho, limão, sabugueiro, sete-sangria.
Icterícia: agave, agrião, ananás, amor-perfeito, calêndula, carqueja, catinga-de-mulata, chicória, coerana, jurubeba, limão, melissa, nogueira, picão-preto, quebra-pedra, saponária.
Imuno-estimulador: equinácea, saião.
Inflamação do baço: jurubeba.
Ingurgitamento do baço: pariparoba.
Ingurgitamentos glanglionares: aperta-ruão.
Insuficiência aórtica: cactus.
Insuficiência cardíaca: agripalma.
Leucocitogênico: pfaffia.
Linfagite: feno-grego, taiuiá.
Obstrução do baço: saponária.
Palpitações cardíacas: umbaúba (folhas), melissa.
Pressão variante: umbaúba (folhas).
Regularização da pressão arterial: hissopo.
Regularização da pressão cardíaca: cardo-mariano, pata-de-vaca, viscum.
Tônico cardíaco: cactus, cacto-mandacaru, canforeira, catinga-de-mulata, congonha-de-bugre, crataegos, espinheiro-alvar, ginseng, grindelia, noz-de-cola, parnassia, salgueiro-branco, umbaúba.
Úlceras varicosas: hamamélis.
Varizes altas: aplicar o leite coagulado durante 45 minutos. Castanha-da-índia, chá-de-bugre (obeso), cavalinha (inclusive para cataplasma) e cáscara-sagrada (prisão de ventre).
Varizes, flebites varicosas, fragilidade capilar: alho, azevinho, castanha-da-índia, centeio, cipreste, couve, erva-de-bicho, mil-em-ramas.
Vaso constrictor: hamamélis.
Vaso dilatador: ginkgo biloba, prímula.

Adenopatia: doença dos glânglios linfáticos ou glândulas.
Angina pectoris: dor intensa no peito, causada por insuficiência circulatória no miocárdio.
Arteriosclerose: endurecimento das artérias.
Cardiopalmia: palpitação cardíaca.
Cardite, endocardite, pericardite: inflamação do coração, endocárdio e pericárdio.
Clorose: anemia peculiar feminina.
Escrofulose: infecção tuberculosa em gânglios linfáticos do pescoço acompanhados, com frequência, de abscessos que se desenvolvem lentamente e de fistulas.
Flebite: inflamação das veias.
Hemoptise: expectoração sanguinolenta.
Hemostático: que controla hemorragias.
Ingurgitamento: excesso de sangue ou de outro líquido, em tecido, órgão ou conduto.

Leucocitogênico: auxiliar na formação de leucócitos.
Linfagite: inflamação de vaso linfático.
Vaso constrictor: redutor do calibre de vaso.

Sistema digestivo

Absorção de toxinas intestinais: psyllium.
Adinamia digestiva: mil-em-ramas.
Adstringente: amor-do-campo, angico, aperta-ruão, aroeira, barbatimão, bolsa-de-pastor, cajueiro, cavalinha, damiana, eucalipto, hamamélis, hissopo, jabuticaba, jatobá, jambolão, mil-em-ramas, nogueira, pervinca, pau-ferro, pedra-ume kaa, prímula, romã, ruibarbo, sálvia, sanguinária, sete-sangria, tanchagem, tiririca, tormentilha, uva-ursina, verbena.
Afecções da boca: acácia, alcaçuz, alfavaca, amoreira, batata-doce (folhas), figueira, gerânio, goiabeira, hissopo, limão, malva, mangueira, pervinca.
Afecções da traqueia: hipérico.
Afecções estomacais: alfavaca, boldo, cambará, cominho, cordão-de-frade, cravo-da-índia, erva-macaé, girassol, guanxuma, limão, mangueira, manjerona, melissa, pacová, pepineiro, pinheiro silvestre, quássia, sálvia, sassafrás, tanchagem, zimbro.
Afecções gastrintestinais: goiabeira, marmeleiro, pariparoba, pervinca, poejo, tanchagem.
Afecções intestinais: acariçoba, agave, alcaçuz, alfavaca, alteia, aveia, centáurea-do-brasil, cinamomo, cominho, confrei, dália, feno-grego, goiabeira, mangueira, melissa, mil-em-ramas, pepineiro.
Aftas: alfavaca, bananeira, carvão vegetal, limão, melaleuca.
Amidalite: agrimônia, cipó-chumbo, jabuticabeira, pimenta-do-reino, tanchagem.
Antiespasmódico: alfavaca, alfazema, artemísia, belladona, cambará, camomila, erva-cidreira, erva-moura, graviola, hortelã, laranjeira, prímula, salgueira, tília, viscum.
Antiflatulência: camomila, carvão vegetal, laranjeira (casca), erva-doce, hissopo, jatobá, limão, manjerona, melissa, mil-em-ramas.
Apendicite: briônia, cipó-mil-homens, cipó-suma, guanxuma (raiz), limão, picão-preto (raiz).
Antisséptico intestinal: coentro.
Aperiente: acariçoba, alfafa, alfazema, artemísia, avenca, babosa, boldo, cardo-santo, carqueja, catinga-de-mulata, cebola, cravo-da-índia, dente-de-leão, fel-da-terra, feno-grego, gengibre, hissopo, jurubeba, limão, lúpulo, mil-em-ramas, pimenta-do-reino, poejo, quássia, quitoco, rabanete, segurelha, zimbro.
Arrotos: poejo.
Ascite: cainca, melancieira.
Atonia digestiva: hortelã, sálvia.
Atonia gástrica: emburana, mirra.
Azia: bálsamo.
Carminativo: açafrão, alfavaca, alfazema, angélica, anis-estrelado, artemísia, camomila, canela, capim-limão, coentro, cravo-da-índia, erva-doce, funcho, gengibre, hortelã, losna, manjericão, melissa, mil-em-ramas, noz-moscada, pacová, pimenta-do-reino, pimenta-malagueta, poejo, quitoco, sálvia, sassafrás, tomilho.
Catarro intestinal: agrimônia, dulcamara, trevo-cheiroso.
Cólica estomacal: azevinho.

Cólica intestinal: anis, aroeira, belladona, boldo, camomila, coerana, couve, erva-de-bicho, gengibre, hortelã, jaborandi, macela-do-campo, manjerona, melão-de-são-caetano, valeriana, romãzeira, valeriana.
Colite: arroz, cevada, espinheira-santa, sálvia, paratudo, psyllium, trigo.
Digestivo: angélica, anis-estrelado, boldo, camomila, canela-da-china, capim-cidrão, carqueja, cáscara-sagrada, coentro, cravo-da-índia, erva-doce, funcho, gengibre, hipérico, hissopo, hortelã, macela-do-campo, mamoeiro, manjericão, manjerona, mastruço, mate, melissa, noz-moscada, quássia, quina-quina, ruibarbo, urucum zimbro.
Dilatação estomacal: taiuiá.
Disenteria: abacate, acariçoba, açoita-cavalo, agrimônia, algas marinhas, algodoeiro, alteia, amor-do-campo, angico, anis, aperta-rão, aroeira, casca-d'anta, chá-de-bugre, cinamomo, cipreste, copaíba, coração-de-negro, curraleira, damiana, douradinha, erva-de-bicho, gengibre, goiabeira, graviola, jabuticabeira, jaqueira, jatobá, lentilha, mamoeiro, mangueira, perna-de-saracura, pimenta-malagueta, quássia, rosa-rubra (diarreia rebelde), romãzeira, segurelha, tanchagem, tormentilha, uva-ursina.
Dispepsia: abutua, alecrim, alfavaca, algas marinhas, araruta, bananeira (seiva), boldo, cabeça-de-negro, carqueja, casca-d'anta, cevada, coerana, cominho, damiana, emburana, erva-mate, fel-da-terra, feno-grego, genciana, gengibre, grão-de-bico, jatobá, jurubeba, laranjeira (casca), limão, louro, melissa, mil-em-ramas, orégano, pacová, pariparoba, perna-de-saracura, quitoco, verbena.
Distúrbios digestivos: chlorella, guanxuma, pimenta-malagueta, quássia, quitoco, rabanete, ruibarbo, salsa, sálvia, segurelha, taiuiá, tília, tomilho, urucum, verbena, videira, zimbro.
Diverticulite: espinheira-santa, psyllium.
Diverticulose: linhaça (óleo).
Dores abdominais: camomila, coerana, dulcamara.
Dores estomacais: briônia, cânhamo, cidreira, quássia, salsa, sassafrás, segurelha, zimbro.
Dores viscerais: absinto, acácia.
Emético: acariçoba, alfavaca-cheiro-de-anis, cabeça-de-negro, carapiá, cardo-santo, carrapeta-verdadeira, cinamomo, cipó-cruz, cipó-suma, douradinha, douradinha-do-campo, ipecacuanha, nogueira, pepineiro, taiuiá.
Enterite: algodoeiro, arroz, mamoneira (infantil), paratudo, psyllium (infantil).
Enterocolite: abacate, limão.
Espasmos estomacais: laranjeira.
Estimulante digestivo: canela-da-china, canela-de-java, mirra, orégano, pervinca, pimenta-do-reino, pimenta-malagueta, stévia, urtiga.
Estomáquico: abacateiro, abóbora, alcaçuz, alecrim, alho, aloe-do-cabo, angélica, anis-estrelado, artemísia, babosa, camomila, cardo-santo, casca-d'anta, cinamomo, condurango, erva-doce, gengibre, guanxuma, hortelã, jatobá, laranjeira, macela, manjericão, manjerona, melissa, mil-em-ramas, pacová, pariparoba, perna-de-saracura, quebra-pedra, quitoco, rosela, ruibarbo, tília, zedoária.
Estomatite: acanto, agrimônia, limão, mirtilo, sálvia.
Fermentação: noz-vômica.
Fissuras anais: parietária, vermiculária.
Fissuras bucais: condurango, rosa-rubra.

Flatulência: absinto, anis, anis-estrelado, boldo.
Gastralgia: casca de laranja, carvão vegetal, laranjeira.
Gastrite: bálsamo, condurango, espinheira-santa, grama, hipérico.
Gastroenterites: erva-macaé, ruibarbo.
Gengivite: agrião, alcaçuz, limão, malva, melaleuca, romãzeira, sálvia, tanchagem.
Halitose: alcaçuz, alfavaca, anis-estrelado, carvão vegetal, hortelã, limão, melissa, tomilho, zedoária, zimbro.
Hérnia de hiato: espinheira-santa.
Hiperacidez gástrica: agrimônia, anis, canela, espinheira-santa, limão, poejo, salsa, zimbro.
Inapetência: cálamo-aromático.
Infecções bucais: alcaçuz, alfavaca, malva, raspa de joá (dentifrício), sálvia, tanchagem.
Infecções da garganta: acácia, alfavaca, amoreira, angélica, bolsa-de-pastor, canela, caroba, carqueja, feno-grego, figueira, gerânio, goiabeira, hissopo, limão, malva, manjerona, nogueira, romãzeira, rosa-rubra, sálvia, sassafrás, tanchagem, trevo-cheiroso, verbasco, verbena.
Inflamação da boca: nogueira, potentilha, tanchagem, tiririca, tormentilha, trevo-cheiroso.
Inflamações da língua: alcaçuz.
Inflamação intestinal: grama, líquen-da-islândia, malva, psyllium (reto e ânus), verbasco.
Inibidor do apetite: agár-agár, garcínia.
Intoxicação: carvão vegetal.
Laringite: alcaçuz, alfazema, bananeira (seiva), cainca, jatobá, jequitibá, limão, potentilha, tanchagem.
Laxativo: agár-agár, alcachofra, alcaçuz, alho, aloe-do-cabo, alteia, avenca, babosa, buxo, batata-de-purga, cáscara-sagrada (constipação crônica), figueira, frângula, gergelim, nogueira, psyllium, sabugueiro, sene, soja.
Náuseas: anis-estrelado, catinga-de-mulata, parnassia, poejo, quássia, saponária.
Obstipação: abutua, alcaçuz, algas marinhas, alteia, amor-do-campo, azeda-crespa, boldo, cainca, carrapeta-verdadeira, cinamomo, couve, gervão, grão-de-bico, lentilha, linhaça, malva, noz-vômica, pepineiro, pimenta-do-reino, psyllium, ruibarbo, sabugueiro, urucum, videira.
Piorreia: limão, melaleuca, tanchagem.
Purgativo: andiroba (sementes), azevinho, babosa, batata-de-purga, cainca, capuchinha, carapiá, cinamomo, cipó-azougue, cipó-cruz, douradinha-do-campo, erva-cidreira, escamoneia, fedegoso, jambo, ruibarbo, sanguinária, sene, taiuiá.
Sialagogo: cipó-suma, gengibre (mascar), ginseng, jaborandi.
Sialorreia: sálvia.
Tônico estomacal: aloe-do-cabo, frângula, gervão.
Tônico intestinal: taiuiá.
Úlceras bucais: camomila, cavalinha.
Úlceras de garganta: camomila, rábano-rústico.
Úlceras duodenais: alcaçuz, batata, couve.
Úlceras estomacais: bálsamo, batata, calêndula, couve, damiana, espinheira-santa, gerânio.
Úlceras gástricas: ipê-roxo, limão.

Adinamia digestiva: redução acentuada da força e da atividade digestiva.
Antiespasmódico: combate contrações súbitas, de duração variável, da musculatura lisa ou estriada, acompanhada de dor e prejuízo funcional.
Antiflatulência: contra a formação de gases no tubo digestivo.
Aperiente: que abre o apetite.
Ascite: acúmulo de líquidos na cavidade abdominal.
Carminativo: antiflatulência.
Disenteria: defecações frequentes, acompanhadas de sangue, muco e dor abdominal, causadas por inflamação intestinal.
Dispepsia: dificuldade digestiva.
Diverticulite: inflamação das bolsas que se formam nas paredes do intestino grosso.
Diverticulose: doença diverticular.
Emético: que provoca vômito.
Enterite: inflamação no intestino.
Enterocolite: inflamação dos intestinos delgado e grosso.
Estomáquico: estimulante das funções estomacais.
Flatulência: acúmulo de gases no tubo digestivo.
Gastralgia: dores estomacais.
Halitose: mau hálito.
Hérnia de hiato: Saliência na parte superior do estômago, favorecendo o retorno gástrico para o esôfago, provocando dor e inflamação.
Inapetência: falta de apetite.
Laxativo: purgante de efeito brando, que induz ao amolecimento das fezes.
Obstipação: prisão de ventre.
Piorreia: processo inflamatório purulento do periósteo dentário, acompanhado de necrose alveolar evolutiva e frouxidão dentária.
Purgativo: provocação de forte evacuação intestinal.
Sialagogo: produtor de aumento da secreção salivar.
Sialorreia: secreção excessiva de saliva.

Sistema epitelial

Abscessos: alecrim, arruda, assa-peixe, bardana, camomila, cardo-santo, cebola, fenogreno, figueira, inhame, jurubeba, malva, mandioca, melão-de-são-caetano, orégano, quiabeiro, sabugueiro, salsa, verbasco.
Acnes: bardana (folhas), copaíba, espinheira-santa, jambo, limão, melaleuca, óleo de jojoba, óleo de linhaça (uma colher sopa/dia), óleo de prímula (1g/três vezes ao dia).
Afecções cutâneas: agrião, alteia, amor-perfeito, angélica, andiroba (óleo), bambu, bananeira (seiva), bardana, batata-de-purga, cainca, camomila, carapiá, centella-asiática, cipó-azougue, cipó-suma, coerana, dália, dulcamara, erva-de-lagarto, gergelim, grão-de-bico, hamamélis, hipérico, limão, linhaça (óleo), louro, lúpulo, melão-de-são-caetano, mil-em-ramas, milho, panaceia, parnassia, nogueira, pepineiro, picão-preto, prímula (óleo), pulsatilla, quebra-pedra, salsaparrilha, sassafrás, taiuiá, tuia, tussilagem, zimbro.
Alergias de pele: carrapicho-de-boi, ephedra.
Calos: alho, calêndula, feno-grego, figueira, mamoeiro.

Caspa: copaíba, antúrio, limão, melaleuca.
Celulite: algas marinhas, feno-grego.
Chagas: agripalma, bardana, carqueja, couve, girassol, sanguinária, tomilho, valeriana, verbena, vulnerária.
Cicatrizante externo: aroeira, bardana, beldroega, benjoim, calêndula, confrei, copaíba, couve, erva-de-lagarto, jojoba, rosa-mosqueta, sanguinária, tanchagem, tomilho, vulnerária.
Coceira: cipó-cabeludo, ipê-roxo, quebra-pedra, saponária.
Dartros: cipó-azougue, cipó-suma, flor-da-noite, limão, melão-de-são-caetano, verbasco.
Dermatite: hipérico, malva, ora-pro-nóbis.
Dermatose: amoreira, sabugueiro.
Discromia: mama-cadela.
Eczema: alcaçuz, algas marinhas, amoreira, bardana, camomila, cipó-azougue, cipó-suma, copaíba, dente-de-leão, espinheira-santa, melão-de-são-caetano, milho, pimenta-do-reino, prímula (óleo), quebra-pedra, salsaparrilha, taiuiá,
Edema: limão, nabo, zimbro.
Emoliente: abóbora, alcaçuz, alteia, amor-do-campo, amoreira, andiroba (óleo), aveia, babosa, bananeira (seiva), batata-doce, cevada, coerana, copaíba, coração-de-negro, douradinha, figueira, grama-de-jardim, guanxuma, jojoba, malva, mamoeiro, mandioca, olmeiro, ora-pro-nobis, pariparoba, psyllium, pulmonária, quiabeiro, rosa-mosqueta, rosela, sabugueiro, tília, verbasco.
Erisipela: abóbora, acariçoba, alcaçuz, andiroba, babosa, bananeira (seiva), cabeça-de-negro, erva-de-bicho, jabuticabeira, jurubeba, sabugueiro, taiuiá, tanchagem.
Erupções cutâneas: algas marinhas, copaíba, coração-de-negro, curraleira, dulcamara, hissopo, pervinca, saponária, sassafrás, verbasco.
Escrufulose: fucus.
Espinhas e cravos: bardana, calêndula, confrei (tintura).
Estimulante cutâneo: centella-asiática.
Estrias: cavalinha, rosa-mosqueta (óleo).
Feridas: açoita-cavalo, agave, agripalma, algodoeiro, amor-perfeito, aperta-ruão, babosa, barbatimão, bardana, caroba, carqueja, cavalinha, cipó-azougue, cipó-suma, cipreste, confrei, espinheira-santa, hipérico, limão, manjerona, melissa, mil-em-ramas, nogueira, pacová, parietária, quebra-pedra, salsa, sanguinária, sete-sangria, sucupira, taiuiá, tomilho, trevo-cheiroso, valeriana, verbena.
Ferimentos: juazeiro.
Fístulas: limão.
Fístulas linfáticas: fucus.
Flacidez: algas marinhas.
Formação de tecidos: centella-asiática.
Furúnculo: cipó-suma, feno-grego (cataplasma), inhame (cataplasma), limão, melão-de-são-caetano, parietária, pariparoba, verbasco (cataplasma).
Gangrena: alho (pulmões), carapiá, tanchagem.
Hidropisia: abutua, abutua-verdadeiro, acariçoba, alho, cainca, cipó-cruz, coerana, dente-de-leão, dulcamara, erva-de-lagarto, limão, parietária, pimenta-malagueta, poejo, quebra-pedra, salsa, taiuiá, tomilho, uva-ursina.

Impingem: cipó-suma, fedegoso, ipê-roxo.
Inchaço: agave, amaranto, chá-de-bugre, condurango.
Inflamação das mucosas: ipê-roxo.
Lesões internas: agrimônia.
Manchas na pele: acariçoba, cipó-suma, óleo de rosa-mosqueta com argila (usar à noite), salsa (suco na diadermina), maravilha (flores), taiuiá, rábano-rústico.
Manifestações escrufulosas: fucus.
Maturativo: bananeira (seiva).
Parasiticida: benjoim.
Protetor das mucosas: alteia.
Psoríase: alecrim com avenca (suco tópico), cipó-suma com bardana (depurativo do sistema imunológico), óleo de copaíba (uma cápsula ao dia), hipérico com cava-cava ou melissa (calmante), xampu de confrei com calêndula (1:1 – xampu com decocção forte), sabonete de calêndula com própolis (tópico), óleo de calêndula (evitar ressecamento), óleo de jojoba, melaleuca, prímula.
Queimaduras: algas marinhas, calêndula, dália, gergelim, hipérico, hortelã, jojoba, linhaça (óleo), mamoneira, manjerona, melão-de-são-caetano, parietária, pariparoba, psyllium, rosa-mosqueta, tormentilha.
Regeneração celular: babosa, melaleuca (óleo), rosa-mosqueta.
Rugas precoces: algas marinhas, jojoba, prímula, rosa-mosqueta.
Sarda: maravilha, rosa-mosqueta.
Seborreia: agave, antúrio.
Supuração: agave, bicuiba.
Tônico capilar: raspa de joá.
Tônico cutâneo: calêndula.
Ulcerações cutâneas: psyllium.
Ulcerações: aperta-ruão, guaçatonga, guiné, hipérico, hissopo, joão-da-costa (úlceras crônicas), jurubeba, louro, mil-em-ramas, nogueira, pacová, pariparoba, pimenta-do-reino, sanguinária, sucupira, taiuiá, tanchagem, tuia, vulnerária, zedoária.
Urticária: efedra, limão, rosa-rubra, ruibarbo, tília.
Verrugas: alho (óleo), calêndula, cerejeira, figueira, ipê-roxo, mamoeiro, melaleuca, tuia.
Vitiligo: cipó-de-são joão, mama-cadela.
Vulnerário: carobinha, confrei, óleo-vermelho, orégano, parietária, prímula, vulnerária.

Abscessos: acúmulo de pus em cavidade formada em consequência de processo inflamatório.
Chagas: ferida aberta.
Dartros: designação genérica de dermatoses.
Dermatose: designação genérica de doenças de pele.
Dermatite: inflamação da pele.
Discromia: perturbação pigmentar da pele ou dos pelos.
Edema: acúmulo anormal de líquido em espaço intersticial das células.
Emoliente: substância que amolece ou suaviza uma inflamação.
Erisipela: doença infecciosa contagiosa, estreptocócica, que atinge pele e plano subcutâneo.
Escrofulose: infecção tuberculosa em gânglios linfáticos do pescoço, acompanhada, com frequência, de abscessos, que se desenvolvem lentamente, e de fístulas.

Fístula: lesão congênita ou adquirida em que se comunicam, por meio de canal por onde transita matéria, duas cavidades orgânicas ou uma cavidade orgânica e o meio exterior.
Gangrena: morte de tecido ou de órgão, em virtude de à perda de suprimento sanguíneo seguida ou não de invasão bacteriana e de decomposição dos seus tecidos constitutivos.
Hidropisia: acumulação de cerosidade no tecido celular ou em uma cavidade do corpo.
Impingem: designação imprecisa de várias dermatoses.
Maturativo: que promove a eliminação de pus.
Psoríase: doença autoimune, caracterizada pela presença de eritema e escamas, produzindo-se eflorescências avermelhadas semelhantes a discos, com escamas prateadas, manifestadas geralmente no couro cabeludo, superfícies extensoras dos membros, principalmente nos cotovelos e nos joelhos.
Urticária: reação vascular cutânea caracterizada pela presença transitória de placas lisas ou salientes, de coloração avermelhada, podendo ser acompanhada de intenso prurido.
Vitiligo: doença autoimune, caracterizada por zonas de despigmentação, de tamanho variável e que podem aumentar, cingidas, frequentemente, por bordas muito pigmentadas.
Vulnerário: próprio para curar feridas.

Sistema excretor
Afecções da bexiga: abacateiro (folhas), amor-do-campo, angélica, carqueja, cavalinha, damiana, dente-de-leão, douradinha-do-campo, erva-mate, lúpulo, melancieira, nabo, quebra-pedra, salsa, tanchagem, videira. **Afecções das vias urinárias:** milho, parietária, pariparoba, pau-d'óleo, quássia, tiririca, zimbro. **Afecções renais:** abóbora, açafrão, aipo, alcaçuz, ananás, cavalinha, chapéu-de-couro, cipó-cabeludo, cipó-suma, dente-de-leão, gergelim, gervão, jatobá, parietária, quebra-pedra, salsa, tiririca, uva-ursina, zedoária. **Albuminúria:** limão. **Antialbuminúrico:** cipó-cabeludo, cainca, damiana. **Antisséptico da bexiga:** dente-de-leão. **Antisséptico das vias urinárias:** uva-ursina. **Anúria:** douradinha-do-campo, louro, pimenta-do-reino, quebra-pedra. **Cálculos na bexiga:** aipo, ananás, berinjela, congonha-do-campo, limão, pepineiro. **Cálculos renais:** abacateiro (folhas secas), assa-peixe, cana-do-brejo, cerejeira, estigma de milho, pata-de-vaca, pepineiro, quebra-pedra, rabanete, sálvia, verbena. **Catarro da bexiga:** bananeira (seiva), cana-do-brejo, coerana, congonha-de-bugre, hipérico, jurubeba, uva-ursina. **Catarro uretral:** barbatimão, ipê-roxo. **Cistite:** aperta-ruão, camomila, cana-do-brejo, cavalinha, cipó-cabeludo, copaíba, douradinha, douradinha-do-campo, estigma de milho, jatobá, hipérico, panaceia, parietária (alívio rápido), quebra-pedra, sabugueiro, salsa, salsaparrilha, uva-ursina, zimbro, verbasco. **Cólica renal:** hortelã, macela-do-campo, estigma de milho, quebra-pedra, salsa, salsaparrilha. **Disfunção renal:** algas marinhas.

Diurético: abacateiro (folhas secas), abutua, açafrão, agave, alcaçuz, alecrim, alfavaca, alfazema, algodoeiro, amor-do-campo, amoreira, angélica, anis-estrelado, aperta-ruão, aroeira, aveia, bardana, beldroega, bétula, cacto-mandacaru, cactus, cálamo-aromático, cardo-mariano, carobinha, casca-d'anta, cassaú, cavalinha, cebola, cenoura, cerejeira, cevada, chá-de-bugre, cipó-cabeludo, cipó-cruz, cipó-prata, cipreste, cominho, copaíba, cordão-de-frade, damiana, dente-de-leão, douradinha, dulcamara, embaúba, escamoneia, erva-de-bicho, erva-tostão, espinheiro-alvar, gengibre, girassol, grama, grama-de-jardim, grão-de-bico, jurubeba, lúpulo, hipérico, parietária, pata-de-vaca, mil-em-ramas, milho, nabo, nogueira, olmeiro, orégano, pacová, panaceia, parietária, pariparoba, pulmonária, quebra-pedra, rabanete, romãzeira, rúcula, sabugueiro, salsaparrilha, sassafrás, sálvia, sanguinária, sete-sangria, stévia, taiuiá, tília, tiririca, tomilho, urtiga, uva-ursina, zimbro.
Dores renais: limão.
Eliminação do ácido úrico: boldo, cardo-santo, chapéu-de-couro, cipó-cabeludo, cordão-de-frade, dente-de-leão, limão, pepineiro, sabugueiro, salsaparrilha, zimbro.
Espasmos da bexiga: salsa.
Fortificante da bexiga: mil-em-ramas.
Hematúria: zimbro.
Hidragogo: jatobá.
Incontinência urinária: cipreste, copaíba, damiana, hipérico, mil-em-ramas, parnassia, tanchagem.
Inflamação da bexiga: jatobá, malva, milho.
Micção dolorosa: erva-de-bicho.
Nefrite: grama, limão, malva, milho, parietária, pepineiro, tanchagem, zimbro.
Oligúria: douradinha-do-campo.
Retenção de líquidos: urtiga.
Retenção de urina: conta-de-lágrima.
Úlceras renais: alcaçuz.
Uretrite: aperta-ruão, cainca, cajazeiro, parietária, salsa, uva-ursina.

Albuminúria: perda de proteínas pela urina.
Anúria: retenção da secreção urinária.
Cistite: inflamação da bexiga.
Hematúria: perda sanguínea pela urina.
Hidragogo: promove a eliminação de líquidos.
Nefrite: inflamação dos rins.
Oliguria: redução do volume urinário.
Uretrite: inflamação das uretras.

Sistema glandular
Adoçante: stévia.
Antidiabético: agrião, alcachofra, aveia, bardana, briônia, cavalinha, cajueiro, damiana, dente-de-leão, jambolão, pata-de-vaca, pau-ferro, quebra-pedra, sucupira.
Bócio: agrião-do-pará, azeda-crespa, fucus, laranjeira, limão, sorgo.
Diaforético: alfavaca, bardana, bétula, carapiá, coentro, curraleira, dália, douradinha, dulcamara, grama-de-jardim, jaborandi, jurubeba, laranjeira, panaceia, parapiroba, poejo,

pulmonária, pulsatilla, quebra-pedra, sabugueiro, salsaparrilha, sálvia, saponária, sassafrás, sete-sangria, tília, verbasco, violeta, zimbro.
Diabetes: ipê-roxo, jurubeba, limão, pau-d`óleo, pepineiro, sálvia, soja, stévia, trigo, valeriana (insipidus).
Estimulante do pâncreas: condurango.
Estimulante das glândulas endócrinas: algas marinhas.
Hipoglicemiante: nogueira, pedra-ume-kaa, urtiga.
Hipertrofia glandular: soja.
Hipotireoidismo: algas marinhas.
Inflamação das glândulas: lentilha, nogueira.
Repositor hormonal: inhame mexicano, madressilva (progesterona), tiririca (testosterona).

Diaforético: promove sudação abundante.
Hipoglicemiante: redutor da quantidade de glicose na circulação sanguínea.

Sistema hepático
Afecções hepáticas: salsa, videira.
Cálculos hepáticos: aipo, ananás, hortelã-pimenta (óleo).
Cálculos vesicais: alcachofra, boldo, carqueja, cerejeira, flor-da-noite, grama, limão, parietária, parnassia, ruibarbo, sálvia, verbena, videira.
Catarro vesical: abutua-verdadeiro, amendoeira.
Colagogo: alcachofra, alecrim, alumã, babosa, boldo, cardo-mariano, coerana, dente-de-leão, erva-tostão, frângula, jurubeba, macela-do-campo, pariparoba, quebra-pedra, ruibarbo, verbena, zedoária.
Colerético: alcachofra, bétula, alumã, boldo, cardo-mariano, carqueja (quem tem problemas na vesícula biliar não deve usar).
Cólica hepática: boldo, hortelã, jaborandi, salsa, videira.
Congestão hepática: alcaçuz, briônia, quássia, ruibarbo.
Doenças do fígado: abacateiro (folhas secas), alcachofra, chapéu-de-couro, dente-de-leão, gervão (afecções crônicas), grama, jurubeba, mil-em-ramas, panaceia, parietária, pariparoba, pepineiro, picão-preto, zedoária,
Estimulante da vesícula: condurango, orégano.
Estimulante hepático: coentro, coerana.
Hepatite: boldo, fruta-de-lobo, jurubeba, limão, quebra-pedra (encapsulado para romper no intestino).
Hepatoprotetor: prímula, verbena.
Insuficiência hepática: alcachofra, dente-de-leão, hipérico, segurelha.
Intoxicação hepática: sabugueiro, sassafrás.
Obstrução de canais: erva-tostão, parapiroba.
Obstrução hepática: jurubeba, rabanete, taiuiá.
Regularização hepática: aperta-ruão, carqueja.
Colagogo: excitação da secreção da bile.
Colerético: estimula a produção de bile.

Sistema nervoso
Analgésico e sedativo: alumã, coerana, condurango, erva-cidreira, erva-de-bicho, estramônio, guiné (dose reduzida), hamamélis, orégano, mulungu, pitanga, prímula, salgueiro, tília, viscum. **Anorexia nervosa:** angélica, genciana. **Apoplexia:** ásaro, limão. **Calmante:** amoreira, arruda, camomila, capim-limão, catuaba, espinheiro-alvar, girassol, grama, laranjeira, lúpulo, melissa, quitoco, stévia, taiuiá, tília, valeriana, verbena. **Cefaleia:** abacate, absinto, briônia, camomila, catinga-de-mulata, cravo, hipérico, hortelã, limão, pimenta-do-reino, mil-em-ramas. **Congestão cerebral:** erva-de-bicho, sene. **Convulsão:** angélica, artemísia, canforeira, carrapeta-verdadeira, hissopo, valeriana, verbena. **Depressão nervosa:** saponária, stévia, trigo. **Desmaios:** melissa. **Distúrbio nervoso:** algas marinhas, linhaça (óleo), sálvia. **Enxaqueca:** hipérico, limão, melissa, pulsatilla, tília, valeriana. **Epilepsia:** agripalma, artemísia, canforeira, limão, melissa, taiuiá, valeriana, velame-do-campo, viscum (preventivo). **Estimulante cerebral**: noz-de-cola, stévia. **Estimulante do sistema nervoso:** mate-verde. **Excitação nervosa:** hortelã, laranjeira, lúpulo, melissa, tília, trevo-cheiroso, verbena. **Fadiga mental:** algas marinhas, chlorella, guaraná, louro, marapuama. **Hiperatividade infantil:** prímula. **Histeria e neurose:** açafrão, agoniada, angélica, camomila, canforeira, cidrão, cinamomo, cordão-de-frade, hissopo, manjerona, maracujá, mulungu, poejo, quitoco, valeriana. **Insônia:** alfafa, alho, alteia, anis, boldo, camomila, cava-cava, catuaba, espinheiro-alvar, hipérico, hortelã, ipê-roxo, laranjeira, limão, lúpulo, mil-em-ramass, poejo, stévia, trevo cheiroso, valeriana. **Labirintite:** ginkgo biloba. **Nevralgia:** acônito, alfazema, camomila, canforeira, cânhamo, cordão-de-frade, eucalipto, figueira, laranjeira, limão, lúpulo, orégano, pulsatilla, sabugueiro, saponária, taiuiá, tília, trevo-cheiroso, verbena. **Neurastenia:** alfafa, catuaba. **Neuro-sedantes:** flor de laranjeira, maracujá, melissa, mulungu, valeriana (mais forte). **Odontalgias:** amoreira, catinga-de-mulata, cravo-da-índia, gengibre, mil-em-ramas. **Sedativo cardiovascular:** crataegos (contraindicado para hipotensos). **Sonífero:** lúpulo, valeriana. **Surdez:** rabanete, sabugueiro. **Tonturas:** boldo, pau-pereira. **Vertigens:** alfavaca, alfazema, espinheiro-alvar, melissa, primavera, violeta. **Zumbido nos ouvidos:** cáscara-sagrada, espinheira-santa, ipê-roxo, limão.
Apoplexia: afecção cerebral que se manifesta imprevistamente, acompanhada de privação dos sentidos e do movimento, determinada por lesão vascular cerebral aguda, tais como hemorragias, embolia e trombose. **Cefaleia:** dor de cabeça intensa. **Convulsão:** contrações súbitas e involuntárias da musculatura voluntária.

Epilepsia: acessos recidivantes de distúrbios de consciência ou de outras funções psíquicas, acompanhadas de movimentos musculares involuntários e perturbações do sistema nervoso autônomo.
Neurastenia: distúrbio mental caracterizado por astenia psíquica, preocupação com a própria saúde, grande irritabilidade, cefaleia, alterações do sono e fácil fatigabilidade.
Odontalgia: dor de dente.

Sistema ósteo-muscular

Artrite: aipo, alfafa, calêndula, cipó-cabeludo, congonha-de-bugre, cordão-de-frade, dente-de-leão, dulcamara, erva-de-bicho, filodendro, hipérico, ipê-roxo, lúpulo, malva, pacová, quitoco, salsa, salsaparrilha, saponária, sassafrás, verbena.
Astenia: alfazema, cordão-de-frade, dente-de-leão, ginseng, louro, mil-em-ramas, sálvia, spirulina, stévia, tília.
Bursite: cordão-de-frade.
Cãibras: açoita-cavalo, angélica, anis, jaborandi, limão, melissa, mil-em-ramas.
Cárie óssea: carrapeta-verdadeira.
Ciática: alcaparra, aroeira, ginseng, hipérico, limão, sabugueiro, verbena.
Contusões: angico, arnica, assa-peixe, canforeira, erva-de-santa-maria, girassol, louro, nabo, valeriana, vulnerária.
Dores articulares: alecrim, anileiro.
Dores lombares: angélica, aveia, briônia, cevada, ginseng, verbena.
Dores musculares: alecrim, canforeira, capim-limão, carobinha, hipérico, raiz-de-cobra.
Espasmos musculares: hissopo, hortelã, melissa, mil-em-ramas, mirra, orégano, pacová, sálvia, segurelha, tília, valeriana.
Estimulante muscular: noz-vômica.
Fortificante muscular: nogueira.
Gota, reumatismo, artrite e artrose: absinto, abutua, acariçoba, açoita-cavalo, agripalma, aipo, alfafa, alfazema, alho, alteia, angélica, artemísia, bardana, boldo, briônia, cainca, camomila, canforeira, caroba, carqueja, carrapeta-verdadeira, chá-de-bugre (antirreumático), cinamomo, cipó-suma, cipreste, coerana, condurango, conta-de-lágrimas, cordão-de-frade, couve, cravo-de-defunto, dente-de-leão, douradinha, erva-baleeira, erva-de-lagarto, eucalipto, flor-da-noite, garra-do-diabo, ginseng, grama, guiné, hipérico, manacá, mandioca, manjerona, melão-de-são-caetano, melissa, mentrasto, mil-em-ramas, pacová, pepineiro, picão-roxo, pimenta-malagueta, poejo, quebra-pedra, rubim, sabugueiro, salsa, salsaparrilha, sálvia, saponária, sassafrás, serpilho, soja, stévia, taiuiá, tomilho, trevo-cheiroso, tuia, unha-de-gato, urtiga, valeriana, velame-do-campo, videira, violeta, zimbro.
Hérnia abdominal: mussambé-fedorento (encapsulado), paineira, soja.
Hérnia de disco: taiuiá, pó de casca de ostra.
LER: arruda, erva-macaé, guiné, mentrasto, unha-de-gato (aplicadas com argila).
Lesões musculares: prímula (óleo).
Lóbulos: guiné com argila.
Miomas: agoniada, tanchagem (consorciar as duas ervas durante três meses consecutivos).

Obesidade: absinto, algas marinhas, aspargo, cáscara-sagrada (junto com as refeições, tomar por dia três litros de água), chá-de-bugre, chlorella, dente-de-leão, ephedra, fitolaca, fucus, garcínia, hipérico, malva, sabugueiro, spirulina (dieta), stévia, tanchagem (semente), videira.
Osteoporose: cabeça-de-negro, cavalinha, taiuiá, velame-do-campo.
Paralisia: bambu, casca-d'anta, damiana, ginseng, jaborandi, limão, melissa, serpilho.
Recalcificação óssea: pó de casca de ostra.
Recuperação de cartilagem: boswellia.
Relaxante muscular: alecrim, alfazema, manjerona.
Rigidez articular: mentrasto.
Solidificação óssea: carapiá, confrei.
Tônico muscular: abutua, bananeira (seiva).
Traumatismos: arnica, arnica-do-brasil, erva-de-santa-maria, limão, rubim.
Tumores: douradinha, erva-de-passarinho, feno-grego, jurubeba, limão, manjerona, melão-de-são-caetano, ora-pro-nóbis, pariparoba.
Tumores artríticos: carrapeta-verdadeira.

Astenia: debilidade física, fraqueza.
LER: lesão por esforço repetitivo.
Lóbulos: pequena parte de um órgão.
Miomas: tumor constituído de elementos musculares.
Osteoporose: redução da densidade óssea, em virtude da perda de cálcio.

Sistema Respiratório

Aerofagia: endro.
Afecções das vias respiratórias: abacaxi, alcaçuz, alteia, angico, cordão-de-frade, douradinha, ephedra, erva-de-santa-maria, eucalipto, figueira, gengibre, goiabeira, guaco, jatobá, manjerona, mastruço, orégano, poejo, raspa de joá, tanchagem, tussilagem, zimbro.
Asma: açafrão, alcaçuz, alecrim, alfazema, algas marinhas, algodoeiro, anis, belladona, cainca, cambará, conta-de-lágrima, cordão-de-frade, dulcamara, ephedra, estramônio, eucalipto, gengibre, grindélia, hissopo, hortelã, jabuticabeira, jatobá, orégano, tussilagem, verbasco, zimbro.
Balsâmico: aroeira, cordão-de-frade, cambará, tiririca, zimbro.
Béquico: alfavaca, alfavaca-cravo, alfazema, alteia, angélica, anis-estrelado, assa-peixe (tosse rebelde), avenca, belladona, confrei, couve, copaíba, cravo-da-índia, cravo-de-defunto, douradinha, erva-de-passarinho, eucalipto, figueira, flor-da-noite, gengibre, goiabeira, graviola, grindélia, guanxuma, limão, mastruço, poejo (não usar em bebê), pulmonária, quitoco, rabanete, sálvia, tanchagem, tussilagem, tomilho, verbena, violeta.
Broncopneumonia: briônia, limão.
Bronquite: alcaçuz, açafrão, agrião, alecrim, alfavaca, algas marinhas, alho, alteia, angélica, angico, assa-peixe, astrágalo, bananeira (suco), cainca, cambará, canela, cavalinha, confrei, couve, copaíba, cravo-da-índia, cravo-de-defunto, douradinha, equinácea, erva-doce, erva-de-passarinho, figueira, gengibre, goiabeira, grindélia, ipecacuanha, jaborandi, jatobá,

lobélia, mamoeiro, mangueira, pulmonária, quitoco, sabugueiro, sorgo, tomilho (bronquite catarral), tussilagem, uva-ursina, verbasco, videira.
Catarro bronquial: couve, gengibre, hipérico, hissopo, orégano, parietária, pau-d'óleo, sálvia, tília, uva-ursina, verbasco, zimbro.
Catarro pulmonar: guanxuma, jambo, mamoeiro, pulmonária, tanchagem.
Congestão brônquica: cidrão, limão.
Congestão nasal: manjerona.
Congestão pulmonar: sene.
Coqueluche: açafrão, alecrim, alfazema, cambará, dulcamara, lobélia, mamoeiro, rabanete, tomilho.
Crupe: briônia.
Dispneia: agripalma, alcaçuz.
Edema pulmonar: jaborandi.
Enfisema crônico: lobélia.
Expectorante: abacaxi, alteia, amoreira, assa-peixe, avenca, cambará, cebola, copaíba, cordão-de-frade, erva-de-passarinho, guanxuma, hortelã, ipecacuanha, manjerona, mastruço, melaleuca, mentruz, mirra, óleo-vermelho, ora-pro-nóbis, poejo, pulmonária, quilaia, raspa de joá, sálvia, tanchagem, trevo-cheiroso, tuia, urucum, verbasco.
Faringite: gerânio, limão.
Fluxo de catarro: alcaçuz, caroba.
Gripes e resfriados: alecrim, alfavaca, alfavaca cravo, alho, assa-peixe, briônia, cravo-da-índia, cravo-de-defunto, erva-cidreira, eucalipto, figueira, gengibre, girassol, jurubeba, limão, mamoeiro, manjerona, melissa, mil-em-ramas, orégano, pariparoba, pau-d'oleo, pimenta-do-reino, pulsatilla, quitoco, raspa de joá, ruibarbo, sabugueiro, salsaparrilha, tília, verbasco.
Afecções pulmonares: guanxuma, juazeiro, parietária.
Amidalite: jequitibá, malva.
Antisséptico das vias respiratórias: gengibre.
Hemoptise: algodoeiro, alho, barbatimão, bicuiba, hamamélis, jaborandi, jabuticabeira, jatobá, limão, trevo-cheiroso, urtiga.
Muco: avenca, raiz-de-cobra.
Pneumonia: confrei, erva-de-passarinho, ipecacuanha.
Rouquidão: alcaçuz, alho, avenca, couve, eucalipto, gengibre, poejo, pulmonária, serpilho, tuia, verbasco.
Sinusite e renites alérgicas: buchinha-do-norte (inalações), ephedra, limão, tília, violeta.
Soluços: endro.
Tosse: hortelã, jambo, jatobá, limão, malva, mamoeiro, melissa, parietária, raiz-de-cobra.

Aerofagia: deglutição exagerada de ar resultante da ingestão apressada de alimentos ou em virtude de estados de ansiedade.
Balsâmico: que suaviza, abranda.
Béquico: combate a tosse.
Congestão: afluência anormal do sangue aos vasos de um órgão.
Crupe: obstrução aguda da laringe, em virtude de processo inflamatório, corpo estranho ou tumoração, ocasionando sufocação.

Dispneia: dificuldade respiratória.
Enfisema: presença de ar nos interstícios do tecido conjuntivo de um órgão.
Hemoptise: expectoração sanguinolenta.

Sistema reprodutivo

Afrodisíaco: abacate, amendoim, cajueiro, catuaba, cravo-da-índia, damiana, ginseng, jaqueira.
Amenorreia: algodoeiro, bucha, erva-de-bicho, girassol, jaborandi, louro, melissa, pariparoba, taiuiá.
Anafrodisíaco: dulcamara.
Anticoncepcional: alfavaca, manjericão, mentrasto, mimo-de-vênus (masculino e feminino).
Antissifilítico: cipó-azougue, manacá, pacová.
Atonia uterina: artemísia, hidraste.
Cãibra uterina: espinheiro-alvar.
Cancro venéreo: curraleira, erva-de-lagarto, guaçatonga.
Catarro vaginal: barbatimão.
Cólica uterina: abutua, abutua-verdadeira, cânhamo, sassafrás.
Cólicas menstruais: agoniada, angélica, aveia, louro, macela, tanchagem. Consorciar tintura de agoniada com tanchagem, tomar cinco dias antes da menstruação. Para alteração do ciclo, tomar 15 gotas, três vezes ao dia, durante três meses.
Condiloma: erva-de-lagarto, guaçatonga, taiuiá.
Doenças venéreas: amor-do-campo, carobinha, sete-sangria.
Dismenorreia: salsaparrilha, tormentilha.
Emenagogo: abacateiro (folhas secas), absinto, açafrão, agoniada, alecrim, algodoeiro, aloés-do-cabo, angélica, artemísia, arruda, avenca, babosa, beldroega, cainca, calêndula, camomila, carapiá, catinga-de-mulata, cassaú, cidrão, cinamomo, cominho, damiana, douradinha-do-campo, erva-de-bicho, mil-em-ramas, mirra, orégano, poejo, salsa, sete-sangria, taiuiá, tomilho.
Espermatorreia: quássia.
Fibroma de útero: milho.
Fissuras nos seios: parietária.
Galactagogo: anis, endro, funcho.
Galactofugo: pervinca, salsa.
Gonorreia: abutua, amor-do-campo, angico, aperta-ruão, aroeira, bananeira, barbatimão, boldo, bolsa-de-pastor, cabeça-de-negro, caroba, cipó-azougue, cipreste, douradinha, erva-de-bicho, gerânio, hamamélis, jaborandi, jatobá, limão, mangueira, milho, panaceia, pariparoba, pimenta-do-reino, quássia, quebra-pedra, salsa, uva-ursina.
Hemorragia uterina: hamamélis, mangueira, milho.
Herpes: cipó-azougue, guaçatonga, melaleuca, salsaparrilha, taiuiá.

Hipertrofia da próstata: tuia.
Impotência: cânhamo, catuaba, damiana, marapuama, nó-de-cachorro.
Inflamação do útero: agoniada, tanchagem, quitoco, uva-ursina.
Inflamação dos seios: briônia.
Ingurgitamento dos seios: cominho.
Irrigações vaginais: jequitibá.
Leucorreia: açoita-cavalo, agoniada com tanchagem (corrimento marrom), angico, alteia, amor-do-campo, cabeça-de-negro, cana-do-brejo, carapiá, copaíba, damiana, guaçatonga (corrimento branco e verde), ipê-roxo, mangueira, melão-de-são-caetano, pariparoba, quebra-pedra, rosa-rubra, tília, urtiga, uva-ursina, velame-branco (corrimento branco e verde).
Menopausa: agripalma, crataegos, raiz-de-cobra, romã (sementes no óleo de uva), valeriana, viscum, vitex.
Menorragia: mangueira, melão-de-são-caetano.
Menstruação difícil: calêndula.
Menstruação dolorosa: abutua, abutua-verdadeiro, açafrão, algodoeiro, arruda, artemísica, camomila, catinga-de-mulata, fedegoso, limão, melão-de-são-caetano, orégano.
Menstruação excessiva: gengibre, gerânio.
Mioma uterino: catingueira, cáscara-sagrada (consorciar encapsulado – tomar durante 60 dias). Aplicação de óleo de copaíba na vagina por duas horas. Banho de tronco com água argilosa (1kg: 20 litros) ou aplicação de argila no ventre. Tanchagem.
Ocitocito: algodoeiro, carrapeta-verdadeira.
Orquite: abutua-verdadeiro, agave, aroeira, cainca, carapiá, cipó-imbé, hamamélis, joão-da-costa.
Prolapso uterino: aperta-ruão.
Prostatite: erva-baleeira, jatobá, limão, mil-em-ramas, quebra-pedra, sabal.
Rachadura dos seios: cenoura, condurango.
Redução do leite: sabugueiro (flores), salva (cataplasma).
Regras suprimidas: arruda.
Regulador menstrual: guanxuma, hipérico, melão-de-são-caetano, poejo, potentilha.
Sífilis: abacate, acariçoba, agave, agoniada, buxo, cabeça-de-negro, cainca, caroba, catuaba, cipó-azougue, cipó-suma, curraleira, damiana, douradinha, dulcamara, erva-de-bicho, erva-de-lagarto, limão, mangueira, ora-pro-nóbis, pariparoba, salsaparrilha, saponária, sassafrás, sucupira, taiuiá, tuia.
Tensão pré-menstrual: prímula (óleo), raiz-de-cobra, vitex.
Úlceras sifilíticas: erva-andorinha, erva-de-lagarto.
Úlceras vaginais e uterinas: cajazeiro.

Afrodisíaco: intensifica o desejo sexual.
Amenorreia: ausência de menstruação.
Anafrodisíaco: redutor de desejo sexual.
Atonia: falta de tônus muscular.
Condiloma: excrescência carnuda e dolorosa, manifestada na região do ânus, da vulva ou da glande peniana.
Dismenorreia: mensturação dolorosa.
Emenagogo: promove a menstruação.
Espermatorreia: derramamento frequente involuntário de esperma, sem a ocorrência do ato copulatório.
Galactagogo: promove a secreção de leite materno.
Galactofugo: retém a secreção do leite materno.
Herpes: dermatose inflamatória caracterizada pela formação de um grupo de pequenas vesículas.
Leucorreia: corrimento branco oriundo da vagina ou do útero.
Menorragia: perda uterina excessiva de sangue pelo útero, em intervalos regulares e mais intensos e duradouros que o habitual na menstruação.
Ocitocito: que provoca a contração uterina favorecendo o parto.
Orquite: inflamação dos testículos.
Prostatite: inflamação da próstata.

Compostos de Ervas

Composto afrodisíaco feminino	
Ervas Secas	• Damiana, marapuama, manjerona, catuaba, ginseng, pimenta-de-macaco.
Posologia	Tomar a infusão de uma colher de chá em uma chávena de água quente três vezes ao dia.

Composto antidepressivo	
Ervas Secas	• Alecrim, hipérico, maracujá, anis-estrelado, melissa.
Posologia	Infusão de uma colher de chá da mistura para uma chávena de água, tomar três vezes ao dia.

Composto antidiabético	
Ervas Secas	• Folhas de pata-de-vaca, jambolão e pedra-ume-kaa.
Tinturas	• Pata-de-vaca, embaúba, urtigão (opcional) e folhas de carambola.
Posologia	Decocção de uma colher de chá da mistura para uma chávena de água, tomar três vezes ao dia. Misturar 15 gotas em água e tomar três vezes ao dia.

	Composto antigripal
Ervas Secas	• Calêndula, sálvia e gengibre.
Tinturas	• Calêndula, sálvia e bardana.
Tinturas ou Ervas	• Alumã (folhas), melissa (planta inteira), echinácea (rizoma), pfaffia (folhas).
Posologia	Decocção de uma colher de chá da mistura para uma chávena de água, tomar três vezes ao dia. Misturar 15 gotas em água e tomar três vezes ao dia.

	Composto antimenopausa
Tinturas	• Folhas de alfafa, sálvia, minerva e raiz de pfaffia.
Ervas	• Rosa branca, nogueira, melissa, joão-da-costa, anis-estrelado.
Posologia	• Misturar 15 gotas em água e tomar três vezes ao dia. • Infusão de uma colher de chá em uma chávena de água quente, três vezes ao dia.

	Composto anti-TPM
Ervas	• Melissa, hipérico, anis-estrelado, joão-da-costa, rosa-branca, nogueira.
Posologia	• Infusão de uma colher de chá em uma chávena de água quente, três vezes ao dia.

	Composto antivarizes e hemorroidas
Ervas I	• Pó de castanha-da-índia e hamamélis. • Erva-de-bicho e mil-em-ramas.
Ervas II	• Assa-peixe, bardana, castanha-da-índia, cipó-cruz, erva-de-bicho, cipó-mil-homens, hamamélis.
Posologia	• Decocção de uma colher de chá da mistura para uma chávena de água, tomado três vezes ao dia. • Infusão de uma colher de chá da mistura para uma chávena de água, tomado três vezes ao dia.

	Composto auxiliar no tratamento do câncer
Ervas	• Alfafa, graviola, unha-de-gato, ipê-roxo, urucum.
Posologia	Infusão de uma colher de chá da mistura para uma chávena de água, tomado três vezes ao dia.

	Composto bronco-dilatador
Ervas	• Cortar um abacaxi longitudinalmente, descascar e cortar em pedaços pequenos. • Guardar em um recipiente de vidro, colocando mel por cima, deixando na geladeira por seis horas. • Colocar a mistura em uma peneira, deixando pingar naturalmente, sem espremer. O bagaço pode ser utilizado para alimentação. • Guardar o composto em um recipiente de vidro sob refrigeração, consumindo no máximo em seis dias.

Posologia	• **Adulto:** quatro colheres de chá por dia. • **Criança:** quatro colheres de café por dia. Indicado também para enfizema pulmonar.

	Composto para bronquite e pneumonia
Ervas	• Uma colher de sopa de alcaçuz, angico, sálvia e alfavaca. • Uma colher de chá de gengibre ralado. • Uma colher de café de pimenta-cayena.
Preparação	• Macerar em um litro de álcool de cereais durante três dias.
Posologia	• Diluir uma colher de sopa em uma chávena de chá de hortelã-pimenta, adoçado com mel uma vez ao dia.

	Composto para cansaço físico e mental
Ervas	• 10 g de alecrim, sálvia e melissa. • 1000 ml de vinho tinto seco.
Preparação	• Pegar as ervas e colocá-las no vinho, logo após levar ao banho-maria por 20 minutos a partir da fervura da água. Esfriar, coar e voltar para a garrafa.
Posologia	• Tomar um cálice antes das refeições.

	Composto para colesterol
Tinturas	• Berinjela, zedoária e dente-de-leão.
Posologia	• Tomar de 15 a 20 gotas, três vezes ao dia.

	Composto para diabete insipidus (nervosa)
Ervas	• 15 sementes de café verde; • Uma chávena de chá de álcool a 70%.
Preparação	• Macerar em álcool de cereais durante dez dias. Coar e usar.
Posologia	• Tomar uma colher de café, duas vezes ao dia.

	Composto digestivo
Ervas I	• Espinheira-santa, boldo-do-chile ou erva-doce, maracujá e menta.
Ervas II	• Guaçatonga, alcachofra, camomila ou anis-estrelado, mulungu ou melissa e capim-limão.
Posologia	• Preparar uma colher de chá da mistura para uma chávena de água, tomada três vezes ao dia após as refeições.
Nota	• Verificar se não tem gastrite, gases, deficiência no fígado e no sistema nervoso.

Composto emagrecedor I	
Ervas em pó	• 10 g de fucus (pó), boldo, carqueja, cáscara sagrada e sene. • 20 g espinheira-santa (pó), melissa ou maracujá e menta ou capim-limão. • 30 g de chá de bugre.
Posologia	• Misturar uma colher de sopa do composto em 500 ml de água, tomar um copo em jejum e outro 30 minutos antes das refeições.
Nota	• Pode soltar o intestino. • Em caso de hipertiroidismo, não usar.

Composto emagrecedor II	
Ervas em pó	• Carqueja, porangaba, hibisco, centella-asiática, hipérico, sene, cavalinha, fucus, dente-de-leão.
Posologia	• Misturar uma colher de chá do composto em quatro chávenas de água quente. Tomar uma chávena antes das refeições.

Composto energético	
Tinturas	• Marapuama (casca), catuaba (casca), damiana (folhas) e nó-de-cachorro (raiz).
Posologia	• 15 a 20 gotas, três vezes ao dia.

Composto para energia vital baixa	
Tinturas	• Bardana, chlorella, damiana, marapuama, pfaffia, guaraná.
Posologia	• 15 a 20 gotas, três vezes ao dia.

Composto para enxaqueca	
Tinturas	• Semente torrada de girassol, salgueiro (casca), minerva (sumidade florida), mil-em-ramas, pfaffia (raiz) e manjerona (toda a planta).
Ervas Secas	• Angélica, boldo, verbena, capim-limão, sálvia.
Posologia	• 15 a 20 gotas, três vezes ao dia, durante 45 dias contínuos. • Infusão de uma colher de chá da mistura para uma chávena de água, tomado três vezes ao dia.

Composto para erisipela	
Erva	• Pita.
Preparação	• Dissolver oito pedras de cânfora em álcool e completar com um litro de água de pita.
Posologia	• Aplicar um pano embebido no local, enfaixando com outro por cima.

	Composto estimulante
Ervas	• Açafrão, alecrim, café (folhas), alumã e conta-de-lágrimas (sumidade florida).
Preparação	• Tintura, folhas secas ou verdes.
Posologia	• Decocção de uma colher de chá da mistura em uma chávena de água, tomado três vezes ao dia. • Tomar 15 a 20 gotas, misturadas em água, três vezes ao dia.

	Fortificante infantil
Ervas	• 50 g de caruru, mastruço, língua-de-vaca ou labaça e mel. • Duas colheres de chá de dolomita. • 250 ml de biotônico ou vinho.
Preparação	• Misturar as ervas com o líquido e bater no liquidificador. Coar e adicionar o mel e a dolomita.
Posologia	• Tomar uma colher antes das refeições.

	Composto para giárdia e ameba
Ervas	• Extrato de menta-crespa. • Sumo de menta macerado (em três partes) por uma parte de álcool de cereais a 96º.
Posologia	• **Criança:** 25 gotas por dia, durante cinco dias; e repetir após dez dias. • **Adulto:** 50 gotas, duas vezes ao dia, durante cinco dias e repetir após dez dias.

	Composto para impotência/anemia/fraqueza
Ervas	• 1 litro de vinho seco. • 1 copo de mel puro. • 1 pacote de canela (pau), erva-doce e cravo-da-índia. • 10 ameixas secas. • 2 colheres de pó de catuaba. • 1 colher de pó de guaraná e marapuama.
Preparação	• Deixar curtir durante 14 dias em local escuro ou enterrado, coando logo após.
Posologia	• Tomar um cálice, três vezes ao dia.

	Composto para incontinência urinária
Tintura	• Angélica, damiana.
Posologia	• Tomar 15 a 20 gotas, três vezes ao dia.

	Composto para insônia
Ervas	• Alfavaca-cravo, maracujá, capim-limão e erva-moura.
Preparação	• Tintura ou folhas secas.

Posologia	• Decocção de uma colher de chá da mistura em uma chávena de água, tomado três vezes ao dia. • Tomar 15 a 20 gotas, três vezes ao dia.
Nota	• Usar folhas de maracujá mais velhas, trilobadas, que não contenham ácido cianídrico.

Composto para laxante leve	
Tintura	• Alfavaca-cravo, espinheira-santa e folhas de pitanga.
Posologia	• Tomar 15 a 20 gotas, três vezes ao dia.

Composto para laxante pesado	
Tintura	• Cáscara-sagrada, vagem de sene e batata-de-purga ou ruibarbo.
Posologia	• Iniciar com dez gotas e ir aumentando gradativamente.
Nota	• Usar a fruta da sene.

Composto para LER	
Tintura	• Garra-do-diabo e arnica.
Posologia	• Tomar de 15 a 20 gotas, três vezes ao dia.

Composto para leucemia	
Erva	• Nove raízes de erva-cidreira macerada. • Uma garrafa de cerveja preta. • Três gemas de ovo. • Nove colheres de açúcar. • 25 g de sal amargo.
Preparação	• Socar as raízes de erva-cidreira até dar um copo grande de chá forte. Misturar a cerveja preta, os ovos, o açúcar e o sal amargo, conservando em geladeira.
Posologia	• Tomar duas chávenas, duas vezes ao dia.

Composto para litíase renal I	
Erva ou Tintura	• Quebra-pedra, estigma de milho, mil-em-ramas e folhas secas de abacate.
Posologia	• Fazer uma decocção de uma colher de chá da mistura, em uma chávena de água, tomar um copo duplo três vezes ao dia. • Tomar de 15 a 20 gotas, três vezes ao dia.

Composto para litíase renal II	
Erva ou Tintura	• Camomila, carqueja, estigma de milho, funcho, malva, quebra-pedra, zimbro.
Posologia	• Fazer uma decocção de uma colher de chá da mistura em uma chávena de água; tomar um copo duplo três vezes ao dia. • Tomar de 15 a 20 gotas, três vezes ao dia.

Composto para litíase renal III	
Compostos	• Uma colher de sopa de azeite de oliva ou glicerina. • Suco de um limão-galego.
Preparação	• Misturar o azeite ou glicerina, o limão em meio copo de água morna.
Posologia	• Tomar a mistura em jejum durante dez dias seguidos.

Composto para miomas	
Compostos	• Calêndula, barbatimão, tanchagem, malva.
Posologia	• Tomar uma infusão de uma colher de chá em uma chávena de água, três vezes ao dia.

Composto para placas bacterianas e gengivite	
Tintura	• Sálvia, malva, tomilho, tanchagem e própolis.
Posologia	• Aplicar a tintura com um cotonete de manhã e à noite.

Composto para reumatismo	
Ervas	• 12 sementes quebradas de sucupira. • Uma folha de chapéu-de-couro. • 20 g de folhas secas de cavalinha, entrecasca do ipê-roxo e batata de salsaparrilha.
Preparação	• Mistura em vinho branco seco, deixando curtir por 14 dias.
Posologia	• Tomar uma colher de sopa diluída em água, três a quatro vezes ao dia.

Composto para reumatismo/artrite	
Ervas	• 25 g de folhas de arnica e folhas e raiz de guiné. • 20 g de folhas de arruda.
Preparação	• Misturar em um litro de álcool de cereais, deixando curtir durante sete dias.
Posologia	• Tomar uma colher de sopa diluída em água, três vezes ao dia.

Composto para remoção de cravo	
Mistura	• 30 ml de ácido fênico; • Duas pedras de cânfora.
Preparação	• Aplicar no cravo depois de removê-lo.
Posologia	• Aplicar três vezes ao dia sobre o cravo.

Composto renal	
Ervas	• Quebra-pedra, urtigão, contas-de-lágrimas (sumidade florida) e acariçoba (folhas).
Posologia	• Fazer chá de uma colher de chá da mistura para uma chávena de água. • Tomar de 15 a 20 gotas, três vezes ao dia.

	Composto reposição hormonal
Ervas	• Gergelim preto, inhame, folhas de amora, soja, alcaçuz, salsaparrilha, erva-de-passarinho, carapiá, maracujá e sete-sangria.
Posologia	• Fazer infusão de uma colher de chá em uma chávena de água quente. Tomar três vezes ao dia.

	Composto respiratório I
Tintura	• Malva, assa-peixe, tanchagem e mastruço ou tomilho. • Eucalipto (metade da quantidade).
Preparação	• Misturar a tintura com mel.
Posologia	• Tomar uma colher de chá três vezes ao dia.
Nota	• Pode-se, também, fazer aplicação em aftas.

	Composto respiratório II
Tintura	• Guaco, assa-peixe e limão. • Mel.
Preparação	• Misturar a tintura com mel.
Posologia	• Tomar uma colher de chá três vezes ao dia.
Nota	• Pode-se, também, fazer aplicação em afta.

	Composto para o sistema digestivo
Ervas	• Boldo, espinheira-santa, funcho, melissa e menta.
Posologia	• Decocção de duas colheres de café da mistura, duas vezes ao dia, durante três dias. Repetir a dosagem após dez dias.

	Composto para o sistema hepático
Ervas	• Alcachofra, alecrim, boldo-do-chile, carqueja, hortelã e macela-do-campo.
Posologia	• Decocção de duas colheres de café da mistura, duas vezes ao dia, durante três dias. Repetir a dosagem após dez dias.

	Composto para sistema intestinal – laxantes
Ervas ou tinturas	• Camomila, carqueja, cáscara-sagrada, funcho, laranjeira e sene.
Posologia	• Tomar duas colheres de café da mistura, duas vezes ao dia, durante três dias. Repetir a dosagem após dez dias. • Tomar de 15 a 20 gotas, três vezes ao dia, durante três dias. Repetir a dosagem após dez dias.

	Composto para sistema nervoso (tranquilizante)
Ervas ou tinturas	Camomila, maracujá, menta e valeriana.
Posologia	• Tomar duas colheres de café da mistura, duas vezes ao dia, durante três dias. Repetir a dosagem após dez dias. • Tomar de 15 a 20 gotas, três vezes ao dia, durante três dias. Repetir a dosagem após dez dias.

Composto para sistema respiratório	
Ervas ou tinturas	Capim-limão, eucalipto, guaco, malva, sabugueiro e stévia.
Posologia	• Tomar duas colheres de café da mistura, duas vezes ao dia, durante três dias. Repetir a dosagem após dez dias. • Tomar de 15 a 20 gotas, três vezes ao dia, durante três dias. Repetir a dosagem após dez dias.

Composto para tênia	
Tinturas	Tintura de semente seca e triturada de mamão e abóbora.
Preparação	Maceração em álcool a 70% durante duas semanas.
Posologia	• Tomar 15 gotas, três vezes ao dia, durante dez dias. Repetir a dosagem após 15 dias.

Composto para úlceras gástricas	
Ervas	• 20 g de folhas secas de espinheira-santa, entrecasca do ipê-roxo e alcachofra. • 10 g de carqueja e pariparoba.
Preparação	• Macerar em um litro de vinho seco, durante 14 dias.
Posologia	• Tomar uma colher de sopa diluída em água, três a quatro vezes ao dia.

Circulação e endurecimento de veias	
Ervas	• 50 g de alho.
Preparação	• Macerar em 200 ml de álcool a 70% durante oito dias.
Posologia	• Tomar 20 a 30 gotas antes das refeições.

Composto para vermes redondos	
Ervas ou tinturas	• Erva-de-santa-maria, catinga-de-mulata e erva-de-bicho.
Posologia	• Tomar duas colheres de café da mistura, duas vezes ao dia, durante três dias. Repetir a dosagem após dez dias. • Tomar 15 gotas, três vezes ao dia, durante três dias. Repetir a dosagem após dez dias.

Composto para vesícula biliar	
Ervas ou tinturas	• Boldo-do-chile, alumã, macela-do-campo e alecrim.
Posologia	• Tomar o chá de uma colher de chá da mistura, para uma chávena de água, três vezes ao dia. • Tomar de 15 a 20 gotas três vezes ao dia.
Nota	• Retirar o alecrim, caso o paciente apresente pressão alta.

Óleo de angico	
Utilização	<ul><li>Auxiliar no tratamento de AIDS.</li><li>Aplicação tópica em feridas, tumores, hematomas, erisipela.</li><li>Varizes.</li><li>Dores na coluna e no ciático.</li><li>Laxante (ingestão).</li></ul>
Ervas	<ul><li>Angico.</li></ul>
Preparação	<ul><li>Macerar em óleo de milho, girassol, etc., exceto óleo de soja, durante seis dias, devendo receber os raios solares.</li></ul>
Posologia	<ul><li>Aplicação tópica, várias vezes ao dia.</li><li>Como laxante utilizar:<ul><li>Uma colher de chá a cada três dias;</li><li>Uma colher de café diariamente, devendo ser suspensa a ingestão durante quatro dias se apresentar diarreia.</li></ul></li></ul>

Polvilho para estimulação do pâncreas	
Ervas	<ul><li>Frutos verdes de lobeira, lavados, sem retirar o pó branco.</li></ul>
Preparação	<ul><li>Triturar ou ralar, obedecendo o mesmo procedimento para fazer polvilho.</li><li>Colocar em um balde de água, retirando o bagaço. Deixar decantar, trocando toda a água, cerca de quatro vezes, recolhendo o polvilho depositado no fundo do balde.</li><li>Secar no forno em temperatura variando entre 50 e 60°C.</li></ul>
Posologia	<ul><li>Tomar uma a duas colheres de café misturadas em água ou suco, entre as refeições.</li><li>Usar o tratamento de seis a dez meses.</li></ul>

Pomada para câncer de pele	
Componentes	<ul><li>Um recipiente de 500 g de galhos de aveloz.</li><li>Uma chávena de banha de porco da roça.</li><li>Uma colher de cera de abelha.</li></ul>
Preparação	<ul><li>Fritar a aveloz na banha de porco até torrar.</li><li>Coar a fritura, colocando-a em uma vasilha de louça.</li><li>Misturar uma colher de cera de abelha raspada, batendo até a mistura ficar cremosa.</li><li>Guardar na geladeira.</li></ul>
Posologia	<ul><li>Passar de duas a três vezes ao dia.</li></ul>

Pomada para hemorroida	
Ervas	<ul><li>Uma parte de erva-milagrosa, erva-de-bicho e pariparoba.</li><li>Uma chávena de banha de porco da roça.</li><li>Uma colher de cera de abelha.</li></ul>

Posologia	• Fritar as ervas na banha de porco até torrar. • Coar a fritura, colocando-a em uma vasilha de louça. • Misturar uma colher de cera de abelha raspada, batendo até a mistura ficar cremosa. • Guardar na geladeira.
Posologia	• Passar de duas a três vezes ao dia.

	Preparado para combate de piolhos e sarnas
Ervas	• Caldo de um limão grande. • Oito colheres de sopa de óleo de rícino ou oliva ou linhaça. • Oito a dez dentes de alho. • Uma cebola pequena.
Preparação	• Bater no liquidificador, acrescentando oito gotas de óleo de eucalipto.
Posologia	• Aplicar, vedar a cabeça com panos e deixar até uma hora. • Lavar e passar o pente fino. • Se necessário, repetir até três vezes.

	Preparado para prisão de ventre

Procedimentos para adultos	• Deixar seis ameixas de molho durante a noite. Pela manhã, comer as ameixas e tomar também a água.
	• Tomar um copo de água misturada com uma colher de chá de mel de abelha.
	• Misturar, ao chá quente de camomila ou erva-doce uma colher de sopa de azeite de oliva puro. Após 15 minutos, bater no liquidificador:
	  ▪ Duas colheres de sopa de farelo de trigo.
	  ▪ Uma ameixa sem caroço.
	  ▪ Um copo de iogurte natural.
	  ▪ Uma colher de chá de mel.
	  ▪ Algumas gotas de limão.
	• Deixar de molho duas colheres de sopa de linhaça em grão, com quatro ameixas, durante a noite. Pela manhã, misturar uma colher de chá de mel e comer, podendo ser batido no liquidificador.
	• Suco de batata com limão (1:1), tomado em jejum para regular também a digestão e a bile.

Procedimentos para crianças	• Tomar em jejum o suco de duas batatas cruas misturadas com uma colher de chá de suco de limão, uma colher de chá de azeite e algumas pedrinhas de sal. • Deixar seis ameixas de molho durante a noite. Pela manhã, comer as ameixas e tomar também a água.

	Processo para eliminação de cálculos renais
Procedimentos	<ul><li>Monodieta à base de melancia durante cinco dias.</li><li>Tomar encapsulado de óleo de copaíba, três vezes ao dia, acompanhado de suco de cavalinha.</li><li>Realizar limpeza intestinal, observando:<ul><li>**Primeiro dia:** purgativo à base de óleo de rícino.</li><li>**Segundo dia:** lavagem intestinal.</li><li>**Terceiro dia e quarto dia:** purgativo.</li></ul></li></ul>
Nota	• Os cálculos sairão diluídos sob a forma de cristais calcários.

	Processo para eliminação de cálculos vesiculares
Procedimentos	<ul><li>Monodieta à base de melancia durante cinco dias.</li><li>Realizar limpeza intestinal, observando:<ul><li>**Primeiro dia:** purgativo à base de óleo de rícino.</li><li>**Segundo dia:** lavagem intestinal.</li><li>**Terceiro dia e quarto dia:** purgativo.</li></ul></li><li>No quarto dia de uso de purgativo, ingerir a mistura de: 200 ml de azeite de oliva, misturado com 400 ml de suco de limão galego e duas colheres de açúcar mascavo. Aplicar sobre a vesícula argila aquecida.</li></ul>
Nota	Antes de iniciar o tratamento, verificar o tamanho das pedras que poderão ficar entaladas. Os cálculos saem diluídos como cristais esverdeados.

	Xarope de angico
Utilização	<ul><li>Auxiliar no tratamento de AIDS.</li><li>Fortificante orgânico.</li></ul>
Ervas	• Angico.
Preparação	<ul><li>Colocar a erva de molho em água durante toda a noite. Pela manhã ferver durante 15 minutos.</li><li>Adicionar à decocção 500 g de açúcar mascavo ou cristal, fervendo por 30 minutos.</li><li>Coar e deixar esfriar, colocando em litros, que deverão ser acondicionados na geladeira.</li></ul>
Posologia	<ul><li>Primeiro litro: uma colher de sopa a cada hora.</li><li>Segundo litro: uma colher de sopa a cada duas horas.</li><li>Terceiro litro: uma colher de sopa a cada três horas.</li><li>Quarto litro: uma colher de sopa a cada duas horas.</li><li>Quinto litro: uma colher de sopa a cada três horas.</li><li>Sexto litro: uma colher de sopa a cada quatro horas.</li></ul>

Xarope de guaco	
Utilização	- Auxiliar no tratamento de AIDS. - Fortificante orgânico.
Ervas	- Guaco.
Preparação	- Colocar a erva de molho em água durante toda a noite. Pela manhã ferver durante 15 minutos. - Adicionar à decocção 500 g de açúcar mascavo ou cristal, fervendo por 30 minutos. - Coar e deixar esfriar, colocando em litros, que deverão ser acondicionados na geladeira.
Posologia	- Primeiro litro: uma colher de sopa a cada duas horas. - Segundo litro: uma colher de sopa a cada três horas. - Terceiro litro: uma colher de sopa a cada quatro horas.

Xarope de babosa	
Utilização	- Auxiliar no tratamento de AIDS. - Auxiliar no tratamento de câncer. - Fortificante orgânico.
Ervas	- Babosa.
Preparação	- Colher um quilo de folhas de babosa, antes do sol nascer ou ao anoitecer. - Remover a casca, retirando somente o gel, acrescentando um quilo de mel e duas colheres de cachaça, para conservar. - Bater no liquidificador, guardando em vidro na geladeira.
Posologia	O xarope não deve ser utilizado quando apresentar fermentação. **Como auxiliar no tratamento de AIDS e fortificante orgânico:** - Primeiro litro: uma colher de sopa a cada duas horas. - Segundo litro: uma colher de sopa a cada três horas. - Terceiro litro: uma colher de sopa a cada quatro horas. **No tratamento do câncer:** Tomar duas colheres de sopa, duas vezes ao dia, durante dez dias. Interromper durante dez dias e reiniciar, mantendo esse critério até obter a cura.

Xarope para bronquite, asma e tosse	
Ervas	- Cachopa da bananeira.
Preparação	- Cortar a cachopa da bananeira em fatias bem finas. - Misturar um quilo de mel de abelha ou açúcar mascavo em um recipiente de cerâmica ou argila novo, bem lavado. - Deixar a mistura em um local morno durante 48 horas. - Coar o líquido que se formou e guardá-lo na geladeira.

Posologia	**Adulto:** Tomar até duas colheres de sopa em jejum e uma ao deitar durante 15 dias. **Criança:** Tomar uma colher de sopa em jejum e uma ao deitar durante 15 dias. **Nota:** interromper o tratamento durante 15 dias. Após esse período, reiniciar, mantendo o critério até completar quatro meses.
Nota importante	Pode-se curtir o recipiente de cerâmica ou argila, completando o seu interior com leite durante um dia.

Xarope expectorante adulto	
Ervas	• Uma porção de folhas de eucalipto. • Uma porção de folhas de assa-peixe. • Três fatias de abacaxi. • Um copo de água. • Um copo de açúcar mascavo.
Preparação	• Ferver a mistura por 20 minutos. Armazenar em geladeira.
Posologia	Tomar uma colher de sopa três vezes ao dia.

Xarope expectorante infantil	
Ervas	• Cinco ameixas pretas. • Uma porção de poejo. • Uma porção de guaco. • Meio copo de mel. • Um copo de água. • Um copo de açúcar mascavo.
Preparação	• Ferver a mistura por 20 minutos. Adicionar mel e armazenar em geladeira.
Posologia	Tomar uma colher de chá, três vezes ao dia.

Pomadas e cremes à base de ghee

Creme de limão, gengibre e mel	
Utilização	Dor de garganta (uma colherzinha de hora em hora). Faringite, sinusite e rinite (diluir em água morna e aplicar no nariz). Laringite (gargarejo de uma colherzinha em meio copo de água morna). Resfriados (uma colher de hora em hora). Tosse (uma colherzinha de hora em hora)
Componentes	1 parte de ghee. ¼ de mel puro. ¼ de suco de gengibre. ¼ de suco de limão.

	Creme de mel e gengibre
Utilização	Dor de garganta (uma colherzinha de hora em hora). Resfriados (uma colher de hora em hora). Tosse (uma colherzinha de hora em hora).
Componentes	1 parte de ghee. ½ parte de mel. ¼ de suco de gengibre.

	Creme dental
Utilização	Enxaguar após a escovação. Dor de dente. Mau hálito (gargarejo com a colherzinha em uma xícara de água, após remover o muco da língua). Piorreia (escovação quatro vezes ao dia).
Componentes	1 parte de ghee. ¼ de bicarbonato de sódio. ¼ de pó de cravo-da-índia. ¼ de canela em pó. ¼ de suco de gengibre.

	Pomada de cânfora
Utilização	Acne, artrite, traumatismos. Faringite, sinusite e rinite (diluir em água morna e aplicar no nariz). Laringite (gargarejo de uma colherzinha em meio copo de água morna). Lombalgia (massagear), pé-de-atleta, picada de insetos. Reumatismo (aplicação local).
Componentes	1 parte de ghee. ¼ de cânfora branca ou seiva de cânfora. ¼ de tintura de arnica.

	Pomada de confrei
Utilização	Cortes, picadas de insetos. Úlcera varicosa (aplicação local).
Componentes	1 parte de ghee. ¼ de suco de confrei. 1 pitada de sal marinho.

	Pomada de gengibre e babosa
Utilização	Acne, assaduras, cortes antigos, espinhas. Feridas purulentas, furúnculos, hemorroidas. Lábios rachados, pé-de-atleta. Prisão de ventre (uma colher de sopa em água quente em jejum).
Componentes	1 parte de ghee. ¼ de suco de babosa. ¼ de suco de gengibre.

Pomada de inhame e gengibre	
Utilização	Artrite, traumatismos. Reumatismo (aplicação local quente).
Componentes	1 parte de ghee. 1 parte de inhame branco cozido. 1 parte de gengibre liquidificado. Lombalgia (aplicar quente).

Pomada de própolis	
Utilização	Acne, assaduras infectadas, cortes antigos, espinhas. Faringite, sinusite e rinite (diluir em água morna e aplicar no nariz). Feridas purulentas e furúnculos. Lábios rachados, picadas de insetos.
Componentes	1 parte de ghee. ¼ de própolis natural.

Estética Natural

Fórmulas para beleza	
Creme de babosa	Uma colher de sopa de lanolina. Uma folha de babosa. Uma colher de sopa de flores de calêndula. **Preparo:** Misturar a lanolina com a calêndula em banho-maria até derreter. Misturar a babosa e deixar esfriar. Aplicar como máscara no rosto.
Creme para estrias	Rosa mosqueta..........20%. Pomada hipoglós......q.s.p. Geleia real.................0,5%. Óleo de copaíba.........20%. Óleo de amêndoa.......20%
Creme para firmar a pele	Colágeno................30%. Rosa-mosqueta........0,5%. Lanolina..................15%. Glicerina.................q.s.p.
Creme para manchas na pele	Óleo de copaíba.........20%. Rosa mosqueta...........20%. Geleia real.................0,5%. Importante: Usar esta mistura à noite, lavar de manhã, evitando tomar sol. Utilizar filtro solar. Usar argila durante o dia, por no máximo uma hora, passando creme logo após.

Creme para rosto e mãos	Cortar um limão ao meio e cobrir com duas xícaras de chá de água. Ferver no vapor por 30 minutos. Bater no liquidificador junto com a água da fervura, guardando no refrigerador. Usar diretamente nas mãos após contato com sabões, detergentes, etc. No rosto, diluir uma colher de chá em meia xícara de chá de água morna.
Creme rejuvenescedor	Uma chávena de seiva de babosa. Meia chávena de mel. Meia chávena de soja. Uma colher de sopa de amêndoa doce. **Preparo:** Colocar a soja de molho por um dia. Peneirar e acrescentar o mel e o óleo de amêndoa doce.
Creme rejuvenescedor	Conservar na geladeira. Passar à noite no rosto, deixando secar. Remover com água corrente.
Loção facial descongestionante	Uma folha de babosa. Meio copo de água de coco fresco. **Aplicação:** Realizar a mistura e aplicar sobre o rosto por 20 minutos.
Loção de limpeza	Misturar, evitando espumar, duas colheres de sopa de sabonete líquido, quarta parte de xícara de chá de mel e de água de rosas ou destilada. Aplicar e friccionar com gaze, lavando o rosto em seguida.
Loção tônica	Uma colher de chá de extrato de babosa. Três colheres de sopa de água de hamamélis. Uma colher de sopa de água de alecrim. **Aplicação:** Misturar e aplicar sobre o rosto e corpo.
Loção refrescante	Suco de meio limão, acrescido a uma xícara de água filtrada ou mineral, aplicado durante a noite com algodão, devendo evitar a região dos olhos para não ressecá-las. Caso o limão cause irritação, dobre a quantidade da água.
Tratamentos para a Pele	
Amaciamento, limpeza e tonificação da pele	Cortar um pepino, espremer e coar, adicionando ao líquido lêvedo de cerveja; Aplicar a mistura na face e no pescoço durante 30 minutos, três vezes por semana; Remover a máscara com água.

Herbologia Ayurvédica

Amaciar a pele	Amassar bananas misturadas com azeite de oliva; Aplicar a mistura na face e no pescoço durante 30 minutos, três vezes por semana; Remover a máscara, utilizando apenas água.
	Aplicação diária após o banho da mistura de partes iguais de extrato de hamamélis com água mineral sem gás.
Amaciar o calcanhar	Aplicação local da mistura de um vidro pequeno de água oxigenada 30 volumes com um vidro pequeno de glicerina e dez comprimidos de melhoral adulto.
Anestesiar a pele para depilar	Gelo local ou hamamélis.
Celulite	Uma porção de gel de babosa. Duas colheres de óleo de rosa-mosqueta. Uma colher de café de spirulina em pó. **Aplicação:** Aquecer a mistura em banho-maria e aplicar quente sobre o local massageando.
	Massagem local com borra de café.
	Aplicação local da bandagem quente durante cinco minutos, da mistura de uma xícara de óleo de milho com meia xícara de laranja e duas colheres de chá de tomilho desidratado
	Aplicação local de cápsulas de vitamina E.
Chá desintoxicante	Infusão em um litro das ervas abaixo relacionadas, que deverá ser tomada durante o dia. Um quarto de molho de salsa. Cinco folhas de aipo. Uma colher de sobremesa de sementes de erva-doce. Dez gramas de flores de camomila. Uma folha de dente-de-leão. Um punhado de barba de milho. Uma folha de amora.
Clarear unhas	Colocar de molho por alguns minutos em uma solução de água com gotas de água oxigenada dez volumes.
Combate acnes, espinhas, cravos, gorduras localizadas, pele oleosa, rugas, sardas e sinusite	Para pele seca misturar óleo de mamona na argila para hidratar a pele; Em pele normal substituir a água no preparo da argila por chá de camomila forte; Aplicar a mistura três vezes por semana durante 30 minutos; Após a aplicação lavar o rosto com sabonete neutro.

Combate acnes, espinhas, cravos, gorduras localizadas, pele oleosa, rugas, sardas e sinusite	Para combater acnes e espinhas, tomar infusão de uma colher de chá da mistura das seguintes ervas: salsaparrilha, dente-de-leão, batata de purga, calêndula e espinheira-santa em uma chávena de água quente; tomar três vezes ao dia.
	Para remoção de sardas: Aplicação local diária de látex de figo. Aplicação de água destilada misturada com lêvedo de cerveja, durante 20 minutos, retirando com água morna.
	Tratamento de espinhas com aplicação local diária de pepino amassado.
Cutículas ressecadas	Colocar as mãos de molho em azeite de oliva morno durante cinco minutos.
Desintoxicação da pele	Mistura de duas colheres de sopa de aveia, germe de trigo e leite de soja em pó, adicionadas a meia xícara de água mineral. Lubrifique o rosto com duas gotas de germe de trigo e aplique a máscara sobre o rosto, durante 20 minutos, protegendo-o com uma gaze.
Esfoliação de pele mais branda	Misturar aveia grossa com mel. Aplicar massageando a pele, deixando repousar durante 20 minutos. Retirar toda a mistura aplicando em seguida uma decocção de erva-cidreira, camomila, erva-doce, tília ou suco de pepino.
	Descascar o abacaxi, pegando a casca e raspando por dentro. Colocar farinha de trigo e aplicar no rosto, deixando por 20 minutos, sem esfregar, tomando cuidado com os olhos. Logo após, lavar sem esfregar. Ralar uma cenoura, passar o suco, deixar mais 20 minutos e lavar para hidratar.
	Pasta de açúcar mascavo com algumas gotas de azeite de oliva.
	Pasta de açúcar cristal misturado com limão (ajuda a manter o bronzeado) fazer à noite evitando o sol.
	Pasta de farinha de aveia.
	Sal marinho.
Esfoliação com hidratação da pele	Misturar mel com lêvedo de cerveja. Aplicar massageando na pele durante três minutos. Deixar repousar durante 20 minutos. Retirar toda a mistura aplicando em seguida decocção de erva cidreira, camomila, erva-doce, tília ou suco de pepino.

Esfoliação de pele mais intensa	Misturar fubá, mel e um pouco de suco de limão. Aplicar massageando na pele durante três minutos, Retirar toda a mistura aplicando em seguida decocção de erva cidreira, camomila, erva-doce, tília ou suco de pepino.
	Uma xícara de leite em pó com três gotas de óleo de amêndoa; esfoliar com bucha vegetal.
Firmar a pele do rosto	Aplicação local de óleo de tubarão misturado com lêvedo de cerveja.
	Clara de ovo batida em neve, aplicada durante dez minutos.
Gordura localizada	Aplicação local com bandagem e filme da mistura em óleo de girassol com cavalinha e ginseng.
Hidratação de pele	Cozinhar duas cenouras. Amassá-las, utilizando a água do cozimento para fazer a massa; Aplicar sobre a pele do rosto e pescoço, durante 20 minutos; Remover com água morna, passando água fria, e em seguida, secar; Não utilizar sabonete após a aplicação para não retirar os nutrientes.
	Óleos de girassol, semente de uva, prímula, que poderão ser acrescidos de vitaminas A, C e E em cápsulas, devendo ser aplicados sobre a pele úmida.
	Gelatina (colágeno).
	Aplicação da mistura de uma colher de sopa de mel, uma clara de ovo e três colheres de sopa de aveia, durante uma hora, enxaguando em seguida com água fria.
Hidratação pele normal	Aplicação da mistura de uma banana madura com duas colheres de sopa de mel e uma colher de sopa de iogurte natural, durante 30 minutos, enxaguando logo após.
Hidratação pele mista	Aplicação quinzenalmente da mistura de quarta parte de um abacate com dois morangos e uma colher de sopa de suco de laranja, durante 30 minutos, removendo com água morna.
Hidratação pele ressecada	Aplicação semanalmente da mistura de meio abacate com uma colher de chá de mel, durante 20 minutos, removendo com água morna.
Higiene das axilas	Uma xícara de folhas de alfavaca (colher entre 9 e 11 horas), misturada em um copo de álcool de cereais. Diluir para usar.

Limpeza abrasiva de pele, com amaciamento e purificação, impedindo rugas	Molhar as faces com água morna. Coloque farinha de milho na palma da mão molhada. Se preferir uma forma suave, adicione um pouquinho de suco de limão para purificar a pele. Massageie a área facial completamente; Lave o rosto logo após, limpando-o bem; Enxágue e seque, batendo levemente com a toalha como se fosse um mata-borrão.
Limpeza de dentes	Escovação com a mistura de três colheres de sopa de bicarbonato de sódio com duas colheres de sopa de sal.
	Bochechos de óleo de gergelim ou girassol.
Limpeza de pele	Misturar partes iguais de açúcar e azeite de oliva. Massagear o rosto, removendo com água fria o excesso.
	Borrifar água morna ou leite pela manhã.
	Sucos ácidos de abacaxi, limão e tomate.
	Óleos de germe de trigo e de amêndoa doce.
	Misturar partes iguais de óleo de cravo, camomila e eucalipto, massageando no local.
Limpeza e hidratação de pele	Três colheres de sopa de mel misturadas em uma colher e meia de sopa de aveia em flocos. Misturar os ingredientes e passar no rosto friccionando durante três minutos. Repetir uma vez por semana.
Limpeza de poros	Preparar uma mistura de pepino ralado frio com clara de ovo. Aplicar durante 30 minutos, deixando secar. Lavar com água corrente.
Loção refrescante	Uma xícara de chá de água misturada ao suco de meio limão. Aplicar no rosto com algodão, evitando as áreas próximas aos olhos. Se causar irritação, dobrar o volume de água.
Loção de limpeza para o rosto	Ferver na autoclave uma xícara de chá de leite, acrescida de uma colher de sobremesa de pétalas de violetas, até adquirir um aroma forte. Coar e guardar em um recipiente de vidro esterilizado, na geladeira, durante até quatro dias.

Manchas na pele	Pólen com mel silvestre, própolis.
	Leite de rosa com suco de pepino.
	Clara de ovo com suco de pepino.
	Gelatina com clara de ovo ou babosa.
Manchas na pele	Misturar partes iguais de cera de abelha, limão e uma colher de maisena ou polvilho, até atingir consistência de papa. Aplicação local na região afetada, duas vezes por semana, durante 20 minutos, e retirar com água.
	Aplicação diária, durante duas horas, da mistura de uma colher de bicarbonato de sódio em um vidro de leite de colônia.
	Aplicação local diária de água de arroz com suco de limão.
	Aplicação local diária de alcoolatura de manjericão.
Máscara adstringente de pepino (para fechar poros abertos)	100 g de polpa de pepino triturado. Uma colher de café de creme de leite. Uma colher de café de óleo de amêndoa doce. Uma colher de café de fécula de batata. Cinco gotas de óleo essencial de gerânio.
	Preparo: Misturar todos os componentes até homogeneizá-los. Aplicar sobre o rosto, protegendo os olhos com uma compressa, deixando durante 20 minutos. Lavar o rosto com água morna. Enxugar sem esfregar e passar uma loção com óleo de alecrim ou água vegetal de alfazema.
Máscara antirrugas	Infusão de confrei no leite ou na água. Aplicar na região do rosto durante 20 minutos. Aplicar chá frio de camomila, mil-em-ramas, sabugueiro, sálvia ou cavalinha.
Máscara de chocolate	**Máscara Corporal:** 250 g de chocolate ao leite derretido em banho-maria. 10 colheres de sopa de loção hidratante. Pincelar no corpo e envolver com filme osmóticos ou outro plástico por 30 minutos. **Máscara facial:** 40 g de chocolate ao leite derretido em banho-maria. Uma colher de chá de máscara cremosa. Aplicar papel alumínio prata ou dourado por 30 minutos.

Máscara de chocolate	**Procedimento:** Esfoliar o corpo ou limpar a pele com sabonete líquido. Aplicar com pincel a máscara de chocolate pronta. Envolver o cliente com filme osmótico e manta aluminizada por 30 minutos.
Máscara de limpeza	Duas colheres de sopa de água de salva e de camomila. Uma colher de sopa de óleo de gergelim. Duas colheres de sopa de argila. Duas gotas de óleo essencial de jasmim. **Preparo:** Misturar os dois tipos de água com o óleo de gergelim. Adicionar a argila e mexer até homogeneizar, acrescentando a essência. Aplicar no rosto e no pescoço, evitando a área próxima dos olhos, durante 30 minutos. Lavar e aplicar água vegetal de rosa ou alfazema.
Máscara refrescante e nutritiva	Mistura proporcional de leite e mel, adicionando farinha de trigo integral ou de grão-de-bico. Aplicar sobre o rosto durante uma hora, removendo com água fria.
	Máscara de um pêssego misturado com uma colher de conhaque, durante 20 minutos; remover com água fria.
	Máscara de uma xícara de aveia em pó, adicionada com três gotas de óleo de amêndoa e meia xícara de leite e uma clara de ovo, durante 20 minutos, lavar com água fria.
	Leite de magnésia, durante 10 minutos, lavar com água morna.
	Máscara de vagem ou lentilha amassada, adicionada com mel, aplicar durante a noite por cinco minutos, lavar com água morna.
Máscara para clarear a pele	Mistura do suco de um limão com uma lima, duas colheres de sopa de mel e 60 g de iogurte natural. Utilização semanal, após massagem local, aplicando durante 20 minutos, enxaguando a seguir.
Máscara para firmar a pele e os seios	Máscara de banana madura com mel.
Máscara para joelhos e cotovelos	Aplicação local da pasta do suco de três limões com uma xícara de leite em pó e água morna. Remover com bucha.
Máscara para pele oleosa	Aplicação de um tomate maduro durante 20 minutos, lavar com água quente.
	Aplicação local de uma clara de ovo acrescida com suco de limão, devendo ser aplicada durante a noite.

Máscara para pele seca	Aplicação de uma colher de chá de gelatina incolor, dissolvida em meia xícara de chá de água, durante 30 minutos, removendo com água morna.
Mãos cansadas e ressecadas	Preparar um mingau de aveia, em uma caçarola de inox, utilizando somente água. Quando a mistura estiver com caloria suportável, apoiar a mão e passar aveia até os cotovelos, cobrindo com um plástico, deixando por 20 minutos. Lavar e limpar. Logo após, colocar duas colheres de colágeno em uma bacia de água fria, deixando a mão de 20 a 30 minutos. Tirar, lavar e secar, massageando em direção das pontas dos dedos com óleo de amêndoa. Logo após, passar um creme desejado.
	Aplicação durante 15 minutos da mistura de uma batata fervida e amassada com uma colher de sopa de azeite de oliva. Lavar logo após com água fria.
	Aplicação local de duas colheres de sopa de sementes de mamão papaia, triturado no liquidificador com duas colheres de sopa de azeite, durante alguns minutos, lavando posteriormente.
	Aplicação semanal da mistura de uma colher de chá de açúcar com uma de mel, durante cinco minutos, removendo com água.
Melhoria da pele	Aplicação da película do leite fervido sobre a pele.
	Ingestão da mistura matinal de partes iguais de ginseng, lêvedo de cerveja, folhas de trigo e geleia real.
	Lavar o rosto com a mistura de duas colheres de chá de sal marinho com uma colher de sopa de óleo de gergelim e meia colher de sopa de suco de limão.
	Cataplasma de melão durante 15 minutos.
Obesidade	Massagear com uma bucha a região do abdome, glúteos e coxas, com a mistura abaixo, duas vezes ao dia, acompanhado do chá desintoxicante. Um copo de vinagre de maçã, acrescido de um limão inteiro (suco e polpa), uma gota dos óleos essenciais de limão, bergamota e alfazema, deixado em infusão durante dez dias.
Olheiras	Compressa de infusão de camomila, que pode ser adicionada com salsinha, aplicada fria sobre os olhos.

Olheiras	Bater no liquidificador um quarto de uma maçã. Adicionar uma colher de chá de mel e uma colher de chá do gel de uma folha inteira de babosa. Aplicar a mistura na face e pescoço, deitando-se para que a mistura fique no lugar, removendo após 30 minutos com água.
	Cataplasma de batata ralada, aplicada fria sobre os olhos.
	Cataplasma de cavalinha, pepino, e/ou eufrásia, aplicando durante 20 minutos.
	Aplicação de rodelas de pepino para aliviar irritações, inchaços.
	Aplicação de saquinhos de chá preto para refrescar os olhos.
Pele cansada e abatida	**Máscara para pele seca:** Bater no liquidificador um quarto de uma maçã; Adicionar uma colher de chá de mel e uma colher de chá do gel de uma folha inteira de babosa; Aplique a mistura na face e no pescoço, deitando-se para que a mistura fique no lugar; Remova após 30 minutos com água.
	Misture uma colher de sobremesa de germe de trigo com uma colher de mel puro, uma clara de ovo e uma ampola de vitamina A. Aplique no rosto durante meia hora, lavando com água morna.
Pele desidratada	Aplicação local da mistura de chá de camomila com iogurte.
Pele seca e escamosa	Amasse a polpa do mamão e aplique sobre o rosto e pescoço; Remova a massa após dez minutos, lavando com água abundante.
	Misture uma gema de ovo com uma colher de sopa de mel, o caldo da metade de uma laranja e uma colher de sopa de azeite. Passe no rosto e deixe secar, lavando posteriormente com água morna.
	Aplicação local do suco de duas cenouras raladas, durante 20 minutos, lavando com água morna.
	Misturar no liquidificador meia xícara de leite, uma banana, uma colher de sopa de mel. Aplicar no rosto durante 15 minutos, lavando com água morna.

Pele seca e escamosa	Aplicação local de uma gema de ovo misturada com uma colher de sopa de azeite de oliva, aplicada com pincel, deixando durante cinco minutos, retirando com água morna.
	Aplicação local de cima para baixo da mistura de três gotas de óleo de girassol, com uma colher de sopa de iogurte natural e uma colher de sopa de mel.
Pele sem vida, aparência apagada	Cortar a melancia, espremer e coar; Aplicar na face e no pescoço, deixando por 30 minutos, três vezes por semana; Remover com água.
	Massagear o rosto com movimentos circulares, utilizando meio abacate amassado com mel.
Pele oleosa	Misturar uma colher de sopa de aveia com uma colher de iogurte natural. Aplicar no rosto durante 15 minutos, lavando com água morna.
	Aplicação local de uma clara de ovo misturada com uma colher de sopa de azeite de oliva, aplicar com pincel, deixando durante cinco minutos, retirando com água morna.
	Aplicação local com algodão da mistura liquidificada de meia xícara de água mineral com meio maço de hortelã. Misturar duas colheres de água mineral com uma colher de sopa de fubá e outra de maisena e aplique no rosto realizando movimentos deslizantes para as laterais, removendo com água corrente.
	Para pele oleosa com acne, realizar a aplicação local da mistura de duas colheres de sopa de fubá, seis gotas de própolis, seis gotas de tintura de arnica, quatro colheres de água mineral. Deixar secar por 20 minutos e remover com água corrente.
	Lavar de manhã e à noite com sabonete glicerinado, misturado com chá de alecrim ou bardana.
Poros abertos	Aplicação local de papinha de açúcar com limão, esfregando e depois enxaguando com bastante água fria.
	Aplicação de cataplasma de pepino.
	Aplicação de quarta parte de uma xícara de vodca misturada com suco de um limão, aplicado no local com um algodão; esfregar deixando evaporar.

Purificação da pele manchada e dar cor ao aspecto pálido e abatido	**Máscara para pele oleosa:** Colocar uma clara de ovo em uma vasilha e adicionar suco de meio limão. Bater um pouco e colocar a mistura em banho-maria, mexendo até formar uma pasta macia. Aplicar a pasta no rosto e pescoço ainda morna, o restante pode ser guardado na geladeira por dois ou três dias; Deixar na face até secar e então lave; Se sentir a pele muito seca, aplique um pouco de óleo vegetal de qualidade, secando-a, batendo levemente a toalha, como um mata-borrão.
Regulação intestinal	Acrescentar até 20 sementes moídas de limão em 250 ml de vinho tinto suave, deixando durante sete dias. Tomar em jejum uma colher de sobremesa misturada em um copo de água.
Rejuvenescimento da pele	**Máscara de Germe de Trigo:** Reduza o trigo a pó, adicionando água morna o suficiente para criar uma pasta. Para maior benefício, poderá ser misturada à massa uma gema de ovo puro. Lavar o rosto com água e sabão neutro, aplicando a massa sobre o rosto e pescoço, durante 30 minutos; Remova com água morna, enxaguando com água fria e seque.
Renovação celular	1) Óleo de Kalaya (gordura das costas de um pássaro australiano).
	Duas colheres de sopa de cavalinha em pó. Uma colher de café de iogurte natural. Uma colher de sopa de creme bepantol. **Aplicação:** Misturar e aplicar no rosto com movimentos circulares, deixando por alguns minutos. Remover o excesso com água morna.
Ressecamento de unhas e cutículas	Misturar cinco gotas de limão em uma colher de sopa de óleo de rícino. Aplicação local à noite, durante uma semana.
Rugas	Aplicação local de gel de babosa.
	Bater uma clara de ovo em neve, acrescentando o suco de meio limão e aplicar nas áreas oleosas do rosto. Logo após dissolver uma colher de chá de gelatina incolor em meia xícara de chá de água morna. Aplicar, quando começar a endurecer, onde a pele estiver seca, deixando por 30 minutos, lavando e borrifando água fria.
	Aplicação de mamão maduro sobre a pele.

Rugas	Aplicação quinzenalmente da mistura de mel com algumas gotas de limão e um pouco de aveia durante 20 minutos, removendo com água morna.
	Aplicação de cataplasma de batata cozida com uma colher de leite e outra de azeite, durante 30 minutos, retirando com água morna.
	Aplicação de iogurte com mel durante 15 minutos na região dos olhos, removendo com água fria.
Sucos desintoxicantes	Bater o suco de limão com várias folhas de alface, acrescida do suco de até duas laranjas lima (antidepressivo, antiansiolítico e antiestresse).
	Bater o suco de limão com meio copo de água gelada, acrescida de uma maçã descascada e uma colher de chá de sementes de linhaça (relaxa e rejuvenesce).
	Bater o suco de limão, acrescido de uma pera descascada e até duas folhas de repolho.
Tonificação da pele	Feita para remover resíduos da pele. Suco de limão. Água de rosas. Hamamélis. Ácido bórico líquido.
	Chá Refrescante: Duas colheres de chá de chá verde ou camomila em meio copo de água, aplicados no rosto sem secar.
	Gelatina (colágeno).
Tratamento para estrias	Misturar o óleo de amêndoa com o sal marinho refinado, massageando o local durante 25 minutos. Retirar a mistura e aplicar argila durante 25 minutos. Remover a argila com bucha vegetal, aplicando em seguida aveia misturada com óleo de amêndoa, massageando por 25 minutos. Retirar o excesso da mistura com bucha vegetal, passando em seguida um cataplasma de centela-asiática, de cavalinha ou uma decocção de arnica, durante 30 minutos. Passar o creme para estrias, até o creme penetrar, não precisando lavar a pele. Fazer o tratamento três a quatro vezes por semana.
	Aplicação local de pedra-ume dissolvida em água, utilizando algodão.
	Oito colheres de sopa de óleo de sálvia. Quatro colheres de sopa de germe de trigo. Duas colheres de sopa de lanolina derretida. Aplicação local com massagem preventiva nas regiões interna e externa das coxas, barriga, quadris e seios.

Tratamento para estrias	Misturar partes iguais de cera de abelha, limão e uma colher de maisena ou polvilho, até atingir consistência de papa. Aplicação local, duas vezes por semana, durante 20 minutos e retirar com água.
	1º Passo: Esfoliar a região com a mistura de duas colheres de sopa de fubá, aveia, germe de trigo em quatro colheres de água. **2º Passo:** Massagear a região com óleo de rosa-mosqueta ou germe de trigo, observando o sentido contrário da estria. Em seguida aplicar máscara de mel, aplicando filme plástico durante cinco minutos, retirando com água corrente. **3º Passo:** Aplicação local durante cinco minutos da mistura de meio litro de soro fisiológico, cinco gotas de extrato de ginseng, duas gotas de própolis, cinco cenouras batidas. Deixar a região descansar.

Tratamentos para os cabelos	
Alisar cabelos	Óleo de jojoba.
Cabelos crespos e cacheados	Fazer a mistura de uma colher de sopa de óleo de girassol com duas bananas nanicas maduras, aplicar durante 40 minutos, lavando com água fria para remover o excesso.
	Fazer uma mistura de nozes com leite de coco, aplicar durante 40 minutos, lavando com água fria para remover o excesso.
Cabelos danificados	Aplicação de banana amassada com gotas de óleo de amêndoas, durante 15 minutos.
	Decocção de duas colheres de alecrim em meio copo de água. Acrescentar a decocção no creme de cabelo, aplicando após a lavação dos cabelos.
Cabelos crespos com tintura	**Máscara hidratante:** Uma caixa de morangos. Uma colher de sopa de iogurte natural. Duas colheres de sopa de fécula de batata. Uma ampola de vitamina A. **Aplicação:** Liquefazer o morango e peneirar. Misturar a fécula e o iogurte até dissolver, acrescentando a vitamina A e o morango. Aplicar nas mechas, deixando durante 25 minutos, enxaguar com água fria ou morna.

Cabelos normais	Fazer uma mistura homogênea de cenoura com gel de babosa. Aplicar nos cabelos, deixando por 40 minutos, lavando com água fria para remover o excesso.
	Fazer uma mistura homogênea de iogurte com manga, adicionando logo após uma colher de chá de óleo de girassol. Aplicar nos cabelos, deixando por 40 minutos, lavando com água fria para remover o excesso.
	Aplicação com touca térmica da mistura de um mamão papaia com um copo de água, durante 20 minutos.
Cabelos oleosos	Misturar um maço de espinafres crus com dois galhos de alecrim. Fazer uma mistura homogênea e aplicar, deixando por 40 minutos, lavando com água fria para remover o excesso.
	Aplicação durante 20 minutos da mistura de um quarto de xícara de gel de babosa com meia xícara de xampu.
	Liquidificar uma colher de sopa de suco de limão, duas colheres de sopa de aveia, uma colher de chá de bicarbonato de sódio e meio copo de leite desnatado.
	Passar a mistura nos cabelos limpos, massageando, lavar em seguida. Aplicar, nos cabelos molhados, a mistura de um punhado de sal grosso em um copo de água fria, friccionando com os dedos, enxaguando em seguida.
	Aplicação com o cabelo úmido de duas claras de ovo batidas, enxaguando logo após, durante 20 minutos.
Cabelos secos	Fazer uma mistura homogênea da metade de um abacate médio, duas colheres de mel, uma colher de sopa de azeite de oliva e uma gema de ovo. Aplicar nos cabelos, deixando por 40 minutos, lavando com água fria para remover o excesso.
	Aplicação durante dez minutos da mistura de dois ovos em uma xícara de água morna enxaguar com água morna.
	Aplicação em cabelos molhados, durante 30 minutos, da mistura de um ovo com uma colher de chá de mel, duas colheres de chá de azeite de oliva.
	Lavar os cabelos com a mistura de uma colher de sopa de mel, com duas colheres de sopa de xampu..

Cabelos secos	Aplicação durante 20 minutos, com touca térmica, da mistura de um abacate e uma clara de ovo em um copo de água. Logo após, enxaguar e aplicar xampu e condicionador.
Calos	Aplicação local com compressas do líquido coado da decocção de uma cebola crua com casca em meio copo de água.
Cera depilatória	Cozinhar até ponto de bala puxa-puxa os seguintes ingredientes: um quilo de açúcar, suco de um limão e uma xícara de água.
Clarear os cabelos	Lavar os cabelos com a decocção da casca de seis cebolas para um litro de água, durante 15 minutos. Coar e acrescentar quatro colheres de sopa de vinagre. Aplicar e deixar secar naturalmente.
Condicionador	Aplicar iogurte natural durante 20 minutos, lavando com água morna.
	Aplicar, durante 20 minutos, a mistura de uma xícara de azeite de oliva, com um quarto de xícara de ghee, lavando com xampu.
Engrossar os cabelos	Lavar os cabelos com a mistura de uma colher de sopa de gelatina em pó incolor no xampu.
Estimular cores	**Realçar cor loura ou clarear cabelos castanhos:** aplicar chá forte de camomila, durante 20 minutos, após lavar com xampu. **Realçar cor escura:** aplicar café bem forte, durante 30 minutos, após lavar com xampu.
Nutrição de cabelos	Aplicação, durante 30 minutos, de um abacate maduro, lavando com xampu.
Pentear cabelos	Borrifar cerveja clara antes de pentear cabelos com permanente ou crespos.
Promover brilho aos cabelos	Aplicar após o enxágue: **Cabelos claros:** um quarto de xícara de suco de limão em meia xícara de água. **Cabelos escuros:** um quarto de xícara de vinagre em meia xícara de água
	Xampu misturado com vodca.
	Aplicação durante 30 minutos da mistura de meia colher de chá de óleo de abacate, meio abacate e duas colheres de sopa de iogurte natural. Remover com água fria.
Proteger os cabelos do sol	Azeite de oliva.
Queda de cabelos	Aplicação do suco de um limão após a lavação do cabelo, deixando por até 30 minutos, enxaguando com água abundante.

Substituto de laquê	Borrifar a mistura de uma colher de sopa de açúcar em um copo de água quente.

Preparação para água de banhos	
Coceiras, irritações, queimaduras locais	Bicarbonato de sódio.
Estimulante	Infusão de 200 g de flores de alfazema em três litros de água.
Insônia	Uma colher de sopa de mel.
Queimaduras do sol	Farinha de aveia.
Relaxamento muscular e redução de inchaços	250 g de sulfato de magnésio.
Relaxante	15 gotas de óleo essencial de flor de laranjeira.
Revigorante e combate à fadiga	Vinagre de maçã, fatias de laranja.
Tonificante	Vinho tinto.

Suplementos para auxiliar no emagrecimento	
Erva	Utilização
Hidratação	Algas marinhas.
Estimulação da tireoide	Algas marinhas, fucus vesiculosus.
Acelera o metabolismo	Bardana, chá verde, dente-de-leão, garcinia, noz de cola, vinho tinto.
Termogênico	Canela, pimenta caiena.
Inibidor de apetite	Garcinia (tomar 30 a 60 minutos antes das refeições), spirulina.
Hipercolesterolemia	Ginkgo biloba.
Redução de gordura	Pilriteiro, psyllium, vinagre de maçã (duas colheres de chá em um copo de água).
Eliminação de resíduos	Psyllium.
Prevenção e correção de varizes	Semente de uva.
Redução de edemas dos pés e tornozelos	Unha-de-gato.

Ervas para atuação na pele	
Atuação	Ervas mais indicadas
Abscessos	Alecrim, arruda, assa-peixe, bardana, camomila, cardo--santo, cebola, feno-greno, figueira, inhame, jurubeba, malva, mandioca, melão-de-são-caetano, orégano, quiabeiro, sabugueiro, salsa, verbasco.

Acnes	Bardana (folhas), copaíba, espinheira-santa, jambo, limão, melaleuca, óleo de jojoba, óleo de linhaça (uma colher sopa/dia), óleo de prímula (1g três vezes ao dia), guaçatonga, calêndula, alecrim.
Adelgaçante	Fucus vesiculosus.
Adstringente	Própolis, hamamélis, juá.
Afecções cutâneas	Agrião, amor-perfeito, andiroba (óleo), bambu, bananeira (seiva), bardana, batata-de-purga, cainca, camomila, carapiá, centella-asiática, cipó-azougue, cipó-suma, coerana, dália, dulcamara, erva-de-lagarto, gergelim, grão-de-bico, hamamélis, hipérico, limão, linhaça (óleo), louro, lúpulo, melão-de-são-caetano, mil-em-ramas, milho, panaceia, parnassia, nogueira, pepineiro, picão-preto, prímula (óleo), pulsatilla, quebra-pedra, salsaparrilha, sassafrás, taiuiá, tuia, tussilagem, zimbro.
Alergias da pele	Carrapicho-de-boi, ephedra.
Amaciar a pele	Cravo-da-índia, cenoura, erva-doce, mamão papaia, mel, proteína do leite.
Antialergênico	Camomila, alcaçuz.
Antiedema	Zedoária.
Anti-inflamatória	Camomila, própolis, alcaçuz, arnica, erva-baleeira.
Anti-irritante	Camomila.
Antimicótico	Camomila.
Antisseborreico	Juá.
Artrite e reumatismo	Colocar seis pimentas vermelhas em maceração em 100 ml de álcool a 60° C durante dez dias. Filtrar e pincelar no local.
	Ralar um caroço de abacate seco em um litro de álcool com dez pedras de cânfora. Usar como compressas ou aplicação local.
Bactericida	Camomila.
Bronzeador	Óleo de gergelim, urucum.
Calos	Alho, calêndula, feno-grego, figueira, mamoeiro.
Cabelos secos	Decocção de salsa após a lavação.
Cabelos oleosos	Decocção de mil-em-ramas, hamamélis, jaborandi e macela.

Caspa	Copaíba, antúrio, limão, melaleuca.
	Bater dois tomates maduros, sem sementes, no liquidificador. Acrescentar duas colheres de sopa de vinagre de vinho branco. Aplicar no cabelo durante 20 minutos, lavando logo após.
	Raspar a entrecasca do juá em um recipiente de água fria até espumar. Lavar o cabelo duas vezes por semana.
	Raiz de bardana no xampu.
	Infusão de alecrim com bórax no xampu.
	Suco de limão com óleo de rosas (massagem na cabeça).
	Cápsulas de vitamina E.
	Gel de babosa, durante 5 minutos.
	30 comprimidos de aspirina, misturados no xampu.
Celulite	Algas marinhas, feno-grego, fucus vesiculosus. Semente de uva (óleo), centella-asiática, Fucus vesiculosus, ginkgo biloba, cavalinha, verbena, abacaxi (massagem com o fruto), hera (Hedera helix), valeriana, cânfora, mentol.
Clarear a pele	Camomila, sabugueiro.
Cicatrização	Aroeira, bardana, beldroega, benjoim, calêndula, confrei, copaíba, couve, erva-de-lagarto, ipê-roxo, jojoba, própolis, rosa-mosqueta, sanguinária, tanchagem, tomilho.
Condicionador para cabelos danificados	Óleo de semente de uva com extrato de agaricus (Cogumelo do Sol).
Condicionador para cabelos secos	Extrato de arnica e maracujá.
Condicionador para cabelos secos e normais	Cupuaçu e colágeno.
Condicionador para cabelos tingidos	Proteína de trigo e óleo de macadâmia.
Descongestionante	Alecrim, óleo de maracujá.
Desinfecção	Calêndula, melaleuca, argila.
Elasticidade	Óleo de girassol.
	Gelatina (colágeno).
	Elastina (derivada da crista do galo).
Estimulação da circulação periférica	Capim-limão, polén com mel silvestre.
Estimula a drenagem linfática	Ginkgo biloba.
Estimulante cutâneo	Centella-asiática.
Estrias	Cavalinha, rosa-mosqueta (óleo), semente de uva (óleo), óleo de amêndoa.
Flacidez	Algas marinhas, Fucus vesiculosus.

Germicida	Cânfora.
Gordura localizada	Centella-asiática (abdome, quadril, coxas, joelhos e tornozelos), abacaxi (massagem com a polpa), hera (Hedera helix), cânfora, mentol.
Halitose	Salsa desidratada.
Hidrante	Erva-doce, Fucus vesiculosus, aveia.
Emagrecimento	**I – Ervas de apoio:** Diurese (retenção de líquidos): carqueja, cavalinha, dente-de-leão, abacateiro e centella-asiática. Estimulação digestiva: funcho, hortelã, boldo-do-chile. Atuação emocional: hipérico, camomila, valeriana, maracujá. **II – Ervas emagrecedoras:** Reduz a possibilidade de engordar: garcinia (extrato seco de 500 a 1500 mg antes das refeições). Antiglicemiante: chapéu-de-couro (uma colher de chá de erva seca/500 ml de água, às 15 horas). Remineralizante: cavalinha (uma colher de chá de erva seca – infusão – em 500 ml de água). Para efeito diurético e hipoglicemiante, utilizar uma colher de chá de erva seca (infusão) em 500ml de água.
Emoliente	Abóbora, alcaçuz, alecrim, alteia, amor-do-campo, amoreira, andiroba (óleo), aveia, babosa, bananeira (seiva), batata-doce, cevada, coerana, copaíba, coração-de-negro, cravo, douradinha, figueira, grama-de-jardim, guanxuma, juá, jojoba, malva, mamoeiro, mandioca, óleo de semente de manga, olmeiro, ora-pro-nóbis, pariparoba, psyllium, pulmonária, quiabeiro, rosa-mosqueta, rosela, sabugueiro, tília, verbasco.
Esfoliante	Bambu, bucha.
Espinhas e cravos	Bardana, calêndula, confrei (tintura).
Higienização	Camomila, arnica, água de hamamélis, alecrim, óleo de semente de manga, mamão papaia, bambu, óleo de maracujá, óleo de cravo, óleo de alecrim, cânfora, óleo de menta, juá, zimbro, argila, uva, zedoária, óleo de lavanda, luffa, centella-asiática, castanha-da-índia, hera, mentol, proteína do leite.
Irritação, vermelhidão e descamação da pele	Dente-de-leão.
Limpeza da pele	Centella-asiática, bardana.

Manchas na pele	Acariçoba, cipó-suma, óleo de rosa-mosqueta com argila (usar à noite), salsa (suco na diadermina), maravilha (flores), taiuiá, rábano-rústico, abacaxi (massagem com a polpa), mil-em-ramas, babosa (inclusive manchas senis), semente de uva (senis) sucupira, limão tahiti e siciliano (evitar tomar sol), morango, pitanga.
Manchas de gravidez	Passar no rosto a massa de mamão durante 20 minutos.
Menopausa	Misturar unha-de-gato, amor-do-campo, tanchagem e chá verde. Fazer a infusão de uma colher de sopa da mistura em dois copos de água. Tomar três xícaras ao dia.
Metabolismo celular	Pólen (consumir em jejum, mastigando até três colheres de chá/dia, podendo ser misturado pulverizado no mel, na manteiga, etc.).
Mineralizante	Semente de uva, argila.
Nódulos musculares	Centella-asiática.
Nutritivo	Fucus vesiculosus, aveia, zimbro, mel, proteína do leite.
Oleosidade da pele	Cavalinha, mil-em-ramas, camomila, sabugueiro, sálvia, capim-limão, erva-doce, cânfora.
Pontos negros na pele	Mel.
Psoríase	Guaçatonga e copaíba.
Retirar impurezas da pele	Cavalinha.
Refrescar a pele	Camomila, cravo-da-índia, erva-doce, banana.
Rejuvenesce	Cenoura, polém com mel silvestre, própolis, Fucus vesiculosus, germe de trigo.
Ressecamento na área dos olhos	Vitaminas A e D.
Queda de cabelos	Jaborandi, sálvia e arnica.
Queimaduras	Algas marinhas, calêndula, dália, gergelim, hipérico, hortelã, jojoba, linhaça (óleo), mamoneira, manjerona, melão-de-são-caetano, parietária, pariparoba, psyllium, rosa-mosqueta, tormentilha.
Refrescante	Óleo de menta, zedoária, óleo de lavanda, mentol.
Retenção hídrica	Centella-asiática, castanha-da-índia.
Rugas precoces	Algas marinhas, jojoba, prímula, rosa-mosqueta. Açúcar obtido da cevada, trigo, lírio e fitoplâncton.
Suavizante	Óleo de menta.
Tônico cutâneo	Calêndula, centella-asiática, hamamélis, hera, arnica, camomila, castanha-da-índia, confrei.
Umectante	Óleo de maracujá.

Varizes e microvasos	Castanha-da-índia, ginkgo biloba, arruda, hamamélis, calêndula, babosa, mil-em-ramas, arnica. Duas partes de lanolina, duas partes de vaselina, uma parte de tintura-mãe de bardana, uma parte de tintura-mãe de mil-em-ramas. Misturar a lanolina aos poucos, com as tinturas. Em seguida, acrescentar a vaselina, mexendo até ficar homogêneo.

Óleos essenciais para atuação na pele	
Atuação	Óleos mais indicados
Afrodisíaco	Sândalo, ylang-ylang
Antiansiedade	Lavanda
Antidepressivo	Jasmim, lavanda, neroli, ylang-ylang
Antiedema	Menta
Antifúngico	Melaleuca
Anti-infeccioso	Melaleuca
Antisséptico	Eucalipto, melaleuca, rosa damascena
Antiestresse	Lavanda, neroli, sândalo
Calmante	Menta
Celulite	Eucalipto
Cicatrizante	Melaleuca
Clareador de pele	Uva-ursi
Desinfetante	Eucalipto
Desintoxicante	Lavanda, tangerina (fumantes)
Dores de cabeça	Rosa damascena
Estimular a meditação	Sândalo
Expectorante	Eucalipto
Fadiga mental	Menta
Fortificante do sistema nervoso	Vanila
Insônia	Lavanda
Pele acneica e manchada	Melaleuca
Pele sensível e seca	Lavanda, sândalo
Pele envelhecida e desidratada	Ylang-ylang
Pós-operatório da face	Melaleuca

Pós-operatórios	Sândalo
Refrescante	Menta, tangerina
Relaxante muscular	Menta, neroli, ylang-ylang
Revigorante	Rosa damascena
Sensualidade	Neroli, sândalo, ylang-ylang
Tensão muscular	Rosa damascena
Tensão pré-menstrual	Neroli
Tranquilizante	Lavanda, vanila
Tratamentos corporais e banhos	Sândalo
Nutritivo	Ylang-ylang
Hidratante	Ylang-ylang
Reequilíbrio hormonal	Ylang-ylang

Antioxidantes mais utilizados	
Atuação	Antioxidante
Amacia a pele	Vitamina A
Anticancerígeno	Selênio
Atuação profunda na pele	Coenzima Q-10
Clareamento da pele	Vitamina C
Degradação de radicais livres	Superóxido dismutase, vitamina A, coenzima Q-10
Espessamento e pigmentação excessiva da pele	Vitamina A
Estimula irrigação sanguínea	Ginkgo biloba
Fortalece vasos e capilares	Ginkgo biloba
Hidratação da pele	Vitamina A
Prevenção anticaspa	Coenzima Q-10
Regulariza secreção sebácea	Ginkgo biloba

Relação de Plantas Medicinais

Nome da Planta	Nome Científico
Abacateiro	*Persea gratissima*
Abacaxi	*Ananas sativus*

Nome da Planta	Nome Científico
Abóbora	*Curcubita pepo*
Abricoteiro	*Mammea americana*
Absinto	*Artemisia absinthium*
Abutua	*Cissampelos pareira*
Abutua-verdadeiro	*Chondodendron platyphyllum*
Acácia	*Acacia horrida*
Açafrão	*Crocus sativus*
Acanto	*Acanthus mollis*
Acariçoba	*Hydrocotyla umbelata*
Açoita-cavalo	*Luthea speciosa*
Acônito	*Aconitum napelilus*
Agar-Agar	Alga da classe das Rodofíceas
Agave	*Agave americana*
Agoniada	*Plumeria lancifolia*
Agrião	*Nasturtium officinale*
Agrião-do-pará	*Spilanthes oleracea*
Agrimônia	*Agrimonia eupatoria*
Agripalma	*Leonurus cardiaca*
Aipo	*Apium graveolens*
Alcachofra	*Cynara scolymus*
Alcaçuz	*Glycyrrhiza glabra*
Alcaparra	*Capparis spinosa*
Alecrim	*Rosmarinus officinalis*
Alfafa	*Medicago sativa*
Alfavaca	*Ocimum basilicum*
Alfavaca-cravo	*Ocimum gratissimun*
Alfavaca-cheiro de anis	*Ocimum selloii*
Alfazema	*Lavandula officinalis*
Algas marinhas	Divisão Phaeophyta
Algodoeiro	*Gossypium herbaceum*
Alho	*Allium sativum*
Aloé do cabo	*Aloes capensis*
Alpiste	*Phalaris canariensis*
Alteia	*Althaea officinalis*
Alumã	*Vernonia condensata*
Amaranto	*Amarantus tricolor*
Amendoeira	*Amygdalus communis*
Amendoim	*Arachis hypogaea*

Nome da Planta	Nome Científico
Amor-do-campo	Desmodium adscendens
Amor-perfeito	Viola tricolor
Amoreira	Morus nigra
Ananás	Ananassa sativa
Andiroba	Carapa guyanensis
Angélica	Archangelica archangelica
Angico	Piptadenia colubrina
Anileiro	Indigofera anil
Anis	Pimpinella anisum
Anis estrelado	Illicium verum
Antúrio	Anthurium acaule
Aperta-ruão	Piper aduncum
Araruta	Marantha arundinacea
Arnica	Arnica montana
Arnica do Brasil	Solidago chilensis
Aroeira	Schinus terebinthifolius
Arroz	Orysa sativa
Arruda	Ruta graveolens
Artemísia	Artemisia vulgaris
Ásaro	Asarum eropaeum
Aspargo	Aspargus officinalis
Assa-peixe	Vernonia polyanthes
Astrágalo	Astragalus membranaceus
Aveia	Avena sativa
Aveloz	Euphorbia tirucalli
Avenca	Adiantum capillus veneris
Azeda crespa	Rumex crispus
Azedinha	Oxalis latifolia
Azevinho	Ilex aquifolium
Babosa	Aloe vera
Bálsamo	Schinus terebinthifolia
Bambu	Bambusa vulgaris
Bananeira	Musa paradisiaca
Banchá	Thea sinensis
Barbatimão	Stryphnodendron barbatimao
Bardana	Arctium lappa
Batata	Solanum tuberosum
Batata-de-purga	Exogonium purga

Nome da Planta	Nome Científico
Batata-doce	Ipomoea batatas
Beldroega	Portulaca oleracea
Belladona	Atropa belladona
Benjoim	Styrax tonkinense
Berinjela	Solanum melongena
Beterraba	Beta vulgaris
Betônia	Stachys betonica
Bétula	Betula alba
Bicuiba	Myristica officinalis
Boldo	Poemus boldus
Bolsa-de-pastor	Capsella bursa pastoris
Boswellia	Boswellia serrata
Briônia	Bryonia dioica
Bucha	Lufa aeghyptiaca
Buchinha-do-norte	Luffa operculata
Buxo	Buxo sempervirens
Cabeça-de-negro	Caput nigri
Cacto mandacaru	Cereus peruvianus
Cactus	Cereus grandiflorus
Café	Cofffea arabica
Cainca	Chiococca brachiata
Cajazeiro	Spondias lutea
Cajueiro	Anacardium occidentale
Cálamo aromático	Acorus calamus
Calêndula	Calendula officinalis
Cambará	Lantana camara
Camomila	Matricaria chamomilla
Cana-do-brejo	Costus spicatus
Canela	Cinnamomum zeylanicum
Canela-da-china	Cinnamonum aromaticum
Canela-de-java	Cinnamomum zeylanicum
Canela-de-perdiz	Croton perdicepis
Cânfora	Cinnamomum camphor
Canforeira	Laurus camphora
Cânhamo	Cannabis sativa
Capim-limão	Cymbopogon citratus
Capuchinha	Tropaeolum majus
Carambola	Averrhoa carambola

Nome da Planta	Nome Científico
Carapiá	*Dorstenia brasiliensis*
Cardo-mariano	*Silybum marianum*
Cardo-santo	*Cnicus benedictus*
Caroba	*Jacaranda brasiliana*
Carobinha	*Jacaranda puberula*
Carobinha-do-campo	*Jacaranda pteroides*
Carqueja	*Baccharis triptera*
Carrapeta-verdadeira	*Guarea trichilioides*
Carrapicho-de-boi	*Meibonia triflora*
Caruru	*Amaranthus viridis*
Carvalho	*Quercus robur*
Carvão vegetal	*Carbo activatus*
Casca-de-anta	*Drimys winteri*
Cáscara sagrada	*Rhamnus purshiana*
Cassaú	*Aristolochia cymbifera*
Castanha-da-índia	*Aesculus hippocastanum*
Catinga-de-mulata	*Tanacetum vulgare*
Catingueira	*Apodanthera smilacifolia*
Catuaba	*Erythroxylon catuaba*
Cava-cava	*Piper methysticum*
Cavalinha	*Equisetum arvense*
Cebola	*Allium cepa*
Cenoura	*Daucus carota*
Centáurea do brasil	*Dejanira erubescens*
Centeio	*Secale cereale*
Centella-asiática	*Hydrocotyle asiática*
Cerejeira	*Prunus cerasus*
Cevada	*Hordeum vulgare*
Chá-de-bugre	*Cordia ecalyculata extra*
Chapéu-de-couro	*Echinodorus macrophyllus*
Chicória	*Chicorium intybus*
Cidrão	*Lippia citriadora*
Cinamomo	*Melia azedarach*
Cinerária maritima	*Senecio cineraria*
Cipó-azougue	*Apodanthera smilacifolia*
Cipó-cabeludo	*Mikania hirsutissima*
Cipó-chumbo	*Cuscuta umbellata*
Cipó-cruz	*Chiococa racemosa*

Nome da Planta	Nome Científico
Cipó-de-são-joão	Pyrostegia venusta
Cipó-imbé	Philodendron bipinnatifidum
Cipó-mil-homens	Aristolochia brasiliensis
Cipó-prata	Banisteria argyrophylla
Cipó-suma	Anchietea salutaris
Cipreste	Cupressus sempervirens
Chlorella	Chlorella pyrenoidosa
Coco-da-Bahia	Cocos nucifera
Coentro	Coriandrum sativum
Coerana	Coeranum laevigatum
Colônia	Alpinia speciosa
Cominho	Cuminum cyminum
Condurango	Marsdenia condurango
Confrei	Symphytum officinale
Congonha-de-bugre	Villaresia congonha
Congonha-do-campo	Luxemburgia polyandra
Conta-de-lágrimas	Coix lacryma
Copaíba	Copaifera langdsdorffii
Coração-de-negro	Albizzia lebbeck
Cordão-de-frade	Leonotis nepetaefolia
Couve	Brassica oleracea
Crataegos	Crataegus oxyacantha
Cravo	Dianthus caryophyllus
Cravo-da-índia	Caryophyllus aromaticus
Cravo-de-defunto	Tagetes glandulifera
Curraleira	Croton antisyphiliticus, Croton perdiceps
Dália	Dahlia pinnata
Damiana	Turnera diffusa
Dente-de-leão	Taraxacum officinale
Douradinha	Waltheria douradinha
Douradinha-do-campo	Palicurea rígida
Dulcamara	Solanum dulcamara
Echinácea	Echinacea angustifólia
Efedrina	Ephedra spp.
Embaúba	Cecropia peltata
Emburana	Torresea cearensis
Endro	Anethum graveolens
Ephedra	Ephedra sinica

Nome da Planta	Nome Científico
Equinácea	*Echinacea purpurea*
Erva-andorinha	*Euphorbia pilulifera*
Erva-baleeira	*Corida verbenacea*
Erva-cidreira	*Melissa officinalis*
Erva-de-bicho	*Polygonum hydropiper*
Erva-de-cobra	*Mikania opifera*
Erva-de-lagarto	*Casearia sylvestris*
Erva-de-santa-maria	*Chenopodium ambrosioides*
Erva-doce	*Pimpinella anisum*
Erva-milagrosa	*Heimia salicifolia*
Erva-moura	*Solanum nigrum*
Erva-de-passarinho	*Struthanthus flexicaulis*
Erva-tostão	*Boehaavia diffusa*
Escamoneia	*Convolvulus scammonia*
Escutelária	*Scutellaria spp*
Espinafre	*Spinacia oleracea*
Espinheira-santa	*Maytenus ilicifolia*
Espinheiro-alvar	*Crataegus oxyacantha*
Espinho-de-carneiro	*Xanthium spinosum*
Estáquida	*Stachys palustris*
Estigma de milho	*Zea mays*
Estragão	*Artemísia dracunculus*
Estramônio	*Datura stramonium*
Estrofanto	*Strophantus hispidus*
Eucalipto	*Eucalyptus globulus*
Eufrásia	*Euphrasia officinalis*
Fedegoso	*Cássia ocidentalis*
Fel-da-terra	*Lophophytum mirabile*
Feno-grego	*Trigonella foenumgraecum*
Figueira	*Fícus carica*
Filodendro	*Philodendron pertusum*
Fitolaca	*Phytolacca decandra*
Flor-da-noite	*Cereus glandiflorus*
Flor-de-laranjeira	*Citrus aurantium*
Folha-da-fortuna	*Kalanchoe brasiliensis*
Frângula	*Rhamnus frangula*
Fruta-de-lobo	*Solanum verbascifolium*
Fucus	*Fucus vesiculosos*

Nome da Planta	Nome Científico
Funcho	*Foeniculum vulgare*
Garcínia	*Garcinia cambogia*
Garra do diabo	*Harpagophytum procumbens*
Genciana	*Gentiana lutea*
Gengibre	*Zinziber officinalis*
Gerânio	*Geranium maculatum*
Gergelim	*Sesamum indicum*
Gervão	*Verbena bonariensis*
Ginkgo biloba	*Ginkgo biloba*
Ginseng	*Panax ginseng*
Girassol	*Helianthus annuus*
Goiabeira	*Pisidium guajava*
Grama	*Agropyrum repens*
Grama-de-jardim	*Stenotaphrum secundatum*
Grão-de-bico	*Cicer arietinum*
Gravatá	*Bromelia fastuosa*
Graviola	*Anona muricata*
Grindelia	*Grindelia camporum*
Guaçatonga	*Casearia sylvestris*
Guaco	*Mikania glomerata*
Gualtéria	*Gualtheria procumbens*
Guanxuma	*Sida rombhifolia*
Guaraná	*Paullinia cupana*
Guiné	*Petiveria aliacea*
Hamamélis	*Hamamélis virginiana*
Heliotrópio	*Heliotropium indicum*
Hera-terrestre	*Glechoma hederacea*
Hidraste	*Hydrastis canadensis*
Hipérico	*Hypericum perforatum*
Hissopo	*Hyssopus officinalis*
Hortelã	*Mentha piperita*
Inhame	*Colocasia esculenta*
Inhame mexicano	*Dioscorea villosa*
Ipê-roxo	*Tabebuia avellanedae*
Ipecacuanha	*Cephaelis ipecacuanha*
Jaborandi	*Pilocarpus jaborandi*
Jabuticaba	*Myrciaria jaboticaba*
Jambo	*Eugenia jambolana*

Nome da Planta	Nome Científico
Jambolão	*Syzygium jambolanum*
Jaqueira	*Artocarpus integrifolia*
Jatobá	*Hymenaea courbaril*
Jequitibá	*Cariniana brasiliensis*
João-da-costa	*Echites peltata*
Jojoba	*Simmondsia chinensis*
Juazeiro	*Zizyphus joazeiro*
Jurema preta	*Acacia jurema*
Jurubeba	*Solanum paniculatum*
Laranja	*Citrus sinensis*
Laranjeira	*Citrus aurantium*
Lentilha	*Ervum lens*
Limão	*Citrus limonum*
Linhaça	*Linum usitatissimum*
Líquen-da-islândia	*Cetraria islandica*
Lípia	*Lipia alba*
Lobélia	*Lobelia inflata*
Losna	*Artemisia absinthium*
Louro	*Laurus nobilis*
Lúpulo	*Humulus lupulus*
Ma huang	*Ephedra sinense*
Macela	*Achyrocline satureoides*
Macela-do-campo	*Achyrocline satureoides*
Madressilva	*Lonicera japonica*
Malva	*Malva sylvetris*
Mama-cadela	*Brosimum gaudichardii*
Mamoeiro	*Carica papaia*
Mamona	*Ricinus communis*
Manacá	*Brunfelsia hopeana*
Mandioca	*Maniohot utilissima*
Mangabeira	*Hancornia speciosa*
Mangueira	*Mangifera indica*
Manjericão	*Ocimum basilicum*
Manjerona	*Origanum majorana*
Maracujá	*Passiflora alata*
Marapuama	*Ptychopetalum olacoides*
Maravilha	*Mirabilis jalapa*
Marmeleiro	*Cydonia vulgaris*

Nome da Planta	Nome Científico
Mastruço	Lipidium sativum
Mate	Ilex paraguaiensis
Mate verde	Ilex paraguaiensis
Melaleuca	Melaleuca alternifolia
Melancieira	Cucurbita citrullus
Melão-de-são-caetano	Momordica charantia
Melissa	Melissa officinalis
Menta	Mentha piperita
Menta comum	Mentha viridis
Mentrastro	Ageratum conyzoides
Mentruz	Chenopodium ambrosioides
Mil-em-ramas	Achillea millefolium
Milho	Zea mays
Mimo-de-vênus	Hibiscus rosasinensis
Mirra	Commiphora myrrha
Mirtilo	Vaccinium myrtillus
Mostarda	Brassica nigra
Mulungu	Erythrina mulungu
Mussambé fedorento	Cleome spinosa
Nabo	Brassica napus
Nó-de-cachorro	Heteropteris aphrodisiaca
Nogueira	Juglans regia
Noz-de-cola	Myristica fragrans, Cola acuminata
Noz-moscada	Myristica fragrans
Noz-vômica	Strychnos nux vomica
Óleo-vermelho	Myrospermum erytroxilon
Olíbano	Boswellia carteri
Olmeiro	Ulmus campestris
Ora-pro-nóbis	Pereskia aculeata
Óregano	Origanum vulgare
Oxalis	Oxalis oxyptera
Oxicedro	Juniperus oxycedrus
Pacová	Renealmia brasiliensis
Paineira	Chorisia speciosa
Panaceia	Solanum martii
Para tudo	Gomphrena officinalis
Parietária	Parietaria officinalis

Nome da Planta	Nome Científico
Pariparoba	*Piper umbellatum*
Parnassia	*Parnassia palustris*
Pata-de-vaca	*Bauhinia forficata*
Pau-de-óleo	*Myrospermum balsamum*
Pau-ferro	*Cesalpinea ferrea*
Pau-pereira	*Geissospermum vellossii*
Pedra-ume-kaa	*Myrcia sphaerocarpa*
Pepineiro	*Cucumis sativus*
Perna-de-saracura	*Eupatorium triplinerve*
Pervinca	*Vinca minor*
Pfaffia	*Pffafia paniculata*
Picão-preto	*Bidens pilosa*
Picão-roxo	*Ageratum conyzoides*
Pimenta-de-macaco	*Xylopia aromatica*
Pimenta-do-reino	*Piper nigrum*
Pimenta-malagueta	*Capsicum frutescens*
Pimentão	*Capsicum annuum*
Pinheiro-silvestre	*Pinus sylvestris*
Pita	*Agave americana*
Pitanga	*Eugenia uniflora*
Poejo	*Mentha pulegium*
Potentilha	*Potentilha reptans*
Primavera	*Primula officinalis*
Prímula	*Oenothera biennis*
Psyllium	*Plantago psyllium*
Pulmonária	*Pulmonaria officinalis*
Pulsatilla	*Pulsatilla vulgaris*
Quássia	*Quássia amara*
Quebra-pedra	*Phyllanthus niruri*
Quiabeiro	*Hibiscus esculentus*
Quilaia	*Quilaja saponaria*
Quina	*Cinchona calisaya*
Quitoco	*Pluchea quitoc*
Rabanete	*Raphanus sativus*
Rábano rústico	*Cochlearia armoracia*
Raiz-de-cobra	*Cimifuga racemosa*
Raspa de Joá	*Ziziphus joazeiro*

Nome da Planta	Nome Científico
Repolho	*Brassica oleracea capitata*
Romã	*Punica granatum*
Rosa-mosqueta	*Rosa canina*
Rosa-rubra	*Rosa gallica*
Rosela	*Hibiscus sabdariffa*
Rubim	*Leonorus sibiricus*
Rúcula	*Eruca sativa*
Ruibarbo	*Rheum palmatum*
Sabal	*Saw palmeto*
Sabugueiro	*Sambucus nigra*
Saião (Corona)	*Kalanchoe brasiliensis*
Salgueiro	*Salix purpurea*
Salgueiro-branco	*Salix alba*
Salsa	*Petroselinum sativum*
Salsaparrilha	*Smilax salsaparilha*
Sálvia	*Salvia officinalis*
Sanguinária	*Polygonum aviculare*
Saponária	*Saponaria officinalis*
Sassafrás	*Sassafras officinalis*
Segurelha	*Satureja hortensis*
Sene	*Cassia uniflora*
Serpilho	*Thymus serphyllum*
Serralha	*Sonchus oleraceus*
Sete-sangria	*Cuphea balsamona*
Simaruba	*Simarouba amara*
Soja	*Glycine hispida*
Sorgo	*Sorghum vulgare*
Spirulina	*Spirulina maxima*
Stévia	*Stevia collina*
Sucupira	*Bowdichea virgilioides*
Tabaco	*Nicotiana tabacum*
Taiuiá	*Cayaponia tayuya*
Tamarindo	*Tamarindus indicus*
Tanchagem	*Plantago major*
Tília	*Tilia vulgaris*
Tiririca	*Cyperus rotundus*
Tomilho	*Thymus vulgaris*
Tormentilha	*Potentilla tormentilla*

Nome da Planta	Nome Científico
Trevo cheiroso	*Melilotus officinalis*
Trigo	*Triticum sativum*
Tuia	*Thuya occidentalis*
Tussilagem	*Tussilago farfara*
Umbaúba	*Cecropia sp*
Unha-de-gato	*Uncharia tomentosa*
Urtiga	*Urtica dioica*
Urucum	*Bixa orellana*
Uva-do-monte	*Vaccinium myrtillus*
Uva-ursina	*Arctostaphylos uva ursi*
Valeriana	*Valeriana officinalis*
Velame-branco	*Macrosiphonia velame*
Velame-do-campo	*Croton campestre*
Verbasco	*Verbasco thapsus*
Verbena	*Verbena officinalis*
Vermiculária	*Sedum acre*
Videira	*Vitis vinifera*
Violeta	*Viola odorata*
Viscum	*Viscum album*
Vitex	*Vitex agnus-castus*
Vulnerária	*Anthyllis vulneraria*
Yohimbe	*Caryanthe yohimbe*
Zedoária	*Curcuma zedoaria*
Zimbro	*Juniperus communis*

Capítulo VI

Rotinas Diárias
Dynacharya

Rotinas Diárias – Dynacharya

A rotina diária visa aproveitar a energia da natureza que influencia os doshas nos vários períodos do dia.

A ciência médica moderna demonstra que existem hormônios no organismo humano que possuem ciclos cartesianos de atuação, que variam no decorrer do dia. O cortisol, fabricado pelas glândulas suprarrenais, tem sua concentração máxima no nascer do Sol, por conta da movimentação natural de todos os seres para iniciar as atividades do dia, estimulando-os para a luta pela sobrevivência. Quando o Sol se põe, a concentração é reduzida, induzindo ao descanso orgânico. Ao contrário, a melatonina, produzida pela glândula pineal, vai aumentando sua produção à medida que o Sol vai se pondo, no início da noite. Quando chega a um certo nível, o corpo tende a esfriar, induzindo-o ao sono. Com a vida moderna, esse processo natural sofre influência da luz artificial, retardando o efeito. Entrando no período de influência energética de Pitta, no período da noite, o organismo se excita, dispersando o sono, conduzindo à insônia. Por isso deve-se dormir o mais cedo possível, isto é, até as 22 horas, período de influência energética de Kapha.

Na mesma analogia, o período mais favorável à meditação é aquele sob a influência energética de Vatta (amanhecer e anoitecer), que interfere sobre a mente, favorecendo o processo da meditação, sendo esse período conhecido como Brahma Muhurta.

Períodos Energéticos do Dia

A Ayurveda cita os períodos do dia, divididos em quatro horas, quando ocorre o predomínio energético de cada um dos doshas, que variam as suas energias de acordo com as modificações da natureza.

Período do dia	Influência do dosha
2h às 6h	Vatta
6h às 10h	Kapha
10h às 14h	Pitta
14h às 18h	Vatta
18h às 22h	Kapha
22h às 2h	Pitta

Para se entender e usufruir desses períodos de predomínio energético dos doshas basta observar os horários de manifestação das doenças. Para isso apresentamos algumas doenças comuns e seus períodos de manifestação:

a) Os períodos que apresentam maior queimação no estômago são os de influência energética de Pitta, ou seja, nos horários compreendidos entre 10 e 14 horas e das 22 às 2 horas, sendo normais pacientes que acordam no início da madrugada apresentando esses sintomas.

b) Os períodos que apresentam dores mais intensas nas articulações em pacientes artríticos são os mais frios do dia, de predomínio energético de Vatta, principalmente no início da manhã e no final do dia.

c) O período do dia em que os indivíduos com predominância do dosha Vatta se apresentam mais esgotados são os compreendidos entre 14 e 18 horas, que correspondem à influência energética de Vatta, agravando mais o dosha do paciente.

d) O período mais adequado para se engordar é dormir durante o de influência energética de Kapha, sendo facilmente observado em indivíduos que dormem até mais tarde.

Execução das Rotinas Diárias – Dynacharya

A rotina diária visa manter a saúde, otimizando ao máximo as influências energéticas provenientes da natureza, consistindo nos seguintes procedimentos:

a) Acordar ao nascer do dia.

b) Fazer uma conexão espiritual com a fonte criadora, conforme a concepção pessoal de religiosidade e espiritualidade.

c) Preparar um copo de água morna, com gotas de limão, adicionando uma pitada de sal ou uma colherzinha de mel, conforme as características do dosha:

Dosha	Adicionar
Vatta	Sal
Pitta	Sal; em hipertensão, usar o mel
Kapha	Mel

d) Urinar e evacuar.

e) Escovar os dentes e limpar a língua utilizando raspador para remover a crosta que se deposita sobre as papilas gustativas.

f) Realizar a limpeza das narinas de modo a mantê-las desobstruídas, favorecendo a entrada de prana que estimulará o funcionamento do corpo. Esse procedimento é conhecido como Jala Netti e utiliza um recipiente adequado, denominado Lota, para introduzir água salgada morna nas narinas. A água deverá ter a temperatura do corpo, avaliada com a inserção do dedo mínimo no recipiente, de modo que se apresente confortável. A quantidade de sal atenderá à proporção de 0,9 grama, o que corresponde aproximadamente à metade de uma tampinha de caneta bic, para cada 100 ml de água. O excesso de sal provoca corrimento nasal, consequência da desidratação.

O Jala Netti, no aspecto físico, promove o descongestionamento da mucosa do nariz. No aspecto sutil, estimula os canais energéticos Ida e Píngala, localizados na coluna vertebral, mantendo-os desobstruídos, favorecendo a fluidez da energia vital (ojas).

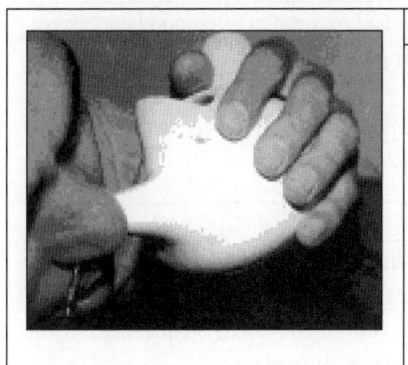

Procedimento para Utilização do Jala Netti
a) Inclinar a cabeça; b) Colocar a extremidade do recipiente, denominado Lota, encostada em uma das narinas; c) Inclinar suavemente o recipiente, de modo que a água flua naturalmente pela narina, saindo na narina oposta. Mantenha a respiração calma pela boca; d) Terminado o processo, assoar o nariz para retirar o excesso de água.
Nota Importante: Pacientes com características energéticas Pitta e Vatta deverão pingar, logo após o procedimento, uma gota de óleo de gergelim, ghee ou óleo de rícino em cada narina, para hidratar a mucosa nasal.

g) Os que têm constituição Kapha, principalmente os obesos, que não possuem pele irritada ou ferida, deverão fazer uma automassagem diária ou pelo menos duas vezes por semana. Nessas ocasiões deverão ser utilizados pós-aromáticos e secantes, como o de mesocarpo de babaçu, podendo também ser aplicada uma solução aquosa de cânfora e mentol a 3% misturada com sal marinho. É necessária a utilização de uma luva de seda para aplicação e fricção suave desse pó ou solução em todo o corpo, visando produzir uma ativação iônica da pele.

h) Tomar um banho, utilizando sabonete o mais natural possível, observando a temperatura da água. Caso não tenha sido realizada a automassagem esfregar o corpo suavemente com bucha vegetal. Cantar mantras, como **Om namo Narayanaya, Om namah Shivaya**, etc., durante o banho, auxilia na limpeza energética sutil do corpo.

Dosha	Temperatura da água
Vatta	Aquecida
Pitta	Fria ou morna
Kapha	Aquecida

i) Realizar uma sequência de ásanas ou o suryanamaskar, observando a dinâmica dos movimentos citados a seguir, repetindo no mínimo três vezes ou mantendo a sua permanência por alguns instantes na postura, observando o grau de desenvolvimento muscular do executante. Terminada a série de ásanas ou suryanamaskar, realizar um relaxamento em shávasana (postura do cadáver), por alguns instantes. Para quem possui maior disponibilidade de tempo, poderá utilizar a sequência de Rishikesh.

Dosha	Dinâmica dos movimentos
Vatta	Movimentos mais lentos.
Pitta	Movimentos moderados de modo a não provocar calor corporal excessivo.
Kapha	Movimentos rápidos que induzam à transpiração.

Outros exercícios físicos que poderão ser utilizados

Dosha	Exercícios
Vatta	Exercícios suaves como Tai Chi Chuan, natação e caminhadas, evitando os extenuantes.
Pitta	Exercícios moderados, realizados em locais bem ventilados, como hidroginástica, natação e caminhadas noturnas, etc.
Kapha	Exercícios intensos, com cansaço até a exaustão, produzindo intensa sudorese, como caminhadas ao sol e ao vento, etc.

j) Posicionar-se sentado em uma das posturas indicadas, realizando os pranayamas mais adequados ao dosha, que deverão ser repetidos no mínimo por sete vezes.

Dosha	Pranayamas
Vatta	• Surya Bedhana. • So Ham Pranayama.
Pitta	• Chandra Bedhana. • Shitali.
Kapha	• Nadhi Sodhana (Vama Krama) ou polarizada. • Surya Bedhana.

k) Meditar durante, no mínimo 20 minutos, observando as características do dosha especificadas abaixo:

Dosha	Características da meditação
Vatta	• Procurar esvaziar a mente de preocupações, ansiedades e medos. • Utilizar a meditação com os mantras mais adequados: So Ham, Ram, Shrim e Hrim. • Poderão ser utilizados exercícios complementares de autoconsciência, atividades de concentração e de fortalecimento da memória, de percepção, como caminhar observando as reações musculares e emocionais, etc.
Pitta	• Direcionar a energia para ideais e objetivos positivos, como a não violência, a devoção ao amor divino, ao perdão, à compaixão, paz, etc. • Utilizar a meditação com os mantras mais adequados: Shrim, Sham e Ma.

Kapha	• Poderá ser utilizada a meditação ativa, mantendo a concentração exclusivamente no que está sendo realizado no momento. • Utilizar a meditação com os mantras mais adequados: Aim, Krim e Hum. • Poderão ser utilizados estudos e reflexões sobre textos espirituais, buscando estimular a mente até o seu desconforto. • Praticar cantos de mantra em voz alta.

l) Café da manhã, conforme a tipologia constitucional energética;

m) Realização das atividades diárias de trabalho ou estudo;

n) Almoçar antes das 13 horas;

o) Realização das atividades diárias de trabalho ou estudo;

p) Banho à tarde;

q) Se possível, repetir a sequência de ásanas ou o suryanamaskar, pranayamas e meditação;

r) Jantar leve com alimentos de fácil digestibilidade;

s) Realizar uma pequena caminhada;

t) Ouvir uma música harmônica e suave, como clássica, new age, etc.;

u) Dormir até as 22h30.

Outras Considerações Importantes na Rotina Diária

Dosha		Estimulação dos sentidos
	Audição	• Silêncio, canto, música clássica ou relaxante.
	Tato	• Toque ou massagem leve com óleos quentes, como o de amêndoa, gergelim, damasco.
Vatta	**Visão**	• Cores vivas e relaxantes, como vermelho, laranja, verde, dourado, etc.
	Paladar	• Alimentação nutritiva composta dos sabores ácido, doce e picante, utilizando moderadamente temperos e condimentos.
	Olfato	• Aromaterapia, utilizando as seguintes essências: sândalo, hena, almíscar, mirra, winter green, jasmim, rosa e eucalipto.

Dosha		Estimulação dos sentidos
Pitta	Audição	• Música suave com sons de flautas, barulhos da natureza, movimentos de água.
	Tato	• Toque ou massagem relaxante com óleos frios, como o de coco e girassol.
	Visão	• Cores frias, como verde, azul, branco, etc.
	Paladar	• Alimentos substanciais, utilizando os sabores doce, amargo e adstringente, servindo-se de condimentos e temperos, como coentro, açafrão e erva-doce.
	Olfato	• Aromaterapia, utilizando as seguintes essências: sândalo, vetivert, rosas, lavanda, gardênia, jasmim. • Borrifação de água com vetivert para refrescar o corpo excessivamente quente.
Kapha	Audição	• Música estimulante com sons fortes, práticas de canto.
	Tato	• Massagens vigorosas com pós ou óleo quente, como o de mostarda.
	Visão	• Cores vivas e estimulantes, como amarelo, laranja, vermelho, dourado, etc.
	Paladar	• Alimentos leves, utilizando os sabores picante, amargo e adstringente, usando bastantes temperos e condimentos. • Realização de jejuns periódicos.
	Olfato	• Aromaterapia, utilizando as seguintes essências aromáticas: hena, almíscar, cedro, mirra, cânfora e eucalipto.

Dosha	Contato com a natureza
Vatta	• Passear silenciosamente ou sentar-se para apreciar um local com vegetação intensa, como um jardim, uma floresta, um bosque. • Tomar banhos de sol nos períodos das 8h às 10h e após as 16h, devendo-se utilizar protetor solar, caso tenha a pele muito sensível. • Evitar o vento e o frio.
Pitta	• Passear ou sentar-se para apreciar um local florido ou com bastante água, como rio, lago, mar, etc. • Evitar temperatura quente.
Kapha	• Passear ou fazer caminhadas vigorosas em locais áridos, montanhosos. • Exposição ao calor solar e ao fogo, pelo uso de lareiras. • Realizar atividades de lazer em lugares rústicos e naturais.

Dosha	Vestuários e ambientes
Vatta	• Os vestuários deverão constar de cores quentes, como vermelho, laranja, dourado, etc., mesclados com a cor branca, que traz a ideia de umidade. • Os ambientes deverão ser aquecidos, organizados de modo a estimular o prazer, devendo conter mobiliários confortáveis.

Pitta	• Os vestuários deverão ser de fibras naturais, confortáveis, preferencialmente de algodão, que absorve melhor o suor. • Nos vestuários e ambientes constarão cores frias, como as tonalidades de verde, azul e branco. • Os ambientes deverão ser confortáveis e prazerosos, bem ventilados, evitando o calor e a incidência de sol excessivo.
Kapha	• Os vestuários deverão ser ásperos para estimular a pele pelo atrito e absorvente do suor. • Os ambientes e vestuários deverão constar de cores quentes e estimulantes, como o vermelho, o laranja e o amarelo. • Os ambientes não poderão apresentar umidade e deverão possuir boa iluminação.

Dosha	Equilíbrio físico e mental
Vatta	• Buscar um estilo de vida mais seguro, mais tranquilo e disciplinado, principalmente na organização e priorização na execução de projetos pessoais, evitando ansiedade, direcionando para um desfrute maior da experiência de vida. • Evitar excessos de viagens, dormir durante o dia e ambientes barulhentos, causadores de distração.
Pitta	• Buscar o relaxamento com diversões e entretenimentos optando por jogos e atividades que tragam prazer e não estimulem a competitividade. • Evitar situações estressantes que exigem esforço e trabalho excessivo. • Buscar adquirir flexibilidade diante das circunstâncias e situações, evitando relações conflituosas, agressivas e polêmicas, principalmente as relacionadas com disputas psicológicas e intelectuais. • Procurar adequar as atividades profissionais, de modo a sentir prazer, utilizando seus talentos pessoais. • Cultivar emoções doces e afetuosas, por intermédio do amor e da amizade. • Praticar o não julgamento e a aceitação.
Kapha	• Buscar uma vida austera, que envolva muito trabalho físico e esforço. • Evitar dormir durante o dia. • Alterar as tendências inconscientes e hábitos, como mudanças das rotas diárias, processos de trabalho, ritmos pessoais, etc., que favoreçam o contato com novas possibilidades. • Buscar o desapego material e emocional, desconectando-se de lembranças e experiências passadas, realizando limpeza na vida. • Desenvolver e movimentar o corpo pela dança. • Promover o rompimento com o passado e com as tradições.

O Yoga

Yoga significa a unificação com a vida universal regida por preceitos cósmicos que intensificam e ampliam a inteligência e a consciência, de forma a conduzir à plenitude e à paz. Essa unificação estimula o movimento e a evolução, que favorece a conexão com a realidade eterna presente no interior de cada ser, além de estimular os equilíbrios físico e psíquico.

A prática do Yoga favorece a eliminação dos condicionamentos negativos arraigados na mente e na consciência, responsáveis pelos desequilíbrios físicos e psicológicos. Quando atua na inteligência, estimula a capacidade do discernimento, facilitando a diferenciação entre o eterno e o efêmero, o real e o ilusório. Atuando na consciência, realiza sua depuração, eliminando os hábitos nocivos e perniciosos, as tendências e os apegos, mantendo seu estado natural, prevalecendo a paz e a tranquilidade mental.

Objetivos da Vida (Purushartas)

Purushartas significa capacidade ou poderes (Arthas) relativos ao espírito puro (Purusha). A Ayurveda mantém no ser a saúde, o valor fundamental da vida. A saúde não deve ser considerada um fim em si mesmo, mas meio de buscar as metas da vida, ajudando na sua realização.

Abaixo os cinco objetivos naturais do ser, percebidos pelos ângulos espiritual e ayurvédico:

Purushartas	Espiritual	Ayurvédico
Ardha	Conhecimento preparando a consciência para a sabedoria.	• Busca da prosperidade, com base na acumulação de bens e objetos externos que visam à manutenção e proteção da vida. Esse acúmulo de bens e objetos pode chegar ao exagero, ultrapassando as necessidades e gerando uma ambição doentia. • A relação de Ahamkara (Ego) e Manas (Mente) com os objetivos externos, gerando a escravidão.
Dharma	Proteger e sermos amparados, vivendo em razão de uma regência cósmica (Lei).	• É a legítima busca da realização dos objetivos fundamentais. • Realização dos talentos por meio da profissão. • A relação de Ahamkara (Ego) e Manas (Mente) com seus objetivos internos.
Kama	Felicidade.	• Satisfação dos desejos. • Realização do Ahamkara (Ego) com os objetivos externos, gerando o prazer.

Moksha	Libertação, limitando as influências da personalidade (Ego).	• Libertação, por meio do desejo de ser livre. • A relação de Manas (Mente)/Ahamkara (Ego) com Mahat (Mente divina).
Prapti	Contato com a essência espiritual (Eu Superior).	• O ego fica submetido à consciência cósmica, sendo transmutado.

Asthanga Yoga

Para se exercitar o Yoga é indispensável a integração do ser com sua essência, harmonizando as necessidades de apoio externo e interno para sua concretização. O desenvolvimento dessa integração é regido por uma lei natural (dharma) que se expressa no todo e em tudo, delineando as responsabilidades sociais e individuais relativas a cada uma das oito etapas ou estágios vencidos e ao desenvolvimento espiritual alcançado.

I – Conduta social (Yama)

São os cinco preceitos éticos que direcionam o ser para uma conduta social, conforme as diretrizes divinas explicitadas pelo Dharma (lei divina), de modo a estabelecer um relacionamento adequado com o mundo exterior, aprimorando suas relações mediante um modo correto de agir que garanta convivência saudável e produtiva.

a) Não violência (Ahimsa)

É a não realização de atitudes ou atos que causem maus-tratos físicos, mentais, emocionais ou espirituais a qualquer ser vivente. A violência é o principal fator que desvirtua a relação ética com a vida, alimentando o desejo que induz a intranquilidade mental e as atitudes e as ações prejudiciais às relações harmoniosas.

b) Veracidade (Satya)

É a responsável pela paz e equilíbrio espiritual, mantendo a harmonia com a verdade. Está relacionada diretamente com a honestidade perante a vida, eliminando a mentira, a falsidade e a dissimulação nas relações, o que consolida o aspecto mais elevado da conduta e da moralidade.

c) Continência, conservação e redirecionamento da energia sexual (Brahmacharya)

É o controle do impulso sexual, visando à utilização da sua energia para a condução da mente a um nível superior de consciência. A má utilização dessa energia é responsável por desequilíbrios físicos, mentais e emocionais. Quando controlada por meio de uma união conjugal estável favorece a experiência no amor humano, caminho inicial para o conhecimento do amor divino em toda a sua potencialidade.

d) Não roubar (Asteya)

É o respeito às propriedades materiais, intelectuais e afetivas alheias, que são apropriadas indevidamente estimuladas pela ganância, inveja e ciúme. Em um aspecto mais amplo estão também incluídas a má utilização do tempo e os desperdícios, que repercutem diretamente no ciclo cármico de cada criatura.

e) Desapego (Aparigraha)

É a utilização adequada das propriedades materiais e intelectuais de forma a não ser aprisionado por elas. Também deve ser aplicado nas relações humanas e afetivas, com concessão da liberdade de opções e de ação.

II – Conduta Individual (Niyama)

São os cinco preceitos éticos que direcionam o ser para uma conduta individual, considerando o comportamento e o estilo de vida indispensáveis para a evolução da consciência.

a) Contentamento (Santosha)

É a busca da felicidade dentro de nós mesmos, pelo cultivo das fontes de criatividade e da percepção superior, estimulada por uma mente tranquila que não oscila com os desejos, aflições e dores, naturais da experiência humana.

b) Pureza (Saucha)

É a purificação física, mental e emocional realizada com alimentação adequada, práticas regulares de exercícios físicos, emoções e pensamentos nobres e elevados.

c) Autoeducação (Svadhyaya)

É o direcionamento para o autoconhecimento e para as vivências com a verdade, facilitando a compreensão da natureza e o funcionamento do Universo e seu reflexo em todas as formas de vida. Esse conhecimento necessário para a autoeducação somente é alcançado por meio de doutrinas espirituais consistentes e suas práticas, que facilitam o contato com um nível superior de consciência.

d) Austeridade (Tapas)

É a disciplina que direciona o ser para as ações, comportamentos e atitudes visando à consecução de um objetivo superior em nível físico, mental ou emocional.

e) Entrega a Deus (Ishvarapranidhana)

É a renúncia à vontade humana (ego) com a entrega incondicional aos desígnios divinos, visando ao autoaperfeiçoamento. Não deve ser confundida com a autoanulação e inércia, mas como uma forma constante de manifestação da divindade que habita o interior de cada ser e que conhece quais as melhores opções e os caminhos para sua realização espiritual.

III - Práticas Exteriores

São as responsáveis pela estruturação física do corpo e pela movimentação da energia prânica pela realização de posturas (asanas) e exercícios respiratórios (pranayamas).

Hatha Yoga

É a conexão entre corpo, mente e alma utilizando os aspectos energéticos positivos (solar) e negativos (lunares), mantendo-se uma relação entre corpo, energia vital e mente, gerando saúde.

A Hatha Yoga é composta de:

a) **Ásanas:** trabalha o sistema músculo-esquelético e circulatório.

b) **Mudras:*** trabalha o sistema endócrino, utilizando gestos de poder, representando as verdades cósmicas.

Principais Mudras			
Jnani-mudra	**Pronan-mudra**	**Shiva-mudra**	**Trimurti-mudra**
É usado em posturas de meditação, representando a integração cósmica do ser.	É o gesto da oração, sendo também utilizado para cumprimentos entre as pessoas, com a pronúncia do Namastê (Saúdo Deus em mim e em ti).	Mão direita sobre a esquerda na altura do plexo solar, representando a dualidade (espírito e matéria) em plena harmonia.	Representa as três forças primárias da criação: Brahma, Vishnu e Shiva.

---

* N.E.: Sugerimos a leitura de *O Poder Curativo dos Mudras*, de Pustak Mahal, Madras Editora.

c) **Bhandas:** contração e movimentação da musculatura para elevação energética.
d) **Kriyas:** técnicas de limpeza do corpo.
e) **Pranayamas:** controle e direcionamento da energia vital.

Atuação dos Mudras

1) **Cabeça:** glândulas hipófise e pineal.
2) **Pescoço:** glândulas tireoide e paratireoide.
3) **Tórax e abdome:** pâncreas, timo e digestão.
4) **Genital/pelve:** ovários e testículos.

Ásanas

Segundo os textos antigos da Hatha Yoga, existem 82 mil posturas, sendo as apresentadas a seguir as mais amplas e abrangentes terapeuticamente, devendo ser executadas mantendo-se uma permanência por um período mais longo, no mínimo de até três minutos, ou a sua repetição por três vezes.

A realização das posturas físicas favorece a liberação das tensões físicas e mentais, estimulando a circulação da energia vital bloqueada por posturas inadequadas. Também auxilia no equilíbrio dos humores biológicos (doshas) que se acumulam nas diversas partes do corpo, favorecendo seu funcionamento adequado. O condicionamento físico, gerado pela prática regular de ásanas, promove a tranquilidade mental e física necessária para a prática meditativa.

É importante a avaliação médica para a execução dos exercícios, de modo a não agravar ou complicar a estrutura osteomuscular do executante.

Posturas Fundamentais

Posturas sentadas

Sinhasana	
	Benefícios da postura: a) Revigora os músculos e os órgãos do tórax; b) Tonifica os músculos do rosto e da coluna vertebral; c) Melhora a circulação sanguínea na região cervical; d) Fortalece os nervos e as glândulas do pescoço; e) Massageia a garganta e a laringe, melhorando a voz.
Procedimentos: a) Sente-se sobre os calcanhares, mantendo os dedos dos pés apoiados no chão; b) Apoie as mãos sobre os joelhos; c) Faça uma inspiração profunda e retenha o ar; d) Abra a boca e coloque a língua o máximo possível para fora; e) Ao mesmo tempo, arregale os olhos e estique as mãos e os dedos, enrijecendo-os. Fique assim por alguns segundos; f) Exale, recolhendo a língua e desfaça a tensão anterior; g) Inspire e aperte o véu palatino com a ponta da língua.	

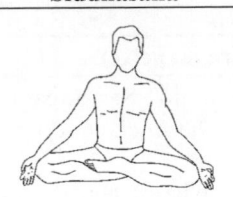

Siddhasana	
	Esta postura desperta os Siddhis (poderes psíquicos). O calcanhar do pé esquerdo deve pressionar a região perineal e o pé direito apoiado entre a panturrilha e a coxa, na região acima do osso pubiano, tendo a planta do pé voltada para cima. Essa postura exige o Jnani Mudra (atitude do sábio).

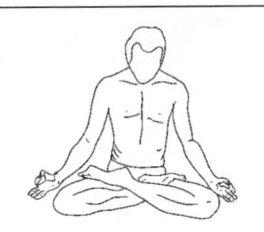

Padmasana	
	Esta postura serve para respirações e meditações, pois suaviza os processos metabólicos reduzindo ao mínimo as atividades orgânicas, possibilitando um estado de paz e recolhimento interno. Seu praticante obtém altos estados de consciência, em virtude da posição das plantas dos pés. Dirigir o olhar para a ponta do nariz (Nasagra Drishti) apoiando o queixo no peito (Jalandhara Bandha).

	Paschimotanasana (pinça)
	• É um dos ásanas mais indicados para manter a coluna sadia e flexível, além de comprimir especialmente o abdome, realizando uma salutar massagem.

Execução:
- Sentar-se, colocando as mãos em trimurti mudra sobre as coxas, levantando lentamente as mãos até a cabeça;
- Ir descendo lentamente alongando a coluna, procurando encostar a cabeça nos joelhos, segurando os calcanhares.

Indicações:
- Combate a ciática, o lumbago, os torcicolos, as nevralgias intercostais e todos os males da coluna e das espáduas;
- Auxiliar no controle da diabetes;
- Regulariza as funções do fígado, baço, pâncreas e vesícula;
- Disfunções metabólicas, como caquexia (desnutrição), desânimo, debilidade geral e falta de energia.

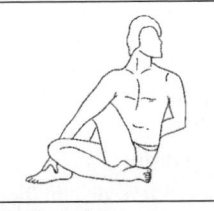

	Matsyendrasana (torção da coluna)
	Jamais forçar demasiadamente a coluna na torção, aguardando a ampliação gradativa da sua flexibilidade.

Indicações:
- Atua sobre os discos intervertebrais, combatendo bico-de-papagaio e outros males da coluna.

Contraindicação:
- Portadores de enfermidades sérias da coluna deverão praticar somente com recomendação médica.

Posturas deitadas

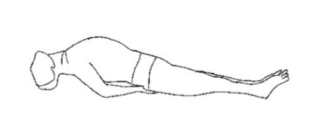

	Matsyasana (postura do peixe)
	Considerada a contrapostura do Sarvangasana (vela), devendo ser mantida na metade do seu tempo para compensação. Manter a respiração livre ou clavicular com a caixa torácica e as costelas bem abertas.

Indicações:
- Correção da curvatura e fortalecimento da musculatura das costas;
- Ampliação da capacidade respiratória;
- Estímulo dos órgãos pélvicos, sobretudo os ovários;
- Provoca a irrigação intensa do cérebro e das glândulas superiores;
- Desintoxicação.

Contraindicações:
- Doenças agudas da cabeça e pescoço (otite, amidalites, sinusites, tireoides);
- Insuficiência cardíaca grave.

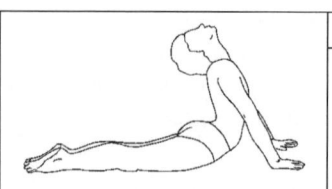

	Bhujangasana (cobra)
	Execução: • Colocar as mãos na linha do queixo; • Esticar os braços, sem forçamento exagerado da coluna e sem tirar a região pubiana do chão.

Indicações:
- Melhoria da cifose, alongando a musculatura;
- Estimula a zona sacrolombar, principalmente os rins e os órgãos genitais;
- Abertura da caixa torácica, aumentando a capacidade respiratória;
- Irrigação da musculatura paravertebral;
- Fortalecimento da musculatura dos glúteos e braços.

Contraindicações:
- Hérnias de disco;
- Dores menstruais fortes.

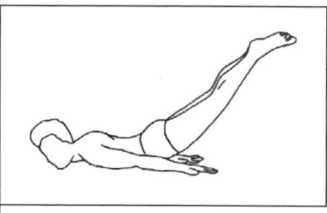

	Shalabasana (gafanhoto)
	Execução: • Elevar inicialmente a perna esquerda amparando-a com o pé direito na altura do joelho, mantendo-se nessa posição por alguns instantes; • Desfazer a posição, relaxando o corpo;

- Elevar a perna direita, amparando-a com o pé esquerdo na altura do joelho, mantendo-se nessa posição por alguns instantes;
- Desfazer a posição, relaxando o corpo;
- Posicionar os braços por debaixo do corpo, elevando as pernas juntas, esticadas, estando os ombros apoiados no solo.

Indicações:
- Irrigação sanguínea na região pélvica;
- Estimulação energética dos órgãos abdominais: rins, vísceras abdominais;
- Estimulação da musculatura das pernas;
- Reforço na musculatura lombar, prevenindo lombalgias e dores.

Contraindicações:
- Hérnias de disco e hiperlordose (curvatura frontal da coluna lombar projetando a barriga para a frente).

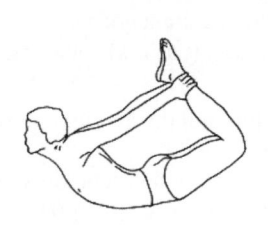

	Dhanurasana (arco)
	É considerada uma das mais belas, completas e eficientes posturas da Hatha-Yoga
	Execução:
	• Manter os joelhos afastados, pegando nos tornozelos, levantando a coluna lentamente sem golpes;
	• Manter os braços esticados forçando as pernas para trás e para cima.

Indicação:
- Atua em problemas da espinha dorsal;
- Tonifica o sistema nervoso vago-simpático;
- Angústias, insônias, inquietude, inseguranças e neuroses;
- Enfermidades do aparelho digestivo, urinário, genital, respiratório e circulatório;
- Modela o corpo.

Posturas invertidas

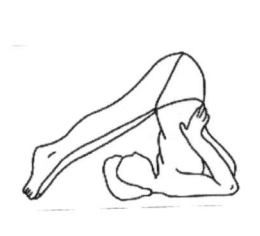

	Halasana (postura do arado)
	Possui as qualidades do Paschimotanasana (pinça) e Sarvangasana (vela).
	Execução:
	• Passagem lenta do Sarvangasana para o Halasana, forçando a musculatura dorsal e abdominal gradativamente, evitando movimentos bruscos da coluna;
	• Ao alcançar o chão com os pés, afastar as pernas ao máximo e segurar os respectivos tornozelos (arado de duas pontas).

Indicações:
- Males psíquicos ligados à esfera sexual;
- Tônico para a coluna vertebral, graças ao seu estiramento;
- Reforço da musculatura abdominal;
- Regulador da tireoide e seu metabolismo;
- Trabalha o retorno do sangue venoso.

Contraindicações:
- Doenças agudas da cabeça e pescoço (otite, amidalites, sinusites, tireoides);
- Insuficiência cardíaca grave.

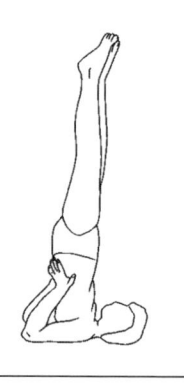

Sarvangasana (postura da vela)
Considerada uma das principais posturas, pois inverte a polaridade do corpo. Para executá-la, subir e abaixar suavemente sem trancos no corpo, mantendo a cabeça no solo. Manter a respiração normal e continuada. **Indicações:** • Tonifica e descongestiona os órgãos abdominais; • Evita prolapsos do útero, intestinos e estômago; • Melhora a circulação das pernas (varizes), abdome, cérebro, pescoço, face e pele;

- Alongamento do pescoço e de toda a zona cervical, diminuindo as curvaturas excessivas da coluna;
- Regula o funcionamento das glândulas tireoides e paratireoides no metabolismo de cálcio e descalcificação de ossos, durante a pressão do pescoço, trazendo calma e paz;
- Cólicas pré-menstruais e TPM;
- Terapia de rejuvenescimento;
- Renova a força vital.

Contraindicações:
- Doenças agudas da cabeça e pescoço (otite, amidalites, sinusites, tireoides);
- Insuficiência cardíaca grave.

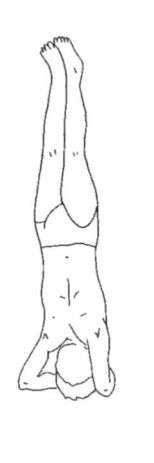

Sirshasana (bananeira)
Promove uma intensa oxigenação do cérebro, devendo ser realizada pela manhã, conferindo energia suficiente para um dia inteiro de atividades e trabalho vigoroso. **Indicações:** • Tonifica e descongestiona os órgãos abdominais; • Evita prolapsos do útero, intestinos e estômago; • Melhora a circulação das pernas (varizes), abdome, cérebro, pescoço, face e pele; • Alongamento do pescoço e de toda a zona cervical, diminuindo as curvaturas excessivas da coluna; • Regula o funcionamento das tireoides e paratireoides no metabolismo de cálcio e descalcificação de ossos, durante a pressão do pescoço, trazendo calma e paz;

- Cólicas pré-menstruais e TPM;
- Terapia de rejuvenescimento;
- Renova a força vital.

Contraindicações:
- Doenças agudas da cabeça e pescoço (otite, amidalites, sinusites, tireoides);
- Insuficiência cardíaca grave.

Posturas de relaxamento

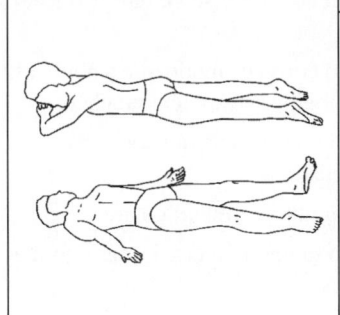

	Shavasana (postura do cadáver)
	Existem duas posturas básicas de Shavasana: a) Uttara – shavasana (repouso sobre a frente); b) Paschimo – shavasana (repouso sobre o dorso). Promovem o completo relaxamento muscular, dos nervos, tendões e órgãos do corpo, buscando-se ainda o afastamento da torrente habitual dos pensamentos e das emoções. Manter os olhos fechados e a respiração instintiva e natural, podendo-se realizar japas (mantras repetidos) na paschimo-shavasana.
Indicações: • Relaxamento e recuperação após a realização de cada ásana.	

Posturas sintetizadas

Suryanamaskar
É uma síntese de posturas que vão se desenvolvendo sequencialmente (Vinyasana). Condensam vários ásanas, executados em uma forma dinâmica e sequencial. É saudável fazê-lo diariamente de três a dez vezes para benefício físico e espiritual, devendo ser associado à respiração com o movimento. A respiração complementa o trabalho realizado pelas posturas. **Nota:** Pode-se vocalizar o pranava OM antes do ínicio dos movimentos, repetindo-o três vezes.

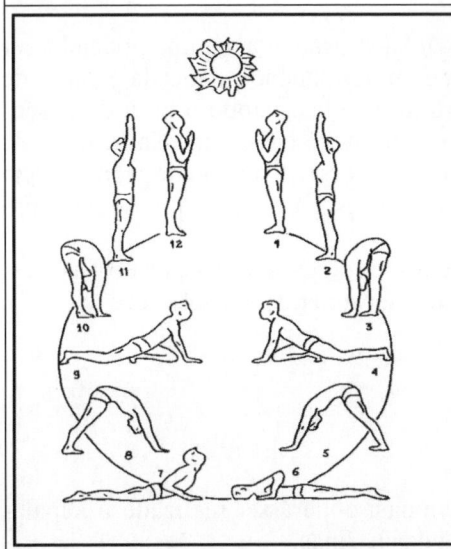

Execução:

1) De pé, com o corpo erguido, pernas e pés juntos, os músculos da face relaxados e as mãos juntas diante do peito;
2) Mantendo as mãos juntas, em trimurti mudra, erga os braços para cima, ao mesmo tempo que realiza uma inspiração lenta e completa;
3) Incline-se lentamente para a frente, enquanto expira, até colocar as mãos juntas no chão;
4) Estique a perna direita para trás, apoiando-se sobre as mãos e o pé esquerdo. Mantenha a cabeça alta olhando para a frente. Nesse meio tempo, faça uma inspiração;

5) Estique agora a perna esquerda também para trás até que os pés fiquem juntos. Apoiando-se agora nas mãos e nos pés, eleve o tronco até que o corpo forme um ângulo reto, procurando apoiar os calcanhares no chão, como se vê na ilustração. Retenha o ar;
6) Expire flexionando os braços, descendo totalmente o corpo de modo que o peito, as palmas, os dedos dos pés e, muito ligeiramente, os joelhos se apoiem no chão;
7) Inspire mantendo os braços e as pernas no mesmo lugar, levante a cabeça e dobre o tronco para trás, mantendo o quadril apoiado no chão;
8) Curve projetando as nádegas para cima, como no número 5, retendo o ar;
9) Inspire, estendendo a perna direita até ficar igual ao tempo número 4, mas agora é a perna esquerda a que fica estendida;
10) Expire, estendendo a perna esquerda até ficar com os pés juntos, e volte à mesma posição do número 3;
11) Procure voltar à posição inicial lentamente, fazendo uma nova inspiração, até ficar com todo o corpo vertical e as mãos juntas acima da cabeça;
12) Expire, baixando as mãos, juntas, até diante do peito.
Benefícios:
• Tonifica o corpo, fazendo circular o sangue;
• Energização geral do corpo;
• Alonga a musculatura preparando-a para outros exercícios;
• Harmoniza os movimentos com a respiração.

Sequência de Rishikesh

Esta sequência se baseia na execução dos ásanas a seguir, podendo ser antecedida de exercícios de alongamento, com permanência em cada postura de períodos variáveis de: 3, 5, 7, 12 e 15 minutos, observando o grau de desenvolvimento de cada pessoa. Entre cada postura deve haver um relaxamento de modo a favorecer a percepção de seus efeitos no corpo. O tempo de permanência no relaxamento é o necessário para promover o descanso para o prosseguimento na execução dos seguintes ásanas.

Os pranayamas podem ser feitos antes ou após a execução dos ásanas, observando a seguinte sequência, que deverá ser repetida por sete vezes:

a) Uddhyana Bhanda;

b) Kapalabhatti;

c) Vama Krama.

Para aumentar os efeitos dos pranayamas, poderá ser realizado o kapalabhatti polarizado, isto é, usando cada uma das narinas.

Sequência de Rishikesh		
Posturas invertidas		
Primeira postura	Segunda postura	Terceira postura
Sarvangasana (Postura da Vela)	Halasana (Postura do Arado)	Matsyana (Postura do Peixe) **Nota**: Considerar metade do tempo de execução da postura da vela.

Posturas sentadas		Postura em decúbito ventral
Quarta postura	Quinta postura	Sexta postura
Paschimotanasana (Postura da Pinça)	Matsyendrasana (Postura da Torção da Coluna)	Bhujangasana (Postura da Cobra)

Posturas em decúbito ventral		Postura invertida
Sétima postura	Oitava postura	Nona postura
Dhanurasana (Postura do Arco)	Shalabasana (Postura do Gafanhoto)	Sirshasana (Postura da Bananeira)

Montagem de aulas terapêuticas

As aulas de yogaterapia deverão ser montadas observando as características peculiares de cada dosha, para o dimensionamento dos ásanas e dos pranayamas mais adequados.

A) Dosha Kapha

Características	
Estrutura muscular	Perde a flexibilidade corporal em virtude do excesso de líquido nas articulações.
Aspectos psicológicos	Geralmente passou a vida atrás da perda do peso, não se aceitando fisicamente.
Período kapha do dia	6h às 10h e das 18h às 22h.
Particularidades	• Movimentos pesados e lentos. • Digestão fraca, metabolismo lento responsável pela obesidade. • Não gosta de exercícios físicos. • Evita posturas sentadas para não causar sono e cansaço.

Montagem das aulas	
Velocidade dos ásanas	Executar uma sequência de ásanas mais rápida para provocar transpiração corporal.
Ásanas mais adequados	Utilizar ásanas que comprimem o abdome, isto é, com movimentos para a frente, estimulando o sistema nervoso simpático, trazendo estímulo e excitabilidade.
Pranayamas	• Nadhi Sodhana – Vama – Krama; • Surya Bedhana (Insp.: narina direita/Retenção/Exp.: narina esquerda); • Kapalabhati; • Bastrika, associada com Vama Krama.
Nota importante	• Solicitar avaliação médica antes da iniciação dos exercícios. • Fazer o Paschimotanasana (Postura da Pinça) somente quando ocorrer susto ou ansiedade. • Posturas que distendem o abdome, isto é, movimentos posteriores, que melhoram a circulação no cérebro e reduzem o muco. • Realizar relaxamento e meditação de curta duração, para não causar sono.

B) Dosha Pitta

Características	
Estrutura muscular	• Flexibilidade muscular mais desenvolvida. • Tendência a lesões nas articulações quando força os músculos durante a execução das posturas.
Aspectos psicológicos	• Agressividade, apreciando atrair a atenção e o brilho para si. • Possui uma tendência competitiva. • Enfatiza mais o aspecto técnico do que o espiritual do Yoga. • Trabalha excessivamente não desfrutando da vida.
Período pitta do dia	10h às 14h e das 22h às 2h.
Particularidades	Excesso de fogo (Agni).

Montagem das aulas	
Velocidade dos ásanas	Realizar pequenos intervalos para relaxamento, com respirações calmantes, durante a execução de cada ásana.
Características dos ásanas	Utilizar ásanas que distendem o abdome, isto é, movimentos posteriores que estimulam o sistema nervoso parassimpático, promovendo a calma e reduzindo a excitabilidade.
Pranayamas	• Nadhi Sodhana – Vama – Krama; • Chandra Bedhana (Insp.: narina esquerda/Retenção/Exp.: narina direita); • Cheetali; • Sitkari.
Ansiedade inicial	Esfriar física e mentalmente; a inteligência fica mais clara e acalma.
Local	Fresco, amplo e propício ao relaxamento.

C) Dosha Vatta

Características	
Estrutura muscular	• Constituição leve, possuindo um corpo magro. • Possui grande flexibilidade muscular e agilidade durante a infância e adolescência. • Com o envelhecimento vai adquirindo rigidez muscular, estando sujeito a artrite e artrose após os 50 anos.
Aspectos psicológicos	• Medroso e nervoso. • Assume postura corporal de proteção, mediante ombros levantados e costas arqueadas. Por conta dessa postura, têm propensão à escoliose.

Período vatta do dia	14h às 18h e das 2h às 6h.
Particularidades	• Tem a mente instável e volátil, por causa da influência dos elementos éter e ar. • Tendência a dar pouca importância ao corpo e mais valor ao intelecto. • Não toma muita água.

Montagem das aulas	
Velocidade dos ásanas	• Execução dos ásanas lentamente, podendo ser repetidos várias vezes, sendo o mais adequado à sua execução por quatro vezes. • Realizar poucos movimentos para não excitar e evitar lesões nos ligamentos, graças à pouca lubrificação sinovial. • Quando aparecer suor na testa, reduzir o movimento dos ásanas. • Evitar movimentos bruscos e ásanas que tiram os pés do chão para evitar volatização mental.
Características dos ásanas	Utilizar ásanas que distendem o abdome, isto é, movimentos posteriores que estimulam o sistema nervoso parassimpático, promovendo a calma e reduzindo a excitabilidade.
Pranayamas	• Nadhi Sodhana – Vama – Krama; • Surya Bedhana (Insp.: narina direita/Retenção/Exp.: narina esquerda); • Kapalabhati; • Bastrika, associada com Vama Krama.
Atitude mental	• Manter a atitude mental durante a realização dos ásanas. • Em virtude da influência do ar e do éter, tende a não estar presente durante a realização do exercício.
Músicas	Usar no final dos exercícios.
Ansiedade inicial	Acalmar a mente e descansar as emoções antes de iniciar os ásanas.

Pranayamas

Os Pranayamas são os exercícios para o controle da respiração, acalmando a mente e os sentidos, além de ampliar e expandir a energia vital por todo o corpo. Auxiliam na conservação da saúde, preparando para a meditação, sendo considerados pela ayurvédica o principal método terapêutico.

Sua prática amplia o nível de oxigenação e vitalização cerebral, favorecendo o desenvolvimento e aperfeiçoamento da consciência, eliminando os condicionamentos e hábitos profundamente arraigados. Essa energia potencializada penetra no inconsciente, liberando a energia armazenada e a criatividade necessária para o enfrentamento, a superação e o tratamento dos distúrbios psicológicos, sendo também benéfica aos três doshas, por meio da massagem que produz no abdome.

Para se aumentar o acréscimo de vitalidade (ojas), podem utilizar-se junto com os pranayamas as seguintes ervas: ginseng, ashwaganda, shatawari, que tomadas pela manhã em jejum agem na região genital. Para o rejuvenescimento feminino e regularização hormonal, as mulheres podem consorciar ao pranayama o uso das ervas: ashwaganda e shatawari. Para a nutrição muscular pode-se utilizar o ashwaganda.

Prana

Prana é a grande energia inteligente que o organismo capta do Universo e transforma em vitalidade para o organismo (ojas). O prana proveniente dos alimentos, líquidos, ar e pensamentos é metabolizado pelo fogo digestivo (agni) e transformado em estrutura orgânica e energia interna (ojas), que vitaliza a consciência, ampliando seu nível de abrangência e percepção das impressões.

Agni (o fogo metabólico)

A metabolização orgânica produz toxinas (ama) que inibem o agni (fogo digestivo), causando cansaço, intoxicação, má digestão e problemas de saúde. A eficiência da máquina humana está na maior produção de energia com a menor geração de toxinas.

No organismo, o fogo digestivo (agni) pode estar desregulado, apresentando-se em excesso ou em falta. O tipo constitutivo Kapha possui pouco agni, enquanto o Pitta tem quantidade excessiva. Com esse desregulamento de agni fica comprometida a eficiência na absorção de prana, gerando uma vitalização orgânica proporcional a essa absorção. A baixa vitalidade orgânica compromete os métodos de excreção, ocasionado pelo acúmulo de toxinas, trazendo o envelhecimento orgânico e as doenças.

O Panchakarma é o método utilizado para a redução de toxinas (ama), que utiliza dois processos: um para limpeza ou desintoxicação (Brimhana) e outro para nutrição ou vitalização (Langhana). Por exemplo, um indivíduo de constituição Vatta, que produz muita toxina acumulada no intestino grosso, precisa ser nutrido antes de desintoxicar-se; feito esse processo, pode ser utilizada a erva triphala para auxiliar na absorção do prana. Na constituição Kapha necessita ser desintoxicado para ser nutrido.

Ojas (vitalidade)

A vitalidade (ojas) se apresenta sutilmente como um líquido que reveste os meridianos (nadis). Se não tiver vitalidade (ojas) suficiente, o prana não é retido no organismo e sobe para a cabeça, causando distúrbios de Vatta, tendo como consequência a alucinação, a confusão mental e a esquizofrenia. A perda de vitalidade (ojas) também ocorre por meio de uma vida desregrada, excesso de trabalho, fala e pensamentos compulsivos.

Durante a realização dos pranayamas, na fase de retenção com pulmões cheios de ar, ocorre um efeito nutritivo, vitalizante e tonificador. Na retenção com os órgãos vazios acontece um efeito purificador, desintoxicante ou redutor do nível de toxinas. Para a definição do uso do pranayama mais adequado é necessário observar o efeito vitalizador ou purificador almejado.

Nadis (canais energéticos)

No corpo existem 72 mil nadis, constituindo uma sutilíssima rede espalhada por todo o corpo etérico ou corpo energético (Pranamayakosha), que, em virtude da sua capacidade de interpenetração, faz com que exista simultaneamente também no corpo físico.

Os canais energéticos do corpo (nadis) são acessados por meio da mente, respiração e dos marmas. O prana, movimentando-se através do corpo, em sua forma sutil como Vatta, fornece a base para o funcionamento dos demais doshas.

Na sua forma mais grosseira, movimenta-se pelos canais energéticos (nadis), transportando a energia vital pelo corpo, utilizando de cinco subdivisões do prana, denominadas cinco vayus, que animam os demais sistemas corporais.

Todos os desequilíbrios e disfunções orgânicas decorrem do congestionamento ou bloqueio do fluxo de prana pelos canais energéticos.

Metaforicamente, são utilizadas as figuras do sol e da lua para representar o lado ativo (rajas) e passivo (tamas) da energia que estabelecem as polaridades básicas fundamentais para o funcionamento do corpo.

No canal energético (nadi) intermediário, sushumna, ocorre uma natureza harmonizada (sattva). É tamas que predomina, fluindo uma energia passiva por meio do nadi Pingala, através de uma energia ativa, preparando para o início das atividades diárias.

Por meio da massagem ayurvédica, tratando os nadis, ocorre uma pacificação da atividade motora e dos cinco sentidos, que são controladas pelo dosha Vatta, o responsável pela maioria dos desequilíbrios energéticos, oriundos da vida moderna.

Um dos métodos mais importantes no tratamento dos nadis é a higiene diária e o uso correto dos sentidos, sendo a sua sobrecarga a principal causa desses desequilíbrios energéticos.

O uso de óleos naturais, extraídos a frio, contém grande quantidade de nutrientes necessários à nutrição corporal, como na aplicação de massagens e nas rotinas diária de manutenção de saúde. O óleo nutre o corpo inteiro, graças à atuação do varuna nadi, que se encontra espalhado pelo corpo inteiro.

As narinas devem ter um cuidado especial, por meio de sua lubrificação diária, pois é através dela que penetra a maior quantidade de prana.

Outras formas de nutrição do organismo são: o silêncio, os sentimentos e pensamentos nobres, alimentos naturais, contato com a natureza e meditação.

A seguir, são apresentados os quatorze nadis principais, que atuam no corpo.

Principais nadis		
Nadis Centrais	Nome	**Sushumna**
	Direcionamento do fluxo energético	Eleva-se no centro da coluna, direcionando o prana da base da coluna até o topo da cabeça, no chacra coronário.
	Atuação	• É o nadi mais importante do corpo, pois contém todos os outros. • É considerado um pilar do corpo sutil (corpo etéreo, emocional e mental). • Controla todo o sistema nervoso, movimentando o prana pelo corpo inteiro. • Energiza os órgãos e as glândulas endócrinas por meio dos chacras, sendo auxiliado por Pingala (energia rajásica – solar) e Ida (energia tamásica – lunar).
	Tratamento	Aplicação de óleo Brahmi, aquecido na cabeça, seguido de movimentos circulares suaves no sentido horário.
	Nome	**Alambusha**
	Direcionamento do fluxo energético	Direciona o prana da base da coluna indo até o ânus.
	Atuação	• É responsável pela eliminação do prana impuro pelo corpo.
	Tratamento	Autoaplicação de óleo de gergelim morno na região anal.

Nadis do Lado Direito	Nome	**Kuhu**
	Direcionamento do fluxo energético	Direciona o prana da base da coluna até o chacra umbilical, finalizando nos órgãos genitais.
	Atuação	• Controla os sistemas reprodutivo e urinário.
	Tratamento	Autoaplicação de óleo de gergelim morno na região genital.
	Nome	**Varuna**
	Direcionamento do fluxo energético	Direciona o prana da base da coluna até o chacra cardíaco, no qual se divide, pranificando todo o corpo.
	Atuação	• Movimenta o prana pelo corpo todo. • Controla o processo respiratório, circulatório, a pele e o tato.
	Tratamento	Massagem abhyanga com óleo específico do dosha morno.

<table>
<tr><td rowspan="20">Nadis do Lado Direito</td><td>Nome</td><td>Yashasvati</td></tr>
<tr><td>Direcionamento do fluxo energético</td><td>Direciona o prana da base da coluna até o plexo solar, finalizando no braço e na perna direita.</td></tr>
<tr><td>Atuação</td><td>• Movimenta o prana pelos membros, permitindo sua atividade motora.</td></tr>
<tr><td>Tratamento</td><td>Aplicação diária de óleo específico do dosha morno na sola dos pés e palmas das mãos.</td></tr>
<tr><td>Nome</td><td>Pusha</td></tr>
<tr><td>Direcionamento do fluxo energético</td><td>Direciona o prana da base da coluna até o chacra frontal, finalizando no olho direito.</td></tr>
<tr><td>Atuação</td><td>• Controla a visão do olho direito.</td></tr>
<tr><td>Tratamento</td><td>Aplicação de tripala misturada com ghee, ou decocção de triphala ou camomila mornas, embebida em algodão sobre os olhos. Massagear os marmas próximos aos olhos.</td></tr>
<tr><td>Nome</td><td>Payasvini</td></tr>
<tr><td>Direcionamento do fluxo energético</td><td>Direciona o prana da base da coluna até o chacra frontal, finalizando no ouvido direito.</td></tr>
<tr><td>Atuação</td><td>• Controla a audição no ouvido direito.</td></tr>
<tr><td>Tratamento</td><td>Pingar duas gotas de óleo de brahmi ou gergelim morno no ouvido, seguida de massagem em toda a orelha.</td></tr>
<tr><td>Nome</td><td>Pingala</td></tr>
<tr><td>Direcionamento do fluxo energético</td><td>Direciona o prana da base da coluna até o chacra frontal, finalizando na narina direita.</td></tr>
<tr><td>Atuação</td><td>• Controla e domina o lado direito do corpo, imputando uma natureza quente (Pitta), predominando mais acentuadamente nos homens.
• Controla o olfato na narina direita.</td></tr>
<tr><td>Tratamento</td><td>Pingar duas gotas de óleo brahmi ou gergelim morno na narina, seguida de massagem lateral da narina.
Lavagem das narinas com água morna e sal (Jala Netti).</td></tr>
</table>

	Nome	Visvodhara
Nadis do Lado Esquerdo	Direcionamento do fluxo energético	Direciona o prana da base da coluna indo até o plexo solar, finalizando no estômago.
	Atuação	• Controla o sistema digestivo e sua capacidade de digestão.
	Tratamento	Aplicação de óleo específico do dosha morno no abdome.
	Nome	Hastijihva
	Direcionamento do fluxo energético	Direciona o prana da base da coluna até o plexo solar, finalizando no braço e na perna esquerda.
	Atuação	• Movimenta o prana pelos membros, permitindo sua atividade motora.
	Tratamento	Aplicação diária de óleo específico do dosha morno na sola dos pés e palmas das mãos.
	Nome	Saraswati
	Direcionamento do fluxo energético	Direciona o prana da base da coluna até a garganta, finalizando na língua e na boca.
	Atuação	• Controla a língua e o paladar.
	Tratamento	Aplicação diária de óleo específico do dosha morno na garganta, seguido de uma massagem suave nas laterais da garganta e nos músculos do maxilar e nuca. Autolimpeza diária da língua.
	Nome	Gandhari
	Direcionamento do fluxo energético	Direciona o prana da base da coluna até o chacra frontal, finalizando no olho esquerdo.
	Atuação	• Controla a visão do olho esquerdo.
	Tratamento	Aplicação de triphala misturada com ghee, ou decocção de triphala ou camomila mornas, embebida em algodão sobre os olhos. Massagear os marmas próximos aos olhos.
	Nome	Shankhini
	Direcionamento do fluxo energético	Direciona o prana da base da coluna até o chacra frontal, finalizando no ouvido esquerdo.
	Atuação	• Controla a audição no ouvido esquerdo.
	Tratamento	Pingar duas gotas de óleo brahmi ou gergelim morno no ouvido, seguida de massagem em toda a orelha.

	Nome	Ida
Nadis do Lado Esquerdo	**Direcionamento do fluxo energético**	Direciona o prana da base da coluna até o chacra frontal, finalizando na narina esquerda.
	Atuação	• Controla e domina o lado esquerdo do corpo, imputando uma natureza fria (Kapha), predominando mais acentua-damente nas mulheres. • Controla o olfato na narina esquerda.
	Tratamento	Pingar duas gotas de óleo brahmi ou gergelim morno na narina, seguida de massagem lateral da narina. Lavagem das narinas com água morna e sal (Jala Netti).

O Fluxo Energético pelo Corpo

Pelo Muladhara Chacra (chacra básico) se recebe a energia terrena (telúrica), chamada Kundalini, de aspecto feminino (negativo). Pelo Sahashara Chacra (chacra coronário) se recebe a energia solar (cósmica), de aspecto masculino (positiva). No encontro das duas energias terrena e a energia solar é promovido o êxtase.

São três os principais canais energéticos do corpo:

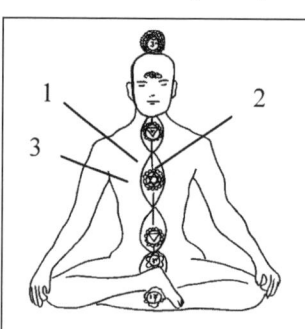

1) **Sushumna:** é o mais importante circuito energético. Encontra-se instalado no interior do orifício medular, partindo da base do Muladhara Chacra (chacra básico) indo até o Ajna Chacra (chacra frontal). Possui coloração vermelha a prateada. É responsável pelo controle das funções dos chacras, favorecendo o desenvolvimento dos estados superiores de consciência.

2) **Ida:** significa aquilo que promove alívio. É o circuito energético que se inicia no Muladhara Chacra (chacra básico), passando por todos os chacras principais, indo terminar na narina esquerda, alimentando o circuito com energia negativa (lunar). Possui coloração branca, conferindo os aspectos de Kapha e Vatta. É responsável pelas atividades do hemisfério cerebral direito, orientando as emoções, as sensações e a imaginação.

Atua com mais intensidade à noite, favorecendo o sono e os sonhos, aliviando as funções do corpo e da mente, além de manter a hidratação dos tecidos corporais.

O fluxo excessivo de ar pela narina esquerda estimula a prevalência do elemento água, promovendo uma vulnerabilidade e hipersensibilidade emocional e bloqueio na criatividade. Fisicamente estimula o sono e os sonhos excessivos, a congestão (edemas) e a obesidade.

3) **Pingala:** significa vermelho. É o circuito energético que se inicia no Muladhara Chacra (chacra básico), passando por todos os chacras principais, indo terminar na narina direita, alimentando o circuito com energia positiva (solar), conferindo os aspectos de Pitta. É responsável pelas atividades do hemisfério cerebral esquerdo, orientando para a racionalidade. Atua com mais intensidade durante o dia, estimulando o estado de vigília e o desempenho das atividades, rege a digestão e a circulação, além de ampliar o nível de racionalidade, discernimento e raciocínio.

O fluxo excessivo de ar pela narina direita estimula a prevalência do elemento fogo, promovendo uma atividade excessiva da mente e do corpo, gerando a agressividade, a racionalidade excessiva, a crítica e o autoritarismo. Fisicamente estimula a insônia, a vertigem, a febre e o aquecimento na cabeça.

Para movimentar essa energia é necessário isolar os nadis Ida e Pingala com ojas (energia vital), evitando o superaquecimento.

O fluxo energético, por intermédio dos nadis, é alterado pelos pensamentos, pelas emoções e impressões de natureza negativa, pela alimentação inadequada, pelo sedentarismo, pela respiração deficiente e pela luxúria, que cria toxinas, obstruindo o fluxo energético natural.

Antes da meditação, pode-se verificar a fluidez natural das narinas, que poderão ser trabalhadas também pelo pranayama, estabilizando a energização vital do corpo.

Pranayamas Terapêuticos

Parte-se do princípio de que para cada estado mental e emocional corresponde um tipo de respiração.

A mente consciente se manifesta no corpo por meio do sistema nervoso cérebro-espinhal, utilizando-se do cérebro e da medula espinhal, tendo como atribuição os movimentos musculares conscientes. Já a mente subconsciente, por meio do sistema nervoso autônomo parassimpático, regula os batimentos cardíacos, movimentos peristálticos, etc. Está também relacionada com o relaxamento, a paz, a tranquilidade nos níveis mais profundos da consciência.

O sistema nervoso autônomo simpático cuida da disposição orgânica repentina para situações de alarme ou de luta, sendo também responsável pelas emoções superficiais armazenadas no subconsciente, tais como medos, angústias, preocupações, que nos levam a situações de alarme. A respiração une o consciente ao inconsciente, estando ligados diretamente aos estados emocionais. Por exemplo, durante a raiva, a respiração é superficial, utilizando somente a parte torácica. No relaxamento, é aprofundada com movimentos suaves.

Por intermédio da respiração também se pode alcançar níveis elevados de consciência.

Tipos de Pranayamas Terapêuticos

Procedimentos básicos

1) Colocar-se em uma postura física firme e confortável, podendo ser Siddhasana (Postura do Sábio), Sukasana (Postura Fácil ou Doce), Padmasana (Postura de Lótus), Vajrasana (Postura do Diamante) ou sentado em uma cadeira (postura ocidental).

2) Manter a musculatura relaxada e a coluna ereta.

3) Realizar uma respiração totalmente abdominal, ampliando o movimento do abdome, aguardando sempre a necessidade orgânica de inspirar e expirar. Durante a inspiração forçar o ar para baixo, estimulando as vísceras que retornam ao seu lugar de origem com a expiração.

A) Soham Pranayama

Soham significa: eu sou o todo, eu sou aquele, eu sou Deus. Este som favorece o aprofundamento, a energização e o fortalecimento da mente. É a prática mais estudada em laboratório, possuindo o som similar ao da respiração, podendo também ser utilizada durante o processo de meditação.

À medida que as frequências cerebrais entram em harmonia com o uso do mantra, o organismo fabrica endorfinas e adéqua ao neurotransmissores, o que pode ser facilmente detectado na avaliação do nível de lactato no sangue, evidência de melhor oxigenação em nível celular, por meio de melhor distribuição sanguínea.

Procedimentos

Manter a atenção no fluxo respiratório, no movimento do ar que entra e sai dos pulmões. Repetindo mentalmente o mantra, a cada inspiração: *So* e na expiração: *Ham*, a mente é energizada e fortalecida, aprofundando no seu fluxo normal.

O uso do mantra, a cada inspiração, *Ham*, e na expiração: *So*, promove uma oposição ao fluxo respiratório superestimulado, acalmando-o.

B) Técnica Ujjayi

É uma técnica que fortalece ou intensifica o poder do mantra *Soham*. O ar é friccionado na garganta durante o processo da respiração, produzindo um ruído, que é utilizado para manter um ritmo no uso do mantra, durante a realização do Soham Pranayama.

C) Respiração alternada (Nadhi Sodhana – Vama-Krama)

É considerada pela ayurveda a mais importante, pois fornece vitalidade (ojas) para a realização dos processos metabólicos e excretórios.

A respiração exclusiva pela narina esquerda, de natureza lunar, tonifica os tecidos corporais, aumenta a vitalidade (ojas) do corpo e dos sentidos. Favorece o controle da febre e da hipertensão; reduz a insônia, a angústia, a raiva, a hipersensibilidade e a atividade cerebral excessiva.

A respiração exclusiva pela narina direita, de natureza solar, aumenta tejas, ampliando a coragem, a motivação, o desapego e o discernimento. Estimula o sistema digestivo e circulatório, eliminando estados depressivos, de indolência, de obesidade e de estagnação mental e física.

A respiração utilizando as duas narinas aumenta o fluxo de prana, harmoniza a consciência profunda, elimina o medo, a angústia, a indecisão e a confusão mental (distúrbios de Vatta). Para se ter maior eficiência é necessário o consórcio da respiração profunda, com alimentação rica e oleosa, que propiciará melhoria no revestimento da camada de mielina dos neurotransmissores, além de proporcionar ganho de massa muscular.

Antes da meditação pode-se verificar a fluidez natural das narinas, que poderão ser trabalhadas, também, por intermédio do pranayama, estabilizando a energização vital do corpo. Na Índia é costume tamponar a narina com um algodão ou deitar-se do lado correspondente à narina que se quer estimular. Para se desobstruir uma narina, deve-se colocar a mão sobre a axila correspondente.

Procedimentos

Tapar uma narina, mantendo livre a que será trabalhada, utilizando o indicador da mão dominante. Pode-se também dobrar o dedo médio e encostá-lo na palma da mão, o que ativará a energia do chacra ali existente. Apoie o dedo indicador sobre a testa e com o dedo polegar e anular tape as respectivas narinas, observando as adequações a seguir.

Manter a outra mão apoiada sobre a coxa, em Maha Mudra (dedo polegar unido ao indicador, representando o silêncio).

- ### Pranayama Surya Bedhana

É o pranayama que, ativando o nadi Pingala (solar), promove o aquecimento corporal, ampliando a influência sobre Pitta, reduzindo os atributos frios de Vatta e Kapha.

Utiliza a inspiração pela narina direita, com uma retenção adequada à capacidade pulmonar, com a expiração pela narina esquerda. Quando o suor começar a aparecer na testa é encerrado o exercício.

- *Pranayama Chandra Bedhana*

    É o pranayama que, ativando o nadi Ida (lunar), promove o resfriamento corporal, ampliando a influência sobre Vatta e Kapha, reduzindo o atributo quente de Pitta.

    Utiliza a inspiração pela narina esquerda, com uma retenção adequada à capacidade pulmonar, com a expiração pela narina direita. Quando aparecer uma sensação de frio, é encerrado o exercício.

Pranayamas Aquecedores

Pranayamas que aumentam Pitta, estimulando o metabolismo interno (agni), reduzindo Vatta e Kapha.

- *Kapalabhati*

    Consiste na inspiração curta e superficial, com expiração acompanhada de movimentos abdominais instintivos. Deve ser realizado com ciclos de 11 respirações com intervalo de duas respirações completas, repetidos por três vezes cada ciclo.

- *Respiração acelerada (Bastrika)*

    Consiste na respiração com ritmo acelerado, visando à oxigenação intensa do sangue que, por sua vez, limpa e desintoxica o corpo inteiro.

    Deve ser associado com a respiração polarizada (Vama-Krama), sendo indicado para tosse, excesso de muco, redução de peso e gordura. Quando realizado em excesso, atua sobre a Kundalini, trazendo desequilíbrios energéticos e orgânicos para aqueles que não estão preparados.

    Iniciar o Bastrika, utilizando somente a narina direita, realizando dez respirações, tendo um intervalo de duas respirações lentas e profundas. Finalizar, usando apenas a narina esquerda, efetuando mais dez respirações. Repetir por três vezes cada ciclo completo, utilizando as duas narinas.

Pranayamas Resfriadores

Pranayamas que aumentam Vatta e Kapha, reduzindo Pitta.

Os dois tipos são úteis para alimentar o plasma, conter febre alta, para contenção dos efeitos do calor no verão, para o controle da hiperacidez estomacal e para problemas pulmonares.

- *Cheetali*

    Inspirar suavemente pela boca, colocando a língua em forma de tubo, soltando o ar suavemente pelas narinas. Repetir quantas vezes achar necessário.

- *Sitkari*

    Usado para quem tem dificuldade em dobrar a língua em forma de tubo; inspirando suavemente pelos vãos dos dentes, mantendo os lábios bem abertos; soltar de modo brando o ar pela boca.

Pranayamas para Estimular os Cinco Pranas

Procedimentos básicos

1) Colocar-se em uma postura física firme e confortável, podendo ser Siddhasana (Postura do Sábio), Sukasana (Postura Fácil ou Doce), Padmasana (Postura de Lótus), Vajrasana (Postura do Diamante) ou sentado em uma cadeira (postura ocidental).

2) Manter a musculatura relaxada e a coluna ereta.

3) Realizar uma respiração totalmente abdominal, ampliando o movimento do abdome, aguardando sempre a necessidade orgânica de inspirar e expirar. Durante a inspiração, forçar o ar para baixo, estimulando as vísceras, que retornam ao seu lugar de origem com a expiração.

A) Prana Pranayama

Conhecido: Banho no Cérebro.

Atuação: Cabeça e cérebro.

Indicação: Desequilíbrios da mente, dos sentidos, da cabeça, do cérebro, sistema nervoso, sinusite alérgica, cefaleia, fadiga e exaustão.

Número de repetições: 20 a 30 vezes.

Procedimento

1) Inspirar profundamente, visualizando que a energia do Universo penetra por todas as partes do corpo: pele, órgãos, tecidos, etc., e acumula na forma de um foco de luz brilhante na cabeça.

2) Reter o ar por alguns instantes, visualizando essa luz brilhante envolvendo totalmente a região da cabeça.

3) Expirar suavemente, visualizando a luz saindo pelo Ajna Chacra e retornando à natureza.

B) Udana Pranayama

Conhecido: Banho na Garganta.

Atuação: Região da garganta.

Indicação: Problemas na garganta, fortalecimento da voz, aumento da vitalidade e força, ampliação da capacidade de autoexpressão e problemas na tireoide.

Número de repetições: 20 a 30 vezes.

Procedimento

1) Inspirar profundamente pela boca, visualizando que a energia do Universo penetra pela garganta sob a forma de uma luz azulada.

2) Fechar a boca e reter o ar por alguns instantes, visualizando que essa luz azulada toma a forma de uma flor de lótus, envolvendo toda a garganta.

3) Expirar de modo lento, sussurrando suavemente o pranava OM, visualizando essa luz azulada saindo pela garganta e retornando à natureza.

C) Vyana Pranayama

Conhecido: Banho no Coração.

Atuação: Região do coração e pulmão.

Indicação: Estimulação do sistema circulatório, sistema músculo-esquelético; preventivo contra osteoporose, problemas pulmonares, artrite, asma e estresse.

Número de repetições: 20 a 30 vezes.

Procedimento

1) Pode ser feito em pé ou sentado.

2) Inspirar profundamente, erguendo de modo delicado os braços esticados pelas laterais do corpo até encostarem nas orelhas, mantendo as mãos paralelas entre si.

3) Durante a movimentação dos braços, visualizar a energia vital entrando pelo coração em forma de luz alaranjada, expandindo pelo corpo.

4) Reter o ar por alguns instantes, visualizando essa luz alaranjada envolvendo totalmente o corpo.

5) Expirar suavemente, descendo os braços esticados pelas laterais do corpo até encostarem nos quadris, visualizando essa luz alaranjada retornando para o Universo.

Durante a expiração, pode utilizar-se o mantra Ham.

D) Samana Pranayama

Atuação: Região umbilical e barriga.

Indicação: Problemas no sistema digestivo, fígado, na vesícula biliar, no estômago, intestino delgado, de inapetência, úlceras, má absorção intestinal, equilíbrio do metabolismo, equilíbrio mental e corporal.

Número de repetições: 20 a 30 vezes.

Procedimento

1) Inspirar profundamente, visualizando a energia do Universo penetrando pelo umbigo sob a forma de uma espiral branca ou prata.

2) Reter o ar por alguns instantes, visualizando essa espiral branca ou prata envolvendo totalmente a região do umbigo, acendendo o fogo digestivo.

3) Expirar suavemente, visualizando uma luz multicolorida que nutre e vitaliza todas as células do corpo, retornando logo após para o Universo.

E) Apana Pranayama

Atuação: Região pélvica e baixo abdome.

Indicação: Problemas no sistema reprodutivo, urinário, excretório, tais como obstipação, diarreia, problemas menstruais, debilidade sexual. Fortalecimento do sistema imunológico, aumento da vitalidade (ojas) e prevenção de doenças de um modo geral.

Número de repetições: 20 a 30 vezes.

Procedimento

1) Inspirar profundamente, sentindo a estabilidade de uma montanha. Visualize a energia do Universo penetrando pelas narinas e descendo pela coluna, sob a forma de uma luz prateada.

2) Na região do chacra básico essa energia é retida sob a forma de um triângulo luminoso azulado-escuro, com o vértice para baixo.

3) Expirar suavemente, visualizando essa luz azulada-escura descendo pelas pernas e saindo pelos pés, conduzindo todas as impurezas para a terra.

F) Pranayama Cinco Pranas

Atuação: atuação em todas as partes do corpo abrangidas pelo prana.

Indicação: Atendimento a todas as partes indicadas por cada tipo em especial de prana.

Número de repetições: Iniciar com dez respirações profundas de cada tipo de prana, iniciando pelo Prana Pranayama, passando para o Udana Pranayama, Vyana Pranayama, Samana Pranayama e finalizando no Apana Pranayama. Iniciar, também, com dez respirações profundas de cada tipo de prana, iniciando agora em ordem inversa, ou seja, pelo Apana Pranayama finalizando no Prana Pranayama.

Procedimento

Observar a conduta para realizar cada tipo específico de pranayama.

Automassagem*

Visa recuperar as endorfinas liberadas pelo corpo junto com o suor, promovendo o fluxo adequado das energias estimuladas na execução dos ásanas.

Realizar a oleação da região a ser massageada, utilizando óleo morno adequado ao dosha. Os movimentos deverão ser feitos de três a oito vezes, estando o executante sentado em uma das posturas indicadas que achar mais confortável.

Dosha	Óleo mais indicado	Essências
Vatta	Gergelim, amêndoas, ghee.	Lavanda
Pitta	Coco, girassol e ghee.	Sândalo
Kapha	Mostarda, girassol, ghee (pequena quantidade)	Patchuli

Sequência de automassagem

---

* N.E.: Sugerimos a leitura de *Massagem Ayuvedica*, de Pier Campadello, Madras Editora.

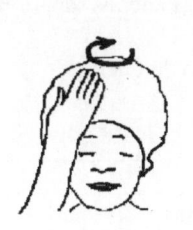

Shiroabhyanga

Deverá ser realizado conjuntamente com o Padabhyanga, também na hora de dormir, promovendo um efeito calmante em todo o organismo.

Execução:

1) Massagear com um pouco de óleo morno o topo da cabeça, realizando movimentos circulares no sentido horário;
2) Friccionar toda a extensão do couro cabeludo, utilizando as pontas dos dedos;
3) Puxar suavemente os cabelos.

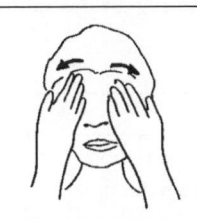

Testa

1) Posicionar as duas mãos sobre o centro da testa;
2) Realizar deslizamentos até a proximidade da região superior das orelhas.

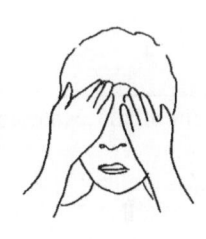

Olhos

1) Friccionar as mãos, aquecendo-as;
2) Posicionar as mãos sobre os olhos fechados;
3) Realizar movimentos circulares com os olhos em todos os sentidos e direções;
4) Friccionar novamente as mãos;
5) Posicionar as mãos sobre os olhos abertos;
6) Realizar os mesmos movimentos acima.

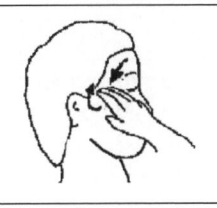

Sobrancelhas

1) Posicionar as pontas dos dedos sobre as sobrancelhas, mantendo a palma da mão apoiada sobre o rosto;
2) Deslizar suavemente as pontas dos dedos em direção às laterais externas dos olhos;
3) Realizar movimentos circulares na região da fronte.

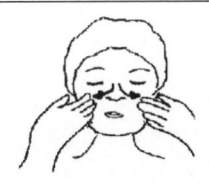

Laterais do nariz

1) Posicionar as pontas dos dedos sobre as laterais do nariz;
2) Partindo da sua base, realizar um deslizamento para baixo, em direção às narinas;
3) Atingindo a face, deslizar até a região inferior das orelhas.

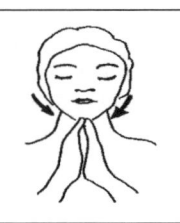

	Face
	1) Posicionar as pontas dos dedos sobre as laterais superiores do rosto; 2) Deslizar simultaneamente até a região do queixo.

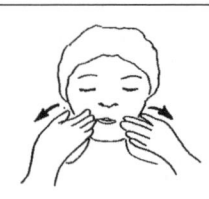

	Região superior dos lábios
	1) Posicionar as pontas dos dedos sobre a região superior dos lábios; 2) Realizar deslizamentos simultâneos na região dos lábios até o queixo.

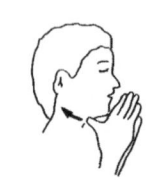

	Mandíbula
	1) Posicionar as mãos em postura de prece sobre o rosto, colocando os polegares apoiados sobre o queixo; 2) Deslizar simultaneamente os polegares em direção à parte inferior das orelhas.

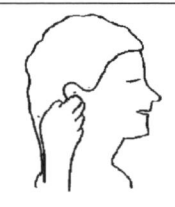

	Orelhas
	1) Realizar deslizamentos simultâneos em toda a extensão das orelhas; 2) Puxar delicadamente toda a extensão das orelhas; 3) Friccionar as mãos e colocá-las sobre as orelhas.

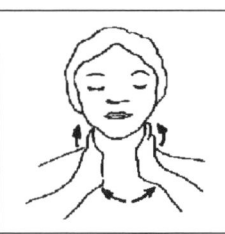

	Pescoço e nuca
	1) Envolver a nuca com as mãos e realizar amassamentos simultâneos, incluindo a região superior do trapézio; 2) Levantar o rosto e massagear no sentido ascendente as laterais do pescoço, utilizando a palma das mãos.

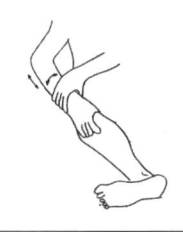

	Braços
	1) Apoiar a mão sobre o joelho da perna correspondente. 2) Massagear a região dos ombros, do braço e antebraço.

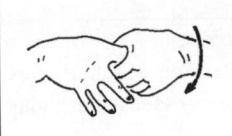

Mãos e dedos

1) Massagear a palma da mão, utilizando o polegar da outra mão;
2) Realizar deslizamentos do polegar sobre o dorso da mão;
3) Realizar deslizamentos ao redor dos dedos;
4) Repetir todos os movimentos no outro braço.

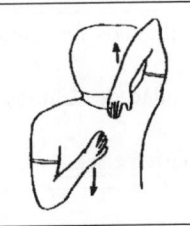

Costas

1) Posicionar o braço direito sobre o ombro direito e o braço esquerdo, nas costas, por baixo do ombro esquerdo.
2) Repetir os movimentos invertendo os braços.

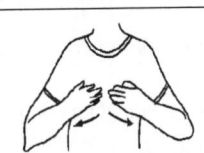

Tórax

1) Posicionar as mãos sobre a caixa torácica;
2) Realizar deslizamentos simultâneos partindo do centro do tórax para suas extremidades.

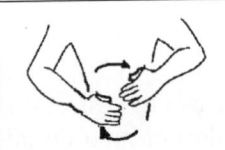

Abdome

1) Posicionar as mãos sobre o abdome, na região do cólon;
2) Realizar movimentos circulares em sentido horário em toda a sua extensão.

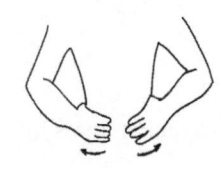

Região lombar

1) Posicionar as mãos na região lombar e nas nádegas, inclinando o tronco para a frente.
2) Realizar movimentos circulares simultâneos, no sentido de dentro para fora.

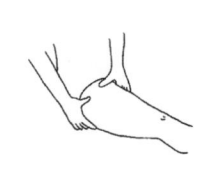

Pernas

1) Envolver as coxas na sua parte superior e inferior com ambas as mãos;
2) Realizar deslizamentos descendentes até a região dos joelhos, com compressões e descompressões alternadas durante todo o trajeto.

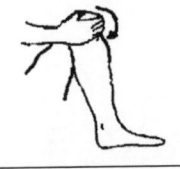

Joelhos

1) Envolver o joelho com as mãos;
2) Realizar movimentações circulares simultâneas em toda a extensão dos joelhos.

	Pernas
	1) Envolver as pernas com ambas as mãos; 2) Realizar deslizamentos descendentes até a região dos maléolos, com compressões e descompressões alternadas durante todo o trajeto.

	Pé
	1) Realizar movimentos circulares simultâneos na região do maléolo; 2) Pressionar suavemente a região do tendão de Aquiles a cada três movimentos. 3) Repetir todos os movimentos com a outra perna.

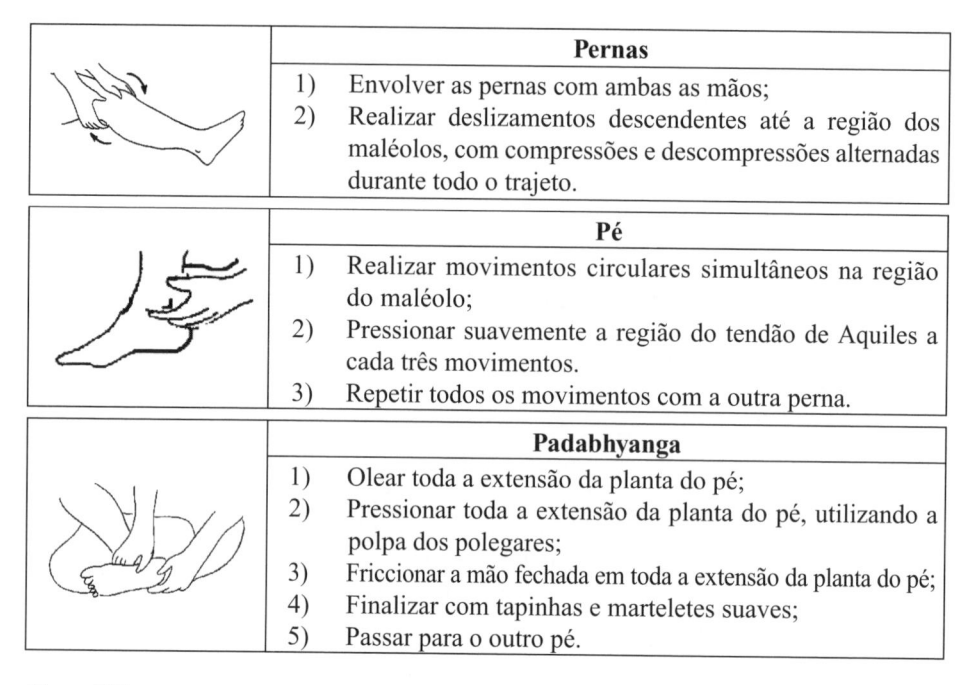

	Padabhyanga
	1) Olear toda a extensão da planta do pé; 2) Pressionar toda a extensão da planta do pé, utilizando a polpa dos polegares; 3) Friccionar a mão fechada em toda a extensão da planta do pé; 4) Finalizar com tapinhas e marteletes suaves; 5) Passar para o outro pé.

Sat Kriyas

São os atos de purificação utilizados pelo yoga para atuação nas estruturas orgânicas, emocionais, respiratórias, mentais, etc., possuindo um grau de eficiência menor que os utilizados pela ayurveda na eliminação das toxinas e desintoxicação orgânica.

Antar Dhauti

São os processos de limpeza interna, dividindo-se nos aspectos apresentados a seguir:

a) Vatasara

É a limpeza interna, utilizando o arroto, mediante forte contração do estômago, visando liberar os gases provenientes da fermentação.

Procedimentos

1) Contrair o abdome.
2) Respirar profundamente.
3) Arrotar.

b) Vamana

É a limpeza do estômago, utilizando o vômito. Deve ser realizada uma vez por semana, pela manhã em jejum ou quando ingerir uma refeição pesada ou indigesta, sendo contraindicada para quem tem úlcera ou hérnia de hiato.

Procedimentos

1) Preparar um litro de água morna, acrescida de uma colher de chá de sal marinho.

2) Colocar a mão esquerda sobre o estômago e ingerir pequenos goles. Quando sentir náuseas, colocar os dedos na garganta e pressionar o estômago, contraindo a barriga.

3) Estimular até quatro episódios de vômito, que deverão ser interrompidos quando sentir um gosto amargo na boca, que é o estímulo da bile.

4) Logo após, tomar um copo de água natural, manter repouso e, depois de uma hora, poderá se alimentar.

c) Varisara

É a limpeza do intestino delgado, por meio de diarreia induzida, sendo recomendada a frequência de quatro vezes ao ano.

Procedimentos

1) Preparar dois litros de água morna acrescidos de duas colheres de chá de sal marinho e duas colheres de chá de óleo de rícino e algumas gotas de limão para abrandar o sabor.

2) Ingerir de dez a 14 copos, em pequenos goles, evitando o vômito.

3) Realizar pequenos movimentos com o abdome até sentir a necessidade de evacuar. Inicialmente evacuam-se fezes duras até o aparecimento de fezes líquidas limpas.

4) Não ingerir líquidos durante uma hora. Após esse intervalo poderá ser utilizada uma alimentação à base de arroz branco, cenouras e lentilhas bem cozidas. De sobremesa, uma maçã descascada e cozida em água para facilitar a digestão. Logo após a primeira refeição, tomar sucos de frutas doces, chás e água.

5) Não ingerir, nas próximas 24 horas, sucos e frutas ácidas, leite e iogurte, alimentos crus, queijos frescos e fermentados.

d) Agnisara

É a estimulação do fogo digestivo (agni).

Procedimentos

1) Permanecer em uma postura que favoreça a compressão do abdome (Uddyana bhanda).
2) Periodicamente forçar a musculatura do abdome para cima, várias vezes, de modo a estimular o estômago.

e) Vastra

É a limpeza mecânica da mucosa do estômago.

Procedimentos

1) Preparar uma tira de três a sete metros de musselina, lubrificando-a com óleo comestível.
2) Gradualmente, ir deglutindo até restar a ponta do tecido.
3) Realizar alguns exercícios com a musculatura do abdome.
4) Retirar lentamente o tecido do estômago.

Danta Dhauti

É a limpeza diária dos dentes e gengivas a partir de escovação.

Hrid Dhauti

É a limpeza diária da língua utilizando uma colher ou um raspador de língua.

Karna Dhauti

É a limpeza semanal do ouvido utilizando água morna com sal.

Kapaladandra Dhauti

É a massagem de algumas partes do corpo, utilizando as pontas dos dedos umedecidos com óleo de amêndoa, gergelim ou coco. Os movimentos serão no sentido horário, realizados antes de dormir, propiciando um sono tranquilo.

Procedimentos

1) Massagear o alto da cabeça (chacra coronário).
2) Massagear a testa entre as sobrancelhas (chacra frontal).
3) Massagear a sola e a costa dos pés.

Mula Sodhana

É a limpeza do intestino grosso, com aplicação de clister de 200 ml de água morna.

Basti

É considerado um dos procedimentos mais importantes que realiza a limpeza intestinal, utilizando a aplicação de solução glicerinada.

Netti

É a limpeza das fossas nasais.

a) **Jala Netti:** é a aplicação de um litro de água morna, na temperatura corporal, acrescido de uma colher de chá de sal marinho, nas narinas.

b) **Sutra Netti:** é a introdução de um fio de tecido pela narina, até que saia na região da garganta.

Nauti

É a contração da musculatura reta do abdome, sendo utilizado como técnica complementar à limpeza intestinal e ao desenvolvimento respiratório.

Procedimentos

1) Manter-se de pé, com o corpo inclinado e as mãos apoiadas sobre os joelhos.
2) Contrair o lado direito do abdome e logo após o esquerdo, realizando alternâncias frequentes durante um período de tempo.

Tratak

São exercícios para estimulação da musculatura ocular, auxiliando na melhoria da acuidade visual.

Procedimentos

    1) Fixar os olhos em um objeto distante.

    2) Fixar os olhos na ponta do nariz.

    3) Fixar os olhos entre as sobrancelhas.

    4) Aquecer as mãos, atritando-as entre si. Colocar as mãos aquecidas sobre os olhos fechados, que deverão ser movimentados por meio de rotações.

Kapalabati

É um exercício respiratório que promove a limpeza do cérebro.

Procedimentos

    1) Sentar-se em posição adequada.

    2) Inspirar profundamente, expandindo bastante a musculatura abdominal.

    3) Expirar rapidamente pelas narinas, contraindo a musculatura abdominal.

    4) Repetir o movimento por 11 vezes, finalizando com uma respiração profunda.

Ekadasi

É um ciclo de jejum realizado três dias antes da lua cheia de cada mês, envolvendo a abstinência de alimentos, palavras (silêncio) e pensamentos (por meio do uso contínuo de mantras).

Capítulo VII

A Concepção Ayurvédica do Funcionamento da Mente

O Funcionamento da Mente

Este tema é uma síntese da concepção utilizada pelo dr. Frawley em seu livro *Uma Visão Ayurvédica da Mente — A Cura da Consciência*, editora Pensamento.

A Ayurveda preconiza a harmonia com a natureza de maneira simples, gerando o contentamento, principal responsável pelo bem-estar orgânico e mental. Esse bem-estar atua na prevenção e no tratamento de doenças manifestadas, promovendo a longevidade que facilita a percepção da essência espiritual.

A Atuação dos Humores na Mente

	Vatta
Atuação	• Atua no cérebro e em todo o sistema nervoso, propiciando a agilidade, a capacidade de adaptação e a facilidade para ação, transmitindo uma sensação de vitalidade e entusiasmo pela vida. • Governa a sensibilidade e a mobilidade do campo mental, energizando as funções da mente e dos órgãos sensoriais.
Características psicológicas	• Raciocínio e pensamento rápido. • Memória volátil. • Mente divagadora, apresentando interesses e inclinações instáveis. • Indecisão e inconstância. • Indeterminação e incoerência nos pensamentos e nas ações. • Falta de confiança em si próprio. • Sensação de medo diante do desconhecido. • Propensão ao aborrecimento e à angústia. • Esforço ou trabalho excessivo, chegando à extenuação física e mental. • Pensamento claro e preciso na ordenação e organização de dados. • Sensibilidade ao barulho intenso. • Alto nível de criatividade. • Sociabilidade, quando em desequilíbrio pode tender à solidão. • Rebeldia, descartando a possibilidade de liderar ou seguir uma liderança. • Flexibilidade e adaptabilidade diante de mudanças.
Utilização dos sentidos	Tato e audição.
Desequilíbrios emocionais	Medo e angústia.

	Pitta
Atuação	Atua na constante transformação da mente mediante digestão e absorção de ideias e conceitos, utilizando a razão, a inteligência e o entendimento, necessários para a efetivação dos processos de percepção, julgamento e discernimento.
Características psicológicas	• Inteligência e perspicácia. • Raciocínio agudo e inquiridor. • Dogmatismo, crítica ou hipocrisia. • Agressividade e dominação. • Vontade férrea e obstinada. • Liderança, mas com tendências ao fanatismo e à insensibilidade. • Tendência ao debate e à argumentação. • Baixa compassividade. • Relutância na manutenção de um conceito ou parecer próprio da aceitação da opinião alheia. • Preferência ao sistema hierarquizado e autoritário prevalecendo sobre o consensual e democrático.
Utilização dos sentidos	Visão.
Desequilíbrios emocionais	Raiva.

	Kapha
Atuação	• Atua na manutenção da forma estrutural orgânica, sendo responsável pela coesão e estabilidade das suas partes constitutivas. • Fornece a lubrificação da camada de mielina presente nos neurotransmissores, promovendo serenidade para os nervos, a mente e os sentidos. • Rege os sentimentos, as emoções e todas as formas de apego.
Características psicológicas	• Emotividade, amorosidade, dedicação e lealdade ao ciclo de amizades e relacionamentos. • Excessividade no desejo, no apego, na possessividade e na ganância. • Aprendizagem lenta, mas com uma memória bem estruturada. • Baixa criatividade, superada pela praticidade diante das suas necessidades. • Facilidade para formalizar e criar instituições e estabelecimentos. • Postura tradicionalista ou convencional. • Relacionamento amistoso, apreciando a atuação em grupos. • Dificuldade para adaptação a mudanças e para enfrentar o desconhecido. • Solidariedade e companheirismo.
Utilização dos sentidos	Paladar e olfato.
Desequilíbrios emocionais	Desejo e apego.

A Atuação das Essências Vitais na Mente

Prana	
Função	• É a energia vital que absorvemos a partir da ingestão dos alimentos, líquidos e da respiração, sendo conduzida pelo plasma e pelo sangue a todos os órgãos do organismo. • Vitaliza as funções corporais, coordenando o funcionamento dos sentidos e da mente, impulsionando o ser para estados superiores de consciência. • Estimula a ação e a reação diante dos desafios da vida. • É responsável pelo entusiasmo diante da vida e pelas expressões da mente.
Efeito emocional	• Mantém a harmonia e o equilíbrio emocional.
Principal fonte de impressões sensoriais	• Paladar e olfato.
Desequilíbrio	• Depressão orgânica e mental.

Tejas	
Função	• É a luz interior que estimula a percepção superior, mediante impressões e pensamentos. • Promove o julgamento, a vontade e a espiritualização. • Rege a assimilação e a absorção da mente.
Efeito emocional	• Transmite a coragem, a determinação e o vigor para a ação.
Principal fonte de impressões sensoriais	• Visão.
Desequilíbrio	• Falta de lucidez mental e determinação para a ação.

Ojas	
Função	• É a vitalidade resultante de uma alimentação adequada, de impressões sensoriais superiores e de pensamentos nobres. • Propicia a estabilidade psicológica e a resistência estrutural do sistema nervoso. • Constitui todos os corpos de manifestação do homem, do seu aspecto mais denso ao sutil.
Efeito emocional	• Transmite a paz e a satisfação.
Desequilíbrio	• Falta de lucidez mental e determinação para a ação.

A Atuação das Gunas na Mente

São as forças sutis ocultas na natureza que atuam com mais intensidade na mente. Essas forças são responsáveis pela união da matéria à mente, direcionando o ser para o desenvolvimento espiritual.

	Sattwa
Atuação	• É a força sutil resultante do equilíbrio entre o movimento (rajas) e a inércia (tamas). • É responsável pelo despertar da alma, promovendo a harmonia e o equilíbrio, manifestando-se por meio do amor incondicional. • Promove a lucidez, a harmonia e a paz necessárias para a percepção da verdade, transcendendo o tempo e o espaço, direcionando ao espírito puro.
Características pessoais	• São os mais saudáveis, cuidando de si e dos outros. • Encaram a vida como uma sequência de acontecimentos e experiências necessárias ao aprendizado e ao desenvolvimento da sabedoria, desenvolvendo a base do processo da espiritualização.
Aspectos mentais	• Felicidade e paz, geradores de saúde.
Atuação terapêutica	• Estimulação do amor, da paz e da nãoviolência, com a utilização de ervas, alimentação vegetariana, mantras e meditação. • Realização de práticas espirituais e meditação.

	Rajas
Atuação	• É a força sutil responsável pela ação em direção a um objetivo ou a uma meta, ocasionando o egoísmo quando mal direcionada. É a causadora das emoções fortes, conflitos, sofrimentos e dissipação energética da mente. • É responsável pela ilusão do encontro da felicidade no mundo exterior pela aquisição e busca de prazeres. • Predomina nos órgãos sensoriais, criando o desejo, a perturbação e a busca frenética pelo prazer com o afastamento da dor.
Características Pessoais	• Perda de energia em decorrência de atividade excessiva, possuindo uma mente agitada e conturbada. • Impaciência e inflexibilidade, graças às opiniões rígidas e consistentes. • Utilização de quaisquer recursos, mesmo os mais ilícitos e vis para alcançar objetivos e metas. • Irresponsabilidade na resolução de problemas. • Dominação pelo ego, o que causa uma obstrução da sua percepção espiritual.
Aspectos mentais	• Ansiedade, agitação, irritabilidade e paixões ardentes.
Atuação terapêutica	• Estimulação para a percepção do desejo exacerbado, causador da dor e do sofrimento. • Redução gradativa das atividades. • Estimulação para a interiorização por meio das práticas do Yoga, uso de mantras e visualizações, de modo a favorecer a percepção da essência.

	Tamas
Atuação	• É a força sutil responsável pela inércia, retardando o desenvolvimento espiritual e causando a degeneração e a morte. • É a responsável pela ignorância e ilusão, que impedem a percepção da verdade. • Promove a ideia de separatividade e identificação com o corpo físico, reforçando a influência do ego.
Características Pessoais	• Incapacitação para o reconhecimento de seus problemas, descuidando até de sua aparência pessoal. • Dominação pelos problemas e pelas pessoas, não assumindo responsabilidade pela sua condição.
Aspectos Mentais	• Depressão, tristeza, melancolia e separatividade.
Atuação Terapêutica	• Estimulação do repouso e da tranquilidade, principalmente em momento de fortes crises emocionais. • Promoção de atividades visando reduzir a inércia mental e corporal, devendo ser mantidos um acompanhamento e uma constante estimulação e motivação.

O Equilíbrio da Mente

A terapêutica ayurvédica (Buthavidya) visa deslocar a mente do seu estado de ignorância corporal (Tamas) para uma ação vitalizadora (Rajas), de modo que sejam alcançados a harmonia e o equilíbrio (Sattwa).

Para que possa ocorrer o restabelecimento do equilíbrio mental é necessário o cumprimento das três etapas apresentadas a seguir:

Tamas para Rajas	• É a passagem da inércia mental para a motivação. • Nesta etapa ocorre a realização pessoal do ser pelo enfrentamento da dor e do sofrimento, até mesmo aqueles ignorados ou reprimidos. • Promoção do rompimento com o passado, realizando as mudanças necessárias em níveis comportamental, profissional, nos relacionamentos, na habitação, etc.
Rajas para Sattwa	• É a passagem do movimento excessivo para a ação harmonizadora e engrandecedora, que impulsiona o ser para o serviço altruísta, nobre e gentil. • Nesta etapa ocorre a humanização do ser, pelo abandono da busca pessoal e dos seus resultados para o ingresso na compassividade, expressa por meio da sensibilização com o sofrimento alheio.
Ampliação de Sattwa	• É o aprofundamento no estado de harmonia, por intermédio da meditação, que favorece a percepção da verdade. • Nesta etapa ocorre a universalização do ser pelo desenvolvimento do amor e da percepção espiritual, que busca a comunhão e a conexão com todo o Universo, com Deus e com sua essência, mediante práticas espirituais.

Os cinco Elementos (Mahabhutas)

A mente possui os mesmos elementos que constituem a estrutura do plano universal, sendo também regida pelas mesmas leis (Dharma) que mantêm sua evolução e funcionamento.

Elementos	Características
Éter	• É o elemento principal da qual a mente é constituída. • Fornece o espaço necessário para que a mente possa realizar suas funções e promover sua expansão, mediante uma corrente vibratória no espaço, gerando o fluxo de pensamentos. • É o local de percepção da identidade superior do ser, como consciência pura.
Ar	• É o elemento que promove o movimento e a ação necessários ao fluxo de pensamentos, sentimentos e emoções.
Fogo	• É o elemento que promove a iluminação e o discernimento.
Água	• É o elemento que promove as emoções e os sentimentos.
Terra	• É o elemento que promove a memória e o apego aos pensamentos. • Apresenta a mente no seu aspecto individualizado, manifestado por meio do ego, que a identifica no tempo e no espaço com o corpo físico. • Estimulação do ser para uma busca desenfreada, baseada na realização pessoal e na aquisição de objetos externos, necessários à consolidação da sua identidade.

A Mente

As Características da Mente

A mente é um instrumento por meio do qual trabalha a percepção. É nela que se processam todas as informações provenientes do mundo exterior, captadas por meio dos órgãos sensoriais, que utilizam o cérebro como seu veículo, permitindo que a consciência tenha experiências. Seu funcionamento é influenciado pelo reflexo de uma consciência superior, na qual se encontra a verdadeira percepção, limitada pelos domínios sensoriais.

A mente é constituída de matéria sutil, etérea e luminosa, pela qual se movimenta a energia responsável pelos pensamentos, emoções e sentimentos que podem causar a felicidade ou a infelicidade, estando todos os problemas de origem psicológica relacionados com o seu uso equivocado.

O fluxo constante de pensamentos, sentimentos e emoções confere à mente uma característica amorfa, fazendo com que esta assuma as dimensões do alvo da sua atenção. Por exemplo, na observação de um objeto qualquer, a mente, por meio dos órgãos de percepção, realiza um movimento mutável nas suas partes constitutivas, como cor, odor, textura, etc., podendo até perpassar a estrutura física desse objeto.

A mente está ligada ao corpo físico, que é o seu órgão de percepção e expressão, sendo influenciada diretamente pela qualidade dos alimentos e das impressões sensoriais captadas, possuindo um metabolismo próprio e seus elementos de excreção, que, uma vez não eliminados, causam o seu desequilíbrio. Um exemplo típico é a incompreensão de uma experiência que gera o sentimento de raiva e que, não sendo eliminada, gera toxinas mentais. Essas toxinas mentais se manifestam por meio da inquietude e sentimentos vingativos que, uma vez somatizados, atuarão no corpo físico, passando este a manifestar e a sofrer todos os efeitos dessa reação emocional.

Por ser um instrumento, devemos utilizá-la e não ser escravizados por ela, explorando ao máximo suas potencialidades na resolução de todos os problemas de natureza psicológica, como também para propiciar uma compreensão superior de nossa vida espiritual, a nossa verdadeira realidade.

As Divisões da Mente

Tipos de mente	Características
Mente exterior (Manas)	• Significa o instrumento do pensamento. • É o canal de entrada das impressões provenientes do mundo exterior. • É constituída a partir dos potenciais sensoriais absorvidos pelos órgãos dos sentidos, juntamente com as emoções, ideias e conceitos associados a essas percepções. • Está localizada na cabeça, na qual se encontram os principais órgãos dos sentidos e o cérebro, deslocando-se constantemente com o foco da percepção. • Atua como parte objetiva, conduzindo a atenção para fora. • É responsável pela afirmação da identidade, expressa por meio da forma e da função (características do ego). • Utiliza-se do corpo sutil ou astral, o campo das impressões, durante o sono ou após a morte. • Rege a expressão por intermédio da criatividade artística apurando as impressões, quando coordenada com a inteligência e a consciência. • Utiliza-se do intelecto para identificar, discriminar, comparar e reconhecer as formas e os objetos conhecidos. • É responsável pela maior atuação e relacionamento com o mundo exterior, mediante coordenação, registro, filtragem e organização das impressões captadas pelos sentidos, permitindo a utilização da criatividade, da vontade e da ação.

Mente exterior (Manas)	• É constituída pelo fluxo de pensamentos, sentimentos e emoções comuns, funcionando por meio do princípio da dualidade, variando entre os extremos da atração e repulsão, medo e desejo. • Envolve-se com atividades planejadas, visando proporcionar o prazer ao corpo e aos sentidos, constituindo o mundo do ego. Por intermédio do domínio e da aquisição, é criado o apego, causa de sofrimentos, da perda de espontaneidade, do aparecimento do egoísmo e da desconfiança. • Pela imaginação é favorecida a possibilidade da futura criação, sendo a base para o desenvolvimento do conhecimento. • Pode utilizar pensamentos causadores de ilusão ou manifestar-se por meio do universo onírico.
Mente intermediária	• É o filtro das impressões e das energias provenientes do mundo exterior. • Utiliza a inteligência, manifestada pelo raciocínio, que se efetiva mediante comparações dualistas. • Atua como parte subjetiva, realizando a mediação entre a mente exterior e a interior. • Absorve as impressões exteriores, permitindo a percepção e o julgamento, que favorecem o discernimento e entendimento da realidade. • É responsável pelo desenvolvimento espiritual, principalmente quando age de maneira correta em consonância com princípios superiores.
Mente interior	• É o arquivo de impressões e energias externas que são depositados no nosso coração. • É o receptáculo da consciência, do conhecimento e dos sentimentos profundos, manifestados sob a forma de memória das percepções e emoções mais intensas da vida presente e pretérita e da tendência (Samskaras), que estimulam nossas ações conforme sua natureza, consolidando o carma. • Reflete a profundeza dos sentimentos e do conhecimento, sofrendo influência direta do elemento ar, que motiva as funções mentais, promovendo a capacidade de mudanças, reações e transformações diante dos estímulos sensoriais. • Possui a capacidade de intensificar o efeito emocional de uma sensação captada pela mente exterior ou de um sentimento armazenado, ampliando seu poder emocional.

A Natureza da Mente

Graças à sua natureza sutil e etérea, a mente possui uma característica mutável indispensável ao seu funcionamento, o que favorece a capacidade de deslocamento no tempo e no espaço, em fluxos rápidos e descontínuos, permitindo a composição dos pensamentos, emoções e sentimentos, frutos da atividade mental.

As impressões captadas, os pensamentos e as emoções deixam resíduo energético influenciado pela força vital ou prana, podendo dominar, estimular ou deprimir a mente, pois esta assume a forma dos objetos e das emoções percebidos. Em uma sensação de medo, o corpo mental e emocional é estimulado pelas características específicas da emoção, passando o experimentador a ser manifestação da própria emoção do medo, criando assim uma vulnerabilidade que se forma na mente.

A mente pode perceber o corpo físico por meio da observação do funcionamento de alguns de seus processos, como o da frequência cardíaca ou do fluxo respiratório, ou quando percebemos uma sensação de dor ou de prazer, o que denota que, apesar de estar presente, não faz parte do corpo físico, podendo também motivá-lo.

Por conta de sua capacidade de concentração em um objeto, adquire a tendência de utilização de ângulos de visão distintos ou fragmentados para a concepção do todo, o que geralmente assume uma característica fora da realidade. Assim também é a percepção pessoal que cada um tem de si, evidenciando somente o corpo físico, mediante uma perspectiva limitada que não expressa a amplitude universal do seu ser.

O Mecanismo de Atuação da Mente

A mente exterior, usando os órgãos dos sentidos, capta as impressões externas e, por meio dos órgãos de ação, cria o movimento necessário para a realização de determinada intenção, como a expressão de uma ideia pela fala ou para segurar um alimento percebido pela visão. Também pode interpretar a percepção recebida, conferindo-lhe importância ou relevância, como durante a travessia de uma rua movimentada em segurança.

Na mente intermediária, com a inteligência, ocorrem a racionalização e o ajuizamento com a decodificação da impressão captada pelos órgãos dos sentidos, auferindo-lhe um aspecto dualista, que varia entre os extremos da aceitação e da repulsa, evidenciando a interferência do ego, como aquele que tem a capacidade para realizar ou promover a ação.

Na mente interior ocorre a incorporação dessa impressão na consciência mais profunda, como lembrança ou sentimento intenso, promovendo sua sensação conforme a natureza, como satisfação, felicidade, tristeza, decepção, alegria, etc.

O Campo de Atuação dos Sentidos

Órgãos dos sentidos (Gnane Indrias)	
Sentidos	Órgãos dos sentidos (Gnane Indrias)
Olfato	Nariz
Paladar	Língua
Visão	Olhos
Tato	Pele
Audição	Ouvido

Órgãos de ação (Karme Indrias)	
Órgãos de ação (Karme Indrias)	Ação
Ânus	Eliminação
Urogenitais	Emissão
Pés	Movimentação
Mãos	Toque, pegar
Órgãos vocais	Fala

Nota: A mente, além de dirigir os cinco sentidos, pode ser considerada o sexto órgão dos sentidos, com o qual assimilamos as impressões mentais, decorrentes das ideias e emoções. Como órgão da ação, ela é o principal meio de expressão de ideias e emoções para o mundo exterior.

A Influência Emocional na Mente

As emoções e as reações emocionais são reflexos da mente externa, estando diretamente ligadas ao objeto da percepção. As sensações captadas por meio dos sentidos geram reação emocional, que produz um efeito transitório na mente, influenciando-a conforme sua natureza, como a temperatura agradável, que proporciona bem-estar físico e emocional, ou o animal feroz, que nos causa medo. Com a interrupção do estímulo finaliza a reação emocional.

Já uma sensação repetitiva de medo pode causar reações emocionais de aspecto duradouro que ficam armazenadas em um nível mais profundo da consciência, como a sensação de possibilidade de perda de um ente ou objeto querido.

A essência dos nossos sentimentos pertence à nossa consciência mais profunda, podendo manifestar emoções ou reações emocionais inesperadas, conforme sua natureza. Um sentimento de ódio arraigado profundamente pode manifestar-se subitamente por meio de uma reação emocional, envolvendo a destruição de um desafeto, ou um sentimento de amor, que pode mudar toda uma relação.

A Influência Dualista da Mente

Como tudo na natureza, a mente também possui natureza dualista que se movimenta entre extremos. Tudo o que pensamos cria o seu oposto, por isso é importante manter a mente em uma atitude positiva, evitando pensamentos negativos, culpas, remorsos, que tendem a nos tornar vulneráveis e enfraquecidos gerando reações somáticas que originam todo tipo de doenças. Também as formas de pensamento de natureza positiva e enobrecedora, impregnadas de harmonia, paz e amor, podem atuar como mecanismos de cura, vitalizando-nos física e mentalmente. Essas mudanças no nível de pensamentos, emoções e sentimentos devem ser realizadas em nível bastante profundo, somente alcançadas por meio de formas de interiorização, que se utilizam da devoção, da meditação e da emissão de pensamentos superiores e energizados para contrapor nossas tendências e hábitos de natureza inferior.

A Percepção da Mente

A percepção da mente se dá pela interiorização do ser, em que este assume um papel de observador do fluxo mutável de pensamentos, emoções e impressões, sem envolvimento com o seu significado ou conteúdo. Similar a esse processo é o de uma criança que observa o movimento das nuvens no céu, impassível a suas formas e direcionamentos, sem julgamentos ou interferências.

Para se alcançar a consciência pura é necessário transcender o corpo físico e a mente, por meio do desapego de ambos.

Os Níveis de Percepção da Mente

A purificação e a sublimação da mente somente são alcançadas com a espiritualização do ser. Os problemas psicológicos são gerados pela ilusão, quando o ego cria dependência às percepções sensoriais externas, limitando o ser às suas potencialidades, aos seus bens materiais e à sua identidade, como sendo os fatores mais importantes para a obtenção da felicidade.

A inteligência fornece os adjetivos ao que é percebido, delimitando-o nos extremos da dualidade entre adequado e inadequado. Os que se apresentam adequados, como os sentimentos duradouros ou essências das nossas experiências, são armazenados na mente interior (coração), sendo acessados sem a influência dos sentidos quando penetramos em um estado de consciência profunda por meio das práticas de meditação, do sono ou após a extinção do corpo físico.

O Desenvolvimento da Mente

Para existir o desenvolvimento da mente é necessário o cultivo da força de vontade e do caráter, pela assimilação de impressões externas adequadas, controle das emoções, ampliação das capacidades artísticas e estimulação da sensibilidade.

O cultivo da força de vontade transmite a energia necessária para a autodisciplina no controle dos órgãos sensoriais, com práticas de exercícios (ásanas), jejuns alimentares e mentais, mantralizações e meditações.

O caráter transmite a autenticidade com a consciência, evitando a contaminação pelos impulsos sensoriais, a partir do controle da mente, do desapego aos estímulos de prazer e dor, dos desejos sensoriais como sexo, alimento, etc. O descontrole da mente e dos sentidos permite a perda da energia, causando as doenças físicas e psicológicas.

A Criação do Universo Mental

Todo pensamento cria imagens mentais que ficam gravitando no corpo mental do seu criador, aguardando o momento propício para concretização em atos ou objetos, produzindo vibrações que atingirão os subplanos do plano mental específico à sua correspondência, conforme a nobreza e a elevação do seu aspecto.

A intensidade da onda mental criada depende da força mental do seu criador, podendo atingir considerável alcance, independentemente de sua natureza, sobretudo quando se mantém uma persistência vigorosa na imagem formulada mentalmente. Pensamentos vagos e imprecisos são de pouca duração, enquanto os que apresentam precisão e clareza em sua forma vibram por mais tempo após serem emitidos, transformando-se em formas-pensamento (Manas-rupa).

A Manutenção de Estados Mentais

O estado mental positivo induz o cérebro a secretar hormônio, estando esta liberação relacionada intimamente com a natureza do pensamento ou sensação experimentada. Já o estado mental negativo inibe a produção de linfócitos T, predispondo o organismo a doenças como o câncer, podendo ser trabalhado utilizando os seguintes recursos:

a) Negando mentalmente sua propriedade, mediantes frases como isso não é meu, isso não sou eu.

b) Evitando contendas com o pensamento, deixando-o fluir naturalmente.

c) Construindo emoções opostas às experimentadas, como a alegria para antagonizar a melancolia.

d) Emitindo pensamentos com conteúdo nobre e elevado.

A Consciência

A Consciência Cósmica

É a projeção do amor eterno e ilimitado da Consciência Divina, constituindo a essência do todo, responsável pela manifestação e funcionamento de todas as formas de matéria e energia presentes em todo tipo de vida existente no Universo, da mais simples à mais complexa.

A Consciência Humana (Chitta)

É uma parcela da consciência cósmica presente em cada criatura, condicionando sua natureza e estimulando-a para a felicidade plena, por meio da intensificação da devoção e da compassividade, as forças motrizes da espiritualidade.

É responsável pela regência da força vital (prana) e das essências vitais (tejas e ojas), promovendo a vitalidade através da inteligência necessária à manutenção dos processos autônomos corporais e mentais, como o respiratório, o digestivo, etc.

A consciência individual apresenta-se no homem como o seu universo interior, estando impregnada de tendências (Samkaras) que definem os comportamentos e o modo de relacionamento com a vida, por intermédio do caráter e da mentalidade, que somente poderão ser alterados por influência do seu coração. Na consciência individual estão as manifestações das crenças fundamentais que se expressam por meio de um conhecimento inato e infinito, denominado fé. Esse conhecimento se encontra arraigado nos níveis mais profundos da consciência, definindo as características mentais e as tendências (Samkaras) que particularizam cada ser, podendo ser alteradas com as mudanças do sentimento do coração.

A Constituição da Consciência Humana

A consciência individual se encontra impregnada de resíduos cármicos gerados no ciclo de renascimentos e mortes (sansara), estando as gunas influenciando sua natureza profunda. A natureza harmoniosa (sattwa) é alcançada com a prática espiritual, sendo a base para o contato com a essência espiritual. A inércia (tamas) na consciência é responsável pelos estados de depressão e tédio. A perturbação e a confusão mental decorrem de seu movimento excessivo (rajas), ambas formadoras de toxinas que deverão ser eliminadas.

Os elementos ar e éter conferem à consciência a capacidade para a expressão, mudança e adaptação, sendo o elemento ar responsável pela geração do som característico da vibração de cada criatura.

Os Mecanismos de Manifestação da Consciência Humana

A consciência individual é constituída de todo o campo mental que nos direciona a um nível mais profundo, utilizando os mecanismos discriminados abaixo:

1) O instinto

É a função inferior da consciência humana, impulsionando o ser para a manutenção da sua sobrevivência, preservação e reprodução.

2) A memória

Consiste nas lembranças, como informações e registros profundos armazenados na mente interior (coração), podendo afetar o ciclo de nascimentos e mortes (sansara). Em nível mais profundo rege o funcionamento orgânico, por meio da memória celular.

A memória pode libertar o ser, quando está direcionada para a essência divina, ou aprisionar, quando se relaciona com o ego e com os seus aspectos duais, promovendo uma oscilação entre a tristeza e a alegria.

3) A intuição

É uma função superior da consciência humana, que favorece o contato com um conhecimento ou emoção, sem a influência dos sentidos. A intuição pode ser confundida com a imaginação ou a percepção psíquica quando sofre a interferência dos sentidos.

4) O sono*

É o período de descanso da mente e dos sentidos, enquanto a consciência individual e a força vital (prana) mantêm as funções involuntárias do organismo. Durante o sono é mantido aberto o canal de entrada para o interior da consciência, favorecendo a manifestação das impressões captadas na atividade diária ou nas mais profundas camadas do ser.

Quando a consciência se encontra em harmonia (satttwa) possibilita um sono profundo e tranquilo. Quando se apresenta estimulada por movimentos intensos (rajas) e pela inércia (tamas) origina pesadelos e deficiências no sono.

A morte é considerada um sono prolongado que favorece o contato com a consciência mais profunda, sem sofrer a influência do mundo exterior e dos sentidos.

5) A expansão da consciência (samadhi)

É o desenvolvimento superior da consciência humana que ocorre por meio da focalização em uma única experiência, na qual ocorre o contato com a essência (Eu Superior) e absorção da consciência universal, neutralizando todos os carmas e rompendo o ciclo de nascimento e mortes (sansara).

É a forma máxima da percepção direta, quando a verdadeira inteligência se utiliza da consciência individual em um nível mais profundo como instrumento de percepção, transcendendo o intelecto e recolhendo os sentidos de modo a não causar distração.

Com a meditação, a inteligência conduz a percepção até a superconsciência, promovendo a iluminação e ampliação do seu espaço e abrangência, de forma a facilitar a percepção da verdade.

---

* N.E.: Sugerimos a leitura de *Como Dormir Melhor – Dicas para combater a insônia*, de Beatriz Lopes Luengo e Carla Uriarte Chávarri, Madras Editora.

A Superconsciência

São os níveis superiores da mente que permitem o contato com a essência (Eu Superior) e com o Criador, favorecendo o encontro com a verdade, a unicidade com o todo e com a consciência cósmica, promovendo a sabedoria expressa na revelação dos mistérios do Universo.

O Desenvolvimento da Consciência Humana

Para que haja um desenvolvimento pleno da consciência humana é necessária a libertação dos desejos, hábitos e tendências (samkaras) mais profundas, arraigadas no ser, o que somente é alcançado pela percepção da verdade. Nesse processo estão a purificação e a promoção da quietude, mediante alimentação adequada, impressões equilibradas, ações e relacionamentos consigo próprio e com os outros de uma forma harmoniosa.

Atmosfera Psíquica

São as influências psíquicas expressas pelos sentimentos, pensamentos e emoções que atuam sobre as impressões sensoriais das criaturas, deixando resíduo conforme a sua natureza. Os meios de comunicação em massa são os responsáveis pela maior influência na atmosfera psíquica das criaturas, contaminando-as de uma forma negativa.

A meditação e os rituais que utilizam formas, cores e sons ajudam a criar uma atmosfera psíquica positiva, favorecendo a conexão com a mente cósmica.

A Inteligência

A Inteligência Cósmica

A Consciência Cósmica ou mente divina rege o funcionamento dos mundos e de todos os seres neles inseridos. Utiliza um conjunto de leis (Dharma) direcionadas por uma inteligência superior que mantém a estruturação e a ordenação do Universo, em consonância com esses preceitos.

A Inteligência Individual (Buddhi)

É uma parcela da inteligência cósmica que se manifesta como a chama divina presente em cada coração, possuindo os mesmos atributos da sua origem. A inteligência individual favorece a criação de um campo necessário para a manifestação das leis divinas, direcionando o ser para a evolução espiritual.

É designada pelo termo sânscrito *buddhi*, que significa perceber ou despertar para a luz da verdade que ilumina a vida, propiciando o discernimento entre o real e o ilusório, separando a essência da sua forma de manifestação material. A inteligência acrescenta o fogo aos elementos ar e éter, presentes na consciência individual, tornando-a penetrante, luminosa e transformadora. A essência vital Tejas promove sua independência e lucidez.

A inteligência é a mediadora entre a mente exterior alojada no cérebro, conectando-se com os sentidos, e a mente interior localizada no coração, que se desenvolve a partir de aspectos mais refinados da consciência (Chitta) sem a contaminação por toxinas emocionais e por juízos enganosos.

Internamente, a consciência individual, como parte fundamental da inteligência, apresenta-se como aspecto ético inato que estabelece a forma de relacionamento íntimo com todas as coisas, determinando as atitudes apropriadas que transcendem os preceitos culturais, propiciando correta ação humana em todos os níveis. Externamente, apresenta-se como um aspecto moral, que estabelece a formalização do comportamento social e religioso, que, na maioria das vezes, causa prejuízos irreversíveis na escalada espiritual de um povo ou de um indivíduo.

A Formação do Intelecto

A inteligência se origina no Eu Superior, concedendo ao campo mental o grau de maturidade espiritual do ser. A inteligência, quando orientada para o mundo externo, utiliza os sentidos para a construção do aspecto concreto do intelecto. Mediante mecanismos e equipamentos técnicos específicos, determina a verdade e a compreensão do mundo, criando e mantendo uma visão mecanicista do Universo. Essa inteligência de aspecto inferior direciona o indivíduo para as metas exteriores, criando as necessidades materiais de poder e conhecimento que promovem o *status quo*, indispensável à consolidação do ego, inibindo ou dificultando a escalada espiritual.

Quando orientada para o mundo interno, utiliza a consciência individual mais profunda, manifestada na forma de ideais, conceitos nobres e superiores, necessários para a construção de seu aspecto abstrato, capacitando o ser para a percepção da verdade interior, alojada no coração. Essa percepção é considerada a inteligência verdadeira, o aspecto desperto da consciência individual que favorece o conhecimento da natureza das coisas, evidenciando os valores superiores que transcendem as formas, as ideias, as crenças e os preconceitos, envolvidos por um caráter errôneo e efêmero.

Atuação da Inteligência

A inteligência, em virtude de sua natureza harmonizadora (sátvica), possui a capacidade de controlar a mente, os sentidos e o fluxo de energia vital (prana) através do corpo. Essa capacidade de vitalização por intermédio do prana e o seu controle pela inteligência são responsáveis pela conexão com o eterno, desenvolvendo e mantendo as aspirações evolutivas da alma.

O Mecanismo de Atuação da Inteligência

A inteligência é a parte da consciência individual que determina a ação e as metas para a evolução espiritual, fornecendo o conhecimento adequado para sua concretização, pela utilização da mente e do corpo como instrumentos.

Quando a inteligência se conecta com a alma, direciona-nos ao serviço desinteressado, à paz e aos objetivos nobres e superiores, criando um modelo ético e comportamental adequado para que essa inteligência possa manifestar o desejo de conhecer Deus.

Na morte ocorre uma fusão dos sentidos, da mente e da inteligência, originando a luz que iluminará e conduzirá o ser até os mundos sutis, estando a sua intensidade relacionada com o nível de evolução expresso pelas realizações espirituais alcançadas.

Funções da Inteligência*

1) Percepção

É a capacidade de percepção das sensações, das emoções e dos pensamentos por meio dos órgãos dos sentidos. Quando em estado de equilíbrio mental (sattwa) identifica-se com a realidade eterna, oculta nas impressões sensoriais. Com a inteligência, evitam-se a deturpação e a distorção das emoções que causam a concepção errônea e falsos juízos, transmitindo lucidez e consciência ao que é percebido.

2) Razão

A inteligência se utiliza de uma metodologia que possibilita identificar as verdades superiores presentes nas impressões.

Os princípios abaixo discriminados são muito usados no conhecimento científico:

  a) **Indução:** pelo conhecimento do todo, chega-se ao das partes.

  b) **Dedução:** pelo conhecimento da parte, chega-se ao do todo.

  c) **Inferência:** baseando-se em referências, realiza-se a dedução de que um conhecimento possa ser verdadeiro.

---

* N.E.: Sugerimos a leitura de *Manual de Inteligência Emocional*, de Denis Bridoux, Patrick E. Merlevede e Rudy Vandamme, Madras Editora

d) **Imaginação:** é a mobilização das energias internas, direcionando a energia mental para transformar a realidade mediante o movimento criativo. O processo para o desenvolvimento da imaginação criativa se encontra na visualização clara do objetivo que se quer alcançar ou realizar e no direcionamento para a consciência cósmica, confiando na sua concretização.

3) O testemunho

É a aceitação da verdade proveniente da mente e do coração, por meio de palavras de poder (mantra), envolvidas por amor e sabedoria, conduzindo ao contato com a inteligência interior. A capacidade de ter acesso ao conhecimento mediante a memória favorece o desenvolvimento da inteligência.

Desenvolvimento Superior

A verdadeira inteligência é responsável pela distinção entre o autoconhecimento e o conhecimento do mundo exterior, limitado pela forma e pelas mudanças, dando condições para se viver em sintonia com a inteligência cósmica.

O Ego (Ahamkara)

É o aspecto inferior da personalidade (Eu), manifestado na sensação de individualidade e diferenciação entre as criaturas, sendo responsável pela auto-identificação com algum objeto ou qualidade externa, constituindo uma identidade equivocada.

O ego é constituído a partir da inércia da consciência, manifestada por meio da ignorância, que a coloca sob o jugo das dualidades, responsável pelas variações emocionais.

O corpo físico é a expressão máxima do ego que, por meio de má utilização da inteligência, realiza um juízo equivocado da percepção. O ego direciona exclusivamente a experiência vivencial para o acúmulo e realizações no mundo exterior, desviando a criatura da sua meta interior, que é a de conhecer sua essência espiritual. Esse estado de limitação e exclusivismo é a tônica das impressões geradoras da infelicidade e da dor.

Com o direcionamento exterior da consciência, é concretizada sua divisibilidade que afeta as funções da mente, limitando o foco de concentração para um único ponto, causando estreitamento e deturpação da percepção de ser a única criatura verdadeira e valorosa, gerando o orgulho, o desprezo e o conflito entre as demais, constituindo as principais causas de todos os problemas de ordem pessoal e social.

Funções do Ego

O ego é responsável pela identificação e união com as coisas, promovendo a ideia de si mesmo manifestada por meio de um corpo, identificando-o com uma diversidade de pensamentos, emoções e sensações. Também estimula o acúmulo de objetos, que complementam a ideia de si mesmo, estabelecendo um território ou área de influência que se desenvolve e se expande no mundo exterior.

No seu aspecto positivo diferencia nossa identidade manifestada na natureza, reduzindo seu aspecto instintivo e animal, atuando como ponto de transição entre a evolução material e espiritual.

A Alma

A alma é a forma mais sutil e individualizada da consciência. É a essência de tudo na natureza, um fragmento do Criador. É denominada Jiva, o princípio vital do Eu Superior, que rege o aspecto físico e mental de cada ser, sendo composta de vida (prana), amor (consciência) e luz (inteligência), fatores primordiais para o direcionamento à vida eterna e ao conhecimento absoluto.

É a redentora, transmutando e transcendendo os limites do ego, da mente e do corpo. Conduz as criaturas até a unidade, pela entrega e consumação da vontade divina, da purificação da nossa consciência e do despertar da inteligência, promovendo o autoconhecimento, o conhecimento da verdade e da imortalidade.

O Eu Superior

É a consciência pura que, por intermédio da inteligência, favorece a percepção da nossa identidade superior ou essência espiritual. O contato com essa essência espiritual ou identidade superior ocorre somente com o despertar da alma e com a desconexão das influências do ego.

Terapêutica Psicológica na Ayurvédica

O processo terapêutico utilizado na ayurvédica atua em quatro áreas fundamentais para a correção nos desequilíbrios abaixo especificados:

Fatores	Formas de atuação
Físicos	Alimentação, atividades físicas, ervas terapêuticas.
Psicológicos	Impressões, emoções, sentimentos e pensamentos.
Sociais	Trabalho, lazer e inter-relacionamentos sociais.
Espirituais	Yoga, devoção e meditação.

Desenvolvimento da Saúde Mental

O desenvolvimento e a cura da mente estão relacionados diretamente com a sua forma de expressão e manifestação no mundo, que caracteriza e formaliza a identidade de cada um mediante inter-relacionamentos ambientais e sociais.

A mente é constituída pelos pensamentos e condicionada pelas diversas manifestações do contato social, refletindo nas ações e reações diante de outras pessoas e situações. Esse condicionamento se inicia na família, que estigmatiza a consciência mais profunda, criando as tendências morais (Samskaras) que acompanharão cada um durante toda a vida. Outro aspecto importante que não deverá ser negligenciado é a escolha adequada do ciclo de relacionamentos sociais, que deverão ser seletivos, formados de pessoas que estimulam nosso engrandecimento e propiciam sabedoria, harmonia, paz e bem-estar, elevando-nos espiritualmente.

Desequilíbrios Mentais e Emocionais nos Doshas

Vatta	
Fatores	**Formas de manifestação**
Características	• Ocorrência, geralmente, em tipos maníaco-depressivos e esquizofrênicos. • Promoção de instabilidade e agitação mental, com ampliação das características e dimensões dos problemas, originando uma forma de atuação inadequada. • Alteração do conteúdo ou da intensidade das impressões captadas, graças à influência da imaginação, alucinação ou ilusão, o que causa dispersão energética e perda da vitalidade, por meio de uma atividade mental excessiva. • Predisposição para desequilíbrios mentais e emocionais na vida adulta, gerados por negligências e abusos na infância. • Manifestações de violência e traumas gerando mágoas e retrações.
Sintomas	• Manifestação de tensão, medo, alienação, angústia. • Tremores, palpitações e mudanças bruscas de humor. • Insônia.
Pode favorecer ao desequilíbrio	• Excessiva exposição ao ruído. • Drogas e estimulantes. • Alimentação inadequada ou irregular. • Atividade sexual excessiva.
Comportamento	• Hesitação e insegurança na sua capacidade de recuperação física e mental. • Medo, ansiedade e nervosismo. • Imediatismo no resultado, que uma vez não ocorrendo causa desapontamento.

Comportamento	• Atitude negativa, aborrecimentos e preocupações falsas acerca da doença, reduzindo a percepção do nível de recuperação. • Busca de atenção e simpatia, falando sempre sobre o problema, em vez de aprimorar o nível de compreensão. • Recebe orientações, mas dificilmente as segue. • Tem de ser abordado com brandura, calma e determinação, de modo a transmitir amparo, sem causar dependência.

Pitta	
Fatores	**Formas de manifestação**
Características	• Ocorrência geralmente em tipos psicóticos, que apresentam delírios de grandeza e comportamento paranoico. • Apresentação de bom autocontrole diante das situações. • Tendência antissocial com predisposição a conflitos internos e externos, que podem gerar agressividade e hostilidade excessiva, mediante críticas e transferências de responsabilidades.
Sintomas	• Agitação, irritação e raiva com tendência à violência. • Dominação, autoritarismo e fanatismo.
Pode favorecer ao desequilíbrio	• Uso de cores fortes e intensas. • Alimentação com produtos de origem animal. • Excesso de condimentos ou temperatura alta nos alimentos. • Sexualidade frustrada. • Raiva e cólera excessiva. • Educação voltada para a competitividade ou para o conflito.
Comportamento	• Atribui a responsabilidade pelos seus problemas e sua incapacidade de resolução a algo ou alguém. • Mantém relações conflituosas consigo próprio e com outras pessoas. • Tendência à agressividade e à irritação, que podem trazer consequências destrutivas. • Tendência à manipulação e direcionamento do tratamento, reagindo com raiva ou críticas, se este não apresenta os resultados esperados. • Necessidade de convencimento da validade do tratamento, gerando uma atitude de receptividade e flexibilidade para se alcançar os resultados. • Tem de ser orientado com tato e diplomacia, pois não gosta de receber ordens, evitando um aumento da sua agressividade natural. • Necessidade de introspecção e utilização correta da inteligência para compreender que a causa dos problemas está no seu próprio comportamento conflituoso. • Quando desenvolvem a compreensão, são os tipos mais persistentes nas mudanças comportamentais, que podem atingir um aspecto extremado ou excessivo.

Kapha	
Fatores	**Formas de Manifestação**
Características	• Possui a menor quantidade de problemas psicológicos e comportamentos antissociais. • Apresentação de bloqueio nos canais energéticos, que embotam os sentidos, causando uma percepção deficiente. • Envolvimento com o apego, com a desmotivação e com a transferência de responsabilidades. • Manifestação de uma autoimagem negativa. • Apresentação de comportamento ganancioso e possessivo. • Diante da perda do controle ou da posse, desenvolve uma mente obtusa, lenta e instável. • Na infância foi muito mimado ou sufocado pelos pais.
Sintomas	• Depressão, melancolia e tristeza. • Passividade e dependência, podendo ser incapacitado de agir por si próprio. • Excessividade no prazer, na alegria e no apego à vida. • Obesidade e congestão.
Pode favorecer ao desequilíbrio	• Excesso de sono, inclusive durante o dia. • Languidez e inatividade física. • Alimentação com muito óleo e açúcar.
Comportamento	• Precisa concordar com o tratamento e ser estimulado por meio da oposição ou crítica, encorajando para mudança de hábitos e comportamentos. • Aprende a conviver com o problema, evitando atuar na sua resolução. • Tendência a permanecer preso à sua própria inércia e inatividade, estando propenso ao vício e à depressão, o que dificulta sua melhora. • O sentimentalismo conserva sua condição, por meio da busca de consolo. • Necessidade de redução da sua emotividade excessiva, que deve ser substituída por um amor de natureza superior e desapego. • Demora na reação graças à dificuldade para a discussão de seus problemas, devendo ser estimulado. • Tendência à postergação do tratamento, que uma vez iniciado continua espontaneamente.

Vatta-Pitta	
Fatores	**Formas de manifestação**
Comportamento	• Apresentam uma mescla de raiva e medo, envolvida por uma atmosfera de desconfiança.

Comportamento	• Variam o comportamento, da agressividade para uma atitude defensiva, utilizando a autojustificativa e até a crítica aos outros. • Devem ser tratados com tato e diplomacia, pois têm dificuldades em aceitar críticas. • Precisam aprender a cuidar de si próprios, incluindo o auxílio de outros. • Desenvolvem bem o tratamento quando se sentem calmos e amparados.

Pitta-Kapha

Fatores	Formas de manifestação
Comportamento	• São os tipos constitutivos mais fortes, com boa resistência e menos propensão à busca de auxílio, exceto em situações muito complexas. • São determinados e satisfeitos com o que são e com o que fazem. • Possuem dificuldade para adaptação e flexibilização diante das situações, mantendo constante uma atitude conservadora, possessiva e dominadora. • Necessitam de mais atividades, criatividade e novos desafios, devendo abrir mão da necessidade de dominar e dirigir. • O tratamento deve ser variável de forma a não ser considerado como uma forma de realização ou conquista.

Vatta-Kapha

Fatores	Formas de manifestação
Comportamento	• São carentes de energia e motivação, podendo apresentar-se fracos, dependentes e hipersensíveis. • Concordam com as recomendações, mas estão desvitalizados para colocá-las em prática. • São emocional e mentalmente instáveis, perturbando-se e assustando-se facilmente. • Não possuem personalidade consistente, o que possibilita uma influência negativa por meio de seus relacionamentos inadequados e de suas influências emocionais. • São humildes, sensíveis, criativos e engenhosos. • São pacíficos, voluntariosos, tendendo à ingenuidade. Para não ser controlados, devem ser mais firmes e desafiantes de seus medos e inseguranças. • Precisam desenvolver uma visão clara do problema, a automotivação e autodeterminação. • Tendência à dependência do terapeuta e à convivência com seus problemas.

Vatta-Pitta-Kapha	
Fatores	Formas de manifestação
Comportamento	• Deve-se atentar para o dosha em desequilíbrio no momento. • Iniciar o tratamento com o desequilíbrio de Vatta, posteriormente Pitta e Kapha.

Processo de Nutrição Mental

A Nutrição mental

A mente é nutrida por impressões, as quais quando não assimiladas e digeridas corretamente, como os pensamentos, as emoções e os sentimentos negativos, geram toxinas que precisam ser eliminadas.

A mente, por ter um sincronismo sistêmico com o corpo físico, sofre as influências da qualidade da alimentação deste, que também interfere na estrutura da mente por meio dos seus cinco elementos (mahabuthas) constitutivos, responsáveis pela construção e manutenção do tecido nervoso e da medula óssea.

As impressões captadas pelos sentidos, durante o estado de vigília evidenciadas por suas peculiaridades, como cores, sons, texturas, etc., constituem o alimento sutil da mente exterior (manas) e indiretamente da mente interior ou consciência mais profunda (Chitta).

As gunas nutrem o nível mais profundo da consciência por meio dos elementos grosseiros e sutis presentes na alimentação e nas impressões, afetando diretamente sua natureza. Alimentação e impressões harmoniosas (sátvicas) estimulam qualidades de mesma natureza, como o amor, a paz, a lucidez, a compaixão, etc. As que contêm excessivo movimento em sua natureza (rajásicas) estimulam a raiva, a inquietude, a crítica, a agressividade, etc. As de natureza inercial (tamásicas) estimulam a lascividade, a ignorância, a insensibilidade, o apego, etc.

Nutrição	Alimentos adequados
Corpo Físico	Alimentos sólidos, líquidos e gasosos de forma natural.
Corpo Sutil	Ar puro e respiração correta (Pranayamas).
Corpo Causal	Impressões, pensamentos, sentimentos e emoções harmoniosas.

A Digestão Mental

Similar ao trato digestivo que necessita da eficiência do fogo digestivo (agni), a digestão das impressões é realizada pela inteligência (buddhi) que, utilizando do discernimento, expande a consciência e harmoniza a mente.

As impressões não compreendidas, como os alimentos mal digeridos, geram as toxinas responsáveis pelas patologias corporais e mentais. Os órgãos dos sentidos (Gnane Indrias), para absorver as impressões, precisam dos órgãos de ação

(Karme Indrias) correspondentes, assim como o som necessita do ouvido para ser captado e a fala para expressar seu conteúdo e significado.

A inteligência digere as impressões por meio dos sonhos, armazenando-as na memória sob a forma de lembranças. A eficiência digestiva da inteligência está relacionada com sua capacidade de discernimento do real significado das experiências a partir da avaliação de seus significados, extraindo seu conteúdo harmonioso (sátvico), excluindo seus componentes desarmoniosos e inerciais (rajásicos e tamásicos). Quando mal digeridas, essas impressões causam a obscurecimento da percepção, gerando confusão entre as aparências e o seu real significado.

A eficiência da digestão mental relaciona-se diretamente com a qualidade do sono e dos sonhos. Os sonhos de natureza equilibrada refletem boa digestão mental, o que não acontece com os pesadelos. O sono profundo propicia maior capacidade para o desenvolvimento de uma consciência equilibrada, não ocorrendo com o sono interrompido e superficial.

A Absorção Mental

As impressões digeridas durante o sono profundo constituirão a estrutura sutil da consciência profunda da criatura, adaptando-a à forma da natureza que a gerou por meio das gunas (sattva, rajas ou tamas), delimitando seus mecanismos de ação e comportamentos diante da vida. Quando somos abandonados ou traídos, a experiência pode ser de difícil compreensão (digestão), deixando seus resíduos (toxinas) expressos por meio do medo, do temor e da raiva, que poderão aflorar inesperadamente em nosso comportamento, causando marcas profundas e desequilíbrios. Já uma experiência de significado positivo, como a da compaixão, pode nos trazer um significado renovador, vitalizador e engrandecedor para o corpo, a mente e o espírito.

A consciência deve estar constantemente protegida por uma inteligência clara e profunda e uma alimentação adequada, que propiciarão a construção de valores, crenças e tendências adequadas para uma vida espiritualizada.

A Desintoxicação Mental

Antes de promover a desintoxicação mental, temos de estimular boa digestão mental e orgânica, com dieta equilibrada de impressões, emoções, sentimentos e pensamentos harmoniosos e positivos, o que favorece a manutenção de uma inteligência clara e eficiente para desencadear o processo.

O consórcio do jejum orgânico com o mental contribui para a ampliação do nível de desintoxicação. O esvaziamento do trato digestivo auxilia na recuperação da capacidade de digestão, absorção e eliminação. O esvaziamento do conteúdo mental se dá por meio da contemplação, concentração e meditação, que promovem o abrandamento e a eliminação dos pensamentos, das emoções e dos sentimentos inadequados armazenados que vêm à tona, bastando a observação sem intervenção e a compreensão de seu real significado para que percam seu potencial destrutivo.

Desintoxicação	Mecanismos de atuação
Corpo Físico	Jejum e estimulação dos canais excretores (fezes e urina).
Corpo Sutil	Jejum de impressões (Prathyahara), choro e sudorese.
Corpo Causal	Uso de mantras.

O Impacto Sensorial na Mente

As impressões captadas pelos sentidos repercutem na mente e na consciência, conforme sua natureza, perturbando-a ou pacificando-a, além de promover o bloqueio mental que a mantém envolvida por atos e comportamentos equivocados, quando estes não são bem discernidos pela inteligência.

A busca do prazer e da felicidade em atividades de recreação e entretenimento que estimulam os sentidos impossibilita o exame do que realmente está ocorrendo com as interações sensoriais, principalmente quando essa atividade expressa violência, que uma vez absorvida comporá a consciência da criatura em seu nível mais profundo, afetando seu comportamento e desvitalizando a mente. De modo análogo, as impressões positivas e engrandecedoras afetam o comportamento, vitalizando e motivando para a ação construtiva. Diante desse quadro, é facilmente perceptível a influência da violência expressada em jogos eletrônicos e sua repercussão na consciência de jovens e adolescentes, estimulando para a prática de delitos que mobilizam e assustam a opinião pública.

Também aliado às atividades de recreação e entretenimento, encontra-se o sistema de comunicação em massa que, conforme sua natureza, mais degrada e desarticula os valores, as crenças e os comportamentos de um povo, dificultando o seu engrandecimento e desenvolvimento espiritual.

Os impactos sensoriais são responsáveis pela manifestação de várias doenças de origem mental, iniciadas pela absorção de impressões incorretas e inadequadas, conforme suas características especificadas abaixo:

Característica do impacto sensorial	
Construtivo	**Destrutivo**
• Funcionamento adequado dos sentidos. • Criatividade e imaginação ampla. • Sono profundo. • Poucos sonhos ou com cunho elevado e espiritual. • Não existe necessidade de diversão. • A percepção é clara. • Agilidade e leveza mental. • Mente perceptiva e luminosa.	• Funcionamento inadequado dos sentidos. • Criatividade e imaginação restritas. • Sono superficial. • Sonhos agitados, violentos ou repetitivos. • Necessidade de diversão, agitação, movimentação ou violência. • A percepção é embotada. • Lentidão e entorpecimento mental. • Mente turva e embotada.

O Tratamento dos Desequilíbrios da Mente por meio dos Opostos (Pratipaksha-Bhavana)

O nível de consciência é o resultado da alimentação, das impressões, das emoções, dos pensamentos e dos sentimentos que se expressam pelas ações e comportamentos automáticos, tornando parte da natureza do ser. A mudança profunda na qualidade dos pensamentos, emoções e sentimentos, eliminando os prejudiciais ou inadequados, substituindo-os por outros de natureza oposta, contrabalança a energia negativa com a positiva, gerada no processo mental. Essa energia positiva atua no nível mais profundo da consciência, restabelecendo o equilíbrio, como no tratamento da mente impregnada de rancor e ódio por meio da percepção de impressões harmoniosas de natureza oposta, contemplação, meditação, mantras, oração, etc.

As Impressões Naturais

As impressões positivas são aquelas apresentadas pela natureza, por sua beleza e exuberância, sendo despercebidas e desconsideradas pelo estilo antinatural da vida moderna, que enche a mente de estímulos artificiais que tanto mal-estar causam à mente. Também podem ser alcançadas mediante rituais devocionais ou religiosos, técnicas de visualização, contemplação e uso de mantras.

A principal fonte de impressões negativas são os meios de comunicação em massa, estimuladores da libido e da violência, além da apresentação de aspectos ilusórios e dramáticos da vida. Também estão presentes em ambientes artificiais, que conforme a sua natureza desarmoniosa tendem a desvitalizar a mente. Essas impressões podem estar dispostas no âmbito familiar, no ambiente urbano e no trabalho, devendo ser readequadas de forma a estimular a beleza e a harmonia, promovendo a paz e a felicidade.

O contexto negativo poderá ser alterado em nível familiar, auferindo ao seu local de moradia um aspecto sagrado, por meio da separação de um local exclusivo para práticas de meditação, oração e para desenvolvimento de atividades criativas. Esse local de terapia espiritual poderá ser decorado com imagens e quadros de divindades, objetos ou plantas naturais, cristais, cores ou configurações geométricas de natureza estimuladoras, calmantes ou introspectivas. No local de trabalho, a presença de um altar ou uma área arborizada influenciará no despertar da espiritualidade, contida nos vários aspectos da atividade laborativa.

Em um nível mais abrangente é necessário maior contato com a natureza, mediante caminhadas, práticas de jardinagem, horticultura, acampamento, etc., o que estimulará e energizará o ser como um todo.

As Práticas Interiores

São as responsáveis pela atuação direta na mente e na consciência, sendo necessário um alicerçamento preliminar nas práticas exteriores, visando a uma conduta social (Yama) e individual (Niyama) adequadas, uma preparação física com realização de ásanas e o controle da respiração e ampliação da força vital pelo pranayama. As práticas interiores atuam em quatro níveis, favorecendo o afastamento da mente e da consciência da influência dos sentidos, o direcionamento do foco da atenção (concentração), a manutenção neste estado de atenção (meditação) durante um espaço de tempo até a absorção do seu significado, por intermédio da fusão com a consciência cósmica.

O Afastamento da Influência dos Sentidos (Pratyahara)

É o afastamento da influência dos sentidos, evitando o condicionamento mental decorrente das impressões provenientes do mundo externo. Os locais afastados, em contato com a natureza, ou destinados exclusivamente a práticas e rituais, reduzem a vulnerabilidade contra essas influências.

O pratyahara é considerado o principal método para o fortalecimento da mente, afastando-a das interferências negativas das impressões, emoções e pensamentos, restabelecendo uma correta relação com os órgãos sensoriais. Cada órgão dos sentidos possui sua particularidade, influenciando a mente externa para a busca constante de sensações agradáveis e prazerosas, através de um universo infinito de impressões sensoriais, como uma imagem ou paisagem bonita, um odor ou paladar agradável e estimulante, etc. O ego, ao utilizar esses sentidos, incorpora as impressões sensoriais captadas à sua identidade, estimulando e delimitando ações e reações diante desses estímulos que ocorrem ininterruptamente. Quando essas impressões são mal utilizadas, causam flutuações sensoriais e perda do domínio mental, gerando distúrbios psicológicos, instabilidade emocional, perda da força de vontade e deformação no caráter que desvirtuam as ações e os comportamentos.

Os órgãos de ação (Karme Indrias) apresentam maior dificuldade no seu controle do que os dos sentidos (Gnane Indrias), estando o processo da fala e da sexualidade em evidência. Já os que atuam diretamente na movimentação e no contato, como os pés e as mãos, necessitam de maior vitalidade para sua expressão, estando interligados diretamente aos estímulos decorrentes dos órgãos dos sentidos.

Tipos de Técnicas do Pratyahara

a) Isolamento da influência dos sentidos

É o afastamento da influência dos sentidos, com fechamento dos olhos, tamponamento dos ouvidos, restrição de toque, etc. Essa ausência de impressões visa estimular a capacidade digestiva da mente e a absorção do conteúdo positivo com eliminação dos resíduos ou toxinas geradas no processo, favorecendo a vitalização, possuindo esse processo as mesmas características do jejum.

b) Concentração nas impressões evitando a distração

É quando testemunhamos as impressões exteriores causadoras de atração ou repulsão, mantendo um afastamento de seu conteúdo ou significado. São enfatizados nesse processo apenas os aspectos sensoriais que constituem o objeto da percepção, como coloração, odor, som, etc.

No testemunho de uma impressão interior, usamos criativamente a energia dos sentidos por meio da capacidade de visualização e emissão de sons mentais (mantras), favorecendo a percepção da luz e do som individualizado, característico de cada criatura. No processo de visualização de cores e sons (mantras) também podemos aproveitar o prana absorvido, potencializando-o com as técnicas do pranayama, e direcioná-lo para partes específicas do corpo e para a consciência.

Concentração (Dharana)

É a capacidade de direcionamento e focalização da energia mental para o objeto examinado ou percebido por intermédio dos sentidos, estando na sua qualidade e na sua intensidade as determinantes das condições da mente e do caráter.

A falta de atenção ou concentração é a principal causa dos problemas mentais, estando relacionadas com a vulnerabilidade dos sentidos graças às investidas das impressões provenientes dos meios de comunicação em massa, dos jogos e entretenimentos e dos apelos eróticos, que prometem a realização social, a felicidade e o *status*.

Quando a concentração interna não utiliza formas definidas, a mente é direcionada a conceitos e verdades universais, como o amor, a solidariedade, a unicidade, a compaixão, a essência divina, etc.

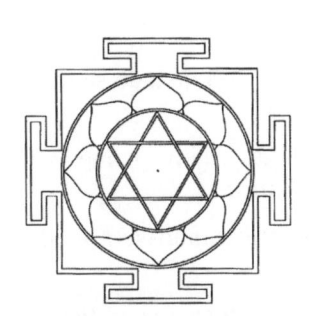

Os métodos mais simples de concentração externa consistem em direcionar e manter o foco de atenção em um objeto, como uma luz de vela, uma paisagem ou som. Os de concentração interna consistem em visualizações de objetos com forma definida, como luzes, imagens de divindades, yantras, mantras, formas geométricas, etc.

As técnicas de concentração são úteis nos tratamentos de desequilíbrios da mente, auxiliando no seu controle, de modo a manter o afastamento do resultado emocional da percepção, sem causar envolvimento com a impressão percebida (testemunho). Também são importantes na estimulação e no fortalecimento da inteligência, do raciocínio, do discernimento e da memória, capacitando a criatura para o estabelecimento de metas, valores e princípios que a conduzirão a verdade.

A Meditação* (Dhyana)

É a capacidade de manter a concentração focalizada em um objeto durante determinado período de tempo, absorvendo todo seu conhecimento intrínseco. Nesse processo ocorre a compreensão de sua natureza e seu funcionamento, decorrente de um estado interno de paz gerado no silêncio da mente, propiciando a auto-observação e a autoconsciência.

A meditação deverá ser realizada sem esforço, tendo como objetivo contatar a essência divina presente no interior do ser, sendo o único ponto de referência para a evolução espiritual e a única forma de trazer a felicidade. Por meio da percepção da essência divina (Eu), o ser se torna mais sábio, pois tem o contato com a verdade e, consequentemente, ocorrem o autoconhecimento e a autorrealização. Para se ter eficiência na meditação é necessária a prática constante e persistente (Abhyasa) e o desapego (Vairagya) das impressões da mente, independentemente de serem agradáveis ou não, tais como tristeza, alegria, riqueza, etc.

Resultados Gerais da Meditação

A meditação realizada duas vezes ao dia, durante 20 minutos, favorece:
- Redução do nível de lactato (substância residual produzida na célula pela queima de glicose na ausência de oxigênio), ocasionando maior oxigenação celular, rejuvenescendo-a;
- Purificação intracelular, por meio da eliminação da produção do lactato;
- Melhoria na oxigenação celular, ampliando a atuação do sistema nervoso parassimpático, ocasionando o rejuvenescimento e a redução da pressão arterial;
- Melhoria na redistribuição sanguínea pelo corpo, por meio do relaxamento e redução do estresse;
- Aumento da vitalidade (Ojas) e brilho áurico (Tejas);
- Promove a beleza do corpo nas próximas encarnações quando se medita no mestre;
- Desperta a inteligência e a energia, movimentando criativamente as formas dos pensamentos, auxiliares na queima cármica.
- Recorda-se de vidas passadas e lembranças, praticando-se a meditação unitiva;
- Intensificação e vitalização de formas de pensamentos que auxiliam nas realizações pessoais.

---

* N.E.: Sugerimos a leitura de *Meditação para Iniciantes*, de Stephanie Clemente, Madras Editora.

Etapas da Meditação

Plena atenção

A plena atenção é o contrário da mecanicidade, que se manifesta mediante a presença física sem a correspondente presença mental e emocional. Estar atento é permanecer inteiramente de corpo, mente e emoção, atuando como sujeito em determinada atividade, em certo espaço e tempo, estando consciente disso. Uma pessoa pode estar no seu corpo físico em determinado lugar e se encontrar ausente em suas emoções e pensamentos. Por exemplo, pode-se estar dirigindo um veículo, envolvido com uma emoção de ansiedade em decorrência do atraso para um compromisso importante, o que traz um estado de desatenção no trânsito, que pode causar consequências graves, como um acidente, a falta de percepção da sinalização, etc.

Na meditação, estando a atenção direcionada para o fluxo respiratório, por exemplo, quando aparece no nosso campo mental um pensamento ou emoção, devemos apenas percebê-lo, sem nos envolvermos com o mesmo, retornando nossa atenção novamente para o fluxo respiratório.

Concentração

É a conversão da atenção a determinado ponto ou objeto. No caso da meditação, a atenção deverá estar direcionada para o fluxo respiratório ou para o uso de um mantra. A concentração no fluxo respiratório promove a internalização da mente, afastando-a da influência dos sentidos. A percepção no fluxo respiratório favorece o acesso aos níveis mais profundos da mente, liberando todo seu conteúdo.

Meditação

É a meditação em si, utilizando algumas de suas técnicas. A dedicação dessa prática da meditação a todos os seres, como em uma oração, favorece o desenvolvimento da fraternidade, da compaixão e do amor incondicional.

Dificuldades na Realização da Meditação

O ser humano é formado por moléculas com uma inércia muito grande, que para ser colocada em movimento necessita de muita convicção, trabalho e desprendimento. As dificuldades internas a serem trabalhadas estão relacionadas com a falta de persistência, sono, preguiça, etc. Nas dificuldades externas estão a interferência de familiares, o meio ambiente, a situação socioeconômica, a religião, etc.

Principais Bloqueios para a Meditação

- Irregularidade nas práticas, que deverão ser diárias.
- Enfermidades (saúde) e sono excessivo.
- Discussões em demasia (conversas néscias).
- Meio ambiente inadequado.
- Observação das falhas e defeitos alheios.
- Hábito de autojustificativa.
- Impulsos e atos inconscientes.
- Hábitos mecânicos, como falar em excesso.
- Alimentação imoderada e indigesta.
- Fadiga física e mental.
- Sonolência.
- Cólera, depressão, calúnia, medo, melancolia, impaciência, ciúme, inveja, aversão, etc.
- Preconceito, intolerância, fanatismo.
- Orgulho moral e espiritual.
- Hipocrisia religiosa, manifestada na ação contrária à crença.
- Sedução pelas visões e poderes.

Preparação para Meditação

1) Realizar um Suryanamaskar ou algumas posturas (ásanas), para dar sustentação física ao corpo;

2) Realizar algumas vezes a respiração alternada Nadhi Sodhana (Vama--Krama), para favorecer o relaxamento do corpo;

3) Utilizar uma roupa adequada de modo a não comprimir o corpo;

4) Escolher um local afastado do barulho, de energias desequilibradas e de pessoas. Os horários mais adequados para a meditação são no início e no final do dia;

5) Manter a imobilidade do corpo visando abrir a visão espiritual, evitando a perda dessa percepção;

6) Sentar-se em uma das posições abaixo para a realização da meditação, tendo o cuidado de usar um tapete ou manta para isolar o contato com o chão. A postura mais indicada é a Siddhasana. Caso utilize uma cadeira, apoiar os pés sobre uma almofada para que os joelhos fiquem em uma altura superior à dos quadris, de modo a facilitar a fluidez energética.

Siddhasana	Postura sentada	Vajrasana	Sukasana

7) A mão direita deverá estar apoiada sobre a palma da esquerda, mantidas na altura do plexo solar, representando a dualidade (espírito e matéria) em plena harmonia. Essa postura das mãos recebe o nome de Shiva Mudra, e tem como objetivo favorecer a movimentação energética por meio do fechamento do circuito do corpo.

8) A coluna vertebral deverá permanecer ereta, mantendo o alinhamento dos três principais canais energéticos do corpo (Sushumna, Ida e Pingala). O centro de gravidade se encontra entre o púbis e o umbigo, na região do Hara. Coloque o dedo nesse ponto e adeque a posição da coluna de modo que fique centrada no local. É importante fortalecer a musculatura da coluna praticando ásanas.

9) A cabeça deverá ser mantida alinhada com a coluna, de modo a não ficar pendida para a frente, acarretando sono, nem para trás, o que provocaria devaneios.

10) Os olhos deverão permanecer fechados.

11) Abrir bem a mandíbula, voltando bem devagar, encostando os lábios de modo suave.

12) Posicionar a ponta da língua no palato, atrás dos dentes, para favorecer o fluxo de energia negativa (lunar), muito calmante.

Construção do Estado Interno de Paz

O estado interno de paz se faz por intermédio do silêncio da mente, recolhendo-se os sentidos (paladar, olfato, tato, audição e visão) pelo direcionamento da atenção para o som produzido pelo fluxo respiratório ou para o mantra: *So Ham*, o que traz a harmonização das correntes energéticas do corpo.

Na mente, ampliando o espaço entre os pensamentos, cria-se o silêncio, condição necessária para se encontrar a essência divina (Eu Superior). Quando aparecer um fluxo de pensamentos, deixe-o desaparecer, não questionando, conflitando ou justificando seu significado ou conteúdo, retornando de imediato a atenção para o fluxo respiratório ou para o mantra. Visualize que o ar inspirado, vitalizado pelo prana, penetra por entre as sobrancelhas, no chacra frontal (ajna chacra), movimenta-se pela cabeça, retornando pelo mesmo caminho na expiração, ampliando o nível da percepção espiritual.

Formas de Meditação

1) **Estabilizadora:** utilizada para estabilizar as ondas mentais, acalmando a mente. Visa tranquilizar e reequilibrar o próprio organismo, construindo um estado de paz interno necessário para o aprofundamento meditativo, reduzindo a agitação mental com o direcionamento da atenção para o fluxo respiratório. O processo respiratório deverá ser puramente abdominal, isto é, ampliando o abdome durante a inspiração e comprimindo-o a expiração, observando uma pequena pausa entre eles, que deverá ser regulada pela necessidade do fluxo respiratório. A atenção estará direcionada para o ruído produzido pelo atrito do ar passando pela garganta, o que provoca um efeito extremamente relaxante. Esse ruído reproduz instintivamente o mantra *So Ham* (Eu sou) durante a inspiração *So*, e expiração, *Ham*, o que poderá ser repetido mentalmente para potencializar a estabilização das ondas mentais.

2) **Reflexiva ou Analítica (Chinta):** Uma das formas mais simples de meditação reflexiva é a que utiliza visualizações. Por exemplo: visualizando a chama no coração irradiando o amor divino, que se expande por todo o corpo e pelo ambiente, até impregnar todo o Universo. Nessa visualização é importante colocar os seres pelos quais temos aversão e antipatia envoltos nesta aura luminosa. Outro exemplo é a meditação na unidade (bhávana), em que se visualiza um oceano de luz e consciência envolvendo seres e objetos, eliminando, desse modo, a separatividade.

3) **Contemplativa:** nesta meditação é escolhido um objeto ou uma forma divina para visualização, buscando a consciência única e absoluta que a anima. Essa escolha passa a doar felicidade por meio dos seus atributos divinos, trazendo sentimentos de devoção e amorosidade, denominado em vários segmentos religiosos de fé. Por meio da prática constante, os atributos divinos presentes nessa visualização passam a fazer parte da criatura, manifestando em seu interior. Se contemplo a figura de Jesus Cristo, por exemplo, em uma forma resplandecente, possuidora de amor e paz, esses atributos se manifestarão em meu interior.

Quando ocorre a integração com o objeto da contemplação, o ser compreende a verdade. "Conhecerás a verdade e a verdade vos libertará." Essa integração é considerada o ponto supremo, sendo conhecida como êxtase ou samadhi.

A meditação contemplativa pode ser dividida em três tipos:

- **Saguna** *(meditação na forma)*

    Observar os seguintes passos:

    1) Conduzir a mente a um estado de paz interna, por meio da meditação estabilizadora, utilizando o mantra em cadência com o fluxo respiratório: *So* (inspiração), *Ham* (expiração).

    2) Fixar a atenção em uma imagem que desperte relação afetiva e devocional como, por exemplo, Jesus com os braços abertos, Buda meditando, Narayanaya resplandecente como um sol, etc. Manter a imagem na tela mental entre as sobrancelhas. Caso tenha dificuldade na visualização, coloque a imagem escolhida a uma distância de um braço do seu corpo, na altura dos olhos. Veja-a de baixo para cima lentamente por cerca de três vezes procurando visualizá-la. Quando a mente dispersar, traga-a de volta para o fluxo respiratório, abrindo os olhos e revendo novamente a imagem. Também poderão ser utilizadas mandalas, yantras, formas geométricas, cores, mantras, etc.

    Dessa forma, percebe-se a essência espiritual como Akshara (som indestrutível) e como Jiva (alma evolucionante).

    3) Meditação nos cinco elementos (mahabhutas):

    a) **Meditação no elemento éter:** deitar-se no chão e olhar para o céu ou para as estrelas, durante uns 20 minutos, considerando o objeto percebido como extensão da própria mente. Essa técnica estimula as faculdades superiores da percepção e dos instintos, tranquilizando a mente e estimulando o desenvolvimento do chacra laríngeo.

    b) **Meditação no elemento ar:** deitar-se no chão e observar a formação e movimentação das nuvens no céus, durante uns 20 minutos, considerando esse aspecto como similar ao universo mental e emocional. Essa técnica estimula o desenvolvimento do chacra cardíaco.

    c) **Meditação no elemento fogo:** visualizar a chama de uma vela em local tranquilo, durante uns 15 minutos, evitando ao máximo piscar. Logo após, mentalmente, procurar fundir a imagem da luz externa com a interna, purificando e expandindo o amor por todo o Universo. Essa técnica estimula o desenvolvimento do plexo solar.

    d) **Meditação no elemento água:** observe calmamente a quietude ou o movimento de um curso de água, durante uns 20 minutos, imaginando que neste processo ocorrem a purificação e o revigoramento da mente. Essa técnica estimula o desenvolvimento do chacra umbilical.

    e) **Meditação no elemento terra:** observe tranquilamente uma paisagem montanhosa, concentrando-se em seus aspectos e contrastes, durante uns 20 minutos, imaginando que neste processo ocorre uma integração total com a natureza, equilibrando e estabilizando a mente. Esta técnica estimula o desenvolvimento do chacra básico.

- *Nirguna (meditação sem forma)*

    Observar os seguintes passos:

    1) Conduzir a mente a um estado de paz interna, por meio da meditação estabilizadora, utilizando o mantra em cadência com o fluxo respiratório: *So* (inspiração), *Ham* (expiração).

    2) Quando a mente estiver estabilizada, utilizar o mantra abaixo, reverenciando o supremo governador dos mundos, visualizando sua presença como um sol resplandecente em cadência com o fluxo respiratório: OM Namo (inspiração) Narayanaya (expiração).

    3) Conduzir a atenção para o coração, visualizando ali uma pequena chama no Akasha do coração espiritual. Essa chama poderá também ser visualizada no chacra frontal ou no coronário. Este é o processo mais universal, sendo recomendado por Jesus: "Fechai as portas e janelas e adorai o pai que está dentro de vós".

    4) Caso tenha dificuldade para a visualização da chama, pode-se utilizar vela ou lamparina de ghee ou óleo vegetal, na altura dos olhos. Fixe a visão na chama por alguns segundos, feche os olhos e procure visualizá-la no santuário do coração. Cada vez que a mente se dispersar, abra os olhos suavemente, fixe na chama e procure novamente visualizá-la no coração.

    Nesta forma percebe-se a essência espiritual, como Atma, a chama divina presente no coração.

- *Suddha ou Transcendente*

    Nesta forma medita-se já tendo alcançado o Eu superior.
    Observar os seguintes passos:

    1) Conduzir a mente a um estado de paz interna, por meio da meditação estabilizadora, utilizando o mantra, em cadência com o fluxo respiratório: *So* (inspiração), *Ham* (expiração);

    2) Quando a mente estiver estabilizada, contemple o absoluto, a consciência cósmica, pensando que tudo é ela, tudo é da natureza do Criador (Brahm). Seu corpo, seus pensamentos, ideias e sentimentos, todo o Universo e todos os seres, tudo é Brahm.

Resultados da Prática da Meditação

Na prática constante da meditação, os hemisférios cerebrais entram na mesma frequência, afastando a consciência dos sentidos (Pratyahara), fortalecendo a saúde e propiciando experiências,decorrentes dos estados alterados de consciência.

Percepção do Despertar Espiritual

a) Pulsação ou pressionamento do ajna chacra (chacra frontal) durante a visualização de entrada e saída do ar no processo respiratório.

b) Percepção do som do anahata, geralmente pelo ouvido esquerdo, similar ao ruído de um sino, batendo ao longe.

c) Percepção do sabor agridoce no fundo da garganta.

Criação de um Campo Mental

Quando um certo número de praticantes realiza a meditação em grupo, cria no local um campo mental unificado, que se expande, sendo captado por outras mentes, reduzindo a agressividade, a irritabilidade e a violência.

Esse campo mental unificado foi verificado em uma experiência científica realizada na cidade de Chicago, quando um grupo realizou meditação, durante três dias ininterruptos, revezando seus participantes durante períodos predeterminados. Por monitoramento estatístico, foi verificada queda significativa na violência praticada na cidade. Terminado o período de meditação, o índice voltou ao padrão registrado anteriormente.

Um campo mental em menor intensidade é criado na meditação individual, quando se obedece a frequência diária, mantendo-se o mesmo local e horário.

A Absorção na Experiência (Samadhi)

É a consequência da absorção total da mente em uma atividade externa ou em um objeto, resultando na fusão da consciência com essa impressão. A energia (prana) proveniente dessa impressão conduz a mente a um estado de vazio ou vacuidade, delimitando sua natureza pelas três gunas (tamas, rajas e sattwa), que por sua vez definirá as características da experiência.

Em nível superior, é o principal método para o desenvolvimento da consciência, sendo alcançado com técnicas de meditação que, estimulando as funções superiores da inteligência, favorecem o autoconhecimento, existindo somente quando não há envolvimento com pensamentos, emoções e impressões, o que favorece a fusão da consciência com sua essência (Eu Superior).

Pode-se manifestar em dois níveis distintos:

a) Samadhis inferiores

São experiências que propiciam a absorção total na atividade externa ou no objeto, causando um esquecimento momentâneo de si mesmo. Essas experiências são facilmente verificadas quando nos envolvemos com um filme com tamanha intensidade, que passamos a viver momentaneamente o papel do ator que nos causou encanto ou atração. Também pode ser verificada na beleza de uma música que arrebata os sentidos e a consciência, fundindo a música ao seu ouvinte, o músico ao seu instrumento ou a obra artística ao seu criador.

São geralmente aquelas experiências internas de grande significado na vida, que no momento de maior intensidade energética (prana) influencia ou distorce a mente, trazendo o prazer que substitui momentaneamente a dor existencial humana. Por serem de natureza inferior e passageira não pacificam o campo mental que, por influência de sua natureza (gunas), promovem distúrbios orgânicos, mentais e emocionais, estimulando o vício e o apego a essas impressões prazerosas.

A partir da perturbação mental gerada pelo apego, o experimentador tentará recriar outra experiência prazerosa por meio do seu agente desencadeador externo, presente na ingestão de nova quantidade de álcool, tóxicos, sexo, etc., criando um ciclo vicioso. Já no aspecto mais positivo, o impacto da inspiração ou criatividade impulsionará o gênio criativo ao encontro de um novo *flash* criativo.

Uma impressão sensorial, gerada por um fator externo causador de emoção intensa, arrebata os sentidos e a consciência, criando um vazio ou vácuo no campo mental que impede o discernimento adequado para evitar as consequências de atos impensados, como os homicídios e as agressões de cunho passional.

Essas experiências de nível inferior são influenciadas pelo ego por meio do desejo. Por serem mal compreendidas, criam no seu experimentador uma falsa ideia de superioridade espiritual, de iluminação ou de canal de manifestação divina, comum em alguns segmentos religiosos e místicos.

Nessas manifestações de natureza inferior encontra-se a causa das perturbações e desequilíbrios, revelados nas diversas patologias mentais, pelos tipos apresentados a seguir:

Samadhi com ilusão mental (Mudha)

São as experiências de absorção da consciência por influência de uma energia (prana) de natureza tamásica, causadora do entorpecimento da mente, induzida por distúrbios e fatores orgânicos, como o sono, a letargia, o coma, a ingestão de álcool e substâncias tóxicas, etc., permitindo o contato com planos mais sutis e seus habitantes, vivenciados por meio de sonhos e delírios.

Nesse estado de ilusão mental estão os esquizofrênicos em que, graças ao contato intenso com um plano sutil, a percepção da realidade externa é reduzida ou eliminada. Na mente vazia ou na vacuidade mental, os portadores de capacidades mediúnicas têm suas mentes e sentidos invadidos ou concedidos a entidades astrais, que os utilizam para as manifestações no mundo físico.

Samadhi com distração da mente (Kshipta)

São as experiências de absorção da consciência por influência de uma energia (prana) de natureza rajásica que intensifica os estímulos sensoriais, causando um envolvimento intenso com a atividade desenvolvida ou com a situação vivenciada, percebida durante trabalhos e atividades atraentes, prática de esportes, processos criativos, etc.

Nos estados em que ocorrem situações de empatia intensa, a influência de energia (prana) de natureza tamásica nos órgãos sensoriais estimula intensa carga emocional.

Nesse nível em que ocorre grande envolvimento mental e emocional, está presente a maioria das realizações humanas, programadas por meio de metas e objetivos externos, conduzindo o seu realizador a absorver o resultado, passando este a ser o único significado para sua existência, reduzindo sua capacidade de percepção espiritual.

Samadhi com criatividade da mente (Vikshipta)

São as experiências de absorção da consciência por influência de uma energia (prana) de natureza sátvica que intensifica o envolvimento intenso com as projeções mentais, criando um vazio ou vácuo propício ao aparecimento do conhecimento criativo e inspirado, expressos na genialidade de filósofos, músicos, inventores, cientistas, religiosos, etc.

Nesse nível em que ocorre grande manifestação criativa, são desenvolvidas as grandes obras intelectuais, filosóficas e artísticas, criadas por intermédio de criaturas que poderão estar preparadas ou não para um desempenho com tal envergadura, por conta de fatores limitantes, como idade precoce, nível intelectual, desconhecimento de causa, etc.

b) Samadhis superiores

Nos samadhis superiores ocorrem o contato com a essência (Eu Superior) e a absorção da consciência universal, neutralizando todos os carmas e rompendo o ciclo de nascimentos e mortes (sansara). Essas experiências são desenvolvidas exclusivamente por práticas espirituais que neutralizam os efeitos das experiências de nível inferior, criando condições para o desenvolvimento de uma tendência mental harmoniosa, que se utiliza de ásanas, pranayamas, mantras e meditação para sua realização.

É a forma máxima da percepção direta, quando a verdadeira inteligência se utiliza da consciência individual, em um nível mais profundo, como instrumento de percepção, transcendendo o intelecto e recolhendo os sentidos de modo a não causar distração.

Objetivos Terapêuticos das Expansões de Consciência (Samadhis)

Usualmente é promovido o desenvolvimento da consciência, a partir de práticas de meditação ou absorção da mente, em atividades que criam condições para que ocorram a serenidade do fluxo mental e a concentração da atenção, utilizando exercícios físicos, atividades artísticas que estimulam a criatividade da mente e em terapias ocupacionais, etc. Para que ocorra a fundamentação terapêutica é necessário que sejam seguidos alguns preceitos que atuarão em nível interno e externo, como os abaixo especificados:

a) Criação de uma atmosfera psicológica, por meio de uma conduta social adequada (Yama).

b) Determinação de um modo de vida (Niyama), em que é criado um sistema de valores, metas e objetivos a serem alcançados com disciplina flexível, de modo a não causar desgaste na energia vital (prana), perturbações psicológicas e traumas emocionais durante o processo.

c) Utilização de maneira peculiar na conservação e movimentação do corpo, observando as posturas nos períodos de trabalho, descanso e nas funções naturais, como a alimentação, a excreção, o sexo, etc., de modo a evitar o aumento do nível de tensão que causa estresse e debilita a mente e o corpo, promovendo gama enorme de distúrbios físicos e psicológicos.

d) Direcionamento da vitalidade (Prana) para o objetivo a ser alcançado, moldando as características conforme as exigências da sua natureza (tamas, rajas e sattwa).

e) Selecionar e escolher as impressões (Pratyahara) de natureza mais adequada e harmoniosa (sátvicas) para direcionar a conduta, evitando as que apresentam aspectos nocivos e negativos (tamásicas e rajásicas).

f) Buscar o foco de atenção (Dharana) para aspectos mais harmoniosos (sátvicos), de modo a facilitar a criação de uma tendência (samkara) de natureza nobre, positiva e progressista.

g) Evitar a escolha de objetos de reflexão (Dhyana) que induzam a perturbação, a limitação e a confusão no campo mental, optando por aqueles que promovam a paz interna e a serenidade mental.

Procedimentos para Tratamento e Equilíbrio da Mente

I – Atuação no Corpo Físico

A alimentação

A alimentação fornece a nutrição ao corpo físico, por meio dos cinco elementos (Mahabhutas) presentes nos alimentos ingeridos, determinando a qualidade da mente e a amplitude do nível da consciência. Um alimento de origem animal pode obscurecer a mente, causando irritabilidade e embotamento no seu funcionamento. Os alimentos leves deixam a mente excessivamente dispersa, promovendo a insônia. Os alimentos equilibrados e vitalizados, sem beneficiamento ou industrialização, como os grãos integrais e os vegetais cozidos, ampliam a harmonia mental e o nível de consciência, além de abastecer a força que mantém os reflexos autônomos corporais. Essa mesma força presente nos alimentos atuará no nível emocional, implantando na consciência mais profunda as características de sua natureza, como o sofrimento do animal no momento do abate, transmitindo ao seu consumidor a característica instintiva animal, expressa na agressividade. Um efeito contrário na consciência profunda terá um alimento de origem vegetal, cultivado com técnicas orgânicas e água de boa qualidade.

O ambiente de alimentação

Durante a alimentação, a vitalidade (prana) e a mente se tornam vulneráveis às influências do ambiente, envolvidas pelo campo vibratório que impregna as pessoas presentes e as que tiveram contato com a produção, movimentação e preparação do alimento. Nessa interação é criado um padrão energético e vibratório peculiar nos campos mental e emocional que influencia a qualidade da nutrição e da digestão, no aspecto mais sutil. Junto com esses aspectos se encontram também os estados mental e emocional de quem ingere o alimento.

Os Elementos (Mahabhutas) na Estruturação do Corpo

Elemento	Fonte	Atuação energética
Terra	Alimentos sólidos.	Em todas as partes sólidas do corpo, como os tecidos, ossos, músculos, órgãos internos, etc.
Água	Alimentos líquidos.	Em todas as partes líquidas do corpo, como as mucosas, o plasma, a gordura, o liquor, o sêmen, a lubrificação vaginal, etc.
Fogo	Caloria, proveniente dos alimentos e da fonte solar.	Em partes quentes ou que promovem o metabolismo, como o sangue, as enzimas digestivas e o fogo digestivo (agni).
Ar	Ar presente nos alimentos e na respiração.	Funcionamento do sistema nervoso e secreções hormonais.
Éter	Espaço presente na respiração e no alimento.	Promoção da lucidez mental e da estimulação sensorial.

A natureza da alimentação

Uma alimentação de natureza harmoniosa (sátvica), composta de vegetais, frutas, cereais, sementes, nozes, leite e seus derivados, estimula o desenvolvimento de uma consciência superior, restaurando a harmonia e o equilíbrio da mente, além de manter a estruturação física do sistema nervoso e da medula óssea, responsáveis pelo desenvolvimento da vitalidade orgânica e mental.

O sabor (rasa) dos alimentos, por sua natureza peculiar (gunas), estimula a mente, refletindo na consciência e nas emoções, conforme especifica o quadro abaixo:

Guna	Atuação energética	Exemplos
Sattva	O sabor doce é o principal energizador, conferindo lucidez e harmonia para a mente e as emoções. A alimentação leve é de natureza sátvica.	Gengibre, canela, cardamomo, acariçoba.
Rajas	Os sabores picantes, ácido e salgado são estimulantes, causadores de irritação e alteração nos sentidos e no humor. Falta de peso é uma condição de natureza rajásica, promovendo hipersensibilidade, hiperatividade, intoxicação sanguínea e hipertensão.	Pimenta, alho, cebola, sal, vinagre, picles, etc. Comidas muito quentes e bebidas estimulantes.
Tamas	Os sabores amargo e adstringente são desestimulantes, promovendo a inércia e o obscurecimento dos sentidos, além da redução dos líquidos corporais. O excesso de quaisquer sabores, de peso e de alimentação possui natureza tamásica ou entorpecedora, promovendo variações e desequilíbrios emocionais, letargia, apatia, entorpecimento e morosidade no funcionamento da mente, direcionando para as emoções violentas.	Comida pesada, requentada, industrializada, à base de carnes. Excesso de gordura, açúcar e massas. Comida muito fria.

As ervas terapêuticas

As ervas atuam com mais intensidade do que os alimentos no equilíbrio da mente e do sistema nervoso, podendo ter sua eficiência limitada se a dieta alimentar for inadequada.

Efeitos dos sabores sobre a mente.		
Sabores	Elementos	Atuação energética
Ácido	Terra e fogo	• São pouco utilizados como medicamentos nervinos.
		Indicação: depressão e confusão mental.
		Ervas: amalaki, tília, tamarindo, vinho, etc.
Adstringente	Terra e ar	• São pouco utilizados como medicamentos nervinos.
		Indicação: interrupção de espasmos e tranquilização mental.
		Ervas: olíbano, haritaki, noz-moscada, mirra, etc.

Salgado	Água e fogo	• Promove a sedação e a integração dos sabores, sendo mais utilizado em distúrbios de Vatta.
		Indicação: hiperatividade e fadiga mental.
		Sais, conchas e corais: sal-gema, pó de pérola, pó de coral vermelho, algas pardas, pó de ostra, etc.
Doce	Terra e água	• Promove a integração dos sabores, o rejuvenescimento, o relaxamento e a nutrição da mente.
		Indicação: depressão e tônico nervino.
		Ervas tonificadoras: ashwagandha, bala, gokshura, alcaçuz, gergelim, shatavari, etc.
Amargo	Ar e éter	• Expansão do nível de consciência, ampliando a sensibilidade e a capacidade funcional da mente, além de promover o relaxamento e o desapego. • Devem ser usados em pequenas quantidades ou em curtos espaços de tempo.
		Indicação: entorpecimento mental, calor corporal excessivo e intoxicação orgânica.
		Contraindicação: hiperatividade, dispersão e fadiga mental.
		Ervas: betônia, camomila, acariçoba, maracujá, escutelária, etc.
Picante	Fogo e ar	• Estimula a mente e a circulação cerebral, favorecendo a lucidez, a percepção e o raciocínio. • Devem ser combinadas com ervas de sabor doce para estabilizar seus efeitos. • As ervas de efeito calmante e sedativo são mais indicadas para distúrbio de Vatta. • As ervas estimulantes ampliam o nível de concentração e atenção, sendo úteis em estados depressivos e de entorpecimento, podendo causar irritação nervosa, insônia, agitação, ansiedade e fadiga mental.
		Indicação: depressão mental, congestão cerebral, cefaleia, espasmos musculares e nervosos, purificação dos seios nasais, desmotivação e obscurecimento mental.
		Contraindicação: hiperatividade, agitação, insônia e raiva.
		Ervas: manjericão, cânfora, cardamomo, eucalipto, hissopo, hortelã, alecrim, açafrão, salva, tomilho, gualtéria, etc. **Ervas de efeito calmante e sedativo:** alho, noz-moscada, valeriana, cirripédio, etc. **Ervas estimulantes:** café, chá, damiana, efedrina, ma huang, yohimbe, etc.

Ervas que atuam no sistema nervoso		
Efeito	**Atuação**	**Ervas**
Descongestionante e expectorante	• Eliminação do muco acumulado na cabeça. • Estimulação do funcionamento do cérebro e dos sentidos. • Desbloqueio dos canais nervosos e dos seios nasais.	• Cálamo, cânfora, cinamomo, eucalipto, gengibre, hortelã-pimenta, pippali, gualtéria, etc.
Estimulação circulatória	• Estimulação da circulação sanguínea no sistema nervoso. • Redução na temperatura cerebral. • Redução nas toxinas mentais.	• Acariçoba, sândalo, maracujá, escutelária, mirra, etc.
Rejuvenescimento mental	• Estimulação das funções mentais.	• Cálamo, acariçoba, shankhapushpi, etc.
Sedativo	• Combate a insônia, o medo, a angústia, a ansiedade e a dor.	• Alho, jatamansi, cipripédio, shankhapushpi, valeriana, etc.
Tonificador	• Tônico para Vatta	• Ashwagandha, bala, alho, alcaçuz, shatavari, etc.
	• Tônico para Pitta	• Amalaki, babosa, bala, acariçoba, alcaçuz, shatavari, etc.
	• Tônico para Kapha	• Babosa, ashwagandha, alho, mirra, pippali, etc.

O *Pancha Karma*

Procedimentos	Atuação
Vamana (vômito terapêutico)	Tratamento de distúrbios de Kapha, como a depressão e o apego material e emocional.
Virechana (diarreia terapêutica)	Tratamento de distúrbios de Pitta, como a raiva.
Rakta moksha (desintoxicação do sangue)	Tratamento de distúrbios de Pitta, como a raiva e doenças psicossomáticas (autoimunes), como psoríase, dermatites, alergias, etc.
Basti (enemas terapêuticos)	Tratamento de distúrbios de Vatta, como desequilíbrios do sistema nervoso, medo, angústia e insônia.

Nasya (desintoxicação da cabeça)	É o tratamento mais eficiente na atuação sobre a mente e o sistema nervoso, sendo utilizado nas enxaquecas, alergias e insônia, por meio da instilação de duas gotas de óleo em cada narina ou a inalação do pó. Algumas formas de atuação. **a) Substâncias de oleação instiladas nas narinas:** • Óleo de gergelim: efeito calmante e de nutrição. • Ghee: efeito calmante e antialergênico. • Óleo de coco: efeito calmante e antialergênico. **b) Inalação de pós:** • Cálamo: desobstrução dos seios nasais, estimulação da irrigação sanguínea no cérebro e ampliação dos sentidos.
Utilização de óleos medicados na realização do abhyanga	O óleo adequado ao tipo do dosha em desequilíbrio acalma a mente, tonifica o coração, fortalece a pele, a musculatura, os ossos e os nervos. **Distúrbio de Vatta:** óleo de gergelim medicado com ashwagandha, cálamo, erva-doce ou gengibre. **Distúrbio de Pitta:** óleo de coco medicado com brahmi ou gotukola. **Distúrbio de Kapha:** óleo de mostarda.

II – Atuação no Corpo Sutil

A estimulação sensorial pelas cores

As cores atuam nos órgãos de percepção, alterando a mente e as emoções, além de ampliar a energia vital, estimulando a cura mental e espiritual. Podem ser utilizadas em ambientes, mobiliários, vestuários, etc., ou consorciadas com mantras, formas geométricas (yantras) e técnicas de visualização, etc.

	Vatta
Características do dosha	Fria e seca.
Cores harmonizantes	**Cores quentes**: dourado, vermelho, laranja, amarelo. **Cores úmidas:** branco e tons claros de verde ou azul.
Cores que agravam o dosha	• Cores excessivamente brilhantes, como as tonalidades de vermelho ou amarelo cintilante. • Contrastes de cores fortes, como o vermelho com o preto. • Cores desvitalizadas, como o preto e o cinza.
Estamparias e efeitos de decoração	• Formas simétricas e arredondadas, delineadas com suavidade.

Pitta	
Características do dosha	Quente e penetrante.
Cores harmonizantes	Cores neutras ou tons pastéis. **Cores frias:** branco, verde ou azul.
Cores que agravam o dosha	• Cores quentes e estimulantes, como o vermelho, o laranja e o amarelo. • Cores brilhantes, como o verde, o amarelo ou o azul cintilante.
Estamparias e efeitos de decoração	• Formas simétricas e arredondadas, delineadas com suavidade.

Kapha	
Características do dosha	Fria e úmida.
Cores harmonizantes	**Cores brilhantes, claras e translúcidas:** como o laranja, o amarelo, o dourado e o vermelho.
Cores que agravam o dosha	• Tonalidades de rosa e azul-claro.
Estamparias e efeitos de decoração	• Formas assimétricas, irregulares e angulosas.

Natureza das cores		
Natureza	Característica	Atuação
Sátvica	Cores suaves, delicadas e naturais	Efeito calmante e tranquilizador da mente.
Rajásica	Cores brilhantes, cintilantes, com contrastes fortes, excessivos e artificiais.	Efeito estimulante dos sentidos, podendo, em excesso, causar a irritação mental.
Tamásica	Cores fracas, opacas e escuras.	Efeito debilitador, promovendo a inércia mental.

Estimulação de tejas	
Característica	As cores estimulam tejas, ampliando as percepções interiores, o discernimento e a inteligência, além de transmitir coragem, vigor e determinação para a ação.
Cores quentes	Aumentam tejas.
Cores frias	Reduzem tejas.
Cores brilhantes	Estimulam excessivamente Tejas, ocasionando a irritação, a revolta, a raiva e a crítica.

	Estimulação de tejas pela visualização
Aumentar Tejas	Visualização da coloração dourada.
Reduzir tejas	Visualização da coloração branca ou azul-celeste.

A estimulação sensorial pela gematerapia

A energia emanada das pedras preciosas serve a longo prazo para proteger e vitalizar o corpo físico e mental, podendo ser utilizada em anéis e pingentes.

Pedras preciosas	Pedras substitutas	Utilização	Atuação
Coral vermelho	Não tem	Dedo anelar	• Vitalização mental. • Aumenta a força de vontade e o desejo de realização.
Crisoberilo	Não tem	Dedo médio	• Estimula a percepção, o senso de direção e a concentração mental.
Diamante	Safira branca, quartzo e coral branco	Dedos médio e mínimo	• Estimula o amor, a compaixão e a sensibilidade. • Amplia a imaginação e a criatividade.
Esmeralda	Turmalina verde, jade e zircão verde	Dedo mínimo	• Harmonização mental. • Estimula o discernimento e a percepção sensorial.
Granada hessonita	Não tem	Pingente no pescoço	• Amplia o nível de discernimento e a saúde mental.
Pérola	Pedra-da-lua	Dedo anelar	• Equilíbrio da mente e das emoções. • Estimula o amor, a compaixão e a paz interna.
Rubi	Granada e pedra-do-sol	Dedo anelar	• Vitalização mental. • Melhoria na autoestima.
Safira amarela	Topázio amarelo	Dedo indicador	• Estimula a criatividade. • Tonifica a mente. • Amplia a sabedoria.
Safira azul	Ametista, lápis-lazúli	Dedo médio	• Estimula o desapego, a tolerância e a independência afetiva.
Nota: As pedras preciosas devem ter acima de dois quilates e ser utilizadas preferencialmente em anéis. As substitutivas necessitam ter acima de quatro quilates.			

A estimulação sensorial por intermédio da aromaterapia

Aromaterapia	
Característica	A aromaterapia promove o rompimento com o aspecto terreno, projetando e integrando o corpo sutil a uma realidade mais elevada.
Atuação	• Promove o equilíbrio mental, a harmonização dos doshas e das essências vitais (prana, tejas e ojas). • Fortalece o sistema imunológico. • Purifica a natureza negativa dos pensamentos e das emoções. • Estimula as emoções positivas, como o amor, a compaixão, a alegria, etc. • Amplia o nível de criatividade e a percepção sensorial.
Incensos	Cria uma camada protetora, purificando o ambiente contra o efeito das toxinas mentais e emocionais presentes no plano astral, sob a forma de desejos, emoções e pensamentos.
Óleos aromáticos	Possuem grande quantidade de prana, responsável pela purificação e desobstrução dos canais energéticos do corpo, do sistema nervoso, dos órgãos dos sentidos e da mente. Para estimular a mente e o sistema nervoso, os óleos aromáticos devem ser colocados na boca, após diluídos adequadamente, e mantidos sobre a língua por alguns minutos, o que intensifica o seu nível de atuação.

Óleos e essências aromáticas mais adequados		
Dosha	Óleos/essências aromáticas	Atuação
Vatta	Sândalo, olíbano, plumeria, canela e manjericão.	Medo, ansiedade, inquietação, tremores e melhoria da qualidade do sono.
Pitta	Sândalo, rosa, vetivert, flor do limoeiro, lavanda, lírio, gardênia, açafrão.	Irritabilidade, raiva, conflitos mentais e emocionais.
Kapha	Cânfora, canela, hena, cravo, almíscar, artemísia, cedro, olíbano.	Depressão, apego material e emocional, entorpecimento mental.

III - Atuação no Campo Mental

A Ayurveda se utiliza dos mantras (vibraturgia) como a terapia espiritual e mental mais importante, capaz de interferir nos desequilíbrios do campo mental, responsáveis pelas perturbações psicológicas e psíquicas.

A utilização dos mantras propicia o equilíbrio dos doshas, potencializando a atuação de prana, tejas e ojas, além de harmonizar a consciência, a inteligência e a mente, favorecendo a concentração e a criatividade. Também são responsáveis pela eliminação das toxinas mentais e emocionais, presentes nas diversas camadas da mente, obstruindo o fluxo normal da energia por meio dos canais energéticos do corpo e do sistema nervoso, causando enfermidades físicas e mentais.

O Mantra*

De todas as ciências, a que utiliza os mantras ou sons de poder é a mais oculta e poderosa ferramenta existente para auxiliar na realização espiritual e obtenção da saúde e do equilíbrio mental.

A filosofia Sankya considera que o Universo foi criado a partir da emissão do som. É um tema muito vasto, sendo, de todos os temas do Yoga, o mais profundo. É comum ver na literatura a especificação de diversos mantras para variadas finalidades, que, apesar de atender a algum benefício, não é considerada sua principal característica, que é a de conectar o ser com a força ou essência, gerando seu poder.

Mantra significa o instrumento para a transformação da consciência, sendo expresso no alfabeto sânscrito, o que mantém intacto o seu poder, sendo essa linguagem chamada devanagari, ou seja, a língua dos deuses.

Os mantras foram compostos baseados no som original de cada coisa, não havendo diferenciação entre o som e a sua representação material. Quando o som específico de um objeto é emitido, faz com que a estrutura atômica vibre. Por exemplo: quando o pranava OM é vocalizado, sua vibração faz o ser se harmonizar com a consciência cósmica, incorporando ao conceito de unidade (Bhavana). Outro exemplo é a manifestação sutil da felicidade, quando se pronuncia a palavra sânscrita ananda, que é a representação desse sentimento.

Atributos de um Mantra

Literalmente, mantra significa aquilo que protege e purifica a mente, sendo estes seus dois grandes efeitos:

1) Ação Vibratória

Cada objeto e cada ser possuem frequência vibratória própria, conforme sua característica atômica e molecular. A intervenção de um som sobre um objeto faz com que suas moléculas vibrem com intensidade maior, produzindo alterações em nível sutil. Um exemplo típico é a interferência de uma nota aguda rompendo uma taça de cristal.

Os sons, mediante seus efeitos vibratórios, interferem na estrutura molecular da mente e do corpo, produzindo harmonia. O efeito vibratório do mantra atua primeiro no corpo sutil, refletindo nos corpos mental e astral, até repercutir sobre o corpo físico; diferenciando de outros métodos que iniciam pelo corpo físico, como é o caso das ervas medicinais.

2) Ação protetora

O mantra também a protege contra as influências das forças nefastas que nos cercam e das consequências negativas do carma. Seu efeito vibratório abre a aura, favorecendo o contato com os grandes seres sutis, trazendo sua proteção e suas bênçãos.

---

* N.E.: Sugerimos a leitura de *31 Mantras para Desenvolvimento da Personalidade*, de Abhishek Tnakore, Madras Editora.

Os Sons nas Tradições Religiosas

Todas as escolas do mundo mostram o som como método de aproximação divina, existindo nas tradições religiosas, de modo geral, a conotação da palavra de Deus manifestada por intermédio do som. Na Bíblia, em Gênesis, está bem identificada na frase: "E Deus disse: faça-se a luz", indicando que o som foi anterior à própria luz. Aparece também no Novo Testamento, no Evangelho segundo São João: "No princípio era o verbo, o verbo estava com Deus e o verbo era Deus".

No Cristianismo, o conceito de som original está consolidado mediante a oração, que é a emissão dos sons, nas ladainhas, nos cantos e nas missas rezadas no passado em latim, que também tinham poder vibratório superior ao da língua própria de cada povo.

Na Índia, a tradição das mais antigas religiões tem mostrado a importância do som, quando fala da criação cósmica, causando a ideia do som original como caminho inicial de todas as coisas.

Nas diversas tradições filosóficas antigas e mesmo no Cristianismo, o conhecimento de como interferir sobre a matéria e a consciência, utilizando os sons de poder, era transmitido aos discípulos de modo claro e ao povo em geral, sob a forma de parábolas.

Os Experimentos Envolvendo os Sons*

Muitos experimentos científicos modernos têm demonstrado a influência dos sons expressos pela música nos seres vivos. Quando a música é harmoniosa, como a música clássica, atua na qualidade da memória e na fabricação de hormônios internos trazendo bem-estar e paz interna. Quando é desarmoniosa, como o rock e outros, produz irritação e estimula a agressividade.

Certas ragas, sequências de sons nas músicas indianas, produzem fenômenos, como acender fogueiras, ferver a água, quebrar vidros, etc., sendo mais importantes os efeitos psicológicos do que os físicos produzidos. Experimentos científicos utilizando a música durante o crescimento de plantas em estufas verificaram que as que foram submetidas ao som constante de músicas, como rock pesado, cresceram pouco e em direção contrária à posição de instalação dos alto-falantes, como se quisessem fugir do som incômodo. As plantas submetidas ao som de músicas como o jazz cresceram um pouco mais que as primeiras, em ambas as direções, provavelmente em decorrência da variação harmônica dos sons. Já as plantas submetidas ao som de músicas clássicas tiveram um crescimento maior e em direção à posição de instalação dos alto-falantes.

Experimentos da mesma categoria também foram estudados com o gado leiteiro, sendo verificado que a influência de música clássica aumentava a produção do leite. A qualidade dos sons e ruídos, principalmente os desarmônicos e de alta intensidade, interfere na saúde. A exposição constante a níveis de ruído excessivos, principalmente nos ambientes de trabalho, causa distúrbios, que

---

*N.E.: Sugerimos a leitura de *A Cura pelo Som – Técnicas de Autoajuda Atravéz da Música e da Própria Voz*, de Olivea Dewhurst-Maddock, Madras Editora.

variam da irritabilidade, estresse, desgastes mentais e psicológicos, até doenças como a perda auditiva e distúrbios hormonais, principalmente nas mulheres.

Captação de Sons

Todos os grandes músicos clássicos definiram suas obras como uma grande inspiração, que propiciou a ampliação de seus estados de consciência, favorecendo o contato com a obra já preparada, incumbindo apenas de transcrevê-la para as partituras e divulgá-las para o conhecimento e deleite de todos. A Astrofísica também está estudando os sons que são captados do Universo, possuindo estes um ritmo pulsativo, reforçando a ideia inicial do som na criação e manutenção dos mundos.

Vibraturgia ou Mantrologia

A Vibraturgia ou Mantrologia é a ciência milenar que se utiliza de sons de poder (mantras) como instrumento de proteção da mente, sendo responsável pelo seu desenvolvimento e controle, atuando nos níveis mais profundos da consciência.

Os sons possuem em sua constituição o elemento éter, primordial em todos os outros. O grau de sutilização dos sons de poder (mantra) permite sua penetração na estrutura de outros elementos, como os da consciência, moldando-a conforme sua natureza. De efeito similar, só que possuindo uma característica mais densa, os sons manifestados pelas palavras e pela música influenciam o coração e a mente, atuando com mais intensidade na consciência, conforme seu conteúdo ou significado emocional.

O uso dos mantras altera de modo significativo a estrutura energética da mente, eliminando os distúrbios psicológicos. De modo contrário, os pensamentos e as análises obsessivas do seu conteúdo favorecem a consolidação e o enraizamento desses distúrbios.

A Característica Vibratória da Matéria

Desde a Antiguidade, o homem conhecia as características constitutivas da matéria. Na Grécia antiga, o sábio Hermes Trismegisto prenunciava que tudo no Universo vibra, obedecendo a uma ordem ou lei perfeita (dharma), sendo esta a teoria da Física moderna, já conhecida no passado.

A energia condensada em diversos níveis, por meio dos elementos constitutivos da sua estrutura atômica, vibra produzindo os diferentes tipos de matéria. Seguindo o mesmo princípio, nossos veículos de manifestação também são formados por energia em movimento, que vibra em diferentes níveis produzindo nossos diversos corpos, do mais denso ao sutil.

A Ayurveda traz um conceito mais amplo de que a mente também é matéria, possuindo as mesmas características vibratórias. Se considerarmos as manifestações mais sutis de vida nos diversos planos, verificaremos que também são matérias de constituição mais refinada, possuindo na estrutura atômica movimentos vibratórios que produzem sons peculiares a cada tipo, conforme sua fonte geradora.

A Característica Vibratória das Emoções

A consciência é constituída de hábitos e tendências (samkaras) criados e mantidos pela atividade mental repetida que, conforme sua natureza e significado emocional, traz sua marca característica. Experiências que trouxeram uma carga emocional intensa, de natureza positiva ou negativa, como a compaixão, a alegria, o amor, o ressentimento, a culpa, a raiva e os medo, são exemplos de expressões que, uma vez captadas pelos sentidos, criam um movimento vibratório interno que se exprime por meio de um som.

Os sentimentos e as emoções expressos pelas palavras revelam a condição psicológica enraizada nas profundezas da consciência. Expressões manifestadas no nível físico são mais perceptíveis que as de nível interno, sendo observadas claramente em uma manifestação de alegria, mediante o riso; da tristeza por meio do choro; e da indignação, pela raiva, etc. Mas essas emoções também podem ser mascaradas, como o ódio por intermédio de um sorriso ou uma mágoa profunda em um ato gentil e delicado.

Essas emoções vivenciadas, uma vez não compreendidas ou deturpadas no seu real significado, ficam armazenadas na memória, produzindo mudanças energéticas que alteram a percepção e direcionam o comportamento e as ações conforme sua natureza. Com o decorrer do tempo, instituído o hábito, o experimentador passa a ser a incorporação da própria emoção, constituindo esta um aspecto da sua personalidade claramente observável em manifestações de criaturas impregnadas de inveja, raiva, como também de amor, compaixão e solidariedade.

Tanto as emoções negativas como as positivas são manifestação da energia vital que favorece sua absorção pela consciência. Conforme a natureza dessas emoções, ocorrerá uma aproximação ou afastamento da essência divina (Eu Superior). Com a real percepção do significado das emoções, com discernimento estimulado por uma inteligência ampla, límpida e profunda e a manutenção do foco de atenção no momento presente, podemos abrandar seus efeitos emocionais ou físicos.

A Natureza Energética dos Mantras

O mantra, em razão de sua capacidade vibratória, atua nas camadas mais superficiais e profundas da mente, propiciando condições para o domínio das emoções e manutenção do equilíbrio, reduzindo sua influência sobre a consciência. O mantra conserva a integridade do campo mental favorecendo a circulação da energia nele contida, reduzindo a vulnerabilidade causada pelas impressões exteriores, que nos mantêm presos aos aspectos externos, nas suas denominações e significados.

O mantra repetido regularmente confere poder para as transformações psicológicas. Um pensamento ou emoção intensa, repetidos de maneira obsessiva, equivalem a um mantra. Se seu conteúdo ou significado for de índole negativa possuirá natureza tamásica. Se for um desejo ou um estímulo para um movimento excessivo, possuirá natureza rajásica. Ambas as situações perpetuando na mente promoverão a ignorância, a inquietação e o apego. Já pensamentos que transcendem a influência do ego e conduzem à autoconsciência são de natureza sattvica.

Os Sons Sementes (bijas-mantras)

Bijas-mantras	
Definição	São os sons mais poderosos, compostos de uma única sílaba.
Efeito terapêutico	O mantra mais adequado deve ser entoado mentalmente durante as massagens e na preparação dos medicamentos. Pode também ser ensinado ao paciente como complemento ao tratamento.
Utilização	O mantra deve ser utilizado diariamente, durante um período mínimo de três meses, para promover algum resultado. Deve-se iniciar com cinco minutos, progredindo até 20 minutos. **Inspirar:** *OM*. **Expirar:** o bija mantra mais adequado.

Principais bijas-mantras	
OM	• É o mais importante de todos os mantras, representando o poder divino, o todo, o absoluto, a consciência cósmica. • É utilizado para energizar todas as coisas, todos os processos e situações, como preparação de medicamentos durante procedimentos ayurvédicos, durante a meditação, etc. • Precede todos os outros bijas-mantras, que iniciam e finalizam com o OM, potencializando o efeito de outros sons de poder. • Limpa a mente aumentando a vitalidade (ojas). • Abre os canais dos corpos densos e sutis, favorecendo a fluidez da vitalidade pelo corpo. • Mantra de afirmação e positividade, despertando as energias que promovem a saúde e a cura.
RAM	• Pronunciar o "r" mais longo, com o som iniciando do coração. • Mantra específico para atrair a proteção, trazendo a luz e a graça divina. • Promove a força, a calma, a tranquilidade e a paz interna. • Mais indicado para a mente Vatta, quando ocorrem desequilíbrios mentais, como insônia, sono agitado, nervosismo, ansiedade, medo excessivo e pânico. • Fortalece a vitalidade (ojas), estimulando o sistema imunológico, nas doenças como AIDS, câncer, etc.

HUM	• Mantra sagrado dedicado a Shiva (deus da transmutação). • Afasta as influências negativas que nos atacam, desde os agentes patogênicos, as emoções negativas e a magia negra. • Estimula o fogo digestivo (agni), sendo recomendado fazê-lo antes da alimentação. • Auxilia na digestão das toxinas limpando os canais energéticos do corpo (srotas). • Aumenta a capacidade de percepção e discernimento da mente.
AIM	• Pronunciar o "a" mais longo. • Mantra sagrado dedicado a Saraswati (deusa da sabedoria). • É o mantra escolhido quando há distúrbios mentais e neurais. • Favorece a concentração mental, a inteligência e o raciocínio. • Auxilia no controle dos sentidos e da mente.
SHRIM	• Mantra sagrado que invoca a proteção de Lakshmi (deusa da prosperidade). • Promove a saúde, a beleza, a criatividade e a prosperidade. • Torna a mente aguda e sensível. • Fortalece e aumenta a produção do plasma. • Aumenta a produção dos líquidos reprodutivos, como sêmen, lubrificação vaginal, etc.
KRIM	• Mantra sagrado que invoca a proteção de Yogadevi. • Promove a limpeza e a purificação de todos os corpos, incluindo o ambiente. • Aumenta a energia, a alegria e o êxtase. • No início da prática pode provocar um certo estado de atordoamento, caracterizado por cansaço e peso na cabeça, em virtude do processo de desintoxicação. • Pronunciar o "i" longo. • Mantra sagrado que se refere às divindades que promovem a ação, como Shiva, Durga e Kamakala. • Promove a capacitação para a ação e o trabalho, aumentando a eficácia e a performance. • Deve ser utilizado durante a preparação de ervas ou outro componente para o processo terapêutico. Também pode ser usado na preparação de alimentos, ampliando suas propriedades nutricionais. • Amplia a capacidade para realizar mudanças positivas.
KLIM	• Mantra sagrado que se refere a Lakshmi (deusa da prosperidade). • Promove a força, a vitalidade sexual e o controle da natureza emocional. • Aumenta a vitalidade (ojas) e fortalece o tecido reprodutivo. • Estimula a criatividade e a imaginação.
SHAM	• É o mantra mais importante para os distúrbios crônicos do sistema nervoso central, como epilepsia, Alzheimer, Parkinson, arteriosclerose, etc. • Promove a paz, o desapego e o contentamento. • Atua no controle de perturbações mentais e nervosas, como angústia, inquietação, ansiedade, tremores e taquicardia.

SHUM	• Pronunciar o "u" longo. • É o mantra específico para o desenvolvimento do tecido reprodutivo, aumentando o vigor sexual e a fertilidade. • Atua na convalescença e nas situações de debilidade, nutrindo o organismo e combatendo a anemia. • Estimula a criatividade e a imaginação.
SOM	• Pronunciar o "o" fechado. • É o mantra que potencializa para a criatividade e a vitalidade (ojas). • Promove o rejuvenescimento e a tonificação do organismo. • Atua sobre o coração e os nervos.
GAM	• Promove o equilíbrio da mente, desenvolvendo a paciência e a resignação. • Estimula a busca pelo conhecimento, ampliando a inteligência. • Estimula a vitalidade.
HAUM	• Mantra consagrado a Shiva (deus da transmutação). • Transmite a força, o poder e a sabedoria. • Promove a transcendência e a transformação íntima. • Aumenta prana e tejas.
SAUH	• Promove a vitalidade e a longevidade.

O Pranava OM

Pranava significa cheio de prana ou vitalizado. É o principal e mais poderoso de todos os mantras. Tem como finalidade colocar a consciência individual em sintonia com a cósmica, favorecendo a construção de estados de consciência superiores.

Como Entoar Corretamente o Pranava OM

O pranava *OM* é o principal mantra e deve ser pronunciado com profunda reverência, pois na sua vocalização ocorre o contato com a fonte de toda a vida universal.

Na entoação posicionar-se em uma postura ereta, que favoreça a movimentação do ar no tórax. Observar quando a entoação ressona no seu interior, mudando o estado de consciência, trazendo o equilíbrio interior. Deve-se entoá-lo na pronúncia correta, tendo-se um conceito mental ou ideia que envolva a imagem de um oceano infinito de luz, que projeta o ser a um nível de consciência superior, por meio da irradiação da energia (Shakti), específica do mantra.

Seguir os seguintes procedimentos abaixo:

1) Fazer o som do **O** sair do centro do peito.

2) Um pequeno **U** no meio da garganta.

3) Um **M** forte e longo com a boca fechada.

As Repetições dos Mantras

A repetição de um mantra (Japa) potencializa seu efeito, devendo o mesmo ser pronunciado: 6, 12, 24, 54 ou 108 vezes diariamente, sendo o mais adequado na transição do dia, ou seja, às 6 e 18 horas. Podem ser utilizados antes de dormir para garantir a proteção da consciência nas experiências no mundo sutil, durante o sono. A repetição de um mantra 108 vezes representa um círculo completo de repetição (Mala), podendo-se fazer várias repetições. Esse valor é considerado número perfeito para se construir a mudança do estado de consciência, segundo a percepção dos antigos yoguis. Nas práticas individuais, utiliza-se a repetição em ritmo constante, pouco melodioso e métrico, chamado Japa. Nas práticas em grupo, utiliza-se a repetição em ritmo melodioso, cantado com variações musicais, chamada Kirtan. Ao término de um mala é importante a permanência em silêncio por alguns instantes para perceber os efeitos sobre os corpos.

O rosário de 108 contas para marcar cada entoação chama-se Japa Mala. Na sua construção são utilizados vários materiais, desde pedras até contas de madeira, como as de Tullasi (*Ocimum sanctum*). A tradição recomenda que, durante sua utilização, não se pode tocar com o dedo indicador as contas, que devem ser apoiadas no dedo médio e conduzidas pelo polegar, ficando o indicador semiesticado.

Segundo pesquisas científicas envolvendo o uso de mantras, os efeitos resultantes das práticas começam a aparecer após a realização de um número superior a vinte mil repetições, o que justifica sua utilização em momentos ociosos, como espera em filas, consultórios, etc.

Critérios para Utilização de Mantras

a) Usar o mantra como um ritual sagrado.
b) Repetir pelo menos um japa ao dia, durante no mínimo um mês, para que se tornem perceptivos seus efeitos. Em geral se manifesta o potencial energético após cem mil repetições.
c) Podem ser repetidos em qualquer momento do dia, sendo indicados antes de dormir e ao acordar.
d) Repetições mentais prolongadas purificam a consciência, os pensamentos e as impressões negativas, funcionando com um jejum mental.

Principais Utilizações dos Mantras

Os Mantras para o Atendimento Terapêutico

Os mantras abaixo são utilizados pelo terapeuta antes de iniciar o atendimento, podendo também ser usados durante sua realização.

Mantra	Atuação
OM	Energização do espaço terapêutico.
HUM	Eliminação das energias negativas.
RAM	Condução da presença divina no espaço terapêutico.
KRIM/SHRIM	Potencialização do poder de cura das ervas ou dos medicamentos.

Os mantras abaixo devem ser utilizados pelo paciente, durante seu atendimento e tratamento.

Mantra	Atuação
SHAM	Eliminação da dor, tremores e agitação mental.
HUM	Equilíbrio do sistema nervoso e melhoria da expressão.
SOM	Reconstituição do liquor (líquido cérebro-espinhal).

Os Mantras para Alterar as Funções da Mente

Os mantras das funções da mente devem ser utilizados acompanhando o fluxo respiratório.

Mantra	Divisões da mente	Atuação
KLIM/SHRIM	Mente Exterior (Manas)	Estimula a percepção sensorial.
HUM/HRIM	Inteligência (Buddhi)	Amplia o nível do discernimento.
OM/HRIM	Consciência (Chitta)	Purifica o coração.

Os Mantras para Estimular os Tecidos (dhatus)

Tecidos (dhatus)	Mantras
Plasma	YAM
Sangue	RAM
Músculo	LAM
Gordura	VAM
Osso	SHAM
Sistema Nervoso e Medula Óssea	SHAM
Tecido Reprodutivo	SHUM

Os Mantras para Aumentar o Prana

A energia vital (prana) também possui vibração ou manifestação sonora que, uma vez combinada com o som decorrente durante o ato respiratório, nos movimentos de inspiração e expiração, são capazes de alterar o movimento vibratório da mente. Essa interferência em nível mental fica mais evidente quando se utilizam os mantras combinados com os pranayamas, ampliando o fluxo da energia mental.

Os Mantras para Energizar os Chacras

Os mantras podem ser combinados com visualizações de formas geométricas coloridas projetadas nos chacras, aumentando seu poder de ação. Os mantras devem ser utilizados diariamente, durante um período mínimo de três meses para que seja alcançado algum resultado. Deve-se iniciar com cinco minutos, progredindo até 20 minutos.
Inspirar: *OM.*
Expirar: o bija-mantra do chacra que será trabalhado.

Bijas-mantras que atuam nos chacras	
Chacra	Muladhara (chacra básico ou raiz).
Elemento	Terra.
Bija-mantra	*LAM*
Forma de utilização	Meditar, visualizando um quadrado de cor amarelada na região do chacra.
Atuação	<ul><li>Tratamento de depressão.</li><li>Baixa vitalidade.</li><li>Má nutrição.</li><li>Deficiência funcional do intestino grosso.</li><li>Deficiência do sistema imunológico.</li><li>Insônia.</li></ul>
Chacra	Swadhistana (Chacra Umbilical).
Elemento	Água.
Bija-mantra	*VAM* (pronuncia UAM)
Forma de utilização	Meditar, visualizando uma lua crescente de cor branca na região do chacra.
Atuação	<ul><li>Desenvolve a receptividade, a criatividade e a harmonia emocional.</li><li>Desenvolve a habilidade para absorção de influências positivas, oriundas de todos os níveis.</li><li>Atua nas impotências, edemas, diabetes, insuficiência renal e infertilidade.</li></ul>
Chacra	Manipura (Plexo Solar).
Elemento	Fogo.
Bija-mantra	*RAM*
Forma de utilização	Meditar, visualizando um triângulo de cor laranja ou vermelho vivo, com o vértice voltado para cima na região do chacra.

Atuação	• Estimula para as aspirações na vida. • Aumenta a vitalidade, estimulando a força e a coragem para realizar as aspirações. • Estimula o fogo digestivo. • Fortalece o sangue, o fígado e o intestino delgado.

Chacra	Anahata (Chacra Cardíaco).
Elemento	Ar.
Bija-mantra	*YAM*
Forma de utilização	Meditar, visualizando uma estrela brilhante de seis pontas, de cor azul esverdeada na região do chacra.
Atuação	• Estimula para o amor, para a devoção e para a compaixão. • Estimula a circulação sanguínea. • Fortalece o coração. • Estimula o fluxo prânico. • Direciona e estimula para a percepção, para as metas e objetivos a serem seguidos na vida.

Chacra	Vishudha (Chacra Laríngeo).
Elemento	Éter.
Bija-mantra	*HAM*
Forma de utilização	Meditar, visualizando um círculo de cor azul-escuro na região do chacra.
Atuação	• Estimula o reequilíbrio do conteúdo mental, o desapego material e emocional, a pureza e a sabedoria. • Amplia o funcionamento dos pulmões, como na asma, gagueira, na dificuldade de expressão, etc. • Melhoria da voz.

Chacra	Ajna (Chacra Frontal).
Elemento	Mente.
Bija-mantra	*KSHAM*
Forma de utilização	Meditar, visualizando uma estrela de cor azul intensa, na região do chacra.
Atuação	• Desenvolve a concentração, a percepção e a intuição. • Acalma a mente, controlando os sentidos. • Controla as dores de natureza nervosa, como LER, fibromialgias e outras.

Os Mantras e a Meditação

A meditação necessita de uma mente serena e do controle da atenção, focalizada em um ponto único. O mantra dissipa o movimento excessivo (rajas) e o obscurecimento (tamas) da mente, promovendo um estado harmonioso e equilibrado (Sattwa) necessário ao desenvolvimento do processo.

A mente é extremamente sensível aos sons, sendo sua vibração a mais fácil de ser dominada, reduzindo a necessidade da intervenção do esforço e da vontade. Sobre os seres humanos, os mantras produzem uma ressonância que altera o fluxo energético interior, provocando alterações psíquicas sutis, direcionando nossa consciência para dentro, durante as meditações.

A fixação da mente com a utilização simultânea de um mantra produz uma energia interna capaz de elevar a consciência a níveis mais sutis, acarretando imensa energia psíquica. Quando usado na meditação, tem efeitos semelhantes aos da oração, sendo responsável pela homogeneização das frequências vibratórias de todas as partes do cérebro com os ritmos cardíaco e respiratório do corpo. Quando se alcança a perfeição na meditação, os ritmos da mente e do corpo são sincronizados com os do Universo.

Os Mantras para Transformar o Carma

Todas as experiências vivenciais passadas ficam armazenadas no subconsciente de cada ser, sob a forma de energia potencial pronta para se manifestar como formas de pensamento. Baseado na compreensão de que tudo é energia vibratória, em diversas frequências e níveis, também o carma acumulado é energia, que pode ser trabalhada por intermédio dos sons de poder.

O mantra transforma seu carma e seu destino, sendo utilizado basicamente para se alcançar a iluminação, além de promover a saúde, a prosperidade, a proteção material e espiritual, etc.

Mantras para atuação no Carma	
Importância	Atua sobre os padrões comportamentais, mentais e emocionais, que fazem parte do carma, decorrentes de ações e reações em situações que influenciam as experiências vivenciais atuais.
Sanchita Karma	É o conjunto de conhecimentos e experiências pelas quais o ser passou ao longo de toda sua evolução como alma, estando armazenadas no seu íntimo sob a forma de energia potencial, não influenciando diretamente a vida presente.
Prarabdha Karma	É a determinante que define as características da personalidade do ser, por meio da influência astrológica que especifica sua tipologia energética. Esse processo é influenciado indiretamente pelas experiências vivenciais passadas (Sanchita Karma) ao longo de toda sua evolução como alma. O uso do mantra atua nesse estágio, reduzindo as características negativas do ser, conduzindo-o para uma evolução constante.

Agami Karma	É o direcionamento do ser para as realizações durante a experiência vivencial atual, sendo influenciado pelas características e potencialidades pessoais, definindo seus padrões de comportamento, de pensamentos e emoções, que especificarão sua reação durante a vida.
Kriyamana Karma	São as realizações imediatas através da experiência vivencial presente, isto é, o que está sendo realizado aqui e agora refletirá no carma futuro, definindo os padrões de comportamentos, pensamentos e emoções.

Mantras para eliminação das características negativas	
Características Negativas	Nome em Sânscrito
Agitação	SAM-BHRAMA
Arrogância	DANBHA
Avareza	LOBHA
Aversão/Apego	GHRINA
Ciúme	IRSHA
Desânimo/Depressão	KHEDA
Desconfiança	AVISH-VASA
Desejo obsessivo	KAMA
Falsidade	KAPATA-TA
Ignorância/Ilusão	MOHA
Inconstância	PISHU-NATA
Inveja	MATSARYA
Mágoa/Culpa	SHOKA
Medo	BRAYA
Orgulho	MADA
Preguiça	SHU-SHUPTI
Presunção	AHANKARA
Raiva em geral	KRODHA
Raiva entre pessoas	MAH-NA
Tristeza	VISHADA
Vergonha	LAJA

Critérios para utilização dos mantras

I – Remoção do atributo negativo	
Mantra	SHANTE PRASHANTE SARVA (emoção negativa que se quer eliminar) UPASHA MANI SWAHA.

Significado	Paz, suprema paz. Que toda (emoção negativa por exemplo a raiva) seja dispersada na suprema consciência, à qual me entrego.
Utilização	Realizar este mantra durante 40 dias, nas seguintes opções: • Ocupar a mente constantemente com o mantra. • Realizar 108 vezes (japa), duas vezes ao dia.
Sensação	Causa uma sensação de ausência, graças à dispersão da energia negativa trabalhada.

II – Preenchimento do vazio com atributo positivo	
Mantra	*OM SHRIM NAMO MAHA LAKSHIMAYAI.*
Significado	Eu invoco o poder da divina mãe, sob a forma de Lakshmi.
Utilização	Realizar este mantra durante 40 dias, nas seguintes opções: • Ocupar a mente constantemente com o mantra. • Realizar 108 vezes (japa), duas vezes ao dia.

III – Canalização da energia adquirida	
Mantra	*OM SHANTI OM.*
Significado	Eu invoco a suprema paz.
Utilização	Realizar este mantra durante 40 dias, nas seguintes opções: • Ocupar a mente constantemente com o mantra. • Realizar 108 vezes (japa), duas vezes ao dia.
Importante	• Pode-se usar durante um período de 20 dias para cada etapa. • Dar um intervalo de pelo menos duas semanas para a eliminação de outro atributo negativo, visando não gerar estresse no processo.

O Mantra Individual (Ekakshara)

Ekakshara significa um som. É o som individual de cada ser, produzido pela ressonância do seu coração. Esse som pessoal é recebido em uma experiência espiritual muito profunda, quando o mestre toca sutilmente o coração do ser e este, vibrando, produz o som que é percebido e memorizado.

Mantras para Ajudar Pessoas

Devem-se seguir os passos:

a) Perceba interiormente o significado do mantra escolhido, visualizando a luz gerada.

b) Visualize que esta luz gerada envolve a pessoa, trazendo daquilo que ela precisa, pois somente a consciência cósmica sabe o que é mais adequado para atender as suas necessidades.

IV – Atuação no Corpo Espiritual

A espiritualidade é a base do funcionamento da psique e o caminho para o alcance da felicidade e da realização humana. Segundo o contexto ayurvédico, a espiritualidade é o esforço empreendido por todos os seres para conectar-se com sua essência divina ou o Deus que habita em seu interior. Na busca dessa conexão estão disponíveis os diversos caminhos religiosos que utilizam de seus rituais devocionais e de orações, e em alguns as técnicas silenciosas da meditação.

O aspecto devocional proporciona o contato da criatura com o objeto da sua devoção, que manifesta toda a potencialidade do Criador, sendo o alicerce para o caminho do autoconhecimento, a única cura para todos os males.

O conceito ayurvédico de Deus

Segundo o conceito védico, Deus é uma realidade interior, o único caminho disponível para o contato com a essência divina. Por sua característica suprema, não se limita a nenhuma forma específica nem possui polaridade. Por intermédio da mente cósmica, Deus manifesta-se entre as polaridades dos aspectos femininos e masculinos, presentes em todas as coisas e formas de sua criação no Universo.

O aspecto devocional

A devoção é uma forma de aproximação e de relacionamento íntimo com o Criador, favorecendo a experimentação do amor incondicional em toda a sua plenitude e potencialidade, promovendo também a nutrição e a vitalização da mente.

Esse relacionamento íntimo favorece a percepção do nosso aspecto divino que se estende também aos outros, pois aprendemos a ver o próximo como extensão de nós mesmos. Por meio dessa unicidade com todos os seres e formas se desenvolve a compaixão, que nada mais é que a capacidade empática que facilita conhecer a experiência do outro em toda a plenitude.

O afastamento do Criador ou da essência divina estimula o egoísmo, direcionando a busca do amor e da realização humana no mundo exterior.

O aspecto devocional proporciona a capacidade de entrega aos desígnios divinos na condução da vida, estimulando o desenvolvimento da consciência e da fé na condução por um caminho onde impera somente a verdade. A entrega do controle da vida aos desígnios divinos promove um alívio das tensões interiores e da agitação, eliminando o processo obstinado de domínio e controle, exercido pelo ego. A partir dessa escolha, a condução pela vida passa a utilizar e a estimular o amor incondicional, o único caminho perfeito e seguro na senda evolutiva.

Os rituais

Os rituais espirituais são a base da maioria das religiões existentes, apresentando uma diversidade muito grande no seu conteúdo e na forma de sua realização, mas todos têm um objetivo em comum, que é a preparação da consciência individual para receber as bênçãos da divindade. Os rituais proporcionam a cura, pela impregnação da mente de energia positiva, sendo considerado um dos aspectos mais importantes da manifestação da devoção, além de ser um aliado importante na preparação para a prática da meditação.

Alguns rituais devocionais antigos ou pujas consistem na oferenda de objetos sutis que causam grande impacto na consciência, como óleos aromáticos, alimentos, frutas, flores, incenso e velas. Outros já utilizam o fogo, mediante seu aspecto transmutador, para purificar a mente e o corpo.

A devoção também pode ser desenvolvida sem o apego a uma forma ou utilização de ritual específico. Realiza-se com um relacionamento íntimo ou veneração a atributos divinos, como a verdade, o amor, a paz e a bem-aventurança, sendo indispensável a utilização de seu mantra específico, que promove a incorporação desses atributos em nosso interior.

A oração

A oração é o contato com a nossa própria essência, com o Deus que habita em nosso interior, apresentando-se de várias formas e conteúdos, compondo a maioria dos rituais. A Ayurveda se utiliza da meditação, que é um conceito de oração mais profundo e eficiente. Por orações e cânticos diários pela paz, saúde e espiritualização de todos os seres indistintamente e pela realização de trabalhos desinteressados ao mundo como a filantropia, são aumentadas a compaixão e a consolidação com nossa essência divina.

Quando repetimos mentalmente o nome divino, por intermédio de seu mantra específico, criamos um vínculo próprio com essa divindade e recebemos sua proteção e amparo. A partir desse processo passamos a incorporar seus atributos, realizando o equilíbrio mental, despertando as potencialidades espirituais e a criatividade mais profunda. Abaixo apresentamos os mantras mais poderosos, que são os mais simples de ser utilizados.

a) **OM:** corresponde à consciência que compenetra e sustenta o Universo, a consciência cósmica. É o som semente ou raiz de todos os mantras.

b) **Ham Namaha:** *namaha* significa entrega. *Ham* é um som de poder que atua no ajna chacra, o eixo da consciência, responsável pelo fluxo de todos os pensamentos e ideias. Favorece no centramento da consciência para facilitar a percepção da essência. É nessa situação que se percebe a origem dos pensamentos, desidentificando-se com os mesmos, sem sê-los.

Esse mantra permite alcançar a visão divina e espiritual, por meio do olho da sabedoria. Deve ser utilizado visualizando-se uma estrela ou um sol no ponto entre as sobrancelhas para despertar a percepção espiritual.

c) **Namah Shivaya:** significa a rendição a Shiva. Tem a transcendência máxima como símbolo da realização, pela libertação do ciclo de nascimento e morte (sansara) em seus aspectos cármicos. Favorece o despertar da consciência interna e espiritual, libertando o ser de vínculos aprisionantes.

Segundo a imagem de Shiva, vários detalhes representam suas plenipotencialidades. A cobra representa a sabedoria. O tridente, os três aspectos da consciência humana: conhecimento, devoção e ação. O tambor, o tempo. A pele de tigre, o domínio da fera das paixões humanas. A mão em uma postura de parada, indicando a cessação dos movimentos da mente, a agitação interna para percepção da sua representação divina.

d) OM Namo Narayanaya: invoca o supremo governante do mundo interno, manifestado como chama divina no santuário do coração ou a grande consciência cósmica que tudo rege. Tem um grande efeito protetor, abrangendo os aspectos físicos, espirituais e materiais.

Os mantras abaixo são dedicados às formas femininas representativas do poder energético interno, que pode ter seu poder ampliado com a visualização de uma luz, envolvendo e curando o próprio corpo ou de outrem.

e) OM Hrim Shrim Klim Aim Sauh, Yoga Deviai Namaha: contém o poder dos três mantras abaixo, conjuntamente.

f) Om Shrim Namo Mahalakshmyai: mantra dedicado a Lakshmi, que tem o poder de despertar a prosperidade física, espiritual e material.

g) Om Dum Namo Durgayai: mantra dedicado a Durga, divindade guerreira, vencedora de obstáculos, que tem o poder de despertar a energia da forma feminina, capaz de resolver situações difíceis.

h) OM Aim Namaha Saravastyai: mantra dedicado a Saravasti, que tem o poder de despertar a sabedoria, a lucidez e a compreensão.

Maha Mrityunjaya Mantra – Makandeva Mantra	
Importância	É o mantra terapêutico mais importante. É o grande mantra que protege da morte, estimulando a saúde e trazendo a proteção.
Mantra	OM TRAYAMBAKAM YAJAMAHE SUGHANDIM PUSHTI VARDANAM URVARUKA MIVA BHANDANAM MRYTIOR MUKSHIA MAMRITAT.
Significado	Protegei-me o senhor Shiva de três olhos. Abençoai-me com saúde e imortalidade e arrancai-me das garras da morte, assim como o pepino é arrancado do pepineiro (ciclos de nascimentos e mortes – sansara).
Finalidade	Busca exclusiva para a libertação das garras da doença, das limitações emocionais e intelectuais.

Utilização	**Japa:** Realizar diariamente o japa, repetindo 108 vezes, respeitando o mesmo horário todos os dias, preferencialmente no começo da manhã ou ao anoitecer. **Puja:** ato de adoração incluindo um ritual, com o compromisso de realização por determinado período, sendo o ideal durante 40 dias. Atende a três metas básicas que afirmam o compromisso do ritual (Yagna): 1) Dedicado para que o trabalho dos mestres seja próspero e se concretize. Devem ser reverenciados todos os seres, os antepassados manifestados na herança genética e espiritual. 2) Dedicado ao despertar, à libertação e ao seu crescimento espiritual. 3) Dedicado ao despertar, à libertação e ao crescimento espiritual de toda a humanidade.
Procedimento	a) Acender o fogo sacrificial ou referencial, queimando pequenos pedaços de cânfora. b) Dividir o japa em três partes, constando cada parte de 36 repetições, observando: • A primeira parte, dedicada ao trabalho dos mestres, mantendo o fogo exclusivamente com cânfora, sempre entoando o mantra. • A segunda parte, dedicada ao seu despertar, mantendo o fogo exclusivamente com ghee e cânfora, sempre entoando o mantra. • A terceira parte, dedicada ao despertar da Humanidade, mantendo o fogo exclusivamente com ghee e cânfora. Simultaneamente molhar a palma da mão em uma vasilha metálica com água e colocar no topo da cabeça, sempre entoando o mantra. • Concluída a quantidade de repetições, meditar em silêncio, até que a chama se apague.

O autoconhecimento

A Ayurveda considera a essência divina como a única realidade, imutável e transcendente ao corpo e à mente, permitindo o entendimento do ser em toda sua plenitude, de modo a desvendar seu papel na evolução da humanidade.

O autoconhecimento é a forma mais elevada de conhecimento, a consolidação da sabedoria, que somente é alcançada quando direcionamos a mente à sua origem, ou seja, a Deus. É por meio dela que conhecemos o funcionamento do Universo, gra;as à similaridade com a consciência profunda. Esse contato com a origem também favorece a percepção da unicidade com todas as formas e seres manifestos na natureza.

Trabalhando as Emoções

Aspectos Gerados pelo Egocentrismo

Na mente emocional está o conflito entre a vida animal e a divina, causado pela ignorância, pelo egoísmo, pelos estímulos da dor e prazer, pelo forte desejo de viver e pelo apego e aversão. Para se contornar esses obstáculos, é necessário o conhecimento do ciclo básico do instinto gerador da emoção, que se transforma em desejo, vindo a causar a frustração.

Quando a mente humana (Manas) passa a fazer parte da mente instintiva (Kama), ocorre a humanização do instinto, isto é, o que é instinto passa a ser emoção. O que é emoção passa a ser desejo. O que é desejo passa a ser frustração.

Principais situações geradas pelo egocentrismo:

I - O Medo (Maya)

O homem é conduzido ao seu aspecto inferior pelo medo, raiva e cobiça, aspecto conhecido na literatura hindu como as três portas do inferno, sendo o medo a mais destrutiva e negativa das emoções. Na história da Humanidade, sempre estiveram presentes esses ingredientes, que conduziram à destruição de muitas civilizações.

Na vida, o medo sempre foi utilizado como instrumento de dominação, em que a parte mais forte ou influente domina a mais fraca. Nas religiões, nas relações sociais, amorosas, familiares e de trabalho sempre foi utilizado como fator controlador de liberdade, trazendo a submissão e a obediência.

O medo se instala na vida do homem na infância, quando os pais, para garantir a obediência e o comportamento adequado, utilizavam a fantasia para exercer o seu poder. Se você não se comportar, o bicho-papão vai te pegar; assim se iniciam e instalam os alicerces do medo na vida do adulto. No contato religioso, os preceitos e dogmas mantêm sua influência e poder, por meio da ideia de punição dos deuses e do fogo no inferno. Nas relações de trabalho, com a possibilidade de punição e demissão. E em muitas outras situações em que o homem atravessa sua vida sendo dominado e controlado pelo medo, que vai se transformando em estresse e pânico com o passar do tempo, trazendo a ansiedade e a preocupação.

A origem do medo segundo o Yoga

No início da evolução, o homem vivia sua experiência direcionada apenas pelo instinto animal (Kamas). Esse instinto conduzia sua vida sob três aspectos: preservação, conservação e procriação. Com o aparecimento das emoções, o homem colore seus instintos, transformando-os em emoções. O que era instinto agora passa a ser emoção. A mente instintiva passa a ser mente emocional, influenciando uma individualização (Ego) do ser, que se acentua cada vez mais no seu comportamento.

O instinto de conservação se transforma no medo de deixar de existir fisicamente. Para preservar a vida, começa a guardar objetos que lhe transmitem sensação de segurança, tais como roupa, comida, abrigo, etc. Essa necessidade de acúmulo de posses ganha proporção, transformando-se em ambição. Surge o conceito de *status*, criando uma vida artificial, em que o possuidor de mais patrimônio, tem mais influência e poder para subjugar quem tem menos. O instinto de procriação se transforma em sexualidade, pois, tendo o *status* e o poder, a busca do prazer no sexo é uma compensação, desconsiderando o ciclo natural procriativo. Quanto mais *status* e poder, mais possibilidades de usufruir da sexualidade.

O medo gerador de emoções

O medo (Maya) e o apego (Raga) são irmãos gêmeos, alimentados pela falsa ilusão de quem somos, aspecto real e permanente em nosso ser. A maior consequência do medo é a paralisação que provoca, trazendo prejuízos nos processos normais da vida, impedindo de vivê-la de forma integral.

Alguns aspectos do medo, segundo o conhecimento milenar hindu:

- *Medo de não realizar os desejos*

Com o medo, boicotamos a possibilidade de manifestação de nossos desejos no mundo físico. Segundo a Física Quântica, tudo no Universo é composto de energia que se manifesta sob a forma de ondas disformes. Quando direcionamos o ponto de referência para o interno e focalizamos a atenção no que queremos criar, essas ondas adquirem individualidade, manifestando-se no mundo físico.

No próprio desejo está contida a mecânica da criação. Uma vez o desejo projetado no campo da potencialidade pura, cria um poder organizador para sua manifestação. Na efetivação do mecanismo da criação, o ser deverá penetrar no silêncio e, utilizando sua percepção interior, afastado da interferência da personalidade (Ego), depositará seu desejo. A inteligência superior cuidará dos detalhes, sincronizando as coincidências para sua manifestação no mundo físico.

A natureza realiza sua criação sem esforço, com eficiência e harmonia. O inverso ocorre com o homem, que, por meio do trabalho exaustivo e metodizado, se desgasta, recebendo como parcela do esforço as doenças, as tensões, os problemas sociais e familiares, sem alcançar na maioria das vezes o sucesso pretendido. É grande nossa responsabilidade no mecanismo da criação, pois o mundo manifesto que temos fora é o resultado da nossa decisão interior, que nos possibilita um mundo vasto e ilimitado, ou reduzido e com poucas perspectivas.

- **Medo de decair socialmente**

O medo da decadência social é um grande fantasma que ronda a mente de muitos homens, que sofrem diante da possibilidade de perder sua projeção, caindo no esquecimento, muito normal nas projeções-relâmpago promovidas pela mídia, principalmente no meio artístico. A ideia de evidência e fama, o sucesso em qualquer atividade ou função é responsável pela condução das pessoas a extremos neuróticos, que as envolvem em tensões e autoflagelações, trazendo desequilíbrios e doenças.

A vida controlada por fatores internos não gera competição, pois não há a necessidade de ser o melhor, de ser bem-sucedido ou famoso, pois tudo o que é feito ou desfrutado independe do resultado, predispondo apenas ao aprendizado, ao crescimento pessoal e espiritual. A experiência humana se resumirá apenas em ser, em toda a plenitude, criando-se um processo de aferição pessoal constante, verificado nos progressos alcançados.

- **Medo de perder a fortuna**

O medo gerado pela possibilidade da perda de posses e bens cria também muitos desequilíbrios emocionais, além de fomentar a avareza. A mente passa a fantasiar a possibilidade de perdas, por roubo, assalto ou apropriações indébitas, estimulando a desconfiança que sempre expulsa a paz interna. Com a compreensão de que as posses e os bens são para dar sustentação e dignidade à existência, devendo ser utilizados de maneira desapegada, como geradores de bem-estar pessoal e social, eliminam-se a avareza e o medo da perda, pois o Universo é dádiva constante e seus recursos são inesgotáveis e disponíveis para todos.

O desgaste e o estresse gerado pelo esforço na aquisição, acumulação e pela conservação de bens poderiam ser mais bem canalizados e aproveitados em momentos de grande significado interior, tais como dedicação à família, contato com a natureza, leitura, boa música, etc., que aproximam o ser da sua essência espiritual.

- **Medo dos oponentes**

O medo dos oponentes é o acompanhante dos que realizam feitos inéditos e excepcionais ou divulgam ideias que se chocam com os conceitos vigentes para uma época ou para um grupo, existindo também em facções, principalmente entre os vanguardistas.

Há pessoas que perseguem seus oponentes, como uma ave de rapina, de maneira implacável e destrutiva. Nessa guerra surda vive uma grande maioria de profissionais, de facções político-partidárias e de empresas, competindo entre si, de maneira a se sobressair e serem bem-sucedidas a qualquer custo, utilizando todos os artifícios e estratégias, lícitas ou não, para vencer. Essa guerra surda causa grandes desgastes emocionais e físicos nas partes envolvidas, acarretando doenças, desequilíbrios emocionais, desarticulações familiares, etc.

Somente por intermédio da visão social do trabalho e do seu fruto como fator de serviço ao mundo, respeitando e salvaguardando o aspecto ambiental e humano, estando totalmente desvinculada do ego coletivo e pessoal dos seus contendores, haverá prosperidade nessa relação, dando vitalidade e sustentabilidade ao empreendimento e a todas as partes envolvidas.

- *O medo do desconhecido*

O medo do desconhecido manifesta-se geralmente em situações de mudanças ou de grandes transformações, quer no campo profissional, pessoal ou de uma sociedade. As partes envolvidas, diante do inesperado, se afligem, pois são tiradas bruscamente do seu comodismo e lançadas no novo, em um campo totalmente desconhecido. As pessoas mais corajosas e despreendidas enfrentam a situação com desenvoltura e tranquilidade. Pessoas mais resistentes e inseguras se deparam diante do novo com grande carga emocional e de estresse, que se manifestam como doenças, dores, distúrbios orgânicos. Algumas resolvem o problema desligando o interruptor da vida, como as que perdem da noite para o dia todas as economias ou que são vítimas de uma perseguição étnica inesperada.

É penetrando no desconhecido que o homem descobre seus valores e potenciais, ampliando a criatividade. Entregando-se à sua essência divina e deixando-se guiar pela intuição, perceberá que seus temores ante o desconhecido eram apenas uma fantasia projetada pela mente.

- *Medo da calúnia*

O medo de ser acusado falsamente, imputando responsabilidades por fatos que comprometem a honra e a moral, é natural de quem vive em locais altamente competitivos, principalmente no ambiente político, empresarial, profissional, etc., nos quais pessoas usam da calúnia para desprestigiar seus adversários, enfraquecendo-os. Caluniar é maneira desonesta de se autoelogiar, imputando a si próprio as qualidades que faltam no objeto de suas reprovações. Quando vemos alguma qualidade negativa no outro, estamos vendo o nosso próprio reflexo, estampado no espelho da vida. Diante de tal circunstância, devemos estar conscientes de que não necessitamos nos defender, pois somos inatingíveis em nossa essência. O que sofre é a personalidade (Ego) diante das agressões que são imputadas à sua forma de manifestação. Quando se assiste ao desenrolar dos fatos desassociado das emoções (testemunho) as mesmas não apresentam grande influência sobre o corpo e os seus valores.

No comportamento correto, baseado no respeito, na ética, no amor e na compaixão, não existe fundamento para o medo de ser atingido pela calúnia, principalmente quando temos consciência de que colhemos exatamente o que plantamos nos campos da vida (Lei de causa-efeito).

- *Medo da morte*

É o extremo do instinto de conservação diante da possibilidade de deixar de existir fisicamente. A morte é a única certeza da vida, é um caminho que percorremos a cada dia, a cada minuto, e todos os seres, indistintamente, deverão passar pela experiência. Morrer não é deixar de existir e sim abandonar os veículos de manifestação física, emocional e mental que utilizamos durante nossa experiência de vida.

Nossa qualidade de morte está relacionada diretamente com as opções e ações adotadas durante a vida, mediante uma postura alimentar, mental e emocional adequadas na manutenção da saúde e conservação do corpo físico pelo maior tempo possível, o que interferirá, também, nas futuras experiências nos ciclos reencarnatórios.

- *Medo da humilhação*

É o temor da personalidade (Ego) de ser menosprezada, rebaixada e despojada dos seus supostos valores, perante os outros. Assim, diante da calúnia, não necessitamos nos defender, pois somos inatingíveis em nossa essência. Quando se assiste ao desenrolar dos fatos, como testemunha, desassociado das emoções, as mesmas não têm grande influência sobre o corpo e seus valores.

No comportamento correto, baseado no respeito, na ética, no amor e na compaixão para com todos os seres, encontra-se um preventivo contra a humilhação, principalmente quando temos consciência do que colhemos exatamente o que plantamos.

- *Medo dos inimigos*

É o instinto de preservação no seu ponto máximo, quando a ideia de ser agredido ou surpreendido inesperadamente causa um estado de tensão permanente. Tal situação é comum em locais sob tensão, com conflitos armados ou com ataques terroristas constantes. Também nas cidades com alto índice de violência e criminalidade essa sensação se encontra sempre presente entre seus habitantes.

No comportamento correto, baseado no respeito, na ética, no amor e na compaixão, não existe fundamento para o medo de ser atingido inesperadamente por qualquer tipo de ataque, principalmente quando temos consciência de que colhemos exatamente o que plantamos nos campos da vida (Lei de causa-efeito). Também muitos desses inconvenientes poderão ser evitados quando nos mantemos conectados com a essência interna, por meio da intuição, e nos deixamos ser guiados pelo Criador.

- *Medo da velhice*

A perfeição das formas físicas sempre exerceram fascínio no homem. A beleza sempre foi um fator determinante de poder e domínio. Com a beleza conseguiram-se cargos, destruíram-se nações e edificaram-se fortunas. A beleza é um fator temporário que se acaba e muitas vezes se desfaz de maneira trágica.

A percepção da verdadeira natureza do ser e a do seu corpo, como veículo de manifestação, traz-nos a certeza de que a velhice é apenas um estágio de reflexão e aprendizado sobre a experiência vivida. Como não somos apenas um corpo físico, mas temos um como veículo de manifestação, resta-nos utilizá-lo de maneira mais proveitosa, adequando-o física, emocional e mentalmente de modo a conservá-lo nas melhores condições possíveis, mediante boa alimentação, exercícios físicos adequados, boas emoções e pensamentos. Até a puberdade o corpo reflete a natureza. No decorrer da vida, reflete o íntimo do ser, daí a importância de começar a moldar suas feições na velhice.

Existe também uma correlação de velhice com abandono, com inatividade, o que pode ser encontrada em situações de causa-efeito, quando se contrariam os princípios da inteligência cósmica (Dharma) durante a existência.

Como vencer o medo

Segundo o Yoga, o medo pode ser vencido a partir da influência dos conceitos psicoemocionais e espirituais do ser:

a) **Conceitos de Natureza Físico-Emocionais:** pela utilização da qualidade oposta à emoção negativa manifestada, conhecida como Pratipaksha Bhávana. Nossas emoções e pensamentos se manifestam no mundo físico, passando a fazer parte da nossa realidade. Se tenho medo, torno-me a expressão do medo, se estou sendo influenciado pela raiva, passo a ser a manifestação da raiva, e assim sucessivamente. Quanto mais envolvimento com a emoção, mais intensa é sua influência no corpo físico.

Para se libertar do medo, é necessária a intensificação da coragem; da raiva, o amor incondicional, e assim sucessivamente. A meditação reflexiva pode ser utilizada para transmitir os efeitos positivos da coragem, repetindo frases como tenho coragem, visualizando-se enfrentando com bravura os problemas e as situações nas quais manifesta a carência desse atributo. Para potencializar o efeito das frases positivas, pode-se adicionar o pranava OM antes das mesmas, por exemplo: OM tenho coragem.

b) **Conceitos de Natureza Espiritual:**

Os conceitos de natureza espiritual se manifestarão por meio de:

- Práticas diárias de meditação contemplativa com forma (Saguna), visualizando-se na presença de um ser divino de sua devoção, sob forma resplandescente, com as qualidades e os atributos de que necessita. Esses atributos e qualidades se manifestarão gradativamente no seu interior;

- Praticando o desapego (Vairagya), deixando-se ser conduzido pela consciência divina, pelo Criador. Essa certeza de estar sendo conduzido de forma inteligente e sábia cria e reforça a fé;

- Práticas diárias de meditação contemplativa sem forma (Nirguna), na essência espiritual que anima todos os seres (Atma) e na chama do coração favorecem a percepção da nossa verdadeira realidade: de um ser espiritual vivendo uma experiência humana.

II - A Depressão*

É um problema de saúde gravíssimo que atinge 25% da população mundial, estando também relacionado com as características da vida moderna. A depressão gera um sentimento de incapacidade de reação diante das circunstâncias da vida, influenciado pela falta de confiança em si próprio e pela certeza da impossibilidade de recuperação, o que a torna doença de difícil tratamento. Mesmo havendo o interesse de vencer o quadro, a melancolia e a frustração passam a fazer parte do estilo de vida, sendo necessária a intercessão da vontade, que se encontra enfraquecida, dificultando a saída do processo depressivo.

Existem diversos níveis de depressão, desde os mais suaves, que se manifestam como uma leve irritabilidade (depressão reativa – característica Vatta), até os mais graves, que conduzem a um profundo estado de melancolia (depressão profunda – característica Kapha). Esse estado melancólico é claramente percebido diante da indisposição para se levantar cedo pela manhã, até chegar a um estado de absoluta incapacidade para a vida.

A ciência médica psiquiátrica evidencia alguns sinais e sintomas característicos do processo depressivo:

- Insônia inicial, com dificuldade para dormir, até um processo de sono excessivo, que evidencia um estado de fuga da realidade (dormir para não viver);

- Dores de cabeça frequentes;

- Modificação negativa no estilo de vida, trazendo dificuldades na manutenção e conclusão das atividades que vinham sendo executadas;

- Dificuldade e indisposição para o trabalho;

- Perda da vontade de manter contatos sociais, evidenciada pelo afastamento dos amigos e familiares;

- Sensação de agitação interna, manifestada por inquietação e insatisfação;

- Melancolia e tristeza;

- Pensamentos frequentes na morte, mesmo sem haver plano de suicídio;

- Languidez física, caracterizada pela sensação de cansaço constante, que conduz à síndrome da fadiga crônica;

- Ansiedade, causada pela sensação de aprisionamento interno.

O entendimento do estado de depressão faz com que tratemos com mais consciência o depressivo, evitando que seja considerado como irresponsável, e exigindo mudança de seu comportamento. A depressão é um problema de saúde que necessita de atuação nos aspectos comportamental, físico e espiritual.

---

* N.E.: Sugerimos a leitura de *Superando a Ansiedade, o Pânico e a Depressão*, de James Garner, M.D. e Arthur H Bell, PhD., Madras Editora.

Depressão reativa

É natural que o ser humano tenha quadro depressivo em algum momento da sua vida originado pelas desilusões e frustrações diante da não realização dos seus sonhos e objetivos, o que gera um sentimento de melancolia e tristeza. Esse tipo de depressão é comum quando se atravessa um estado de estresse, gerado pelo esgotamento da serotonina e dopamina, substâncias produzidas pela medula da suprarrenal, que atuam como revestimento nas terminações nervosas, responsáveis pela comunicação (sinapse) do cérebro com as diversas partes do corpo.

Também pode ser motivado pelas decepções e desilusões em algum setor da vida, principalmente as relacionadas com as expectativas frustradas de se conseguir alcançar algum objetivo material ou emocional, como, por exemplo, a expectativa de se conseguir um emprego, de ser aprovado em um concurso, de se realizar um casamento, etc.

As depressões reativas estão presentes frequentemente nos relacionamentos emocionais e afetivos, causados pela não realização das nossas expectativas, pois sempre projetamos inconscientemente nos outros o que esperamos receber na vida.

Depressões de causas exógenas

A projeção externa de todos os nossos anseios existenciais, desde os materiais até os emocionais e afetivos, é a principal causa da depressão. Em níveis emocional e afetivo, a paixão gerada por alguém traz a expectativa de realização de todos os nossos sonhos, estimulando no corpo a produção de anfetaminas e serotoninas que, penetrando no cérebro, traz uma excitação para a vida, aumentando a disposição física, a vitalidade, o brilho nos olhos, a alegria, a libido, etc. Esse processo de geração dessas substâncias corporais vem da fantasia de que se vai encontrar nos outros ou em algum objeto a concretização para suas expectativas e necessidades. Esse processo é natural no ser humano, fazendo parte da própria vida.

No caso específico da paixão, esse estado de encantamento é mantido enquanto houver uma resposta dos neurônios ao estímulo, que tem prazo de duração variando, em média, 18 meses para os homens e 36 meses para as mulheres. A intensidade maior nas mulheres está relacionada com a necessidade procriativa, considerando as fases da atração sexual, do acasalamento, da geração da prole e os primeiros cuidados para sua manutenção, até a extinção da paixão. Passada a fase dos estímulos biológico, químico e instintivo, o que sustenta o relacionamento emocional entre as pessoas é a qualidade do convívio, o respeito e a admiração mútua. Em síntese, é a compreensão do outro, utilizando os atributos da consciência, não deixando de existir os aspectos físico, energético, sensorial e sexual, apenas reduzindo a intensidade dos seus estímulos.

Se a busca fundamenta-se unicamente em estímulos externos, os objetivos materiais alcançados não sustentarão nossas necessidades internas de alcançar a alegria, a paz e a felicidade. Isso é claramente observado quando se relaciona a felicidade com a aquisição de algum bem, como um veículo novo, por exemplo, que, uma vez alcançado, leva a um estado de felicidade passageiro, que no decorrer do tempo precisará ser trocado por um mais novo, repetindo-se o mesmo ciclo vicioso. A intensidade da realização externa nunca corresponde aos nossos anseios, trazendo-nos uma falsa ilusão de felicidade, gerando um ciclo de frustrações, pois não atende às nossas necessidades internas.

Depressões de causas endógenas

A causa física e a orgânica da depressão está relacionada diretamente com o colapso na produção de serotonina e dopamina pela medula da suprarrenal. Sem a presença dessa substância no cérebro, o ser perde a excitação diante da vida, tornando-se infeliz. Essa situação, nas situações mais graves e profundas, pode conduzir a tentativas de suicídio; quando não consumadas, trazem implicitamente um pedido de amparo e atenção emocional. Doenças como o hipotiroidismo apresentam sintomas típicos da depressão, como a obesidade, a lentidão, a falta de vontade, os olhos sem brilho, evidenciando a possibilidade de uma causa física e orgânica, que não deve ser descartada.

A origem física da depressão de causa endógena é desconhecida pela ciência, existindo teorias psicológicas que a definem, juntamente com a psicose maníacodepressiva, como doença de grupos e não de indivíduos isoladamente. Essas doenças estão relacionadas geralmente com o núcleo familiar e suas relações de patologia, que se manifestam no membro emocional e psicologicamente mais desequilibrado como válvula de escape para o grupo, refletindo a sua deterioração.

Formas de tratamento para a depressão

As formas de tratamento da depressão se realizam mediante os seguintes tópicos abaixo:

A) *Terapia medicamentosa*

A principal causa da depressão está relacionada com a redução do nível de serotonina, em virtude de seu consumo excessivo em decorrência do estresse e de frustração. O uso de antidepressivos muito potentes (químicos) estimula o padrão de pensamento existente, tornando o depressivo mais corajoso e ansioso, levando-o ao desespero, o que poderá direcioná-lo, em alguns casos, ao cometimento de suicídio.

As ervas medicinais em seu aspecto natural têm efeito amplo e menos arriscado que medicamentos químicos, atendendo ao organismo em seus aspectos fitoterápicos e energéticos. Para a redução dos efeitos antidepressivos, utilizam-se as seguintes plantas medicinais, em forma de chás ou cápsulas:

- Jarsin/erva-de-são-joão/hipérico;
- Cava-Cava;
- Gingko biloba.

Quando se reduz o nível de depressão, agravam-se a ansiedade e a angústia, sendo necessário consorciar as seguintes plantas medicinais com efeito antiansiolítico:

- Valeriana;
- Brahmi/acariçoba.

Nota: Para se preparar o brahmi, deve-se ferver o leite com seis amêndoas, podendo ser amêndoa doce, castanha-do-pará, etc. Adicionar cinco folhas de brahmi e bater no liquidificador, tomando antes de se deitar. O uso dos complementos alimentares, contendo triptofano, vitamina B-6, ácido glutâmico e potássio, potencializa a ação dos antidepressivos.

B) *Correção alimentar*

a) Reposição diária dos níveis de potássio que na sua ausência poderão causar inchaço por ácumulo de água corporal, cansaço, lentidão mental e física. Alguns alimentos ricos em potássio: dente-de-leão, sálvia, azeitona, mastruço, pêssego, ameixa seca, coco, couve, figo, amêndoa, suco de frutas, legumes, verduras, grãos sem refino, *ginseng*, etc.

b) Reposição diária de triptofano, um aminoácido utilizado na formação dos neurotransmissores cerebrais. Alguns alimentos ricos em triptofano: cereais integrais, centeio, aveia, painço e nutrientes fibrosos em geral.

c) Reposição diária de vitaminas do complexo B-6, presentes em alimentos tais, como lêvedo de cerveja, germe de trigo, amendoim, alho, ovos, leite, frutas e verduras, etc.

C) *Dieta antidepressão*

Uma dieta adequada reforça a relação entre a saúde e a alimentação, devendo-se dar preferência para os alimentos naturais, evitando-se os industrializados. A preocupação com o preparo e com a qualidade da própria alimentação reforça o aspecto psicológico do cuidado pessoal, aumentando a autoestima no depressivo, mudando seu aspecto comportamental em relação à vida. Deve-se evitar o consumo excessivo de alho e cebola, dando preferência para os temperos como gengibre e açafrão, que estimulam o metabolismo trazendo disposição necessária para o restabelecimento da saúde.

Eliminação ou redução do nível de consumo de chocolate e de todo tipo de açúcar, até mesmo o mascavo, impede a absorção do potássio, triptofano, etc., formadores da serotonina e dopamina no organismo. Os adoçantes artificiais, contendo o aspartame e os ciclamatos, são prejudiciais à saúde, provocando miosite (doenças nos músculos). O estado depressivo estimula um consumo excessivo de doces e chocolates, que aumentam a produção dessas substâncias pelo organismo, sendo as mesmas consumidas rapidamente.

A utilização de produtos lácteos deve ser bem observada. O uso do leite aquecido temperado com canela, cravo, açafrão, gengibre e cardamomo fortalece a mente. Os queijos amarelos devem ser eliminados da dieta. O iogurte necessita ser diluído em parte igual de água, devendo ser batido no liquidificador com pimenta-do-reino, cardamomo, sal ou açúcar, colocando-se no produto final um punhado de cominho. Esse preparado é conhecido como Lassi, sendo indicado para a revitalização orgânica. O óleo extraído da manteiga de leite sem sal (ghee) é um alimento muito adequado para se aumentar a vitalidade orgânica. O uso de sucos de vegetais verdes, clorofilados, sem coar, serve para o aproveitamento também das fibras.

D) Mudanças de hábito

- Levantar cedo, com o nascer do Sol. O acordar tarde está relacionado inconscientemente com a necessidade de fuga da vida, evitando as possíveis frustrações decorrentes do processo vivencial.

- Fazer o intestino funcionar logo pela manhã, liberando as toxinas, o que favorece boa assimilação alimentar. Para ampliar o funcionamento do intestino, pode-se utilizar água morna com algumas gotinhas de limão, tomando-se logo após uma colher de chá de mel.

- O banho pela manhã com água levemente morna, estimulando a pele com uma bucha vegetal, é recomendável para quem tem a constituição mais pesada e a pele mais oleosa (Kapha). Os mais magros, com a pele mais seca e fria (Vatta), devem utilizar a água mais quente.

- A massagem periódica no corpo melhora o fluxo energético, trazendo relaxamento e bem-estar.

E) Automassagem

A automassagem auxilia no despertar da consciência corporal, por meio do toque, além de estimular os nodos linfáticos de várias regiões importantes, como o pescoço, os braços, as pernas, os joelhos, a região inguinal, etc. Também atua sobre o nervo vago, localizado na região do pescoço, diminuindo a pressão sanguínea e os batimentos cardíacos, propiciando um relaxamento de todo o corpo.

F) Aromaterapia

O uso de essências aromáticas, na forma de banhos de imersão e inalações, atuam diretamente na mente e na consciência, auxiliando no processo de restabelecimento da saúde. As essências mais adequadas são ylang-ylang, patchouli e eucalipto.

G) Vibraturgia ou mantrologia

O mantra tem um papel primordial no tratamento de estados depressivos, pois atua sobre o campo energético da consciência, produzindo um efeito vibratório que muda toda a estrutura mental.

Quando em estados de melancolia ou tristeza, a substituição dos pensamentos viciosos por mantras interfere diretamente na estrutura mental do depressivo. Apresentamos alguns mantras e seus significados que poderão ser utilizados para o controle dos estados de melancolia ou de tristeza, normais nos processos depressivos:

- *OM HAMSA SOHAM YOGUISHWARIN HRIM SWAHA:* Eu sou uma partícula divina, eternamente unida ao espírito cósmico.

- *OM NAMO NARAYANAYA:* Eu me entrego com alegria ao senhor da evolução dos mundos.

- *ANANDOHAM ANANDOHAM, ANANDAM BRAHM ADANDAM:* Eu sou glória, eu sou glória, glória absoluta, glória eu sou.

- *HAM NAMAH:* Eu reverencio o meu Eu Superior.

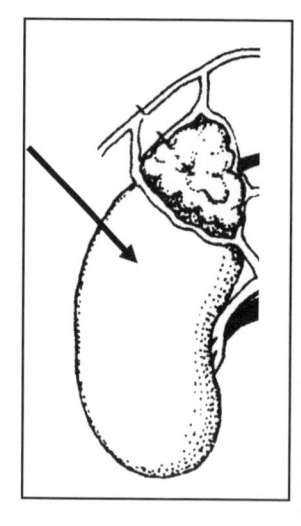

H) Exercícios físicos

O Yoga ajuda a prevenir e a reduzir as crises do estado depressivo, auxiliando no seu tratamento. Os Vinyasanas, como o Suryanamaskar (saudação ao Sol), repetidos em ritmo moderado de três a dez vezes, são uma forma simples e eficiente de trabalhar o estado depressivo. Os ásanas (posturas) que mais atuam no processo depressivo, estimulando o sistema nervoso simpático, são as posturas de flexão anterior, como o Paschimotanasana (postura da pinça), e a torção lateral, como a Matsyendrasana (torção da coluna), permanecendo por alguns instantes na posição. Para se atuar nos processos de ansiedade, utilizam-se as posturas de flexão posterior, como a Bhujangasana (postura da cobra), e o Laya- Yoga (relaxamento).

As séries a seguir baseiam-se na experiência do Prof. Hermógenes, relatada em seu livro *Yoga para Nervosos*, Editora Nova Era.

Série vitalizante para depressão

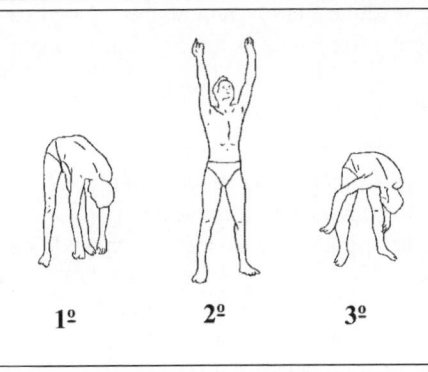

Sopro Rá

Benefício: depuração psíquica.
Quantidade: três vezes.
Controle da respiração:

1º - Expirar, descendo o corpo.
2º - Inspirar, erguendo o corpo.
3º - Expirar pela boca com um jato forte e rápido, pronunciando Rá.

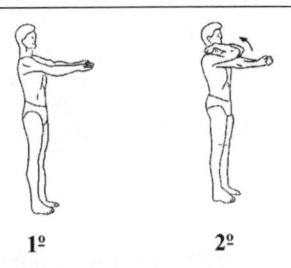

Energização

Benefício: estimulação energética do sistema nervoso.
Quantidade: três vezes.
Complementar:
- Três respirações Bhastrika (tonificar o sistema nervoso).
- Cinco respirações Uddiyana – Jalandhara – Bandha (eliminar a depressão).

Controle da respiração:
1º - Inspirar, erguendo os braços.
2º - Reter o ar e fazer três flexões com os braços na altura dos ombros.
3º - Expirar, descendo os braços.

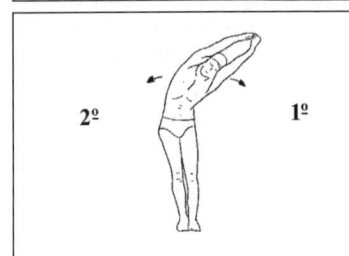

Nitambhasana

Benefício: ampliação da capacidade pulmonar, músculos intercostais, baço, fígado e escoliose.
Quantidade: três vezes.
Controle de movimentos

1º - Lado esquerdo.
2º - Lado direito.

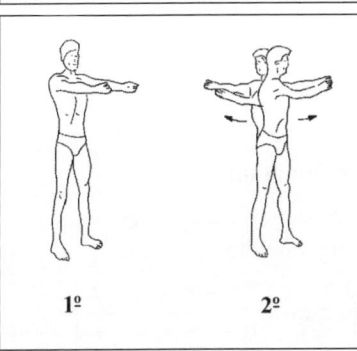

Purnasana

Benefício: medula, nervos raquidianos, gânglios do simpático e correção de distonias.
Quantidade: quatro vezes.
Controle da respiração:

1º - Inspirar.
2º - Expirar com o movimento, para o lado esquerdo.
3º - Reter sem ar, mantendo a postura.
4º - Inspirar retornando à postura inicial.
5º - Repetir do lado direito.

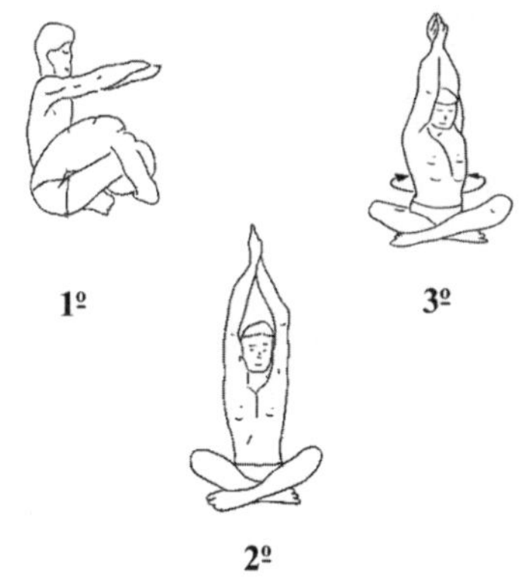

	Torção da chama
1º 2º 3º	**Benefício:** medula, nervos raquidianos, gânglios do simpático, correção de distonias e aquecimento do corpo. **Quantidade:** quatro vezes. **Controle da respiração:** 1º - Expirar descendo o tronco. Manter-se na posição com os pulmões vazios. 2º - Inspirar erguendo o tronco e levantando os braços. 3º - Reter o ar, realizando a torção para a esquerda, mantendo a postura. 4º - Repetir para o lado direito.
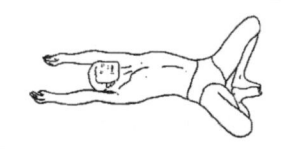	**Supta ardha gorakshasana**
	Benefício: ampliação da capacidade pulmonar, músculos intercostais, baço, fígado e escoliose. **Quantidade:** quatro vezes.

Controle da respiração:
1º - Expire profundamente, esticando os braços e forçando os joelhos para o chão.
2º - Retenha sem ar, até sentir necessidade de respirar.
3º - Respire livremente.
4º - Repetir novamente.

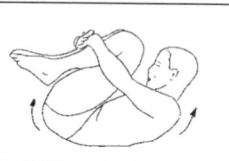

	Balanço
	Benefício: massagem nos nervos raquidianos e gânglios do simpático. **Quantidade:** três vezes.
	Bhujangasana
	Benefício: glândulas suprarrenais e tireoide. **Complemento:** aswini mudra (contração perineal). **Quantidade:** três vezes.
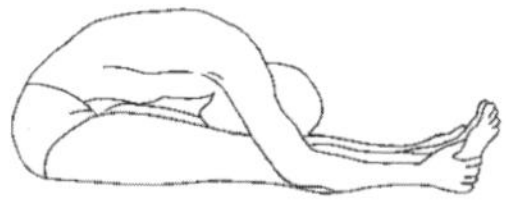	**Paschimotanasana**
	Benefício: glândulas suprarrenais e tireoide. **Complemento:** aswini mudra (contração perineal). **Quantidade:** três vezes.

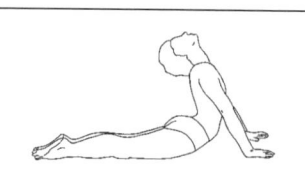

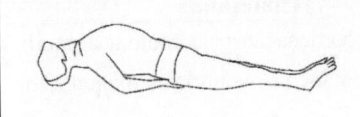

	Ardha matsyasana
	Benefício: tireoide. **Quantidade:** quatro vezes.

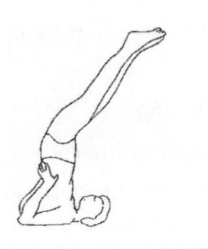

	Viparita karani
	Benefício: irrigação arterial dos centros nervoso-encefálicos e da hipófise, tireoide e gânglios cervicais. **Complemento:** aswini mudra (contração perineal). **Quantidade:** três a cinco minutos.

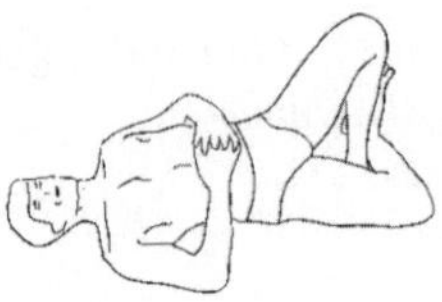

	Energização do plexo solar
	Benefício: energização do plexo solar. **Quantidade:** três a quatro minutos. **Complemento:** relaxamento em shavasana de 10 a 15 minutos.

Controle de movimentos

1º - Deitar-se com a cabeça posicionada para o norte.
2º - Inspire, visualizando uma corrente luminosa penetrando pelo alto da cabeça indo estancar na região da virilha.
3º - Expire e conduza a energia prânica da região da virilha para próximo do estômago, girando-a no sentido horário, no plexo solar, procurando sentir sua movimentação no local.

Série sedante para excitação excessiva

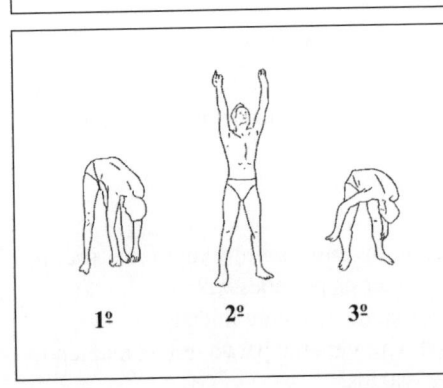

	Sopro Rá
	Benefício: depuração psíquica. **Quantidade:** três vezes. **Controle da respiração:** 1º - Expirar, descendo o corpo. 2º - Inspirar, erguendo o corpo. 3º - Expirar pela boca com um jato forte e rápido, pronunciando Rá.

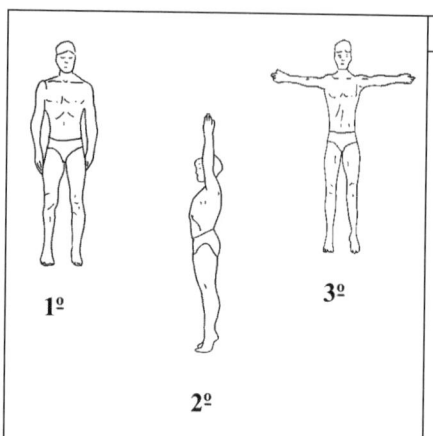

1º 2º 3º	**Thalasana** **Benefício:** coordenação psicomotora e equilíbrio psicossomático e melhoria na oxigenação. **Quantidade:** três vezes. **Complementação:** • Quatro respirações polarizadas (Vama-Krama). **Controle da respiração:** 1º - Inspirar, erguendo os braços. 2º - Reter o ar, mantendo na postura. 3º - Expirar, retornando à postura inicial.
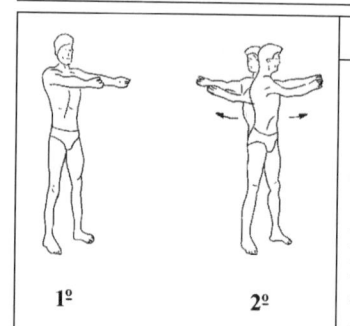 1º 2º	**Purnasana** **Benefício:** medula, nervos raquidianos, gânglios do simpático e correção de distonias. **Quantidade:** quatro vezes. **Controle da respiração:** 1º - Inspirar. 2º - Expirar com o movimento, para o lado esquerdo. 3º - Reter sem ar, mantendo a postura. 4º - Inspirar retornando à postura inicial. 5º - Repetir do lado direito.
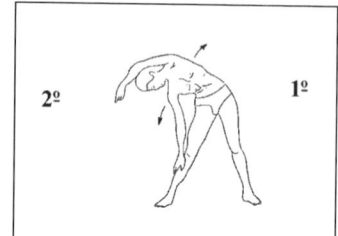 2º 1º	**Chandrasana** **Benefício:** baço, pâncreas, cólon ascendente e descendente. **Quantidade:** três vezes para cada lado. **Controle de movimentos:** 1º - Lado esquerdo. 2º - Lado direito.
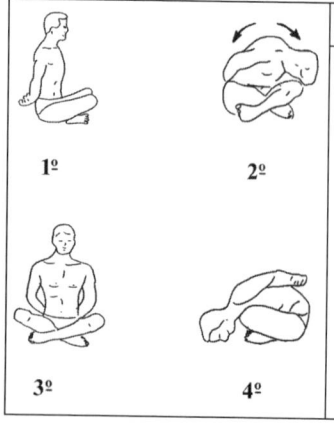 1º 2º 3º 4º	**Yogamudra** **Benefício:** medula, nervos raquidianos, gânglios do simpático, correção de distonias e aquecimento do corpo. **Quantidade:** três vezes. **Controle da respiração:** 1º - Inspirar. 2º - Expirar com o movimento para o joelho esquerdo. Manter os pulmões vazios. 3º - Inspirar, retornando à postura inicial. 4º - Expirar, com o movimento para a frente, mantendo os pulmões vazios. 5º - Repetir o movimento para o joelho direito.

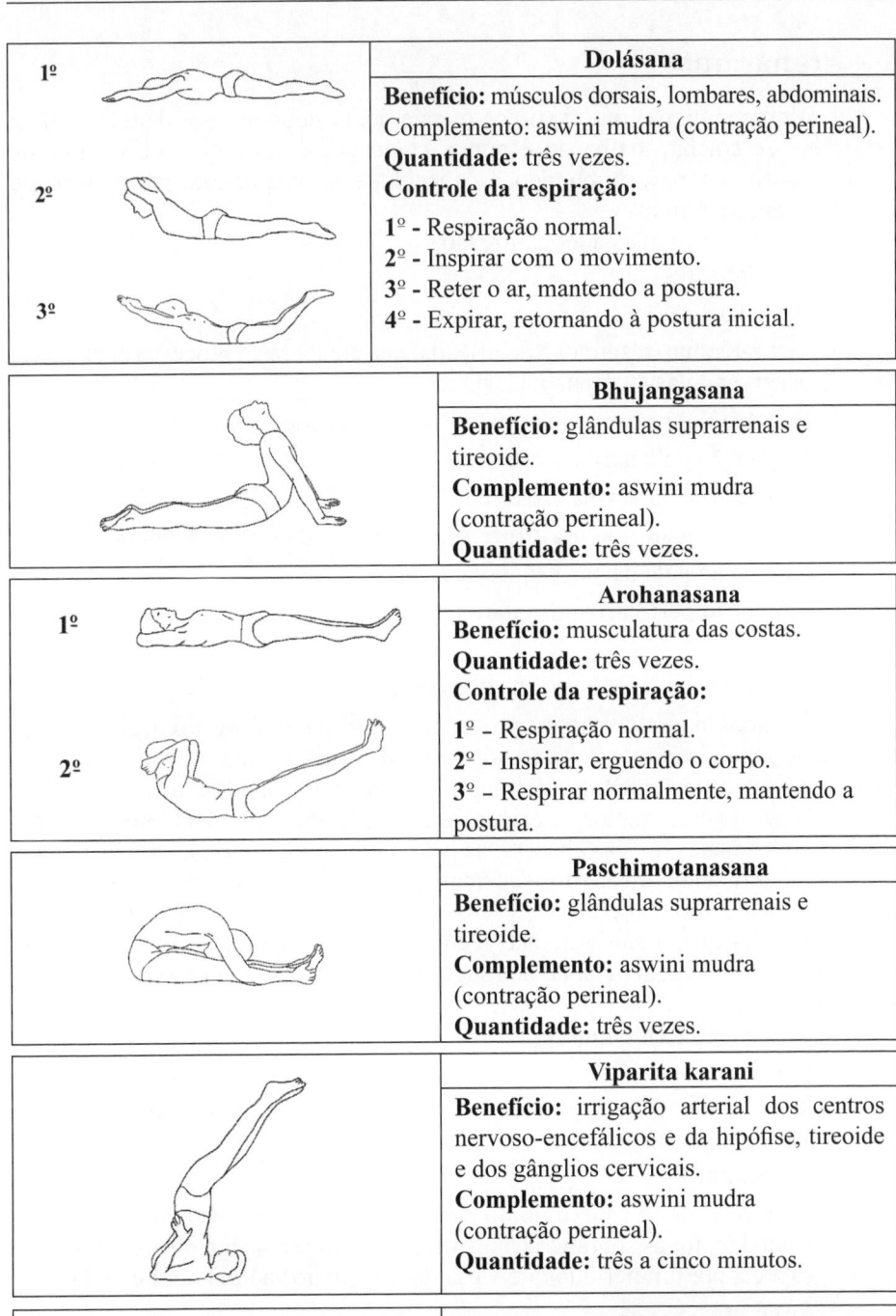

		Dolásana
1º		**Benefício:** músculos dorsais, lombares, abdominais. Complemento: aswini mudra (contração perineal). **Quantidade:** três vezes. **Controle da respiração:** 1º - Respiração normal. 2º - Inspirar com o movimento. 3º - Reter o ar, mantendo a postura. 4º - Expirar, retornando à postura inicial.
2º		
3º		

	Bhujangasana
	Benefício: glândulas suprarrenais e tireoide. **Complemento:** aswini mudra (contração perineal). **Quantidade:** três vezes.

		Arohanasana
1º		**Benefício:** musculatura das costas. **Quantidade:** três vezes. **Controle da respiração:** 1º - Respiração normal. 2º - Inspirar, erguendo o corpo. 3º - Respirar normalmente, mantendo a postura.
2º		

	Paschimotanasana
	Benefício: glândulas suprarrenais e tireoide. **Complemento:** aswini mudra (contração perineal). **Quantidade:** três vezes.

	Viparita karani
	Benefício: irrigação arterial dos centros nervoso-encefálicos e da hipófise, tireoide e dos gânglios cervicais. **Complemento:** aswini mudra (contração perineal). **Quantidade:** três a cinco minutos.

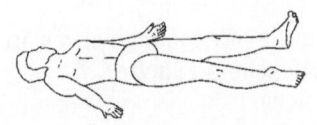

	Laya yoga
	Benefício: relaxamento em Sukhasana, man-tendo a atenção no ruído da respiração. **Quantidade:** 15 minutos.

I – Pranayamas

Um procedimento que favorece o tratamento depressivo é deitar-se sobre um rolete de colcha, toalha ou espuma, colocando-o na região da coluna, de modo a abrir o tórax, ampliando a capacidade de respiração, permanecendo assim por algum tempo.

Os pranayamas mais adequados são:
- Kapalabhati;
- Bastrika;
- Vama-Krama (respiração polarizada) que atenderá ao processo depressivo, observando as suas particularidades:

- **Quadro depressivo mais intenso:** promovendo a excitação.
  Inspiração pela narina direita.
  Expiração pela narina esquerda.
- **Quadro ansiolítico mais intenso:** promovendo o relaxamento.
  Inspiração pela narina esquerda.
  Expiração pela narina direita.

J – Desintoxicação por meio da ayurveda

Os estados depressivos são provocados por excesso de toxinas (ama) no organismo, que deverão ser eliminadas para dar sustentação ao tratamento. As toxinas (ama) decorrentes da alimentação estão relacionadas, principalmente, com a utilização da produtos de origem animal que apodrecem no intestino, produzindo substâncias tóxicas absorvidas pelo organismo, impregnando os tecidos e alterando o funcionamento dos sistemas imunológico e endócrino, além de inibir o funcionamento do cérebro.

O PanchaKarma são as cinco técnicas de desintoxicação utilizadas pela medicina ayurvédica, atendendo aos seguintes procedimentos preparatórios, nas sequências abaixo:

1) **Massagem (Abhyanga):**
   Massagem que utiliza óleos especiais para conduzir as toxinas para os locais onde serão eliminadas. É também um processo utilizado para o relaxamento do corpo.

2) **Shirodhara:**
   Aplicação de um fluxo contínuo de óleo aquecido na região do chacra frontal (entre as sobrancelhas), utilizando um recipiente instalado sobre a cabeça, por um período que varia de 20 minutos a uma hora e meia.

3) **Swedana:**
   Aplicação de calor úmido com sauna a vapor adicionando ervas aromáticas. Esse processo exclui a cabeça da aplicação do vapor.

4) **Aplicação do Panchakarma (cinco ações para desintoxicar):**
- Vômito terapêutico (Vamana);
- Purgativos (Virechana);
- Enema terapêutico (Basti);
- Purificação sanguínea (Ratka moksha);
- Administração nasal (Nasya).

No processo de depressão, a administração nasal atua na desintoxicação da cabeça e da face, tendo um papel importante nesse processo, pois utiliza massagens, vaporizações aromáticas e aplicações de óleos medicamentosos nas narinas, visando limpar a mente e o corpo físico.

K – Mudanças de postura em relação à vida

A infelicidade humana

A adaptabilidade a todo tipo de situação na vida faz acreditar que a tristeza e a frustração são um estado natural, fazendo parte da própria estrutura humana. Esse estado cria um constante questionamento interno, buscando a causa da existência de alguns momentos de alegria e muitos períodos de tristeza e frustração, responsáveis pela profunda infelicidade na existência humana.

Segundo o Yoga, a causa da infelicidade humana é o desconhecimento de quem somos realmente, envolvendo-nos com os pensamentos, as emoções e os desejos. Esse desconhecimento da essência espiritual gera a frustração e o sofrimento, trazendo o apego aos nossos pensamentos, aos desejos e ao próprio corpo. Essa ligação gera a frustração, pois no nosso interior existem muitos desejos contraditórios e, quando realizamos um, frustramos o outro. Um exemplo típico dessa relação é quando nos alegramos quando conseguimos um objetivo e nos entristecemos ao percebermos que existem ainda outros objetivos necessários à concretização da nossa felicidade, mantendo uma variação constante entre os extremos do prazer e da dor. O apego a esses sentimentos, emoções e desejos nos conduz a estados de depressão.

O restabelecimento da vontade e da capacidade de realizar se faz por intermédio da busca da nossa verdadeira essência, que é o antídoto contra a frustração que leva a estados depressivos. É preciso dar o estímulo mental e físico para que o depressivo tome a iniciativa, mediante vontade de buscar sua própria felicidade.

O Yoga tem uma visão muito abrangente sobre a depressão, mantendo a sustentação de padrões e atitudes positivas já existentes. No aspecto preventivo, evita a queda e as oscilações, tão comuns nos estados depressivos, que conduzem à melancolia e ao desinteresse pela vida.

Satisfação nas atividades diárias

A insatisfação está relacionada diretamente com a projeção da nossa realidade vivida, com a realidade que gostaríamos de viver, isto é, o que gostaríamos que estivesse acontecendo realmente na vida; que a nossa realidade fosse diferente da apresentada, estando nesta a solução para todos os problemas. Essa dicotomia afasta a consciência do momento presente, não permitindo seu deleite, pois existe uma ausência mental e emocional, apesar da presença do corpo físico. Procurar a satisfação nas situações que se encontra pela vida, aceitando-as como necessárias ao crescimento como ser humano e à nossa evolução espiritual, evita um impacto emocional pela resignação, deixando-se ser conduzido pela experiência.

A satisfação não deve ser confundida com acomodação, pois devemos assumir uma responsabilidade na resolução dos nossos problemas em todos os níveis: financeiro, material, emocional, familiar, etc. O medo nos impede de assumir a responsabilidade sobre a própria vida, responsabilizando os fatores externos e a força do destino pelas experiências vivenciadas. Mesmo passando situações difíceis, devemos encontrar pontos positivos, expandindo a mente até encontrar estados de satisfação nos níveis superiores. Se não for possível, tome uma atitude resolutiva que gere mudanças, evitando o lamento, que é uma forma de não querer assumir a responsabilidade na resolução dos problemas.

A satisfação nas atividades diárias está relacionada diretamente com a utilização dos atributos, qualidades e talentos naturais de cada ser. Uma situação ideal existirá na compatibilização desses talentos com a atividade profissional, criando perfeita comunhão entre a realização e o prazer de realizar. Diante da impossibilidade de se conciliar os meios de subsistência com uma atividade prazerosa, pode-se utilizar uma atividade que trabalhe suas habilidades e talentos naturais, como a música, a arte, a literatura, etc., minimizando assim os impactos emocionais causados pela insatisfação.

As pessoas aposentadas, ou impossibilitadas de trabalhar por alguma razão, poderão dedicar o tempo disponível em atividades voluntárias, em hospitais, escolas, repartições públicas, etc. Experiências têm demonstrado que muitas situações depressivas têm sido recuperadas nessas atividades, restabelecendo a satisfação e a alegria de viver.

A compaixão

É um sentimento de igualdade entre os homens, expresso pela existência de uma essência única, de mesma natureza, ainda que diferente nas manifestações física, mental e intelectual de cada ser quanto à equanimidade. A compaixão é diferente de pena ou piedade, que é um sentimento que denota superioridade. É o respeito por todos os seres, sendo atributo muito importante na manutenção da saúde física e emocional, mediante a percepção de cada ser como uma alma em evolução.

Mesmo apresentando situações diferentes, nos aspectos financeiro, físico, intelectual e social, todos os seres estão sujeitos a viver experiências diferenciadas e variáveis, conforme o momento da vida em que se apresentam. Essas variações entre os extremos da saúde e da doença, da riqueza e da pobreza, e outras não devem ser encaradas como um castigo e, sim, como uma fonte de aprendizado, ampliando o nível de compreensão e de amor do ser.

A devoção

A devoção é o direcionamento da consciência para o superior, para o que direciona nossa vida. A devoção é um sentimento de amor adequado a cada percepção individual do que seja divino. Manifesta-se na fé e na confiança de que somos conduzidos e amparados por uma inteligência superior. Onde existe a devoção, há a certeza de que a vida se apresenta como obra divina. A falta de confiança nessa condução sagrada é responsável pelo desespero que muitos apresentam diante da vida, manifestada por meio da sensação de desamparo, solidão, fraqueza e incapacidade.

A busca de Deus se encontra no momento atual sob uma forma muito materialista. Influenciada pela tecnologia e pela cultura, a devoção se apresenta somente para atender aos nossos anseios, desejos e dificuldades imediatas. O espírito devocional se consolida por meio da contemplação, do reconhecimento silencioso da existência desse Deus.

Mudanças nos estados mentais

Os estados mentais negativos, como a raiva, o rancor, as mágoas, a culpa, a inveja, o ciúme, também são causas de doenças acumuladas no corpo durante a vida, envenenando-o. A raiva intoxica sua fonte e não seu objeto, isto é, quem a sente e não quem é o objeto da raiva. A calúnia e a difamação têm um aspecto muito negativo do ponto de vista cármico, pois cria-se ou agrava-se uma situação, trazendo um conceito negativo para a pessoa objeto da acusação. Esses aspectos são abominados nas conceituações religiosas pelos efeitos que produzem.

A culpa e a autocondenação são sentimentos muito explorados pelas religiões por meio do pecado original. O sofrimento como método de purgação de pecados traz a percepção de que dor e sofrimento são um aspecto natural da vida. Livrar-se do sentimento de culpa somente pode ser alcançado pela percepção religiosa da nossa verdadeira essência individual: de que somos seres espirituais vivendo uma experiência humana.

O depressivo se envolve com seus pensamentos criando uma couraça protetora que atua até no seu corpo sutil, dificultando a penetração da luz divina, mesmo que implore em orações e penitências, preconizadas por algumas religiões. A abertura do coração promove a cura, pela entrega a suas experiências vivenciais, deixando-se ser conduzido. As mudanças de postura mental fazem acreditar no poder interno como a manifestação divina dentro do ser, direcionando-o para o contato com esse poder que é capaz de eliminar todos os medos e a insegurança da vida.

L – Relaxamento

O relaxamento propicia um amplo benefício físico, trazendo estado de plenitude. Suprime os aspectos negativos da consciência, responsáveis pela concepção de individualidade e egocentrismo da pessoa, favorecendo a aproximação do ser com sua essência espiritual.

M – Meditação

A meditação é muito importante para tratar os processos depressivos, devendo ser realizada em três turnos diários: pela manhã, ao final da tarde e antes de dormir, tendo cada sessão a duração mínima de 15 minutos:
- Pela manhã realizar a meditação contemplativa da chama no coração.
- Ao final da tarde, quando chegar do trabalho, deve-se realizar uma meditação contemplativa, imaginando que ocorre a eliminação das formas-pensamento e emoções como: medo, insatisfações e situações negativas que intoxicam o corpo. Essa eliminação se faz por meio de uma fumaça que sai pelas costas, durante a expiração e se expande pela natureza.
- À noite, antes de dormir, realizar uma meditação contemplativa, imaginando que se recebe a luz divina, que penetrando pelo coração se expande por todo o corpo. Repetir mentalmente o mantra, de preferência por 108 vezes, acompanhando o ciclo respiratório. Durante a inspiração: A santa força enche minha alma. Durante a expiração: glória e felicidade.

Estresse* – O Medo Elaborado

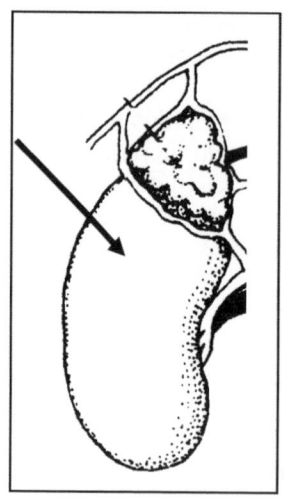

Glândula suprarrenal

As glândulas suprarrenais fazem parte do sistema endócrino, estando situadas sobre os rins, tendo o funcionamento controlado pela hipófise. É dividida em duas partes:

• **Medula:** responsável pela produção da adrenalina e noradrenalina, que predispõe o corpo para reagir diante das situações de perigo ou de alarme interno;

• **Córtex:** responsável pela produção das seguintes substâncias:

- **Cortisol:** influencia o sistema imunológico, favorecendo o controle dos processos inflamatórios. Controla a transformação da glicose e proteína em energia;
- **DHEA:** influencia a libido sexual e a vitalidade orgânica. Existem pesquisas sobre suas interferências no processo de rejuvenescimento;
- **Mineralocorticoides:** influencia o equilíbrio do potássio do organismo, regulando o tônus muscular e a transmissão de impulsos elétricos.

---

* N.E.: Sugerimos a leitura de *Aprendendo a Conviver com o Estresse*, de Iracela Cassimiro Peretto, Madras Editora.

Estruturação orgânica para a reação

A liberação de adrenalina e noradrenalina promove as seguintes reações orgânicas, diante da situação de perigo ou ameaça:

- Aumento da frequência cardíaca e da força de contração do coração, direcionando o sangue para músculos, pulmões e cérebro;
- Aumento da pressão sanguínea, a partir da contração vascular e arterial;
- Aumento da frequência respiratória;
- Aumento do nível de transpiração, para eliminar os compostos tóxicos produzidos pela adrenalina, além de reduzir a temperatura corporal;
- Aumento do nível de açúcar no sangue, para gerar mais energia celular;
- Aumento das capacidades perceptivas, com a dilatação das pupilas e ampliação do nível da audição;
- Redução do fluxo sanguíneo na região esplênica, comprometendo a produção de sucos do processo digestivo.

Mecanismo de reação em situações de perigo iminente

Quando o homem está diante de uma situação de perigo iminente, com ameaça à integridade física, todo o organismo reage de maneira específica. Por exemplo: diante da percepção da possibilidade de ataque de um animal feroz, o cérebro envia estímulos às glândulas suprarrenais, que liberam adrenalina e noradrenalina, predispondo o corpo a reagir contra a ameaça. Cessado o perigo, o corpo retorna à sua normalidade funcional.

Reações globais inespecíficas – estresse

As condições da vida moderna, envolvendo a cobrança de eficiência nos seus ritmos acelerados e os desafios constantes na área do trabalho e nas relações sociais como um todo, geram situações em que o medo é fator predominante. Essas situações de expectativa, criadas pelos desafios constantes, predispõem o organismo a uma sobrecarga emocional muito grande, que geram reação pessoal. Essa reação global e inespecífica a um estímulo é chamada de estresse, termo criado por Linus Pauling. Essa reação é global porque envolve todo o organismo. É inespecífica em virtude da variação de intensidade para cada organismo, influenciado pela significação pessoal ante o estímulo. Por exemplo, a resposta emocional diante da execução de uma atividade de trabalho complexa pode ser prazerosa e desafiadora para uns e extremamente desgastante e geradora de medo e ansiedade para outros.

Grande parcela de problemas orgânicos tem como causa direta as situações de estresse, gerando doenças, como angina, asma, doenças autoimunes (hipotiroidismo, artrite reumatoide, psoríase, vitiligo, etc.), câncer, resfriado de cunho emocional, diabetes, depressão, dores de cabeça, pressão alta, síndrome do cólon irritável, irregularidades menstruais, etc.

Fases do estresse

a) Alarme

Manifesta-se por um estado de inquietação interna, ocorrendo toda uma estruturação orgânica para uma reação em menor intensidade, similar à situação de perigo iminente. Essas situações de alarme interno estão somente no nível das expectativas, que na maioria das vezes não se realizam, permanecendo no nível da fantasia, criada por uma estrutura mental negativa. Essas expectativas se manifestam no medo da perda de emprego, de ser assaltado, de não conseguir um objetivo e uma série de outras possibilidades, fazendo com que o organismo se mantenha sob a influência constante de adrenalina e noradrenalina, só que em menor quantidade, em comparação com a ameaça real e iminente, como a do ataque de um animal feroz. Sob a influência dessas substâncias, a digestão fica comprometida pela redução dos sucos gástricos, decorrente da irrigação deficiente na área esplênica, causando consequente má digestão e absorção deficiente de nutrientes. Como a absorção de nutrientes é minimizada e a alimentação na maioria das vezes é inadequada, ocasiona distúrbios gastrintestinais frequentes que oscilam entre a obstipação (prisão de ventre) e a diarreia, causando exaustão física constante. A pressão arterial é mantida em nível elevado nos momentos de estímulo, principalmente durante a alimentação, no deslocamento no trânsito, etc., vindo a reduzir durante o sono. Com o passar do tempo, mantendo-se o nível de estresse inalterado, a pressão arterial se mantém alta, mesmo no sono, pois as artérias permanecem constantemente contraídas, influenciadas pela adrenalina.

b) Resistência

Com a manutenção do nível de estresse, o córtex da glândula suprarrenal aumenta a produção de cortisol, DHEA e mineralocorticoides, fazendo com que o organismo eleve a produção de glicose, visando ampliar a força, a resistência e a imunidade a longo prazo. Mantendo-se o nível de estresse inalterado ou na sua intensificação, a curto prazo, o processo de estresse entra na fase de exaustão.

c) Exaustão

Neste estágio aparece a síndrome da fadiga crônica, que se manifesta com os sintomas iniciais da gripe. Uma sensação de cansaço, exaustão e redução da memória ocorre em virtude do esgotamento da produção do cortisol, DHEA e mineralocorticoides, facilmente detectáveis nas avaliações laboratoriais. A pressão arterial cai para quem não é hipertenso. Aparecem a irritabilidade, a insônia ou sono excessivo e uma transpiração intensa. Principalmente para as pessoas insatisfeitas com a vida, com o trabalho que realizam e na impossibilidade de mudanças, o organismo, por meio de sua inteligência, cria mecanismos para forçar uma parada brusca necessária para sua reestruturação. Essa parada se faz com a geração de uma série de doenças, entre elas a LER, que reduz a capacidade muscular.

No estudante moderno, a exaustão é gerada pela falta de descanso adequado, influenciada pelo uso exagerado da televisão e da internet, pressão e sobrecarga escolar, má alimentação, o que reflete no seu crescimento, desenvolvimento intelectual, resultando na redução do nível de aprendizado.

Toda essa sobrecarga orgânica ainda predispõe ao aparecimento de doenças mortais, como diabetes, pressão alta, infarto e colesterol alto.

Controle do estresse

A forma de tratamento do estresse se resume na redução dos seus efeitos, por meio do controle dos tópicos relacionados abaixo:

1) Dependências químicas

As dependências químicas, como o tabagismo, o alcoolismo e a cafeína, causam uma excitabilidade, trazendo sensação inicial de relaxamento. O vício por essas substâncias cria dependência orgânica, que provoca um estado de ansiedade, alimentado ciclicamente toda vez que a sensação aparece. A abstinência causa a ansiedade, reduzida pelo uso da substância, o que torna o organismo cada vez mais dependente. A sensação de calma, quando se alimenta o vício, está relacionada com a dependência orgânica e com a satisfação de uma necessidade imediata, causadora da ansiedade. As bebidas que contêm cafeína, como café, chá, coca-cola, etc., excitam o organismo fazendo o mesmo efeito da adrenalina, estimulando o cérebro, o que agrava mais o quadro do estresse. O álcool excita o sistema nervoso central, trazendo o relaxamento e a descontração, reduzindo a ansiedade.

Na fase da exaustão é comum buscar a excitação para vencer a terceira etapa do estresse, o que alimenta o ciclo vicioso do esgotamento. No caso específico do tabagismo, as substâncias químicas do cigarro promovem uma excitabilidade e agitação mental que consomem as substâncias internas do organismo, aumentando mais ainda o nível de estresse. Juntamente com a adrenalina, presente no estado de estresse, o fumo causa a contração arterial, favorecendo a pressão alta e maior risco de infarto e trombose. Para vencer esse vício, pode-se utilizar um programa que abrange os seguintes aspectos:

- Determinar o momento para a interrupção do vício;
- Usar ervas medicinais para a eliminação das toxinas geradas pelo vício;

- Usar medicamentos para controle da abstinência;
- Quando o vício está muito arraigado, para se controlar o processo de abstinência, devem ser identificados e atendidos os períodos de maior necessidade, com a quantidade exata de cigarros. No restante do tempo deve-se manter a abstinência, sendo importante que não se tenha acesso ao objeto do vício, pois os tratamentos não eliminam o hábito que se torna inconsciente. Durante esse processo de redução, para se minimizar a ansiedade e trazer a autoconfiança, pode-se utilizar a acupuntura.

2) Dependências emocionais

Neste aspecto também estão presentes alguns relacionamentos que causam dependência emocional, apesar de serem conflituosos. A ausência da pessoa gera ansiedade pela necessidade de se manter um nível de relação pessoal e não pelos atributos desenvolvidos na relação, tais como o amor, a compreensão, o carinho, etc. Tal dependência emocional é a principal causa de crimes passionais, ocasionados pelo medo da perda, que acaba causando a morte.

3) Dependências alimentares

O processo de alimentação incorreta também traz dependência alimentar, como no uso de frituras, carnes, pimentas, chocolates, doces, etc. No chocolate e nos doces estão as compensações psicológica e orgânica para atender à necessidade de glicose para a produção de serotonina, responsável pelo revestimento dos neurotransmissores cerebrais. A falta de serotonina ocasiona cansaço e irritabilidade.

Correção alimentar

a) Reposição diária dos níveis de potássio, que na sua ausência poderão causar inchaço por ácumulo de água corporal, cansaço, lentidão mental e física. Alguns alimentos ricos em potássio: dente-de-leão, sálvia, azeitona, mastruço, pêssego, ameixa seca, coco, couve, figo, amêndoa, suco de frutas, legumes, verduras, grãos sem refino, *ginseng*, etc.

b) Reposição diária de triptofano, um aminoácido utilizado na formação dos neurotransmissores cerebrais. Alguns nutrientes ricos em triptofano: cereais integrais, centeio, aveia, alimentos fibrosos em geral.

c) Reposição diária de vitaminas do complexo B, presente em alimentos, tais como lêvedo de cerveja, germe de trigo, amendoim, alho, ovos, leite, frutas e verduras, etc.

d) Observação dos tipos constitutivos orgânicos, abaixo relacionados:
- **Vatta:** tipo seco e desidratado:
  a. No desjejum: utilizar mingau de aveia com açúcar mascavo.
  b. Uso de suco de frutas para hidratar o corpo.
  c. Utilização de alimentos mais cozidos, o que favorece a digestão.
- **Kapha:** tipo muito hidratado, geralmente obeso:

  Manter um período mais longo de jejum pela manhã, tomando chá energizante de gengibre, hortelã ou camomila ou um pouco de café. A partir das 10 horas comer um pedaço de pão integral com chá.
- **Pitta:** tipo muito irritado, com tendência à gastrite:
  a. Utilizar desjejum leve com um pão integral torrado, para reduzir a fermentação, com ghee, mel e canela para acalmar.
  b. Conforme a temperatura, em dias quentes, tomar sucos de uva ou maçã.

Critérios durante a alimentação

O processo da alimentação deve ser considerado sagrado, pois é neste momento que o corpo repõe sua energia vital. Alimentar-se vendo televisão influencia a digestão, pois o que é presenciado pode alterar as emoções. O local da refeição deve ser calmo, devendo-se evitar a alimentação quando estiver sob a influência da raiva ou nervoso. Discussões e resoluções de problemas e negociações durante a nutrição comprometem a absorção dos alimentos.

Dormir após a alimentação compromete a digestão. Em virtude do posicionamento do corpo, na horizontalidade, favorece a subida da comida, provocando esofagite e má digestão. O ideal é fazer uma pequena caminhada e depois a quietude em posição sentada.

4) Exercícios físicos

São de grande importância para o estresse os exercícios físicos, sendo o Yoga uma terapia antiestresse de primeira qualidade. Sua eficácia pode ser constatada pela dosagem do nível de adrenalina e cortisol antes e depois da prática de ásanas, relaxamento e meditação. Os alongamentos promovidos nas articulações e tendões liberam endorfina, que traz a calma e a tranquilidade.

Os ásanas promovem:
- Condicionamento físico, melhorando as funções cardiovasculares;
- Redução dos batimentos cardíacos;
- Redução da pressão cardíaca;
- Redução dos níveis de adrenalina e noradrenalina;

- Melhoria na oxigenação e nutrição celular;
- Melhoria na autoestima, no humor e na estrutura mental;
- Melhoria da digestão;
- Manutenção dos níveis de açúcar no sangue.

Na impossibilidade de realização de exercícios físicos, uma caminhada com ritmo mais acelerado, por um período de 30 minutos, também é benéfica. Ao lado dos exercícios físicos está a execução de atividades prazerosas, como trabalhos manuais, dança, etc., que também liberam endorfina, trazendo bem-estar para o corpo.

5) *Pranayamas*

A realização de exercícios respiratórios favorece a conexão da mente com a respiração, reduzindo o efeito das emoções. A respiração abdominal é a mais eficiente e simples de ser realizada, podendo ser utilizada também a respiração polarizada, em que se evidencia a inspiração pela narina esquerda, gerando efeito calmante.

6) *Relaxamento*

A realização de relaxamento consciente antes de dormir é benéfico, preparando o corpo para o repouso, sendo necessário evitar a análise dos problemas durante a fase que antecede o sono.

O relaxamento promove:

- **No aspecto orgânico:**
    - Rejuvenescimento;
    - Redução da frequência cardíaca, com aumento da eficiência no bombeamento sanguíneo;
    - Benéfico na digestão, graças à melhoria da fluidez sanguínea;
    - Manutenção de níveis adequados de açúcar no sangue.

- **No aspecto emocional:**
    - Supressão da angústia, depressão nervosa e psíquica;
    - Quietude mental, eliminando a agitação;
    - Favorece a percepção interna, liberando recalques e complexos, utilizando a percepção dos fatos, por meio da tela mental;
    - Desperta o íntimo do ser.

7) Administração emocional do estresse

A mente humana possui um sistema de acomodação muito eficiente que a habilita a se adaptar às mais variadas condições ambientais, tais como temperaturas extremas de frio, calor excessivo, como também os ajustes em situações vivenciais desfavoráveis, que, apesar de aceitas pela nossa mente, acabam influenciando o corpo, mantendo-o em situação de alarme constante. Um exemplo de adaptabilidade é verificado claramente na acupuntura, quando ao se estimular eletricamente pontos de aplicação de agulhas, com uma mesma frequência, intensidade e ritmo, durante certo período, o cérebro o percebe. Com o decorrer do tempo, o mesmo não é mais notado, pois o órgão já incorporou o estímulo como uma parte dele.

Nossas emoções e pensamentos são influenciados constantemente pelos extremos de prazer e dor. Essa variação é responsável pela condução ao estresse, em virtude do envolvimento emocional excessivo com as situações prazerosas e dolorosas e ao seu reflexo no corpo físico. Essa influência é claramente observada por meio da alegria gerada diante das situações de prazer e da tristeza, frente aos momentos de dor.

O que é mais duradouro na terapia antiestresse é o desenvolvimento da capacidade de estar silenciosamente no seu íntimo, distanciado das emoções e pensamentos de uma forma desapegada, com o coração livre e aberto. Esse distanciamento emocional proporciona a paz interna, evitando que seja influenciado pelas emoções, pensamentos ou situações externas.

O melhor processo para se conseguir esse estado de desidentificação emocional é por meio da percepção interna promovida pela meditação, quando o homem passa a observar seu interior, vendo cada parte do corpo, pelo lado interno. Começando pelo interior de cada olho, passando para a testa, logo após para a cabeça, e assim sucessivamente. Quando surgir uma emoção, dizer mentalmente eu não sou isso, eu não quero, isso não me faz bem. Quando aparecerem tais emoções durante o estado normal de vígilia, com a prática meditativa constante, fica mais fácil administrar estes estados opostos, pois existirá familiaridade com o processo de desidentificação, o que cria proteção contra o efeito emocional gerado pelos extremos. Esse conhecimento interno de desidentificação traz felicidade, mantendo o equilíbrio e a separação dessas emoções, evitando que seja influenciado. E isso é conseguido com treino. Esse estado de equilíbrio interno é conhecido em sânscrito como Samatwa.

8) Uso de mantras

Um mantra que produz grande efeito antiestresse, utilizado nas práticas ayurvédicas, é o som de poder: *Sham*. Usando o mantra *Sham*, complementado por uma frase em português, que alimentará o poder do mantra. Ex: *Om Sham*

Paz, infundindo um estado interno de paz. Esse mantra deverá ser utilizado quando se apresentar diante de qualquer problema que possa causar estresse. Faça uma meditação estabilizadora, repetindo mentalmente durante a inspiração o pranava *Om*, seguido da expiração reproduzindo de modo mental *Sham Paz*, o que promoverá o envolvimento em um estado de paz interna.

9) Mudanças de estado mental

Procure encontrar satisfação e alegria nas atividades, no trabalho, no convívio social, aceitando tudo como é e como está, procurando transformar o que é possível, evitando a lamentação com o que possui e como vive hoje, como se o amanhã e o ontem fossem melhor. Esse estado de projeção para o futuro ou para o passado evita que se viva o presente com intensidade. Esse aspecto vivencial projetado no futuro, alimentando expectativas que na maioria das vezes nunca se realizam, e nas lembranças do passado, dificulta a percepção das experiências vividas no presente. Essa falta de presença no que está sendo vivenciado ou experimentado cria obstáculos para a efetivação do que está sendo realizado no momento, pois existe uma divisão de forças que se encontram projetadas no futuro ou no passado.

10) Mudanças de valores

As crenças e os valores são os principais fatores causadores de estresse. A vulgarização dos valores da vida e o excessivo apego material e emocional às coisas sem importância consomem a energia vital e a paz interna na sua conservação e obtenção; a riqueza passa a ter mais valor que a paz e a felicidade. A vida com moderação na busca de riquezas, poder e fama elimina a ansiedade, o principal fator estressante, que deve ser direcionado para o desfrute do que já foi conquistado. Procure nas suas atividades ter ideais espirituais, tentando consorciar a busca espiritual com o viver no presente, integrando as atividades, o trabalho, o convívio social com os aspectos espirituais, o que transformará sua vida em uma experiência mais prazerosa e grandiosa, favorecendo a percepção do que realmente você é, um ser espiritual.

Por conta desses ideais espirituais, passamos a perceber nossa dimensão divina, obscurecida pelos processos de busca de realização física, psicológica e social. Os momentos diários de comunhão espiritual, desfrutados no silêncio, alimentam nossa dimensão divina, trazendo-nos a alegria e a tranquilidade, independentemente das circunstâncias externas vivenciadas pelos problemas, frustrações e insatisfações. Essa comunhão divina gera a fé, a confiança de que não estamos desamparados, dando-nos força e tranquilidade para passar pelas várias experiências existenciais necessárias ao crescimento espiritual.

Esse contato com a dimensão divina evita a frustração e a tristeza, independentemente do grau de realização física, psíquica e social alcançado.

Bibliografia

ACHARAM, M.Y. *Vida Naturalista ao Alcance de Todos — Dieta e Cura pela Natureza*. São Paulo: Li-Bra Empresa Editorial Ltda., 1999.

ATREYA. *The Secret of Yogic Healing*. New York: Samuel Weiser, Inc, 1999.

———. *Secrets of Ayurvedic Massage*. New York: Lotus Press, 2000.

AVADHUTIKA, A.A (1991). *Segredo da Mente*. São Paulo: Publicações Ananda Marga, 1991.

———. *Yoga Para a Saúde*. São Paulo: Publicações Ananda Marga, 1995.

BALBACH, A. *As Plantas Curam*. São Paulo: Edições Vida Plena, 1999.

BIAZZI, E.M.S. *Recursos para uma Vida Natural*. São Paulo: Casa Publicadora Brasileira, 1999.

BOMTEMPO, M. *Medicina Natural*. São Paulo: Ed. Nova Cultural Ltda., 1994.

BRUNING, J. *Cure-se Com Remédios Caseiros (Solução Para Centenas de Problemas)*. Paraná: Editora Educativa, 1988

———. *A Saúde Brota da Natureza*. Paraná: Editora Universitária Champagnat, 1996.

———. *Existem Doenças Incuráveis – Bioenergia e Saúde*. Paraná: Editora Gráfica Expoente, 2003.

CAMPOS, J.M. *Guia Prático de Terapêutica Externa*. São Paulo: Cultrix/Pensamento, 1995.

———. *Terapêuticas para a Regeneração Celular*. São Paulo: Editora Pensamento, 2003.

CARIBE, J. e CAMPOS, J.M. *Plantas que Ajudam o Homem – Guia Prático para a Época Atual*. São Paulo: Editora Cultrix/Pensamento, 1991.

CAVALCANTE, O. C. *Remédios Caseiros Aprovados*. São Paulo: Editora Tecnoprint, 1995.

CHOPRA, D. *As sete Leis Espirituais do Sucesso*. São Paulo: Best Seller, 2000.

CIRILO, I. *Manual de Plantas Medicinais*. Paraná: Grafit – Admr – Artes Gráficas e Editora Ltda., 2001.

FASCÍCULOS. *Plantas que Curam*. São Paulo: Ed. Três, 1983.

FARMÁCIA DO POVO – *Remédios Naturais a serviço de sua saúde (Periódico) – Coleção Jumbo (periódico)*. São Paulo: Editora Escala.

FRANCISCO, I.J. e FONTANA, V.L. *Ervas e Plantas – A Medicina dos Simples*. Rio Grande do Sul: Editora Edelbra, 2003.

FRANCO, L.L. *As Sensacionais 50 Plantas Medicinais, Campeãs de Poder Curativo*. Paraná: O Naturalista Editora de Livros e Revistas, 1999.

FRAWLEY, D. *Uma Visão Ayurvédica da Mente — A Cura da Consciência*. São Paulo: Pensamento, 2000.

HERMOGENES, J. *Yoga para Nervosos*. Rio de Janeiro: Editora Nova Era, 1996.

KUHNE, L. *Cura pela Água — A Nova Ciência de Curar*. São Paulo: Editora Hemus.

LAD, V. *Ayurveda: a ciência da autocura*. São Paulo: Ed. Ground, 1984.

LEE, S. *Saúde Novo Estilo de Vida*. São Paulo: Casa Publicadora Brasileira, 1998.

LORENZ, F.V. *Receituário dos Melhores Remédios Caseiros*. São Paulo: Editora Pensamento, 1998.

LORENZI, H. e MATEUS, F.J.A. *Plantas Medicinais no Brasil – Nativas e Exóticas*. São Paulo: Inst. Plantarum de Estudos da Flora Ltda., 2002.

MIRANDA, C. *A Libertação pelo Yoga*. Rio de Janeiro: Gráfica Editora NAP S.A, 1960.

NUNES, R. *Cromoterapia, a Cura através da Cor*. Distrito Federal: Linha Gráfica Editora, 1993.

TESKE, M. TRETINTINI, A.M.M. *Compêndio de Fitoterapia*. Paraná: Editora Herbarium, 1998.

TIRTHA, S.S.S. *Ayurveda Encyclopedia — Natural Secrets to Healing, Prevention & Longevity.* New York: Ayurveda Holistic Center Press, 1998.

―――― *Spiritual Ayurveda Certification Course.* New York: Ayurveda Holistic Center Press, 1992.

Dados para contato
Janner Rangel Côrtes: (34) 3232-0361
e-mail: jannerrangel@yahoo.com.br
Dr. Edson D'Angelo: (34) 3421-3899
e-mail: edsonadjunior@terra.com.br
Nota: Obra registrada na Fundação Biblioteca Nacional, sob o nº 338.383, livro 622, folha 43, em 14-1-2005.

Nota do Editor
A Madras Editora não participa, endossa ou tem qualquer autoridade ou responsabilidade no que diz respeito a transações particulares de negócio entre o autor e o público.
Quaisquer referências de internet contidas neste trabalho são as atuais, no momento de sua publicação, mas o editor não pode garantir que a localização específica será mantida.

Leitura Recomendada

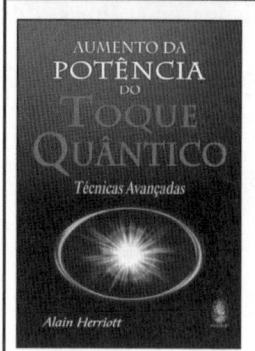

Aumento da Potência do Toque Quântico
Alain Herriott

Este é um livro prático e avançado que tem como base a aula de Aumento da Potência do Toque Quântico, que ensina aos alunos do Toque Quântico como aumentarem rapidamente a eficácia e a efetividade de suas sessões de cura com resultados duradouros. Alain Herriott apresenta novos métodos por meio de uma conversa com instruções passo a passo, de forma que você possa aprender a equilibrar seu sistema, despertar suas habilidades perceptivas e aprofundar sua capacidade de ajudar os outros.

Toque Quântico
Richard Gordon

Todos os seres humanos possuem poderes naturais que podem passar despercebidos durante toda a sua existência, ou serem desenvolvidos por meio de métodos científicos. Richard Gordon mostra em *Toque Quântico — O Poder de Curar* que a possibilidade da cura está literalmente em nossas mãos.

Ele demonstra que, empregando apenas um toque em si mesmo ou em outras pessoas, é possível ao ser humano acelerar profundamente a resposta de cura do próprio corpo. Isso acontece porque cada um de nós possui uma força-vital natural capaz de estimular a cura. Qualquer pessoa pode realizar esse processo; basta que aprenda algumas técnicas de respiração, meditações de despertar corporal e posições das mãos.

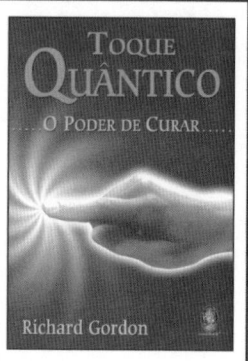

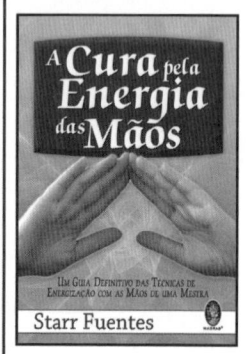

A Cura pela Energia das Mãos
Um Guia Definitivo das Técnicas de Energização com as Mãos de uma Mestra

Starr Fuentes

Desde a Antiguidade, é sabido que o homem é dotado de diversos poderes, que são manifestações dos atributos de Deus e de suas divindades. Um desses poderes é o de curar a si e aos semelhantes por meio da imposição das mãos, com as quais irradia energias benéficas que promovem resultados incríveis, desde o alívio de uma simples dor de cabeça até a obtenção do equilíbrio emocional das pessoas.

Visite nosso site: www.madras.com.br

Leitura Recomendada

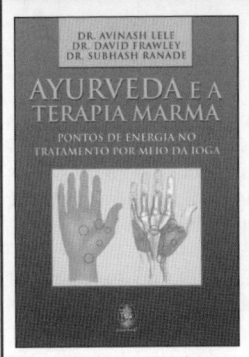

Ayurveda e a Terapia Marma

Dr. Avinash Lele, dr. David Frawley e dr. Subhash Ranade

Esta obra foi escrita por três palestrantes e médicos de renome no Oriente e contém informações práticas para os terapeutas ocidentais que trabalham com massagens e acupressão. Eles tratam especialmente dos marmas, que são pontos de pressão e uma parte importante da ioga e da ayurveda.

A terapia marma é usada como parte da maioria dos tratamentos ayurvédicos e é de importância sem igual nos processos de cuidado pessoal e da autocura. Médicos indianos a receitam como um método especial a pacientes que também se tratam com ervas ou outros remédios ayurvédicos.

Yoga — Mente, Corpo, Emoção

Suely Firmino

Em *Yoga — Mente, Corpo, Emoção* você vai aprender a harmonizar-se integralmente começando pelo controle corporal, passando ao controle das emoções e atingindo o controle da sua mente. O ponto de partida para isso é a Hatha Yoga, que trabalha corpo e mente por meio da execução de posturas e exercícios respiratórios que atuam diretamente na psique, trabalhando os sistemas respiratório, endócrino, nervoso, linfático, circulatório, digestório, ósseo e reprodutor. Ou seja, desenvolve todo o corpo ajudando você a vencer suas ansiedades, medos e traumas.

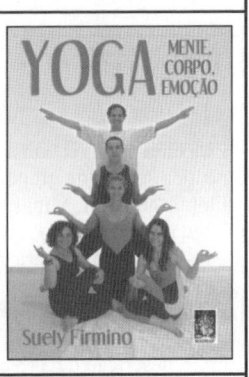

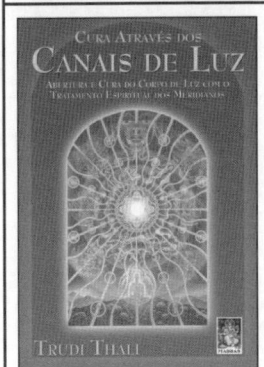

Cura Através dos Canais de Luz

Trudi Thali

Canais de luz são uma rede de condutores de energia, cujos primeiros conhecimentos nos chegam da China Tradicional, com seus trabalhos energéticos.

Por meio de delicados toques no corpo, com as palmas das mãos, a terapia dos canais de luz deixa a energia fluir livremente por todo o corpo. Com 14 posições das mãos é possível estimular a energia vital em todos os meridianos e, conseqüentemente, em todas as partes do corpo.

Esse fluxo de energia universal, ao longo dos canais de luz que cruzam todo o corpo e o abastecem de energia cósmica, promove a autocura, alivia males, auxilia o desenvolvimento espiritual e aumenta a sensibilidade para canalização.

Visite nosso site: www.madras.com.br

Leitura Recomendada

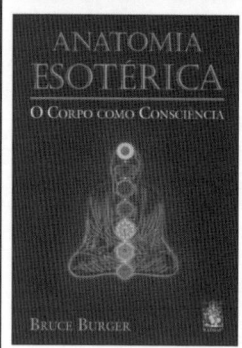

Anatomia Esotérica
Bruce Burger

Anatomia Esotérica é o livro ideal para você que procura um entendimento mais profundo de como usar o poder da energia nas artes da cura. Ele apresenta um sistema de recursos comprovadamente eficaz para a cura, a autopercepção e o desenvolvimento da saúde, revelando um método eficaz para o alívio dos sofrimentos físico, mental, emocional e espiritual.

Nele, somos introduzidos à teoria da Medicina suprema da Sanatana Dharma, que nos convida a cultivar um modo de vida que harmonize o nosso interior. Ela oferece uma prescrição de como devemos agir no mundo, afirmando que toda vida é Sagrada. Na Sanatana Dharma, o conhecimento é a percepção pessoal da identidade do Ser do indivíduo com o Ser Supremo.

Tratado de Medicina Floral
Maria Cristina Nogueira Godinho dos Santos

Esta obra pode ser considerada uma ferramenta de consulta terapêutica séria e de grande valor. A autora aborda os sistemas de Florais de Bach, Minas, Austrália e Saint Germain mostrando a linguagem do corpo, ou seja, a reação do organismo diante de questões psicossomáticas, além dos florais mais indicados em cada situação.

A obra é dividida em três partes principais: corpo físico e sua linguagem; corpos emocional, mental e espiritual; e a última, que traz a descrição de 348 essências referentes aos quatro sistemas de florais apresentados, incluindo 13 fitoessências, 44 fitoflorais, gel de flores, argila medicinal e óleos florais, procedentes do sistema Florais de Minas.

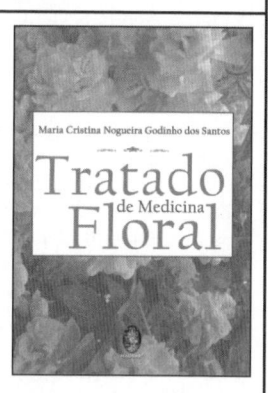

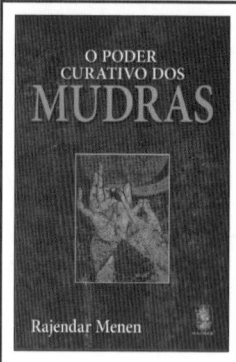

O Poder Curativo dos Mudras
Rajendar Menen

Nossos dedos possuem um grande poder. Com eles, o ser humano pode curar aos outros e a si mesmo, utilizando-se do poder benéfico dos Mudras, que podem ser praticados a qualquer hora, em qualquer lugar e por qualquer pessoa. Não é preciso ser um atleta ou um profissional da área médica, basta dedicação.

Os Mudras são movimentos de ioga que envolvem os braços e, principalmente, as mãos. São tão poderosos que podem transformar a vida de uma pessoa, além de fáceis de serem praticados. De acordo com o autor, eles liberam a energia presa no corpo do indivíduo, por meio de canais e centros energéticos: os nadis e os chacras.

Visite nosso site: www.madras.com.br

MADRAS® Editora
CADASTRO/MALA DIRETA

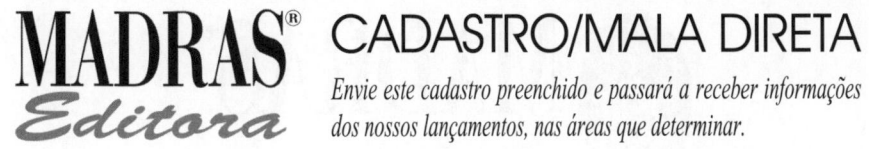

Envie este cadastro preenchido e passará a receber informações dos nossos lançamentos, nas áreas que determinar.

Nome _____
RG _____ CPF _____
Endereço Residencial _____
Bairro _____ Cidade _____ Estado _____
CEP _____ Fone _____
E-mail _____
Sexo ❑ Fem. ❑ Masc.   Nascimento _____
Profissão _____ Escolaridade (Nível/Curso) _____

Você compra livros:
❑ livrarias   ❑ feiras   ❑ telefone   ❑ Sedex livro (reembolso postal mais rápido)
❑ outros: _____

Quais os tipos de literatura que você lê:
❑ Jurídicos   ❑ Pedagogia   ❑ Business   ❑ Romances/espíritas
❑ Esoterismo ❑ Psicologia   ❑ Saúde   ❑ Espíritas/doutrinas
❑ Bruxaria   ❑ Autoajuda   ❑ Maçonaria   ❑ Outros: _____

Qual a sua opinião a respeito desta obra? _____
_____

Indique amigos que gostariam de receber MALA DIRETA:
Nome _____
Endereço Residencial _____
Bairro _____ Cidade _____ CEP _____

Nome do livro adquirido: ***Ayurveda – A Ciência da Longa Vida***

Para receber catálogos, lista de preços e outras informações, escreva para:

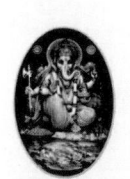

MADRAS EDITORA LTDA.
Rua Paulo Gonçalves, 88 – Santana – 02403-020 – São Paulo/SP
Caixa Postal 12183 – CEP 02013-970 – SP
Tel.: (11) 2281-5555 – Fax.:(11) 2959-3090
www.madras.com.br

MADRAS® Editora

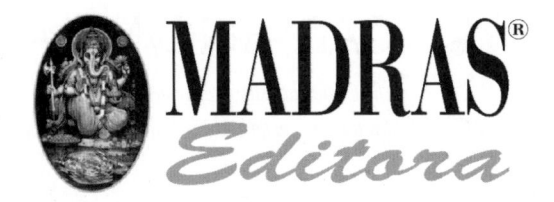

Para mais informações sobre a Madras Editora,
sua história no mercado editorial
e seu catálogo de títulos publicados:

Entre e cadastre-se no site:

www.madras.com.br

Para mensagens, parcerias, sugestões e dúvidas, mande-nos um e-mail:

marketing@madras.com.br

SAIBA MAIS

Saiba mais sobre nossos lançamentos,
autores e eventos seguindo-nos no facebook e twitter:

@madrased

/madraseditora